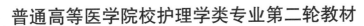

普通高等医学院校护理学类专业第二轮教材

健 康 评 估

（第2版）

（供护理学类专业用）

U0196474

主　编　洪静芳　孙贵香

副主编　封桂英　熊英琼　李树雯　阎　青

编　者　（以姓氏笔画为序）

　　　　许娜娜（长治医学院附属和平医院）

　　　　孙贵香（湖南中医药大学）

　　　　苏芬菊（贵州中医药大学）

　　　　李树雯（安徽医科大学）

　　　　宋永霞（安徽医科大学）

　　　　汪　苗（皖南医学院）

　　　　封桂英（承德医学院）

　　　　洪静芳（安徽医科大学）

　　　　阎　青（湖南医药学院）

　　　　傅　斌［山东第一医科大学（山东省医学科学院）］

　　　　简丽萍（西南医科大学）

　　　　熊英琼（南昌大学第一临床医学院）

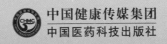

中国健康传媒集团

中国医药科技出版社

内 容 提 要

本教材是"普通高等医学院校护理学类专业第二轮教材"之一,系根据本套教材编写总体原则、要求和本课程教学大纲的基本要求和课程特点编写而成,内容涵盖问诊、临床常见症状评估、心理评估、社会评估、体格检查、实验室检查、心电图检查、影像学检查、护理诊断与思维、健康评估书写记录等,侧重在护理实践中基础医学知识、人文知识和护理技能的综合应用,同时更加突出护士人文关怀精神的培养。本教材为书网融合教材,即纸质教材有机融合电子教材、教学配套资源(PPT、微课、视频、图片等)、题库系统、数字化教学服务(在线教学、在线作业、在线考试),使教学资源更加多样化、立体化。

本教材主要供高等医学院校护理学类专业师生教学使用,也可作为护理学成人继续教育和临床护士日常工作的参考用书。

图书在版编目(CIP)数据

健康评估/洪静芳,孙贵香主编. —2版. —北京:中国医药科技出版社,2022.7
普通高等医学院校护理学类专业第二轮教材
ISBN 978-7-5214-3215-2

Ⅰ.①健… Ⅱ.①洪… ②孙… Ⅲ.①健康-评估-医学院校-教材 Ⅳ.①R471

中国版本图书馆 CIP 数据核字(2022)第 081575 号

美术编辑 陈君杞
版式设计 友全图文

出版 **中国健康传媒集团** | 中国医药科技出版社
地址 北京市海淀区文慧园北路甲 22 号
邮编 100082
电话 发行:010-62227427 邮购:010-62236938
网址 www.cmstp.com
规格 889mm×1194mm $\frac{1}{16}$
印张 22 $\frac{7}{8}$
彩插 2
字数 688 千字
初版 2016 年 8 月第 1 版
版次 2022 年 7 月第 2 版
印次 2022 年 7 月第 1 次印刷
印刷 三河市万龙印装有限公司
经销 全国各地新华书店
书号 ISBN 978-7-5214-3215-2
定价 69.00 元

获取新书信息、投稿、为图书纠错,请扫码联系我们。

出版说明

为了贯彻《中共中央、国务院中国教育现代化2035》"加强创新型、应用型、技能型人才培养规模"的战略任务要求，落实《国务院办公厅关于加快医学教育创新发展的指导意见》，紧密对接新医科建设对医学教育改革的新要求，满足新时代医疗卫生事业对人才培养的新需求，中国医药科技出版社在教育部、国家药品监督管理局的领导下，通过走访主要院校对2016年出版的全国普通高等医学院校护理学类专业"十三五"规划教材进行了广泛征求意见，有针对性地制定了第2版教材的出版方案，旨在赋予再版教材以下特点。

1.立德树人，融入课程思政

把立德树人贯穿、落实到教材建设全过程的各方面、各环节。课程思政建设应体现在知识技能传授中厚植爱国主义情怀，加强品德修养、增长知识见识、培养奋斗精神灌输，不断提高学生思想水平、政治觉悟、道德品质、文化素养等。医学教材着重体现加强救死扶伤的道术、心中有爱的仁术、知识扎实的学术、本领过硬的技术、方法科学的艺术的教育，培养医德高尚、医术精湛的人民健康守护者。

2.精准定位，培养应用人才

体现《国务院办公厅关于加快医学教育创新发展的指导意见》"立足基本国情，以服务需求为导向，以新医科建设为抓手，着力创新体制机制，分类培养研究型、复合型和应用型人才"的医学教育目标，结合医学教育发展"大国计、大民生、大学科、大专业"的新定位，注重人才培养应从疾病诊疗提升拓展为预防、诊疗和康养，以健康促进为中心，服务生命全周期、健康全过程的转变，精准定位教材内容和体系。教材编写应体现以医疗卫生事业需求为导向，以岗位胜任力为核心，以培养医工、医理、医文学科交叉融合的高素质、强能力、精专业、重实践的本科护理人才培养目标。

3.适应发展，优化教材内容

教材内容必须符合行业发展要求：体现医疗机构对护理人才在临床实践能力、沟通交流能力、服务意识和敬业精神等方面的要求；体现临床程序贯穿于教学的全过程，培养学生的整体临床意识；体现国家相关执业资格考试的有关新精神、新动向和新要求；注重吸收行业发展的新知识、新技术、新方法，体现学科发展前沿，并适当拓展知识面，为学生后续发展奠定必要的基础；满足以学生为中心而开展的各种教学方法的需要，充分发挥学生的主观能动性。

4.遵循规律，注重"三基""五性"

教材内容应注重"三基"（基本知识、基础理论、基本技能）、"五性"（思想性、科学性、先进性、启发性、适用性）；"内容成熟、术语规范、文字精炼、逻辑清晰、图文并茂、易教易学"；注意"适用性"，即以普通高等学校医学教育实际和学生接受能力为基准编写教材，满足多数院校的教学需要。

5.创新模式，提升学生能力

在不影响教材主体内容的基础上要保留"案例引导""学习目标""知识链接""目标检测"模块，去掉"知识拓展"模块。进一步优化各模块的内容，培养学生理论联系实践的实际操作能力、创新思维能力和综合分析能力；增强教材的可读性和实用性，培养学生学习的自觉性和主动性。

6.丰富资源，优化增值服务内容

搭建与教材配套的中国医药科技出版社在线学习平台"医药大学堂"（数字教材、教学课件、图片、视频、动画及练习题等），实现教学信息发布、师生答疑交流、学生在线测试、教学资源拓展等功能，促进学生自主学习。

本套教材凝聚了省属院校高等教育工作者的集体智慧，体现了凝心聚力、精益求精的工作作风，谨此向有关单位和个人致以衷心的感谢！

尽管所有参与者尽心竭力、字斟句酌，教材仍然有进一步提升的空间，敬请广大师生提出宝贵意见，以便不断修订完善！

普通高等医学院校护理学类专业第二轮教材

建设指导委员会

李惠萍（安徽医科大学）　　　　　杨　渊（湖南医药学院）

肖洪玲（天津中医药大学）　　　　宋维芳（山西医科大学汾阳学院）

张　瑛（长治医学院）　　　　　　张凤英（承德医学院）

张春玲（贵州中医药大学）　　　　张银华（湖南中医药大学）

陈　廷（济宁医学院）　　　　　　武志兵（长治医学院）

罗　玲（重庆医科大学）　　　　　金荣疆（成都中医药大学）

周谊霞（贵州中医药大学）　　　　单伟颖（承德护理职业学院）

房民琴（三峡大学第一临床医学院）　孟宪国（山东第一医科大学）

赵　娟（承德医学院）　　　　　　赵秀芳（四川大学华西第二医院）

赵春玲（西南医科大学）　　　　　柳韦华（山东第一医科大学）

钟志兵（江西中医药大学）　　　　钟清玲（南昌大学）

洪静芳（安徽医科大学）　　　　　徐　刚（江西中医药大学）

徐旭东（济宁医学院）　　　　　　徐富翠（西南医科大学）

郭先菊（长治医学院）　　　　　　黄文杰（湖南医药学院）

龚明玉（承德医学院）　　　　　　章新琼（安徽医科大学）

梁　莉（承德医学院）　　　　　　彭德忠（成都中医药大学）

董志恒（北华大学基础医学院）　　蒋谷芬（湖南中医药大学）

雷芬芳（邵阳学院）　　　　　　　潘晓彦（湖南中医药大学）

魏秀红（潍坊医学院）

数字化教材编委会

主　编　孙贵香　洪静芳

副主编　封桂英　熊英琼　李树雯　阎　青

编　者　（以姓氏笔画为序）

许娜娜（长治医学院附属和平医院）

孙贵香（湖南中医药大学）

苏芬菊（贵州中医药大学）

李树雯（安徽医科大学）

宋永霞（安徽医科大学）

汪　苗（皖南医学院）

张冀东（湖南中医药大学）

封桂英（承德医学院）

洪静芳（安徽医科大学）

阎　青（湖南医药学院）

傅　斌［山东第一医科大学（山东省医学科学院）］

简丽萍（西南医科大学）

蔡小涛［山东第一医科大学（山东省医学科学院）］

熊英琼（南昌大学第一临床医学院）

随着新的医学模式转变以及护理学科的发展，健康评估已经成为护理本科专业学生必修的主干课程。为了适应国家新的中长期教育改革的需要，进一步落实中国护理事业发展规划，培养一专多能的新型护理人才，满足新时代医疗卫生事业对人才培养的新需求，经充分调研上一版教材的教学实践情况，我们启动了本教材第二版的修订再版工作。

本教材传承上版教材的优势和基本框架，紧紧围绕应用型、技能型护理学科人才的培养目标建构内容，体现专业特色；同时顺应临床发展更新相应知识，注重理论与实践操作紧密结合，为学生后续临床课程学习及临床实践奠定基础。本版内容主要侧重在护理实践中基础医学知识、人文知识和护理技能的综合应用，同时更加突出护士人文关怀精神的培养。使学生掌握对服务对象身体、心理、家庭及社会文化的健康评估方法，具备运用科学的临床思维评估服务对象健康问题的技能，提高分析问题、处理问题的能力，对未来从事临床护理、社区护理等相关工作极其重要。

本次修订征询了众多授课教师和临床一线护理专家的意见，主要修订原则如下：①立德树人，融入课程思政。厚植爱国主义情怀，加强品德修养，体现"用专业守护生命，用爱心传递温暖"的护理专业特色。②精准定位，以培养应用型人才为核心，以服务需求为导向，注重学生知识、技能、素质培养。③体现"三基""五性"原则，以基本理论、知识和技能为指导，符合思想性、科学性、先进性、启发性和适用性的要求。④注重与临床实践接轨，更新学科相关前沿知识等。⑤书网融合，基于纸质教材内容，融合"医药大学堂"在线学习平台做好书网资源配套，使教材内容立体化、生动化、易教易学。

本教材由洪静芳、孙贵香担任主编，具体编写分工如下：第一章由洪静芳编写，第二章由孙贵香、苏芬菊编写，第三章由封桂英、许娜娜编写，第四章由李树雯编写，第五章由汪苗编写，第六章由熊英琼、封桂英编写，第七章由阎青编写，第八章由简丽萍编写，第九章由傅斌编写，第十章由宋永霞编写，第十一章由许娜娜编写。

本教材在编写过程中得到了编者及编者所在单位的大力支持，在此一并表示诚挚的感谢。本教材全体编者都以高度认真负责的态度参与了此次修订工作，但限于水平和经验，书中难免存在疏漏与不足之处，恳请广大师生和专家们批评指正，以利于本教材的不断修订完善。

编　者
2022 年 5 月

目 录 CONTENTS

第一章 绪 论

一、健康评估的概念和重要性

健康评估（health assessment）是研究如何收集护理对象的主观和客观资料，以了解其需求，并作出护理诊断的基本理论、技能和临床思维方法的学科。从临床护理实践的角度，通过系统动态地收集护理对象的健康资料，以确定患者现存的或潜在的健康问题，并作出护理诊断的过程。

随着新的医学模式转变以及护理学科的发展，健康评估已逐渐显现其重要性。首先，健康评估是一门"桥梁"课程，是护理专业学生学习医学基础课程之后，为过渡到临床各专科护理课程学习而设立的专业必修课。其次，护理的内涵要求以"患者为中心"，按护理程序进行整体护理服务；评估是护理程序的首要环节，全面、系统、准确的健康评估是护理人员提供高质量专业护理照护所必备的条件。再者，随着医疗改革的不断深入和护理专业的发展与成熟，护士发挥的作用越来越重要，整体评估、全面评估、及时评估已成为现代护士所必须具备的核心能力之一。健康评估能协助及时、准确地发现患者的健康问题，并确认患者现存或潜在的护理诊断或护理问题，为医疗护理提供准确信息，从而提高救护水平及患者的生命质量。

二、健康评估的发展

早在 19 世纪中期，人们已经对健康评估的重要性有了一定认识，现代护理创始人南丁格尔认为评估即"对疾病的观察"，强调了护理观察的重要性，因为护士与患者接触的时间远比医生多。她还提出护士需具备收集资料、分析资料的能力，评估内容还应包括患者的生活环境。

1955 年，美国护理学者 Lydia Hall 第一次提出护理程序的概念。1961 年，Orando 撰写了《护士与患者的关系》一书，首次使用了护理程序一词。1967 年，Yura 和 Walsh 将护理程序划分为评估、计划、实施和评价四个部分。同年，Black 在有关护理程序的国际会议上明确提出评估是护理程序的第一步，是一个系统的、有目的的护患互动过程，并建议采用 Maslow 的需要层次理论作为框架来指导评估。1975 年北美护理诊断协会（NANDA）将护理程序分为五个步骤，即评估、诊断、计划、实施、评价。由此可见，随着护理学科的发展，健康评估逐渐被护理人员所认识、接纳和应用。1982 年 Marjory Gordon 在美国波士顿大学讲授护理评估和护理诊断期间，最早发展了功能性健康型态框架（functional health patterns，FHPs），形成了具有明显护理特征的、系统的、标准化的资料收集和分析方法，对健康评估的进一步发展产生了深远的影响。2020 年，《NANDA－Ⅰ护理诊断手册 2021—2023》共收录了 267 个护理诊断，涉及个体的功能能力、日常生活能力和心理以及社会适应等问题，要求评估的内容涵盖生理、心理以及社会等方面，充分体现了整体护理的原则。

健康评估课程在国外开设较早，美国护士协会和澳大利亚护理联合会分别于 1980 年和 1983 年声明护士必须具备整体护理评估的能力。在中国，自开设护理学专业专科和本科教育以来，健康评估知识和技能的教学长期沿用临床医学专业的诊断学课程和教材。但医疗评估的目的是对患者健康状况与疾病的本质作出判断，主要用于指导疾病治疗。而护理健康评估侧重于关注因健康问题而引起的生理、心理、社会等方面的变化，主要用于指导以患者为中心的护理。

直至 20 世纪 80 年代，护理程序引入我国，"按护理程序进行护理"开始在少数医院试行。20 世纪

90 年代，随着我国整体护理的开展，健康评估在护理工作中的重要性逐渐凸显。1998 年，复旦大学率先编写出了我国第一本《健康评估》教材。随后，在护理界广大同仁们的共同努力下，健康评估课程在我国护理教育课程的设置中逐步替代了诊断学，成为护理专业的主干课程之一。

三、健康评估的主要内容

1. 症状评估与问诊 症状（symptom）是疾病引起患者主观感受到的不适体验，如生理功能变化（如头痛、咳嗽等）和病理形态改变（如皮疹、肿块）。一般而言，患者本人对主观体验最清楚，因此，它是患者就医的主要原因。问诊（inquiry）是指护士通过对患者或其亲属、相关人员的系统询问和交谈获取患者的病史资料，经过综合分析作出临床判断的过程。通过问诊还可以了解患者各种症状的发生、发展过程，以及由此而引起的身体、心理状况和家庭社会支持度等方面的反应，对形成护理诊断、指导临床护理发挥极其重要的作用。

2. 体格检查 体格检查（physical examination）是指护士运用自己的感官（视、触、叩、听等）或借助简便的检查工具（听诊器、血压计、体温表等）对患者进行系统的观察和检查，以揭示机体正常和异常征象的临床评估方法，是护士获取护理诊断依据的重要手段。通过体格检查发现的异常征象称为体征（signs），如心脏杂音、肺部啰音等。体格检查具有极强的技能性，不仅要求检查者手法规范、步骤正确、获得满意的检查结果，还需要对检查结果进行识别和判断，这就需要反复磨炼、不断实践，才能获得可靠的体征。

3. 心理与社会评估 心理与社会评估（psychological and social assessment）是护士运用心理学与社会学的相关知识和方法对患者心理状态和社会关系、功能所做的评估。根据 WHO 提出的健康概念，健康不仅是没有疾病和不虚弱，而且是身体、心理、社会适应三方面的完满状态。身体的健康状况可影响其心理及社会适应，而心理问题及社会适应不良同样影响人的生理健康。因此，通过对患者心理社会的评估，可全面了解患者的疾病在其心理及社会方面的反应，以及心理与社会因素对疾病的影响。

4. 实验室检查 实验室检查（laboratory examination）是通过物理、化学和生物学等实验室方法，对患者的血液、体液、分泌物、排泄物、细胞取样和组织标本等进行检查，从而获得病原学、病理形态学或器官功能状态等资料，结合病史、临床症状和体征进行全面分析的评估方法。实验室检查与临床护理有着十分密切的关系，一方面大部分实验室检查的标本需要护士去采集，另一方面实验室检查的结果作为客观资料的重要组成部分，又可指导护士观察、判断病情。当实验室检查结果与临床表现不符时，需认真分析，是否因标本采集、处理不正确所致，抑或存在其他临床问题。

5. 辅助检查 辅助检查（supplementary examinations）包括心电图、影像学检查（放射学检查、超声检查、核医学检查）等常用的检查措施等，可借以了解相应器官的病理改变或功能状态。其中心电图检查是一种常规检查方法，不仅对心脏疾病，而且对其他疾病的诊断和病情判断以及重症监护都有很重要的作用，是护士必须掌握的重要知识内容。

6. 护理诊断与思维 护理诊断（nursing diagnosis）是否正确，关键在于临床思维（clinical thinking）的系统性和逻辑性。面对大量的临床资料，如何去粗取精、去伪存真，是护士面临的一大挑战。对一个患者而言，表现出来的不仅有症状、体征以及化验和特殊检查的异常，而且患者的心理、家庭、社会环境可能也会有相应的变化。如何从众多的资料中有效地挑选出符合科学的、客观的证据，以作出合理的护理诊断，需要护士采用缜密的逻辑思维以及正确的临床思维方法对资料进行分析。需要强调的是：护士必须强化循证护理的理念，善于提出临床问题，寻求解决问题的途径，注意临床经验与循证资料相结合，使科学的护理诊断得以用于临床；同时，将所学的知识、方法、技能与患者的临床实践紧密结合，即理论联系实际，解决患者的临床护理问题。只有不断学习、反复实践，才能逐步提高自己的诊断性推理能力和评判性思维能力，从而提高临床护理诊断水平。

7. 健康评估记录 健康评估记录（medical record）是将采集到的健康史、症状评估、身体评估、心理社会评估、实验室及其他辅助检查结果、护理过程中观察到的情况等，经过医学的思维后形成的书面记录。它既是医疗活动的重要文件，也是患者病情的法律文件，而且，书写的质量是衡量护理专业水平和护理质量的标志。因此，必须高度重视，不得流于形式。各种记录的格式与内容均有严格的要求，必须真实、规范、完整。

四、健康评估的学习要领

1. 明确健康评估的学习任务 学习健康评估主要有三大任务：一是学会沟通交流，通过问诊确切而客观地了解护理对象生理、心理及社会状况，完整地收集病史资料；二是学会运用视、触、叩、听、嗅诊等物理检查方法发现和收集患者的客观资料或体征；三是养成良好的评判性思维，学会反复推敲、分析病史资料，以弄清正常生理表现与异常状况，结合实验室检查及辅助检查结果并运用临床思维方法对患者作出护理诊断。因本课程是过渡到临床专业课程的桥梁课程，不可能要求学生在学习过程中对临床中患者的各种状况作出全面的护理诊断，但只有掌握健康评估的基本步骤和方法，并且反复实践和不断训练，才能为学习临床其他各专科知识奠定较好的基础。

2. 全面了解并综合分析临床资料 临床资料包括病史、体格检查、实验室检查、其他辅助检查以及心理社会资料等，是护理诊断的基础，必须全面把握。因为某些局限于系统器官的疾病可有全身的临床表现，而某些全身性的疾病也仅可反映某些局部器官的临床征象；某些症状可以是生理性的，也可以是病理性的。如检查发现患者血压高，应该分析是患者由于精神紧张引起的一过性血压高，还是确实存在高血压病。总之，应全面分析临床资料，除了患者身体方面，还需要对其心理、社会等方面进行综合分析和思考，力求判断准确。

3. 重视体格检查 视诊、触诊、叩诊、听诊、嗅诊是基本的体格检查方法，检查者的直观感受和临床思维是其他辅助检查不可替代的。但是，护士往往对此不够重视，认为这些技能主要应由医生掌握；也有护士认为现代有高、精、尖的医疗检查技术和设备能给诊断带来极大的方便，无须再用手工技能获取患者的体征资料，这是一个误区。实际很多基本的物理检查能直接反映病变的状况，如护士观察患者尿量时发现几小时无尿，是真正由于肾脏的问题无尿，还是膀胱有尿而难排出，做一次膀胱叩诊就清楚了。再比如，肺部感染患者往往出现湿啰音，经过抗感染治疗后，病情是否好转，根据临床症状结合肺部听诊就可以协助判断病情进展。这些体格检查对于护士观察病情十分重要，同时，随着护理学科的发展，需要护士具有高水平的护理技能，为患者提供高质量的护理服务，因此，护士必须掌握这些方法。

五、健康评估的学习要求

健康评估是一门实践性很强的课程，学习内容除了基础理论，还包括实验室技能操作训练和医院临床见习。因此，学生不仅要掌握健康评估的基础理论、基本知识、检查方法以及临床思维，还必须学会与患者交流沟通，取得患者的信任和合作，做到关心、体贴、爱护患者，一切以人为本、以患者为中心。技能操作是一种技艺性较强的评估检查方法，必须自己反复练习，或通过各种模型教具、教学课件等进行学习，只有勤学苦练，才能熟能生巧、学以致用。同时，学习健康评估过程中，还必须温习之前学习过的医学基础课程的知识，如解剖学、生理学、病理学、心理学等，以加深对本课程内容的理解、正确地对患者的健康状况作出评价。学习本课程的基本要求如下。

1. 树立良好的医德医风，养成规范的行为准则。

2. 掌握健康评估的基本知识、基本技能及临床思维判断程序。

3. 能独立地通过问诊收集病史资料，并了解主诉和症状的临床意义。

4. 能使用规范、熟练的手法对患者进行全面、重点、有序的身体评估。

5. 掌握心电图机的操作，能对正常心电图及常见异常心电图图形进行分析。

6. 掌握常用实验室检查项目的标本采集要求、注意事项、参考值范围及其临床意义。

7. 能通过病史、体格检查、实验室及其他辅助检查结果，按照护理程序进行分析与综合，作出初步的护理诊断，并能按照护理病历的格式，书写出文字简洁、表达清晰的完整的评估资料。

书网融合……

微课

第二章 临床常见症状评估

第一节 发 热

PPT

机体在致热原作用下或因各种原因引起体温调节中枢功能障碍时，可致使产热增多、散热减少，体温超出正常范围，称为发热（fever）。

一、发生机制

1. 致热原性发热 是导致发热的最主要原因。致热原包括外源性和内源性两大类。外源性致热原：①各种微生物病原体及其产物，如细菌、病毒、真菌及支原体等；②炎性渗出物及无菌性坏死组织；③抗原－抗体复合物；④某些类固醇物质等。外源性致热原不能通过血－脑屏障直接作用于体温调节中枢，而是通过激活血液中的中性粒细胞、嗜酸粒细胞和单核－吞噬细胞系统，使其产生并释放内源性致热原，由此引起发热。内源性致热原又称白细胞致热原，如白介素（IL－1）、肿瘤坏死因子（TNF）和干扰素（IFN）等，这些物质通过血－脑屏障直接作用于体温调节中枢，使体温调定点上升，并通过垂体内分泌因素使代谢增加，或通过运动神经使骨骼肌阵发性收缩（表现为寒战），使产热增多；另外，通过交感神经使皮肤血管及竖毛肌收缩，停止排汗致散热减少，这种综合调节作用的结果导致机体体温升高。

2. 非致热原性发热 由于体温调节中枢直接受损或者存在产热过多或散热减少的疾病等原因，影响正常体温调节，使产热增多、散热减少，引起发热。

二、病因与分类

1. 感染性发热（infective fever） 指各种病原体引起的急性、亚急性、慢性感染导致的发热。病原体中细菌性感染（如伤寒、急性细菌性痢疾、肺炎球菌肺炎等）最常见，其次为病毒性感染、支原体感染、立克次体感染、真菌感染等。

2. 非感染性发热（nm‐infective fever） 主要有以下几类。

（1）无菌性坏死物质的吸收 包括机械性、物理性或化学性损害，如内出血、大手术后、大面积烧伤等。

（2）抗原‐抗体反应 如风湿热、药物热、结缔组织病等。

（3）内分泌与代谢疾病 如甲状腺功能亢进症、重度脱水等。

（4）皮肤散热减少 如广泛性皮炎、鱼鳞癣等。

（5）体温调节中枢功能障碍 如中暑、安眠药中毒、脑外伤、脑出血等。

（6）自主神经功能紊乱 属于功能性发热，如夏季低热、感染后低热、生理性低热、精神紧张以及剧烈运动后出现的发热。

三、临床表现

（一）发热的临床分度

按发热的高低（以口腔测量为准）可分为：①低热，37.3～38℃；②中等度热，38.1～39℃；③高热，39.1～41℃；④超高热，41℃以上。

（二）发热的临床表现

发热一般分为三期。

1. 体温上升期 此期产热大于散热。临床表现主要为疲乏无力、皮肤苍白、肌肉酸痛、畏寒或寒战等。皮肤苍白为皮肤血管收缩，浅表血流减少所致，甚至伴有皮肤温度下降；寒战为骨骼肌发生强烈收缩所致。体温上升方式分为骤升型和缓升型。

（1）骤升型 体温在数小时内达39～40℃或以上，常伴有寒战，小儿易发生惊厥。常见于肺炎球菌肺炎、疟疾、败血症、流行性感冒、急性肾盂肾炎、输液反应等。

（2）缓升型 体温逐渐上升，数日内才达高峰，多不伴寒战，常见于伤寒、结核病等。

2. 高热持续期 此期产热与散热过程在较高水平上保持相对平衡，此时体温已达高峰，持续时间长短不一，数小时、数天、数周不等，临床表现为皮肤潮湿而灼热，呼吸加快变深，出汗，意识可正常、障碍或谵妄。

3. 体温下降期 此期散热大于产热，临床表现为出汗多，皮肤潮湿。体温下降时，患者大量出汗、丧失大量体液，可出现血压下降，甚至休克。体温下降方式分为骤降型和渐降型。

（1）骤降型 体温于数小时内迅速下降至正常，常见于疟疾、急性肾盂肾炎、肺炎球菌肺炎及输液反应等。

（2）渐降型 体温于数日内逐渐降至正常，常见于伤寒、风湿热等。

四、热型及临床意义

将发热患者在不同时间点测得的体温数值分别记录在体温单上，各次体温数值点连线所形成的曲线即热型。许多发热性疾病有其特征性的热型，对疾病的诊断和鉴别诊断有一定的帮助，临床上常见热型有下列几种。

1. 稽留热（continued fever） 指体温恒定维持在 39~40℃或以上高水平达数天或数周，24 小时内体温波动范围不超过 1℃，常见于肺炎球菌肺炎、伤寒等（图 2-1）。

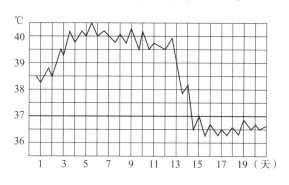

图 2-1 稽留热

2. 弛张热（remittent fever） 体温达 39℃以上，波动幅度大，24 小时内波动范围超过 2℃，但都在正常水平以上，常见于败血症、化脓性炎症、风湿热、结核病等（图 2-2）。

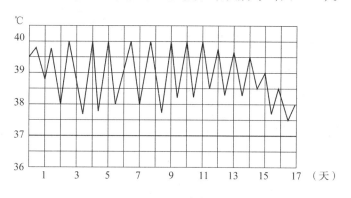

图 2-2 弛张热

3. 间歇热（intermitten fever） 体温骤升达高峰后持续数小时，又骤降至正常水平，无热期（间歇期）可持续 1 天或数天，高热期与无热期交替出现，如此反复发作，常见于疟疾、急性肾盂肾炎等（图 2-3）。

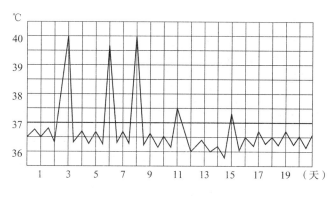

图 2-3 间歇热

4. 波状热（undulant fever）　体温逐渐上升达39℃或以上，数天后又逐渐下降至正常水平，持续数天后又逐渐升高，如此反复多次，常见于布氏杆菌病等（图2-4）。

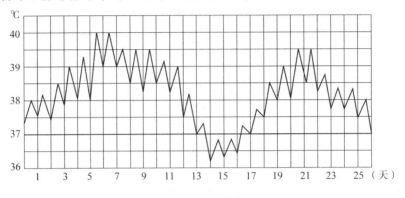

图2-4　波状热

5. 回归热（recurrent fever）　指体温骤升达39℃或以上，持续数天后又骤降至正常水平。高热期与无热期各持续若干天后规律交替，见于回归热、霍奇金病等（图2-5）。

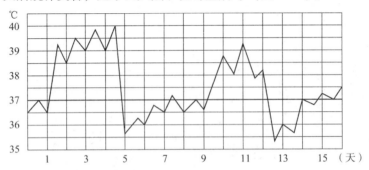

图2-5　回归热

6. 不规则热（irregular fever）　指发热高低不定，变动无规律，见于结核病、风湿热等（图2-6）。

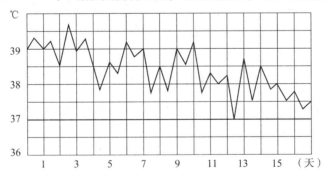

图2-6　不规则热

🌐 **知识链接**

热型受多种因素影响

　　虽然发热的热型能反映出疾病的病因，但由于抗生素、糖皮质激素的广泛应用，可使某些疾病的特征性热型变得不典型。另外，热型与个体反应强弱有关，如老年人患重型肺炎时可仅有低热或无发热，因此，评估时应全面考虑。

五、评估要点

1. 发热的临床表现特点　起病时间、季节、起病缓急、病程、发热程度、热型、伴随症状等。

2. 患病及治疗经过　询问与发热有关的病因、诱因、发病情况，有无使用抗生素、退热药、糖皮质激素等药物，治疗效果及体温变化规律。

3. 相关病史　传染病接触史、预防接种史、疫水接触史、手术史、流产或分娩史、职业特点等。

4. 发热对患者的影响　包括多系统症状询问及意识、精神、食欲、出汗、脱水状况，体重改变、睡眠、大小便情况等。

第二节　疼　痛

PPT

疼痛（pain）是一种与组织损伤或潜在组织损伤有关的不适的主观感觉和情感体验，包含"痛觉"和"痛反应"两个方面。痛觉可因性格、情绪、经验及文化背景等诸多因素的影响而体验有所不同，而且疼痛作为一种感觉信号，本身具有警示作用，可促使生物体采取保护性的逃避行为；痛反应是机体对疼痛刺激产生的生理和病理变化，如骨骼肌收缩、呼吸急促、血压升高等。

一、发生机制

机体的皮肤、肌肉、关节和内脏等组织内的神经末梢（痛觉感受器）受到各种化学的、物理的等因素刺激后，组织释放出乙酰胆碱、5-羟色胺、组胺、缓激肽、钾离子、酸性代谢产物等致痛物质，痛觉感受器受致痛物质的刺激后发出冲动，一方面经脊髓丘脑束传至大脑皮质，引起疼痛感觉；另一方面经脊髓网状系统传至脑干网状结构、丘脑下部及大脑边缘系统，引起机体对疼痛刺激的情绪反应和自主神经系统的反应。

二、分类

疼痛的分类方法有多种，如按疼痛的部位可分为头痛、胸痛、腹痛、腰背部痛、关节痛等；按疼痛的性质可分为钝痛、锐痛及其他疼痛；按疼痛的病程分为急性疼痛、慢性疼痛等。按发生的部位与传导途径不同将疼痛分为以下几种类型。

1. 皮肤痛（dermatodynia）　皮肤受到刺激后产生的痛感。皮肤痛可发生两种不同性质的疼痛，首先出现的是一种尖锐的刺痛（快痛），继而在1~2秒后出现一种烧灼样痛（慢痛），称为"双重痛感"。引起皮肤痛的方式是戳刺、切割、挤压、烧伤等，疼痛来自体表，定位明确。

2. 内脏痛（visceralgia）　是指内脏器官受到牵拉、痉挛、化学性刺激和机械性刺激等引起的疼痛。内脏痛的感觉位于身体的深部，发生较慢、持续，呈钝痛、烧灼痛或绞痛，定位常不明确。

3. 牵涉痛（referred pain）　当内脏器官发生病变时，在体表某部位产生痛感或痛觉过敏，这种现象称为牵涉痛。牵涉痛的部位与病变的内脏在脊髓节段和神经元方面存在一定的解剖相关性，如胆囊疾病可出现右肩背部疼痛；心绞痛除心前区及胸骨后的疼痛外还可出现左肩和左前臂内侧疼痛；膈下脓肿可在同侧肩胛区出现牵涉痛等。

4. 躯体痛（somatalgia）　是指肌肉、肌腱、筋膜、关节等深部组织的疼痛，肌肉缺血是引起疼痛的主要原因。疼痛的敏感性因神经分布的差异性而有所区别，其中骨膜的痛觉最为敏感。

5. 神经痛（neuralgia）　由于神经受损所致的疼痛，表现为酸痛、剧烈灼痛。按病变的部位又可分为周围神经性痛和中枢神经性痛。

6. 假性痛（phantom pain）　指去除病变部位后仍感到相应部位疼痛，如截肢患者仍可感到已经不存在的肢体疼痛。

三、病因

（一）头痛

头痛（headache）是指额、顶、颞及枕部的疼痛，为某些器质性疾病与功能性疾病所致。

1. 颅脑病变

（1）炎症　脑炎、脑膜炎、脑脓肿、中毒性脑病等。

（2）颅内血管病变　脑出血、脑栓塞、蛛网膜下隙出血、脑血栓形成、高血压脑病、颅内动脉瘤、脑血管畸形等。

（3）颅内占位性病变　脑肿瘤、颅内转移瘤、脑结核瘤、颅内囊虫病或包虫病等。

（4）颅脑外伤　脑震荡、脑挫伤、颅内血肿、脑外伤后遗症等。

（5）其他　偏头痛、丛集性头痛、腰椎穿刺后头痛等。

2. 颅外病变　常见的有：①颈椎病及其他颈部疾病；②神经痛，如三叉神经痛等；③眼、耳、鼻及牙齿疾病所致的牵涉性头痛；④颅骨疾病。

3. 全身性疾病　常见的有肺炎、流感、伤寒、原发性高血压、中暑、乙醇中毒、一氧化碳中毒、有机磷农药中毒、贫血、肺性脑病等。

4. 神经官能症　神经衰弱及癔症性头痛。

（二）胸痛

胸痛（chest pain）主要是指发生于胸廓与胸腔部位的疼痛。

1. 胸壁病变　疼痛部位固定于病变处，如急性皮炎、皮下蜂窝织炎、带状疱疹、肌炎及皮肌炎、肋软骨炎、肋间神经炎、肋骨骨折等。

2. 肺及胸膜病变　如肺炎、肺结核、肺脓肿、肺梗死等，由于病变累及壁层胸膜而发生胸痛。

3. 心血管系统疾病　如心绞痛、心肌梗死、心包炎、主动脉夹层等。

4. 纵隔及食管病变　如急性纵隔炎、纵隔肿瘤、纵隔气肿、食管炎、食管癌等。

5. 横膈病变　如膈下脓肿、膈疝、肝炎、肝脓肿、肝癌等。

（三）腹痛

腹痛（abdominal pain）是指发生于腹部的疼痛。腹痛多由腹部脏器疾病所引起，但胸部疾病及全身性疾病也可引起。

1. 腹部疾病

（1）腹腔脏器炎症　如腹膜炎、胰腺炎、胃炎、肠炎、阑尾炎、盆腔炎等。

（2）空腔脏器梗阻或扩张　如肠梗阻、胆石症、胆道蛔虫病、泌尿道结石梗阻等。

（3）脏器扭转或破裂　如肠扭转、卵巢囊肿扭转、肝脏或脾脏破裂、异位妊娠破裂等。

（4）脏器包膜牵张　实质性脏器因病变肿胀，导致包膜张力增加而发生的腹痛，如肝炎、肝淤血、肝脓肿、肝癌等。

（5）腹腔内血管阻塞　如缺血性肠病、夹层腹主动脉瘤等。

（6）其他　如腹壁挫伤或脓肿、消化性溃疡、肿瘤压迫与浸润等。

2. 胸腔疾病　如肺梗死、心绞痛、心肌梗死等引起腹部牵涉性疼痛。

3. 全身性疾病　如尿毒症、糖尿病酮症酸中毒、腹型过敏性紫癜、铅中毒等。

四、临床表现

（一）头痛

头痛的表现，往往因为病因不同其起病状态及疼痛的部位、性质、程度、持续时间等呈现不同特点。

1. 疼痛发生的缓急

（1）起病急，伴发热、呕吐者　多为急性感染引起，如脑膜炎；无发热，但伴有呕吐、意识障碍，多为急性脑血管病。

（2）慢性进行性头痛并有颅内压增高的症状　多见于颅内占位性病变；无颅内高压者多为肌紧张性头痛、鼻源性头痛。

（3）长期的反复发作头痛或搏动性头痛　多为血管性头痛（如偏头痛）或神经官能症；青壮年慢性头痛，常因焦急、情绪紧张而发生。

2. 疼痛部位　眼源性、鼻源性或牙源性头痛多表浅而局限；偏头痛及丛集性头痛多在一侧；高血压引起的头痛多在额部或整个头部；全身性或颅内感染性疾病多为全头痛；蛛网膜下隙出血或脑脊髓膜炎除头痛外尚有颈痛。

3. 疼痛的性质与程度　高血压、血管性头痛呈搏动性；神经性头痛多呈电击样痛或刺痛；紧张性头痛常为重压感、紧箍感或钳夹样痛；脑炎、脑瘤为钝痛。疼痛程度以三叉神经痛、偏头痛及脑膜刺激的疼痛最为剧烈；脑肿瘤多为中度或轻度头痛，但随着脑肿瘤增大，头痛可表现为进行性加重。

4. 疼痛出现的时间　清晨疼痛加重见于颅内占位性病变；发生于清晨或上午者见于鼻窦炎所致的头痛；发生于晚间者见于丛集性头痛；女性偏头痛常与月经期有关。

5. 诱发与缓解因素　摇头、俯身、咳嗽、打喷嚏使疼痛加剧者多为颅内压增高、颅内感染、脑肿瘤引起的头痛；活动或按摩颈动脉窦后疼痛可缓解者见于紧张性头痛；偏头痛则可于应用麦角胺后缓解。

（二）胸痛

1. 发病年龄　青壮年胸痛多见于结核性胸膜炎、自发性气胸、心肌炎、风湿性心瓣膜病；40岁以上则多考虑心绞痛、心肌梗死和支气管肺癌。

2. 疼痛部位　胸壁疾病所致的胸痛常固定于病变部位，局部常有压痛；带状疱疹所致的胸痛，可见成簇的水疱沿一侧肋间神经分布伴胸痛；心绞痛与急性心肌梗死的疼痛常位于胸骨后或心前区，疼痛常牵涉至左肩、左臂内侧达无名指及小指；夹层动脉瘤引起的疼痛多位于胸背部，并向下放射至下腹、腰部与两侧腹股沟和下肢；胸膜炎引起的疼痛多在胸侧部；食管及纵隔病变引起的疼痛多在胸骨后；肺尖部肺癌引起的疼痛多在肩部、腋下，可向上肢内侧放射。

3. 疼痛性质　带状疱疹呈阵发性的灼痛或刺痛；肌痛常呈酸痛；心绞痛常呈压榨样痛，可伴有窒息感；心肌梗死则疼痛更为剧烈并有恐惧、濒死感；夹层动脉瘤常呈突发的胸背部撕裂样剧痛；胸膜炎常呈隐痛、尖锐刺痛或撕裂痛；食管炎多为烧灼样痛。

4. 疼痛持续时间　如心绞痛发作时间短暂，持续 $1\sim5$ 分钟，而心肌梗死疼痛持续时间很长且不易缓解；平滑肌痉挛或血管狭窄缺血所致的疼痛为阵发性；炎症、肿瘤、栓塞或梗死所致疼痛呈持续性。

5. 诱发与缓解因素　心绞痛常因劳累、体力活动或精神紧张而诱发，含服硝酸甘油可迅速缓解，而硝酸甘油多对心肌梗死的胸痛无效；胃及十二指肠多在进食时发作或加剧，服用抗酸剂和促动力性药物可减轻或消失；胸膜炎、自发性气胸的胸痛则可因深呼吸或咳嗽而加剧。

（三）腹痛

1. 疼痛部位　一般来说腹痛的部位常与投影于该部位的腹腔脏器病变一致。如胃及十二指肠疾病、急性胰腺炎所致的疼痛多在中上腹部；肝、胆疾患所致的疼痛位于右上腹；小肠疾病疼痛位于脐周；结肠疾病疼痛多位于下腹或左下腹；弥漫性或部位不定的疼痛见于急性弥漫性腹膜炎、机械性肠梗阻、急性出血坏死性肠炎、血卟啉病、腹型过敏性紫癜等。

2. 疼痛性质和程度　消化性溃疡常有慢性、周期性、节律性中上腹隐痛或灼痛，如突然呈剧烈的刀割样、烧灼样持续性疼痛，则可能并发急性穿孔；胆石症的绞痛相当剧烈，患者常呻吟不已，辗转不安；剑突下钻顶样痛是胆道蛔虫梗阻的特征；持续性、广泛性剧烈腹痛伴腹肌紧张或板状腹，提示为急性弥漫性腹膜炎。

3. 诱发因素　胆囊炎或胆石症发作前常有进食油腻食物史；急性胰腺炎发作前则常有酗酒、暴饮暴食史；部分机械性肠梗阻多与腹部手术有关。

4. 发作时间　餐后痛可能由于胆胰疾病、胃部肿瘤或消化不良所致；饥饿痛发作呈周期性、节律性者见于十二指肠溃疡；子宫内膜异位症者腹痛与月经周期相关。

5. 与体位的关系　胃黏膜脱垂患者左侧卧位可使疼痛减轻；胰体癌患者仰卧位时疼痛明显，而前倾位或俯卧位时减轻；反流性食管炎患者在躯体前屈时疼痛明显、直立位时减轻。

五、评估要点

1. 疼痛的临床表现特点　疼痛起始情况、原因及诱因，疼痛部位、性质、程度、持续时间、加重或缓解因素、伴随症状等。

2. 伴随症状　有无伴发热、焦虑、剧烈呕吐（是否喷射性）、头晕、眩晕、晕厥、出汗、视力障碍、精神异常、嗜睡、意识障碍等症状。

3. 诊疗与护理经过　是否使用镇痛剂、止痛效果如何，诊疗经过及对药物的反应。

4. 相关病史及诱因　有无感染、高血压、动脉硬化、心绞痛、颅脑外伤、肿瘤、精神病、神经官能症等疾病史，疼痛发生的诱因及缓解因素。

5. 疼痛对患者的影响　有无活动受限、睡眠受影响、饮食营养障碍、焦虑恐惧情绪等。

六、疼痛程度评估方法

关于疼痛程度的评估有多种测评工具，大致分为单维度评估工具和多维度评估工具两大类，常用的评估工具如下。

1. 单维度疼痛评估工具

（1）视觉模拟评分法（visual analogue scale，VAS）　使用一条长约10cm的游动标尺，一面标有10个刻度，两端分别为"0"分、"10"分，"0"分表示无痛，"10"分表示难以忍受的最剧烈的疼痛。使用时将有刻度的一面背向患者，让患者在直尺上标出能代表自己疼痛程度的相应位置，评估者根据患者标出的位置为其评出分值，分值越高表示疼痛程度越重。此方法简单易行，相对比较客观，而且敏感。

（2）数字量表评分法（numerical rating scale，NRS）　NRS是一种数字直观的表达方法，由患者自评完成。将一条10cm长的直线划分10等份，将疼痛程度用数字"0"到"10"来表示，即11分制标准。"0"表示无痛，"10"表示最痛，要求患者根据个人对疼痛的感受来评估。自己对应的疼痛强度，在直线数字中选出能代表其疼痛的数字，1~3分表示轻度疼痛（轻微影响日常活动），4~6分表示中度疼痛（明显影响日常活动），7~10分表示重度疼痛（功能障碍，难以自理）。此法简单、方便，但缺点是精确度不够，尺度不易掌握，随意性较大。

（3）口述分级评分法（verbal rating scale，VRS）　VRS 是由一系列对疼痛描绘的形容词组成的。0 分常被定为最轻度疼痛的描述，以后每增加 1 分增加一级，使每个评分标准都有相应的级别。其中，五点疼痛口述分级评分法（VRS‐5）被广泛用于临床工作，1 分为轻微疼痛，2 分为中度疼痛，3 分为重度疼痛，4 分为剧烈疼痛，5 分为无法忍受的疼痛。

（4）长海痛尺评估法　长海痛尺是将 NRS 和 VRS‐5 相结合的一种疼痛评估方法，用 VRS 对 NRS 的刻度进行解释、限定，这样可以综合两者的优点，既有比较精确的 0～10 的刻度来评分，文字的描述又便于患者理解。结果相对更为准确，减少了疼痛评估误差（图 2‐7）。

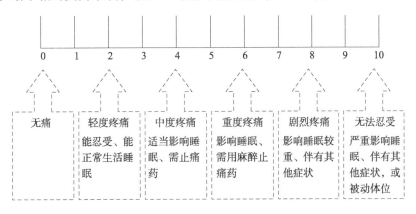

图 2‐7　长海痛尺

（5）面部表情疼痛量表（faces pain scales，FPS）　又称脸谱法，对疼痛的程度表达用微笑至痛哭的脸谱画来实现，包括 6 种面部表情（图 2‐8）。此方法适合任何年龄，尤其适用于 3 岁以上没有特定的文化背景或性别要求的患者，这种疼痛评估方法简单、直观、形象、易于掌握，不需要任何附加设备，特别适用于急性疼痛患者和老年人、儿童，以及文化程度较低、表达能力丧失和认知功能障碍的患者。有研究显示 FPS 评估法是最适合老年人的疼痛评估方法。

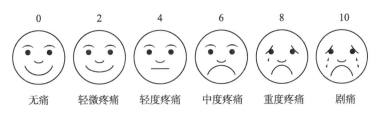

图 2‐8　脸谱法

2. 多维度疼痛评估工具　简化的 McGill 疼痛问卷表第二版（SF‐MPQ‐2）是在简化的 McGill 疼痛问卷表（SF‐MPQ）基础上制定的，共包括 22 个条目，即在 16 个针对伤害感受性疼痛问题的基础上增加 6 个针对神经病理性疼痛的问题，并由最初描述疼痛的 4 分级法细化到 11 个等级（0～10 分），同时清楚地界定了痛觉的测定方法及判断标准，能够对疼痛性质、疼痛强度进行全面准确的评估。SF‐MPQ‐2 有很好的信度、效度，更适合应用于临床伤害感受性疼痛和神经病理性疼痛患者的疼痛评估。

3. 急危重症患者疼痛评估工具

（1）重症监护疼痛观察工具（critial‐pain observation tool，CPOT）　CPOT 由加拿大学者研究设计，该量表有 1 个行为维度，包括 4 个测量条目，即面部表情、肢体活动、肌肉紧张度和通气依从性，每个条目根据患者的反应情况分别赋 0～2 分。评估患者的疼痛程度时，将 4 个条目的得分相加，总分为 0～8 分，总分越高说明患者的疼痛程度越高。

（2）非语言成人疼痛评估量表（nonverbal adult pain in assessment scale，NVPS）　NVPS由美国学者为插管和镇静的创伤患者研究设计，在儿童行为疼痛评估量表FLACC（the face，legs，activity，cry，consolability behavioral tool，FLACC）的基础上发展而来。该量表包括行为和生理指标2个维度，5个测量条目：面部表情、活动（运动）、身体姿势、生理指标Ⅰ（生命体征，即收缩压、心率和呼吸频率）和生理指标Ⅱ（皮肤、瞳孔反应、出汗、潮红、发汗、脸色苍白），每个条目根据患者的情况分别赋予0~2分，评估患者的疼痛程度时，将5个条目的得分相加，总分为0~10分，总分越高说明患者的疼痛程度越高。

> 🌐 **知识链接**
>
> **评估疼痛"金指标"**
>
> 　　无论是单维度还是多维度量表评估，疼痛不外乎患者自我报告、行为观察和生理指标评估。鉴于疼痛是一种不愉快的感觉，具有强烈的主观色彩，所以，自我报告法是最准确、最有效的方法，被认为是评估疼痛的"金标准"。行为观察、生理指标评估可为判断疼痛提供线索和依据。

第三节　水　肿

PPT

> → **案例引导**
>
> 　　**案例**　患者，男，45岁，近半年感乏力，食欲下降，2个月前开始出现腹胀，曾在当地医院就诊，诊断为慢性肝炎，服用"护肝药"治疗，效果不佳，近1周来腹胀呈进行性加重，精神、睡眠差。查体：T 36.8℃，P 90次/分，R 26次/分，BP 100/80mmHg，腹膨隆，腹腔积液征阳性。B超检查示肝脏缩小、腹腔大量积液。乙肝全套检查示大三阳。
>
> 　　**讨论**　引起该患者腹腔积液最有可能的原因是什么？水肿的评估要点有哪些？

　　水肿（edema）是人体组织间隙有过多液体积聚致使组织肿胀。水肿分为全身性与局限性，当液体在组织间隙内弥漫性分布时称为全身性水肿；液体积聚在局部间隙内时称为局部性水肿。体腔内液体积聚过多称为积液，包括胸腔积液、腹腔积液和心包积液等，是水肿的特殊形式。水肿部位受压后组织凹陷且平复缓慢称为凹陷性水肿；受压后无凹陷称为非凹陷性水肿。一般情况下，脑水肿、肺水肿等内脏器官的局部水肿不属于"水肿"这一术语的范围。

一、发生机制

　　正常人体中，组织间隙液体量通过血管内外和机体内外液体交换保持相对恒定。在毛细血管动脉端，水分及小分子溶质从血管内流入间质，在毛细血管静脉端，液体和溶质又从间质进入血管，还有一部分液体流入淋巴管，其恒定的维持有赖于毛细血管内静水压、组织液胶体渗透压、血浆胶体渗透压、组织内静水压，当这些维持血管内外液体交换平衡的因素发生障碍，引起组织间液生成过多或回吸收过少，便形成水肿。另外，肾脏对机体水和钠平衡的调节发挥着重要作用，当机体有效血容量减少时，肾脏血液灌注减少、肾小球滤过率下降、肾小管重吸收增加，同时，激活肾素－血管紧张素－醛固酮系统，导致水钠潴留，从而引起水肿。产生水肿的主要因素包括：①水钠潴留，如继发性醛固酮增多症；②毛细血管的血管有效流体静压增高，如右心衰竭；③毛细血管通透性增高，如急性肾炎；④血浆胶体渗透压降低，如低蛋白血症；⑤淋巴液回流受阻，如丝虫病。

二、病因与临床表现

1. 全身性水肿

（1）心源性水肿　主要见于右心衰竭。水肿的特点为首先出现于身体下垂部位，水肿为凹陷性、对称性，伴颈静脉怒张、肝大、静脉压升高等体循环淤血表现，严重者可发生胸腔积液、腹腔积液等右心衰竭等其他表现。

（2）肾源性水肿　见于各型肾炎和肾病。肾炎性水肿的特点是疾病早期晨起时眼睑与颜面水肿，以后可发展为全身水肿。肾病综合征患者水肿显著，可伴胸腔积液、腹腔积液，常有尿液改变及高血压、肾功能损害的表现。肾源性水肿与心源性水肿的鉴别要点见表2-1。

表 2-1　肾源性水肿与心源性水肿的鉴别

鉴别点	肾源性水肿	心源性水肿
开始部位	从眼睑、颜面部开始而延及全身	从足部开始，向上延及全身
进展速度	常迅速	较缓慢
水肿性质	质软，移动性大	比较坚实，移动性较小
伴随病征	伴有其他肾脏病征，如高血压、蛋白尿、血尿、管型尿、眼底改变等	伴有心功能不全病征，如心脏增大、心脏杂音、肝脏肿大、静脉压升高等

（3）肝源性水肿　水肿可首先出现在踝部，逐渐向上蔓延、发展，但头面部及上肢多无水肿，腹腔积液为失代偿期肝硬化的主要表现。

（4）营养不良性水肿　由于慢性消耗性疾病、长期营养缺乏、蛋白质丢失过多、重度烧伤等所致低蛋白血症，可产生水肿，其特点为水肿发生前多有消瘦、体重减轻等表现，水肿常从足部开始，逐渐向组织疏松处蔓延，然后扩展至全身。

（5）其他原因的全身性水肿　①黏液性水肿（mucous edema），水肿为非凹陷性，以眼睑及下肢胫前较明显，由于组织液含蛋白量较高所致。②月经前期紧张综合征，其特点为多于月经前7~14天出现眼睑、踝部、手部轻度水肿，月经后水肿逐渐消退。③特发性水肿（idiopathic edema），其特点为水肿与体位有明显关系，主要在身体下垂部位，于直立或劳累后出现，休息后减轻或消失，其原因未明，几乎只发生于女性。④药物性水肿，见于肾上腺糖皮质激素、雄激素、雌激素、胰岛素等使用过程中，一般认为与水钠潴留有关。

2. 局部性水肿　因局部静脉或淋巴液回流受阻、毛细血管壁通透性增加所致，常见于局部炎症、肢体静脉血栓形成或栓塞性静脉炎、上腔或下腔静脉阻塞综合征、丝虫病所致象皮肿、过敏等。

⊕ **知识链接**

水肿自我监测

水肿是许多疾病的临床症状，轻度体液潴留可无水肿，当体内液体存储量达4~5kg以上时，即可出现肉眼可见的水肿。水肿患者每天应在同一时间、着同一服装、用同一体重计测量体重，腹腔积液者应每天测量腹围，同时，准确记录24小时出入水量，若患者尿量<30ml/h，应及时报告医生。

三、评估要点

1. 水肿的临床表现特点　水肿发生的时间、首发部位及发展顺序，水肿的性质，有无胸腔积液、腹腔积液征象，使其加重或减轻的因素等。

2. 疾病史或用药史　有无与水肿发生相关的疾病史或用药史，尤其是心、肝、肾及内分泌病史。是否接受过肾上腺皮质激素、睾酮、雌激素等药物的治疗。

3. 诊疗与护理经过　重点为每日钠水摄入情况及有否应用利尿剂。应用利尿剂者，应进一步询问所用利尿药物的种类、给药途径、剂量、疗效和不良反应。

4. 水肿对患者的影响　主要包括体重变化、有无与前负荷增加有关的表现、活动与运动功能的情况，以及有无皮肤溃疡和继发感染。

第四节　脱　水

PPT

⇒ **案例引导**

案例　患儿，8个月，腹泻3天，每天十余次，黄色稀水便。查体：体重6.8kg，精神萎靡，皮肤弹性极差，前囟及眼窝明显凹陷，口渴不明显，四肢凉，血压偏低，尿量极少，血清钠125mmol/L，呈脱水征。

讨论　该患儿属于什么类型脱水？脱水的严重程度怎么样？

脱水（dehydration）是指体液丢失致体液容量不足，从而引起细胞外液明显减少所导致的一组临床症候群。

一、发生机制

正常情况下，机体通过渗透压依赖性和容量－压力依赖性两个调节机制，改变肾脏排水和口渴中枢的兴奋性维持水平衡。任何原因引起机体摄水量不足、水排出超过机体调节能力或水钠调节机制失调，即可出现体液容量不足。血钠浓度是决定细胞外液渗透压的重要因素，体液容量减少时，常伴有血钠浓度变化。临床上按血钠浓度和血浆渗透压的不同将脱水分为高渗性脱水、低渗性脱水和等渗性脱水。

1. 高渗性脱水（hypertonic dehydration）　因失水多于失钠，细胞外容量减少，渗透压升高，促使抗利尿激素分泌增多，肾远曲小管和集合管对水的重吸收增强，引起少尿和尿比重增高（除尿崩症外），并刺激下丘脑口渴中枢引起口渴感。若循环血量明显减少，可使醛固酮分泌增多，导致钠潴留，血浆渗透压进一步升高，当细胞外液渗透压显著增高时，细胞内液转移到细胞外，造成细胞内脱水。由于汗腺细胞脱水、皮肤散热减少，因而严重脱水时可出现脱水热，在婴幼儿较为突出。脑细胞脱水可引起谵妄、昏迷，甚至死亡。

2. 低渗性脱水（hypotonic dehydration）　因失钠多于失水，细胞外液渗透压降低，抗利尿激素分泌减少，肾小管对水分的重吸收减少导致尿量增加、尿比重下降；同时，细胞外液向细胞内转移，致使细胞外液明显减少，易发生周围循环衰竭。重者脑细胞外水分向脑细胞内转移，可致脑细胞水肿。

3. 等渗性脱水（isotonic dehydration）　因丢失的主要是细胞外液，组织液和血浆均减少，但由于细胞内外渗透压相当，不出现水的细胞内外转移，因此，细胞内液变化不大，以细胞外液减少为主，出现血液浓缩，此时抗利尿激素和醛固酮分泌增加，肾脏对水、钠的重吸收加强，使细胞外液容量得到部分补充。患者可出现少尿，尿钠减少；若细胞外液容量继续严重减少，可出现血压下降、休克甚至肾衰竭。

二、病因

1. 高渗性脱水 又称为低容量性高钠血症（hypovolemic hypernatremia），特点是失水多于失钠，血清钠浓度 >150mmol/L，血浆渗透压 >310mOsm/L，细胞外液量和细胞内液量均减少，常见于以下几种情况。

（1）水摄入不足 多见于水源断绝、进食或饮水困难等情况，如昏迷患者补液不足、各种消化道疾病致进水困难、脑部病变损害口渴中枢致渴感障碍不知喝水等。

（2）水丢失过多 ①经胃肠道失水：严重呕吐、腹泻或消化道引流时，虽然丢失的是等渗或含钠量低的消化液，但若不及时处理，也可致失水多于失钠。②经呼吸道失水：气管切开、喘息状态、过度通气（如癔症和代谢性酸中毒等）可使呼吸道黏膜不感性蒸发加强，丢失不含电解质的水分。③经皮肤失水：高温环境、高热、甲状腺功能亢进症等可致大量出汗，经皮肤丢失大量低渗液体。④经肾失水：尿崩症、糖尿病酮症酸中毒、大量渗透性利尿均可致失水多于失钠。

2. 低渗性脱水 又称为低容量性低钠血症（hypovolemic hyponatremia），特点是失钠多于失水，血清钠浓度 <130mmol/L，血浆渗透压 <280mOsm/L，伴有细胞外液量的减少，常见于以下几种情况。

（1）等渗或高渗失水 治疗过程中只补充水分，如反复呕吐、腹泻、肠瘘、胃肠减压等丧失大量含钠消化液或大面积烧伤后只补充水分。

（2）肾失水失钠过多 长期使用排钠利尿剂或急性肾功能不全多尿期只补水而忽视补钠。

3. 等渗性脱水 特点是水与钠成比例的丧失，血容量减少，但血清钠浓度保持在 130～145mmol/L，血浆渗透压保持在 280～310mOsm/L，常见于以下几种情况。

（1）胃肠道失水过多，如急性腹泻、剧烈呕吐、胃肠引流术和肠瘘等。

（2）大面积烧伤。

（3）反复大量抽放胸腔积液和腹腔积液。

🌐 **知识链接**

脱水类型的相互转化

不同类型的脱水在病情进展过程中可相互转化，如等渗性脱水若得不到及时治疗，患者可通过不感性蒸发和呼吸等途径不断丢失水分而转化为高渗性脱水，高渗性脱水补给过多低渗溶液则可转化为低渗性脱水。

三、临床表现

1. 高渗性脱水 口渴明显，少尿、尿比重升高，血容量下降较轻，较少发生休克，重度脱水时可出现脱水热、嗜睡、抽搐、昏迷。临床上按体重下降的程度将高渗性脱水分为轻度、中度、重度（表2-2）。

表2-2 高渗性脱水分级

脱水程度	体重下降比例	呕血
轻度	2%～4%	除有口渴外，无其他临床症状
中度	4%～6%	极度口渴、口舌干燥、烦躁、乏力、皮肤弹性差、眼窝凹陷、尿少、尿比重增高
重度	>6%	除上述症状外，还可出现脑功能障碍的表现，如躁狂、幻觉、谵妄，甚至昏迷

2. 低渗性脱水 血容量下降是其主要特点，患者一般不出现口渴。根据血钠浓度将低渗性脱水分为轻度、中度和重度（表2-3）。

表 2 – 3　低渗性脱水分级

脱水程度	血钠浓度	主要表现
轻度	<135mmol/L	疲乏、头晕、手足麻木；尿量增多，尿中钠减少
中度	<130mmol/L	除上述症状外，还伴恶心、呕吐、脉搏细速、视物模糊、血压不稳定或下降、脉压减小、浅静脉瘪陷、站立性晕倒；尿中几乎不含钠和氯
重度	<120mmol/L	常发生休克，神志不清、木僵、昏迷或四肢痉挛性抽搐、腱反射减弱或消失

3. 等渗性脱水　患者出现恶心、呕吐、畏食、口唇干燥、眼窝凹陷、皮肤弹性降低及少尿等症状，轻症或早期患者无明显口渴感。当短时间内体液丧失达体重的 5% 时，可出现心率加快、脉搏细速、血压不稳或降低、肢端湿冷等血容量不足的表现。

四、评估要点

1. 脱水的严重程度及临床表现特点　主要包括生命体征、皮肤弹性状态、眼窝凹陷与静脉充盈情况、意识状态、二便情况、体重变化、出入液量情况等。

2. 评估有无引起脱水的疾病史、环境因素和治疗因素。

3. 诊疗与护理经过　重点了解患者的血浆渗透压、血清电解质的检测结果以及补充液体的方式、量、成分、速度及其效果等。

4. 脱水对患者的影响　重点评估患者有无血容量不足及意识障碍的表现。

第五节　贫　血

PPT

⇒ **案例引导** - - - - - - - - - - - - - -

　　案例　患者，女，32 岁，因头昏、乏力 4 个月伴皮肤青紫 1 周入院。患者近来体重减轻，月经量过多。查体：贫血貌、睑结膜苍白，全身皮肤散布出血点，肝、脾、淋巴结不大。血常规：白细胞计数 2.6×10^9/L，血小板计数 26×10^9/L，血红蛋白 56g/L，中性粒细胞 43%。

　　讨论　该患者出现了什么症状？引起此患者该症状的原因可能有哪些？

　　贫血（anemia）是指外周血中血红蛋白浓度（Hb）、红细胞计数（RBC）和血细胞比容（HCT）低于同年龄同性别同地区的最低值。目前国内常用诊断标准为：男性成人 Hb < 120g/L，女性成人 Hb < 110g/L。在我国，正常值范围因地区、民族和性别等的不同而略有差异。

一、病因与发生机制

1. 红细胞生成不足　①骨髓造血干细胞与微环境异常：某些化学、物理、感染和免疫等因素损伤造血干细胞和（或）造血微环境，可造成造血干细胞的分化、增殖发生障碍，导致外周全血细胞减少。②造血原料不足：维生素 B_{12} 和叶酸是参与制造骨髓红细胞的重要辅酶，两者缺乏可引起红细胞核分裂延迟，形成形态巨大、畸形的巨幼细胞。③血红蛋白合成障碍：在幼红细胞增殖过程中，细胞内的血红蛋白也逐渐合成，这有赖于一定的铁元素及其正常代谢、正常的珠蛋白合成以及卟啉代谢等，当上述任一环节出现障碍都可使周围循环中出现小细胞低色素性红细胞，导致贫血。

2. 红细胞破坏过多　红细胞的平均寿命约 120 天，红细胞本身异常或缺陷均可导致红细胞寿命缩短、破坏增加，如遗传性球形红细胞增多症、葡萄糖 – 6 – 磷酸脱氢酶缺乏症。另外，机械性、化学性、物理性、感染及免疫性等因素亦可导致红细胞破坏加速，引起贫血。

3. 失血 机体短时间大量出血或长期慢性失血，超过造血功能的代偿能力时，可引起贫血。

二、临床表现

贫血既可由造血器官疾病引起，也可继发于其他系统疾病。临床上所见的贫血既可由单一原因引起，也可同时由多种原因导致，但无论何种原因所致，贫血的临床表现都有其共性，即由于贫血造成血液携氧能力减弱，使机体各系统功能异常，因而出现相应的症状与体征。

1. 一般表现 皮肤黏膜苍白是贫血最常见和最显著的体征，以睑结膜、手掌大小鱼际及甲床颜色苍白诊断比较可靠。早期常出现的症状为疲乏、困倦、头晕耳鸣、记忆力衰退和思想不集中等，因机体缺氧所致；贫血严重时可有低热、皮肤干枯、毛发稀少而无光泽，甚至出现水肿。

2. 心血管系统 心悸是贫血最为突出的症状之一。轻度贫血时，常见活动后心悸、气短；中度贫血常表现为窦性心动过速，心输出量增多；严重贫血或原有冠心病患者，可出现心绞痛、心脏扩大、心力衰竭。体格检查可见心脏扩大、心尖部或心底部可听到柔和的收缩期吹风样杂音。

3. 消化系统 食欲减退、腹胀、恶心、便秘、腹泻等为常见的症状。除因缺氧外，还可能与原发消化系统疾病有关。

4. 泌尿生殖系统 早期肾脏浓缩功能减退，表现为多尿、尿比重降低，贫血严重时可出现蛋白尿。女性患者中常有月经失调，如闭经或月经过多或功能性子宫出血。

5. 呼吸系统 表现为气急或呼吸困难，大多由呼吸中枢缺氧或高碳酸血症所致。

6. 输入异型血引起急性溶血时 常出现严重腰背痛及四肢酸痛、头痛、呕吐、寒战、高热，甚至出现周围循环衰竭或急性肾功能衰竭，随后出现血红蛋白尿及黄疸。

⊕ **知识链接**

影响贫血临床表现的因素

①贫血的程度：贫血的严重程度常与机体生理功能有关。②贫血产生的速度：急性贫血常不能完全代偿或临床表现较重，而慢性贫血表现较轻或无症状。③贫血患者的机体状态：年老体弱者，对贫血耐受性较差。④贫血类型：再生障碍性贫血，临床表现有贫血、出血、感染及发热，急性型者病情常迅速恶化，缺铁性贫血起病大都缓慢，对儿童的生长发育产生影响。

三、评估要点

1. 贫血的临床表现特点 贫血发生的时间、速度、贫血的严重程度、类型等。

2. 有无相关的疾病史或用药史 有无家族遗传史，有无消化系统疾病（如消化性溃疡、胃癌、痔疮），有无寄生虫感染史，有无化学毒物、放射性物质、特殊药物接触史等。

3. 诊疗与护理经过 确定贫血的类型、治疗效果，是否接受过输血以及相关贫血知识的宣教等。

4. 贫血对患者的影响 有无营养不良、体重减轻、疲乏、困倦，有无出血倾向等。

PPT

第六节　皮肤黏膜出血

⇒案例引导

　　案例　患者，女，35 岁，诉月经量增多，牙龈出血，伴头晕 1 年，双下肢有散在瘀斑，肝脾未触及，血红蛋白 65g/L，红细胞计数 2.13×10^{12}/L，白细胞计数 3.1×10^9/L，血小板计数 38×10^9/L，骨髓巨核细胞减少。

　　讨论　该患者患哪种疾病的可能性最大？引起皮肤黏膜出血的常见疾病有哪些？

　　皮肤黏膜出血（mucocutaneous hemorrhage）是指机体由于止血与凝血功能障碍所引起的血液由毛细血管内进入皮肤或黏膜下组织，常以全身性或局限性皮肤黏膜自发性出血，或受轻伤后出血不止为临床特征。此类出血不包括血管遭受损伤（如外伤、手术、溃疡、肿瘤坏死、曲张静脉和血管瘤破裂等）破裂而发生的局部严重出血。

一、病因与发生机制

　　1. 血管壁功能异常　正常情况下，血管受损可通过局部小血管发生反射性收缩，引起远端毛细血管闭合，减缓局部血流，同时，一些体液因子参与血管收缩，以利止血。当血管尤其是毛细血管存在缺陷或受损伤时，由于血管结构和功能异常而不能正常收缩发挥止血作用，可致皮肤、黏膜出血。常见于：①先天性血管壁缺陷，如遗传性出血性毛细血管扩张症、血管性血友病等；②相关获得性疾病，如过敏性紫癜、药物性紫癜、感染性紫癜、中毒性紫癜、维生素缺乏性紫癜、单纯性紫癜等。

　　2. 血小板异常　在止血过程中血小板起重要作用。血管受损时，血小板黏附于血管损伤处暴露的内皮下组织，形成白色血栓，同时，活化的血小板还释放出凝血因子，共同参与凝血过程和促进血块收缩。当血小板数量或功能异常时均可引起皮肤黏膜出血，常见于以下情况：①血小板减少，如血小板减少性紫癜、再生障碍性贫血、白血病；②血小板功能异常，如血小板无力症以及继发于尿毒症、肝病、异常球蛋白血症的血小板功能异常等。

　　3. 凝血功能障碍　血液凝固是一系列凝血因子按一定顺序激活，最终使纤维蛋白原转变为纤维蛋白的过程，可分为凝血酶原激活物的形成、凝血酶形成、纤维蛋白形成三个基本步骤。在此过程中，任何一个凝血因子缺乏或功能不足均可引起凝血障碍，导致皮肤黏膜出血，常见于以下情况：①先天性凝血功能障碍，如血友病、凝血因子 Ⅴ 缺乏症、低凝血酶原血症等；②后天获得性凝血功能障碍，如维生素 K 缺乏症、严重肝脏疾病等。

　　4. 抗凝物质增多或纤维蛋白溶解亢进　如异常蛋白血症、类肝素抗凝物质增多、抗凝药物使用过量以及纤维蛋白溶解功能过强等均可影响正常止血功能而致出血。

　　虽然各种出血性疾病均可出现皮肤、黏膜出血，但以血管和血小板疾病最为常见。

二、临床表现

　　1. 皮肤黏膜出血　表现为血液淤积于皮肤或黏膜下，形成红色或暗红色斑，压之不褪色，视出血面积大小可分为出血点、紫癜、瘀斑、皮下血肿。

　　2. 血管壁异常引起的出血　常见皮肤黏膜的瘀点、瘀斑等，软组织血肿及内脏出血较少见，如过敏性紫癜表现为四肢或臀部有对称性、高出皮肤紫癜；老年性紫癜常为手、足的伸侧瘀斑。血小板减少出血的特点为女性多见，常出现皮肤紫癜、瘀斑，严重可引起内脏出血、脑出血。

3. 凝血功能障碍引起的出血　男性多见，常有家族史或肝脏病史，表现为内脏、肌肉出血或软组织出血及关节腔出血，皮肤紫癜罕见。

⊕ **知识链接**

皮肤、黏膜出血的表现形式

出血点，又称瘀点，指直径不超过 2mm 的皮肤、黏膜出血，大多如针头大小。紫癜为直径 3~5mm 的皮下出血。瘀斑为直径 5mm 以上的皮下片状出血，一般不高出皮肤。皮下血肿为大片皮下出血伴皮肤明显隆起。

三、评估要点

1. 出血的初发年龄、性别及家族史　自幼出血提示先天性出血性疾病；成年后发病多为获得性因素所致。年轻女性反复出现下肢瘀斑常见于单纯性紫癜。

2. 出血诱因、部位、大小及其特点　有无牙龈出血、鼻出血、便血、血尿、关节腔出血及内脏出血等。

3. 是否有感染史、蛇咬伤、恶性肿瘤、休克及肝肾等病史。

4. 个人史、饮食习惯、职业特点　有无化学药物及放射性物质接触史、服药史等。

5. 伴随症状　四肢对称性紫癜伴有关节痛及腹痛、血尿者，见于过敏性紫癜；紫癜伴有黄疸，见于肝脏病；自幼有轻伤后出血不止，有关节肿痛和畸形者，见于血友病；伴有广泛性出血，如鼻出血、牙龈出血、血尿、黑便等，见于血小板减少性紫癜等。

第七节　咳嗽、咳痰 微课

PPT

⇒ **案例引导**

案例　患者，男，23 岁，2 天前因淋雨受凉后出现畏寒、发热，体温达 39.3~40℃，并有右胸痛，放射到上腹，咳嗽或深呼吸时加剧，咳嗽，咳少量铁锈色痰，同时伴有气促，为明确诊断而急诊入院。

讨论　该患者咳嗽的性质是什么？请从上述症状分析其病因。

咳嗽（cough）和咳痰（expectoration）是临床最常见的症状之一。咳嗽是一种反射性保护动作，呼吸道病理性分泌物和从外界进入呼吸道的异物通过咳嗽动作能被有效地清除，但长期、频繁或剧烈地咳嗽对患者进食与休息造成影响，同时消耗体力而致人虚弱，甚至引起呼吸道出血，加重心肺负担，诱发自发性气胸，属于病理状态。痰是气管、支气管的分泌物或肺泡内的渗出液，通过咳嗽将其排出称为咳痰。

一、发生机制

咳嗽是由于延髓咳嗽中枢受刺激引起。刺激来自呼吸道黏膜的感受器，经迷走神经、舌咽神经和三叉神经的感觉纤维传入延髓咳嗽中枢，再沿喉下神经、膈神经及脊神经传出，分别引起咽肌、声门、膈肌及其他呼吸肌的运动，导致发生咳嗽动作。咳嗽的过程：首先是快速短促吸气，膈肌下降，声门关闭，随即呼吸肌、膈肌与腹肌快速收缩，使肺内压迅速升高，然后声门突然开放，肺内高压气流喷射而出，冲击声门裂隙而发生咳嗽动作与特别音响，呼吸道内分泌物或异物也随之排出。

咳痰是一种病态现象。正常支气管黏膜腺体和杯状细胞只分泌少量黏液，使呼吸道黏膜保持湿润。当呼吸道发生炎症时，黏膜充血、水肿，毛细血管通透性增高，红细胞、白细胞、巨噬细胞、纤维蛋白等渗出物与黏液、吸入的尘埃等混合成痰。在呼吸道感染和肺寄生虫病时，痰中可检出病原体。此外，肺淤血和肺水肿时，因毛细血管通透性增高，肺泡和支气管内有不同程度的浆液漏出，也会引起咳痰。

二、病因

1. 呼吸道疾病 如各种呼吸道炎症、刺激性气体、异物、出血、肿瘤等，呼吸道感染是引起咳嗽、咳痰最常见的病因。从鼻咽部至支气管整个呼吸道黏膜受到刺激时，均可引起咳嗽，肺泡内分泌物在排入小支气管时也可引起咳嗽。

2. 胸膜疾病 各种胸膜炎、自发性气胸、胸腔穿刺等。

3. 心血管疾病 二尖瓣狭窄或其他原因所致左心衰竭引起肺淤血与肺水肿时，肺泡及支气管内有浆液性或血性漏出物，可引起咳嗽。右心或体循环静脉栓子脱落引起肺栓塞时也可引起咳嗽。

4. 中枢神经因素 大脑皮质发出冲动传至延髓咳嗽中枢，可随意引起咳嗽动作，在一定程度上亦可抑制咳嗽反射。脑炎、脑膜炎累及延髓咳嗽中枢时也可出现咳嗽。

三、临床表现

1. 咳嗽的性质 ①干性咳嗽：指咳嗽无痰或痰量甚少，常见于急性或慢性咽喉炎、急性支气管炎初期、胸膜炎、轻症肺结核、支气管异物、支气管肿瘤等。②湿性咳嗽：伴有痰液的咳嗽，常见于慢性支气管炎、支气管扩张症、肺炎、肺脓肿、空洞型肺结核等。

2. 咳嗽的时间与规律 ①突然发生的咳嗽，常见于吸入刺激性气体所致急性咽喉炎、气管与支气管异物。②阵发性咳嗽，见于支气管哮喘（变异性哮喘）、支气管内膜结核、百日咳等。③长期慢性咳嗽，见于慢性支气管炎、支气管扩张、慢性肺脓肿、空洞型肺结核等。④晨起或夜间就寝时（即改变体位时）咳嗽、咳痰加剧，常见于慢性支气管炎、支气管扩张和肺脓肿等。⑤左心衰竭、肺结核时夜间咳嗽明显，可能和夜间肺淤血加重及迷走神经兴奋性增高有关。

3. 咳嗽的音色 对提示病因有一定意义。①咳嗽声音嘶哑，多见于声带炎症或各种因素压迫喉返神经。②鸡鸣样咳嗽，表现为阵发性连续剧咳伴有高调吸气回声，多见于会厌、喉头疾患或气管受压。③咳嗽声音低微或无声，可见于极度衰弱或声带麻痹的患者。④金属音调咳嗽，可由于纵隔肿瘤或支气管癌等直接压迫气管所致。

4. 痰的性质和量 痰的性质可分为黏液性、浆液性、脓性、黏液脓性和血性等。黏液性痰多见于急性支气管炎、支气管哮喘及肺炎球菌肺炎初期，也可见于慢性支气管炎、肺结核等；浆液性痰可见于肺水肿；脓性痰多见于化脓性细菌性下呼吸道感染；血性痰见于各种原因导致呼吸道黏膜受损；铁锈色痰提示肺炎球菌肺炎；绿色或黄绿色痰提示铜绿假单胞菌感染；白色黏稠痰牵拉成丝且难以咳出，提示真菌感染；粉红色泡沫痰见于急性肺水肿。急性呼吸道炎症时痰量较少；支气管扩张、支气管胸膜瘘和肺脓肿等痰量较多，且排痰与体位有关，痰量多时静置后可出现分层现象，上层为泡沫，中层为浆液或浆液脓性，下层为坏死物质；恶臭痰提示有厌氧菌感染；如果日咳数百至上千毫升浆液泡沫痰，需考虑肺泡癌可能。

四、评估要点

1. 病史与起病情况　有无与咳嗽、咳痰相关的疾病史或诱发因素，还需注意起病是突发性还是渐进性。

2. 临床表现特点　①咳嗽的性质及出现和持续的时间、音色，以及咳嗽与体位、睡眠的关系。②痰液的性质、颜色、气味、痰量、黏稠度及其与体位的关系。③能否有效咳嗽和咳痰。④对胸、腹部手术后剧烈、频繁咳嗽者要注意评估切口情况。

3. 伴随症状　①伴发热，多见于呼吸道感染、胸膜炎、肺结核等。②伴胸痛，见于累及胸膜的疾病，如肺炎、胸膜炎、支气管肺癌、自发性气胸等。③伴呼吸困难，见于喉头水肿、慢性阻塞性肺疾病、重症肺炎以及大量胸腔积液、气胸、肺水肿等。④伴咯血，常见于肺结核、支气管扩张、肺脓肿、支气管肺癌及风湿性二尖瓣狭窄等。⑤伴杵状指（趾），主要见于支气管扩张、慢性肺脓肿、支气管肺癌等，也可见于部分先天性心脏病患者。

4. 诊疗及护理经过　是否服用过止咳、祛痰药，药物的种类、剂量、疗效，有无采取促进排痰的护理措施及其效果。

5. 咳嗽、咳痰对患者的影响　评估有无食欲减退、体重下降等改变；有无失眠、活动与运动功能的改变；有无疼痛及精神状态改变。

第八节　咯　血

PPT

→ **案例引导**

案例　患者，男，18岁，主诉咯血3天，加重4小时。患者于3天前无明显诱因出现咳嗽、咳黄痰伴痰中带血，患者今日下午突然出现咯血，鲜红色，量约200ml，门诊拟"支气管扩张伴咯血"收住入院。既往曾有咳嗽和活动时胸闷史，幼年时曾患肺炎。

讨论　请分析该患者咯血的机制。该患者咯血的量属于少量、中等量还是大量？

喉及喉部以下的呼吸道及肺部出血，经口腔排出的过程称为咯血（hemoptysis），咯血前常有喉部痒感，血液随咳嗽而咯出。少量咯血可表现为痰中带血，大咯血时血液从口鼻涌出，若血块阻塞呼吸道引起患者窒息则立即危及生命。咯血应首先与鼻咽部、口腔出血相鉴别，须仔细检查鼻咽部及口腔，观察有无出血灶，其次还需与呕血进行鉴别（表2-4）。

表2-4　咯血与呕血的鉴别

	咯血	呕血
病因	肺结核、支气管扩张、肺癌、心脏病等	消化性溃疡、肝硬化、急性胃黏膜病变等
出血前症状	喉部痒感、胸闷、咳嗽等	上腹不适、恶心、呕吐等
出血方式	咯出	呕出，可为喷射状
出血颜色	鲜红	棕黑色或暗红色，有时鲜红色
血内混有物	泡沫、痰	食物残渣、胃液
黑便	无（咽下血液时可有）	有，在呕血停止后仍持续数日
酸碱反应	碱性	酸性
出血后痰的性状	常有痰中带血	无痰

一、病因与发病机制

引起咯血的原因很多，但以呼吸系统和循环系统疾病为主。

1. 支气管疾病　常见的有支气管扩张、支气管肺癌、支气管内膜结核和慢性支气管炎等，出血机制主要因炎症或肿瘤损害支气管黏膜，使毛细血管通透性增高或黏膜下血管破裂所致。

2. 肺部疾病　常见的有肺结核、肺炎球菌肺炎、肺脓肿等；较少见的有肺梗死、恶性肿瘤转移、肺吸虫病等，肺结核为我国最常见的咯血原因，其中多为浸润型、空洞型肺结核和干酪样肺炎，其出血机制为结核病变使毛细血管渗透性增高，血液渗出，表现痰中带血丝或小血块，如病变侵蚀小血管，使其破溃则引起中等量咯血，如空洞壁肺动脉分支形成的小动脉瘤破裂或继发结核性支气管扩张形成的小动静脉瘘破裂，则引起大量咯血，可危及生命。

3. 心血管疾病　较常见的是风湿性心脏病二尖瓣狭窄所致的咯血。某些先天性心脏病如房间隔缺损、动脉导管未闭引起肺动脉高压时，也可发生咯血。发生机制多因肺淤血导致肺泡壁或支气管内膜毛细血管破裂和支气管黏膜下层支气管静脉曲张破裂所致。

4. 其他　血液系统疾病，如血小板减少性紫癜、白血病、血友病等；某些急性传染病，如肺出血型钩端螺旋体病、流行性出血热等；风湿性疾病，如结节性多动脉炎等；气管、支气管、子宫内膜异位症等均可引起咯血。

二、临床表现

1. 年龄　青壮年咯血常见于肺结核、支气管扩张症、二尖瓣狭窄等；40 岁以上有长期吸烟史者常见于支气管肺癌。

2. 咯血量　每日咯血量在 100ml 内属小量咯血；每日咯血量在 100～500ml 属中等量咯血；每日咯血量超过 500ml 或一次咯血 300～500ml 属大量咯血。大量咯血常见于空洞型肺结核、支气管扩张和肺脓肿；中等以上咯血可见于二尖瓣狭窄。其他原因所致的咯血量较少，或仅为痰中带血。大咯血时血块可堵塞气道引起窒息，表现为烦躁、神色紧张、挣扎坐起、胸闷气急、发绀，应立即抢救，解除呼吸道阻塞。

3. 咯血的颜色与性状　鲜红色者多因肺结核、支气管扩张症、肺脓肿等所致，二尖瓣狭窄咯血多为暗红色；铁锈色血痰多为典型肺炎球菌肺炎，砖红色胶冻样痰见于肺炎克雷伯杆菌肺炎；咯粉红色泡沫痰为急性左心衰竭所致肺水肿的表现；肺梗死引起咯血为黏稠暗红色血痰。

三、评估要点

1. 病史与起病情况　有无与咯血相关的病史或诱发因素、有无饮酒史、起病的缓急。

⊕ **知识链接**

口腔排血的鉴别

口腔排血究竟是来自于口腔、鼻腔、上消化道的出血还是咯血，需要仔细鉴别。鉴别方法：通过检查口腔与鼻咽部，观察局部有无出血灶。鼻出血多自前鼻孔流出，常在鼻中隔前下方见到出血灶；鼻腔后部出血时血液经后鼻孔沿软腭与咽喉壁向下流出，患者有咽部异物感，用鼻咽镜检查即可确诊。至于咯血与呕血的鉴别，则可根据病史、体征及其他检查方法进行区分。

2. 临床表现特点　①确定是否咯血：鉴别咯血与呕血，鉴别鼻咽部出血与口腔出血。②咯血的颜色、性状和持续时间。③咯血量的评估：咯血量的多少与疾病严重程度不完全一致。

3. 伴随症状 ①伴发热、胸痛、咳嗽、咳痰，可见于肺结核、肺炎、肺脓肿等。②伴呛咳、杵状指，可见于支气管肺癌。③伴皮肤黏膜出血，可见于血液病、钩端螺旋体病、流行性出血热等。

4. 诊疗及护理经过 是否使用过止血药物，药物的种类、剂量及疗效，有无采取其他止血措施及其效果。

5. 咯血对患者的影响 评估患者有无焦虑、恐惧等压力，应对压力的情况；有无意识障碍等。

第九节　呼吸困难

PPT

⇒ 案例引导

　　案例 患者，女，24岁，10年前无明显诱因出现发作性喘憋，呼吸急促，伴大汗，口唇发绀，于当地医院就诊，诊断为"支气管哮喘"，此后每年间断发作5~6次。此次为受凉后出现喘憋、口唇发绀、伴大汗2小时入院。既往过敏性鼻炎15年，对花粉、尘螨等过敏。查体：T 37.3℃，P 140次/分，R 26次/分，BP 110/70mmHg，神志清楚，言语不能连贯，焦虑、大汗、端坐呼吸，口唇发绀明显，三四征，双肺满布哮鸣音。

　　讨论 从呼吸困难发生机制分析该患者属于哪种呼吸困难类型？

　　呼吸困难（dyspnea）是指患者主观上感到空气不足、呼吸费力，客观上表现为用力呼吸，可出现张口抬肩、鼻翼扇动，重者出现发绀、端坐呼吸、辅助呼吸肌参与呼吸活动，并有呼吸频率、节律与深度的异常改变。

一、病因

引起呼吸困难的原因主要是呼吸系统和循环系统疾病。

1. 呼吸系统疾病 ①呼吸道梗阻，如喉与气管的炎症、水肿、肿瘤或异物所致的上呼吸道狭窄或梗阻；支气管哮喘、慢性阻塞性肺气肿所致下呼吸道痉挛或狭窄。②肺部疾病，如肺炎球菌肺炎、肺淤血、肺水肿、肺不张、肺栓塞等。③胸壁、胸廓、胸膜疾病，如严重胸廓脊柱畸形、气胸、大量胸腔积液和胸廓外伤等。④神经肌肉疾病，如脊髓灰质炎病变累及颈髓、急性多发性神经根炎和重症肌无力累及呼吸肌、药物导致呼吸肌麻痹等。⑤膈肌运动受限，如膈麻痹、大量腹腔积液、腹腔巨大肿瘤、胃扩张和妊娠末期等。

2. 心血管系统疾病 各种原因所致的心力衰竭、心包压塞、肺栓塞和原发性肺动脉高压等。

3. 中毒 如尿毒症、糖尿病酮症酸中毒、吗啡及巴比妥类药物中毒、亚硝酸盐中毒、有机磷中毒和一氧化碳中毒等。

4. 血液病 如重度贫血、大出血和休克等。

5. 神经精神因素 如脑出血、脑肿瘤、脑外伤、脑炎、脑膜脑炎等所致呼吸中枢功能障碍，精神因素所致呼吸困难常见于癔症等。

二、发生机制及临床表现

1. 肺源性呼吸困难 主要是呼吸系统疾病引起的肺通气、换气功能障碍，导致缺氧和（或）二氧化碳潴留引起。按临床表现常分为以下三种类型。

（1）吸气性呼吸困难　特点为吸气显著困难，重者因呼吸肌极度用力，吸气时胸腔负压增加，使胸骨上窝、锁骨上窝、肋间隙明显凹陷，称为三凹征（three depressions sign），常伴有频繁干咳及高调的吸气性喉鸣。见于各种原因引起的喉、气管、大支气管的狭窄与梗阻。

（2）呼气性呼气困难　特点为呼气显著费力，呼气时间延长而缓慢，常伴有广泛呼气期哮鸣音，主要是由于肺组织弹性减弱及小支气管痉挛、狭窄所致，常见于支气管哮喘、喘息型慢性支气管炎、慢性阻塞性肺气肿等。

（3）混合性呼吸困难　特点为吸气与呼气均感费力，呼吸浅而快，常伴有呼吸音减弱或消失，可有病理性呼吸音，主要是由于肺部广泛病变，呼吸面积减少导致换气功能障碍所致，常见于重症肺炎、重症肺结核、大面积肺不张、肺梗死、大量胸腔积液和气胸等。

2. 心源性呼吸困难　主要由左心和（或）右心衰竭引起，以左心衰竭引起的呼吸困难更常见且严重。

左心衰竭发生呼吸困难的主要原因是肺淤血和肺泡弹性降低，其机制为：①肺淤血使气体弥散功能降低。②肺泡张力增高，刺激牵张感受器，通过迷走神经反射兴奋呼吸中枢。③肺泡弹性减弱，扩张与收缩能力降低，肺活量减少。④肺循环压力升高对呼吸中枢的反射性刺激。

左心衰竭引起的呼吸困难，临床上主要有三种表现形式：①劳力性呼吸困难，在体力活动时出现或加重，休息时减轻或缓解。②夜间阵发性呼吸困难，急性左心衰竭时，夜间入睡后突感到胸闷气急而被憋醒，被迫坐起喘气和咳嗽，轻者数十分钟后症状逐渐消失，重者表现为端坐呼吸、面色青紫、大汗、有哮鸣声，咳浆液性粉红色泡沫样痰，两肺底较多湿啰音，心率增快，可出现奔马律。此种呼吸又称为心源性哮喘（cardiac asthma），需与支气管哮喘相鉴别（表2－5）。③端坐呼吸，常表现为平卧时加重，端坐位时减轻，故被迫采取端坐位或半卧位以减轻呼吸困难。

表2－5　心源性哮喘与支气管哮喘的鉴别

	心源性哮喘	支气管哮喘
病史	心脏病史	过敏史
年龄	中老年多见	青少年多见
诱因	劳累、激动、感染等	接触过敏原
症状	夜间突然发作，咳粉红色泡沫痰，坐起后症状可减轻	反复发作呼气性呼吸困难，春秋季多发
体征	心脏病体征，双肺底湿啰音及两肺哮鸣音，可有奔马律	双肺满布哮鸣音
X线	心脏增大、肺淤血	可有肺气肿征象或肺纹理增多
治疗	强心、利尿、扩血管	肾上腺糖皮质激素、支气管扩张剂

右心衰竭严重时可引起呼吸困难，但程度较轻，主要是由于体循环淤血、肝脏肿大和胸腔积液、腹腔积液使呼吸运动受限，右心房与上腔静脉压增高及酸性代谢产物增多，兴奋呼吸中枢所致。

3. 中毒性呼吸困难　根据发生机制和临床表现的不同，可大致分为三种。①代谢性酸中毒导致血中酸性代谢产物增多，强烈刺激呼吸中枢，增加肺泡通气排出 CO_2，表现为深大而规则的呼吸，可伴有鼾声，称为库氏呼吸（Kussmaul），亦称酸中毒大呼吸。②吗啡、巴比妥类、有机磷农药中毒等引起呼吸中枢抑制、呼吸道痉挛及分泌物增加等，致呼吸减慢、变浅伴呼吸节律异常如潮式呼吸（Cheyne - Stokes）或间停呼吸（Biots）。③急性感染引起高热时，由于机体代谢增加、体温增高及毒性代谢产物刺激呼吸中枢使呼吸加深加快。④其他，如一氧化碳中毒时 CO 与血红蛋白结合成碳氧血红蛋白，亚硝酸盐和苯胺类中毒使血红蛋白转变为高铁血红蛋白，碳氧血红蛋白和高铁血红蛋白均可使血红蛋白失去携氧能力导致组织缺氧而产生呼吸困难；氰化物（包括含氰化物较多的苦杏仁、木薯）中毒时，氰抑制细胞色素氧化酶的活性，影响细胞的呼吸作用，导致组织缺氧，引起呼吸加快。

4. 血源性呼吸困难 重度贫血时，红细胞携氧量减少、血氧含量降低，患者表现为呼吸浅快、心率增快。大出血和休克时呼吸加速则与缺血和血压下降刺激呼吸中枢有关。

5. 神经精神性呼吸困难 重症颅脑疾病时，由于呼吸中枢受增高的颅内压和供血减少的刺激，呼吸变慢变深，并常伴有呼吸节律的异常，如呼吸遏止（吸气突然停止）、双吸气（抽泣样呼吸）等。癔症患者由于精神或心理因素的影响可有发作性呼吸困难，其特点为呼吸快而表浅，伴有叹息样呼吸，可因过度换气导致呼吸性碱中毒，出现口周、肢体麻木和手足搐搦。

呼吸困难患者由于能量消耗增加及缺氧，可出现活动耐力下降，日常生活活动受到不同程度的影响，严重者生活不能自理，甚至无法正常与他人交谈。临床上常以完成日常生活活动情况评定呼吸困难的程度。①轻度：可在平地行走，登高及上楼时气促，中度或重度体力活动后出现呼吸困难。②中度：平地慢步行走需中途休息，轻体力活动时出现呼吸困难，完成日常生活活动需他人帮助。③重度：洗脸、穿衣，甚至休息时也感到呼吸困难，日常生活活动完全依赖他人帮助。

三、评估要点

1. 病史与起病情况 有无与呼吸困难相关的疾病史及诱发因素；有无相关药物、毒物摄入及外伤史；起病的时间和急缓。

2. 临床表现特点 呼吸困难的频率、深度与节律；呼吸困难的类型；严重程度及对日常生活活动的影响。

3. 伴随症状 ①伴发热，见于呼吸系统感染性疾病。②伴胸痛，见于肺炎球菌肺炎、自发性气胸、支气管肺癌、急性心肌梗死等。③伴粉红色泡沫样痰，见于急性肺水肿。④伴大量咯血，常见于肺结核、支气管扩张。

4. 诊疗及护理经过 是否使用氧疗，氧疗浓度、流量及其疗效等。

5. 呼吸困难对患者的影响 有无发绀、日常生活活动能力受限；有无语言障碍、意识障碍等改变；有无焦虑、恐惧等压力以及应对压力的状况等。

第十节 发 绀

PPT

⇒ **案例引导**

> 案例 患儿，女，出生仅5小时，无明显原因出现四肢、颜面及躯干皮肤发绀，口腔黏膜青紫，经保温箱保温，发绀未减轻。体检：一般情况尚好，心前区可闻及杂音。
>
> 讨论 请分析该患儿发绀的原因及发绀的类型。

发绀（cyanosis）亦称紫绀，是指血液中脱氧血红蛋白（旧称还原血红蛋白）增多，使皮肤与黏膜呈青紫色的表现。广义的发绀也包括少数由于异常血红蛋白衍生物（高铁血红蛋白、硫化血红蛋白）所致的皮肤黏膜青紫现象。发绀在皮肤较薄、色素较少和毛细血管丰富的部位，如口唇、鼻尖、颊部、甲床等处较易观察到。

一、发生机制

血液中脱氧血红蛋白浓度可用血氧未饱和度表示，正常动脉血氧未饱和度为5%，静脉内血氧未饱和度为30%，毛细血管中血氧未饱和度约为前两者的平均数。每1g血红蛋白（Hb）约与134ml氧结合。当毛细血管血液的脱氧血红蛋白量超过 50g/L 时，皮肤黏膜即可出现发绀。以正常血红蛋白浓度 150g/L 计算，脱氧血红蛋白量达到 50g/L 时，提示已有 1/3 血红蛋白未结合氧，但通过分析发绀与血氧饱和度（SaO_2）的关系发现，近 60% 患者轻度发绀时 $SaO_2 > 85\%$，说明临床所见发绀，有大部分不能确切反映动脉血氧下降情况，如：真性红细胞增多症患者血氧含量虽正常，亦会出现发绀；相反，重度贫血（血红蛋白 $<60g/L$）患者，即使血氧含量明显降低，亦难显示发绀，可见临床所见发绀，并不能确切反映动脉血氧含量下降情况。

二、病因及临床表现

1. 血液中还原血红蛋白增多

（1）中心性发绀　多由心、肺疾病导致呼吸功能衰竭、肺通气与换气功能障碍，引起 SaO_2 降低所致。发绀呈全身性，除四肢与面颊部外，亦见于黏膜与躯干的皮肤，但受累部位皮肤温暖。一般可分为：①肺性发绀，其发生机制是由于呼吸功能衰竭，肺通气或换气功能障碍，肺氧合作用不足，致体循环血液中还原血红蛋白含量增多而出现发绀，常见于各种严重呼吸系统疾病，如呼吸道（喉、气管、支气管）阻塞、肺部疾病（肺炎、阻塞性肺气肿、肺间质纤维化、肺淤血、肺水肿）和胸膜疾病（大量胸腔积液、自发性气胸）等。②心性混血性发绀，机制是由于心及大血管之间存在异常通道，体循环动脉血与静脉血相混合，使部分静脉血未通过肺进行氧合作用而混入体循环动脉血中，如分流量超过心输出量的 1/3 时，即可引起发绀，常见于发绀型先天性心脏病，如法洛四联症、艾森曼格综合征等。

（2）周围性发绀　由于周围循环血流障碍所致。发绀常见于肢体末梢与下垂部位，如肢端、耳垂与鼻尖，这些部位的皮温降低，若给予加温或按摩，使皮肤温暖，发绀可消退，这一特点有助于与中心性发绀相鉴别。此型发绀可分为：①淤血性周围性发绀，如右心衰竭、缩窄性心包炎、局部静脉病变（血栓性静脉炎、上腔静脉阻塞综合征、下肢静脉曲张）等，由于体循环淤血、周围血流缓慢，氧在组织中消耗过多所致。②缺血性周围性发绀，常见于严重休克及局部血液循环障碍，如血栓闭塞性脉管炎、雷诺（Raynaud）病、肢端发绀症、寒冷等，由于周围循环血容量不足、血流缓慢、组织缺氧，致皮肤黏膜呈青紫色。

（3）混合性发绀　中心性发绀与周围性发绀并存，见于全心衰竭、上述心肺疾病合并周围循环衰竭者。

2. 血液中含有异常血红蛋白衍生物

（1）高铁血红蛋白血症　当血中高铁血红蛋白含量达 30g/L 时，即可出现发绀，此种情况可由于亚硝酸盐、苯胺、磺胺类等中毒引起。发绀特点是急骤出现，经过氧疗青紫不减，静脉注射亚甲蓝溶液或大剂量维生素 C 均可使青紫消退。分光镜检查可证实血中高铁血红蛋白的存在。由于食用含有大量硝酸盐的变质蔬菜或腌菜后，经肠道细菌将硝酸盐还原为亚硝酸盐，亚硝酸盐的吸收导致高铁血红蛋白血症，称为肠源性发绀。

（2）先天性高铁血红蛋白血症　自幼即有发绀，其发绀比一般还原 Hb 缺氧时更为明显，一般病例无症状，少数患者觉心悸、气短，甚至明显的呼吸困难。有些患者表现有严重的智力及发育障碍，神经精神系统异常，如头颅畸形、角弓反张、手足颤动、全身肌张力减退等。此病有家族史，而无心肺疾病和引起异常血红蛋白的其他原因。

（3）硫化血红蛋白血症　凡能引起高铁血红蛋白血症的药物或化学物质也能引起硫化血红蛋白血症，但先决条件是患者须同时有便秘或服用含硫药物在肠内形成大量硫化氢，作用于血红蛋白，而生成硫化血红蛋白，当血中含量达 5g/L 时，即可出现发绀。发绀的特点是持续时间长，可达数月以上，患者血液呈蓝褐色，分光镜检查可确定硫化血红蛋白的存在。

三、评估要点

1. 病史与起病情况　有无与发绀相关的疾病史或药物、化学物品、变质蔬菜摄入史。

2. 临床表现特点　发绀的特点、严重程度等。

3. 伴随症状　①伴呼吸困难：常见于心、肺功能不全及急性呼吸道梗阻、气胸等。②伴杵状指（趾）：提示病程较长，主要见于发绀型先天性心脏病及某些慢性阻塞性肺部疾病。③伴衰竭表现及意识障碍，常见于某些药物或化学物质急性中毒、休克、急性肺部感染或急性心功能不全等。

4. 诊疗及护理经过　是否使用氧气疗法及其效果。

5. 发绀对患者的影响　有无呼吸困难、日常生活活动能力受限等；有无焦虑、恐惧等压力，应对压力的状况等。

第十一节　心　悸

PPT

⇒ **案例引导**

　　案例　患者，男，73岁，因发作性心慌不适2年，加重1周入院，诊断为"阵发性房颤"。既往无高血压、冠心病病史，无吸烟饮酒史。

　　讨论　该患者心悸应如何评估？如何缓解患者由发病带来的焦虑？

　　心悸（palpitation）是一种自觉心脏跳动的不适感或心慌感。身体评估可发现心率加快、减慢或不齐，通常当心率加快时患者感到心脏跳动不适，心率缓慢时则感到搏动有力。心率和心律正常者亦可出现心悸。

一、发生机制

　　心悸发生机制尚未完全清楚，一般认为心脏活动过度以及患者神经敏感性增高均是心悸发生的基础，常与心率、心律及心搏出量改变有关。心律失常引起的心悸与心律失常出现及存在时间的长短有关，如突然发生的阵发性心动过速则心悸往往较明显，而慢性心律失常可因逐渐适应而无明显心悸，如慢性心房纤颤。心悸的发生常与精神因素有关，焦虑、紧张及注意力集中时易于出现。心悸虽多与心脏疾病有关，但出现心悸不一定是心脏疾病，反之心脏病患者也可不发生心悸。

二、病因与临床表现

　　1. 心脏搏动增强　心脏收缩力增强引起的心悸，可为生理性或病理性。生理性者见于健康人在剧烈运动或精神过度紧张时，大量吸烟、饮酒、浓茶或咖啡后，应用某些药物，如肾上腺素、麻黄碱、咖啡因、阿托品、甲状腺素片等，但生理性心悸历时较短，可伴胸闷等其他不适，一般不影响正常生活。病理性心悸见于下列情况。

　　（1）心室肥大　高血压心脏病、风湿性主动脉瓣关闭不全或二尖瓣关闭不全等引起左心室肥大，心脏收缩力增强，可引起心悸；动脉导管未闭、室间隔缺损因分流而进入相应心室的血液增多，增加心脏前负荷，也可引起心悸。

　　（2）心脏搏出量增加　高热或甲状腺功能亢进症时，基础代谢与交感神经兴奋性增高，机体耗氧量增加，导致心率加快、心搏量增加引起心悸。贫血，特别是急性失血性贫血时，血液携氧量减少，器官及组织缺氧，机体为保证氧的供应，通过加快心率、增加搏出量来代偿，故引起心悸。此外，低血糖症、嗜铬细胞瘤引起的肾上腺素分泌增多，也可引发心悸。

2. 心律失常

（1）心动过速 各种原因引起的窦性心动过速、阵发性室上性或室性心动过速等，均可发生心悸。

（2）心动过缓 二度、三度房室传导阻滞、窦性心动过缓或病态窦房结综合征，由于心率缓慢，舒张期延长，心室充盈度增加，心搏强而有力，引起心悸，尤其在心率突然变慢时感觉更明显。

（3）其他 心律失常如期前收缩、心房颤动等，由于心脏跳动不规则或有一段间歇，使患者感到心悸，甚至有心脏停搏感觉。

3. 心力衰竭 由各种疾病所引起的心力衰竭均可因心率加快而出现心悸。

4. 自主神经功能紊乱 心脏本身并无器质性病变，由自主神经功能紊乱所引起，如心脏神经官能症、β受体亢进综合征、更年期综合征等。

心悸发作时可影响工作、学习、休息及日常生活，但一般无危险性。少数严重心律失常者可伴有血压降低、脉搏细数、大汗、意识障碍等，甚至引起猝死。

三、评估要点

1. 病史与起病情况 有无与心悸发生有关的疾病病史，有无吸烟、饮酒、喝咖啡、精神刺激等诱发因素，心悸发生的急缓等。

2. 临床表现特点 心悸发作频率、持续时间与间隔时间、心悸发作时的主观感受等。

3. 伴随症状 ①伴心前区疼痛，见于冠状动脉粥样硬化性心脏病、心肌炎、心包炎，亦可见于心脏神经症等。②伴晕厥或抽搐，见于严重房室传导阻滞、心室颤动、阵发性室性心动过速、病态窦房结综合征等。③伴面色苍白、乏力，见于各种原因所致贫血。④伴呼吸困难，见于急性心肌梗死、心包炎、心肌炎、心力衰竭、慢性阻塞性肺疾病、重症贫血等。⑤伴消瘦及出汗，见于甲状腺功能亢进症。

4. 诊疗及护理经过 是否使用药物及其种类、剂量、疗效和不良反应；是否使用电复律、人工起搏治疗等。

5. 心悸对患者的影响 有无日常生活活动能力受限；有无焦虑、恐惧等压力，压力应对状况；心悸对休息、睡眠的影响。

四、相关护理诊断

1. 活动耐力下降 与心悸发作所致疲乏无力有关。

2. 睡眠型态紊乱 与心悸发作所致不适有关。

3. 焦虑 与心悸发作引起的不适和担心预后有关。

第十二节 恶心与呕吐

PPT

⇒ 案例引导

案例 患者，女，42岁，因进食油腻食物后上腹部疼痛3小时，伴频繁呕吐急诊就医。腹部检查：左上腹部压痛明显，腹部移动性浊音阳性，肠鸣音弱，余无异常。实验室检查：血淀粉酶、尿淀粉酶升高。腹部B超提示胰腺周围有不规则液性暗区。腹部CT检查示胰腺体积明显增大，密度下降，胰周和左肩旁间隙大量积液，肝周围有弧形低密度腹腔积液。

讨论 患者的呕吐属于哪种类型？如何评估恶心与呕吐？

恶心（nausea）、呕吐（vomiting）是临床常见症状。恶心为上腹不适、紧迫欲吐的感觉，多伴有皮肤苍白、流涎、出汗、心动过缓、血压下降等迷走神经兴奋症状。恶心常为呕吐前奏，但也可仅有恶心而无呕吐，或仅有呕吐而无恶心。呕吐是指胃或部分小肠的内容物逆流，经食管从口腔排出体外的现象。临床上，呕吐可将胃内有害物吐出，具有一定的保护作用，但反复、持续、剧烈的呕吐可导致水、电解质与酸碱平衡紊乱及营养障碍，神志不清者，呕吐物被吸入可造成吸入性肺炎，甚至窒息而危及生命，应予高度重视。

一、病因

许多疾病都可引起恶心与呕吐，通常按产生机制不同，大致分为以下几类。

1. 反射性呕吐 由来自内脏末梢神经的冲动，经自主神经传入纤维刺激呕吐中枢引起呕吐。

（1）咽部疾病 如急、慢性咽炎或咽部受刺激等。

（2）胃肠疾病 如急性或慢性胃炎、急性食物中毒、消化性溃疡、胃肿瘤、幽门梗阻、急性肠炎、急性阑尾炎、肠梗阻等。

（3）肝、胆、胰疾病 如急性或慢性肝炎、急性或慢性胆囊炎、胆石症、胆道蛔虫、急性胰腺炎等。

（4）腹膜疾病 如急性腹膜炎等。

（5）前庭功能障碍 常见于迷路炎、梅尼埃病、晕动病等。

（6）其他疾病 如急性心肌梗死、心力衰竭、泌尿系统结石、急性肾盂肾炎、急性盆腔炎、青光眼、屈光不正等。

2. 中枢性呕吐 由来自中枢神经系统或化学感受器的冲动，刺激呕吐中枢引起的呕吐。

（1）中枢神经系统疾病 ①颅内感染，如脑炎、脑膜炎、脑脓肿、脑寄生虫等。②脑血管疾病，如高血压脑病、脑梗死、脑出血、偏头痛等。③颅脑外伤，如脑挫裂伤、颅内血肿等。④癫痫，特别是癫痫持续状态。

（2）全身性疾病 如糖尿病酮症酸中毒、甲状腺功能亢进症、肾上腺皮质功能不全、尿毒症、低血糖、低钠血症及早孕反应等。

（3）药物反应 如洋地黄、吗啡、抗生素及抗肿瘤药物等。

（4）中毒 如有机磷农药、鼠药、一氧化碳中毒等。

（5）精神因素 常见于胃肠神经症、癔症等。

⊕ **知识链接**

神经性呕吐

神经性呕吐（psychogenic vomiting）是进食障碍的一种，又称心因性呕吐，指一组以自发或故意诱发反复呕吐为特征的精神障碍。一般在进食完毕后，突然出现喷射性呕吐，呕吐物为刚进食的食物，吐后往往还能进食。多数患者无体重减轻或内分泌紊乱现象，不伴有其他明显症状。呕吐常与心理社会因素有关（如不愉快的环境及心理紧张的情况），可在相同环境下发病，无器质性病变。

二、发生机制

呕吐是一种复杂的反射动作，其过程可分为三个阶段，即恶心、干呕与呕吐。恶心时胃张力和蠕动减弱，十二指肠张力增强，可伴或不伴十二指肠反流；干呕时胃上部放松而胃窦部短暂收缩；呕吐时胃窦部持续收缩，继而贲门开放，最后膈肌、肋间肌及腹肌突然收缩，腹内压骤增，迫使胃内容物急速通过食管、口腔而排出体外。

呕吐中枢位于延髓，它由两个位置相邻而功能不同的结构组成。一个是神经反射中枢，它接受来自内脏、躯体、大脑皮质、前庭器官以及化学感受器触发带的传入冲动，产生呕吐反射；另一个为化学感受器触发带，其本身不能产生呕吐反射动作，它接受多种药物、化学物质及内生代谢产物（如尿毒症、酮中毒等）的刺激，引起兴奋，产生神经冲动，并将冲动传入呕吐中枢再引起呕吐动作。

三、临床表现

1. 呕吐的时间　晨间呕吐发生在育龄女性要考虑早孕反应，尿毒症、慢性乙醇中毒也常出现晨间呕吐；鼻窦炎、慢性咽炎常有晨起恶心与干呕；乘飞机、车、船发生呕吐常提示晕动病；夜间呕吐多见于幽门梗阻。

2. 呕吐与进食的关系　进食过程中或餐后即刻呕吐，多见于幽门管溃疡或精神性呕吐；餐后1小时以上呕吐称为延迟性呕吐，提示胃张力下降或胃排空延迟；餐后6小时以上呕吐，多见于幽门梗阻；餐后骤起呕吐而集体发病者，多见于急性食物中毒。

3. 呕吐的特点　胃、十二指肠疾病呕吐的特点为：常与进食有关，且先有恶心，吐后轻松；肝、胆、胰及腹膜疾病的特点是先有恶心，呕吐后不觉轻松；颅内高压呕吐的特点是多无恶心先兆，呕吐呈喷射状，吐后不感轻松，常伴剧烈头痛、视（神经）盘水肿及意识障碍等；精神性呕吐多无恶心感或很轻；前庭功能障碍引起的呕吐与头部位置改变有关，并伴有眩晕、眼球震颤等。

4. 呕吐物的性状　呕吐物为发酵、腐败气味的隔夜宿食，见于幽门梗阻；呕吐物含胆汁者多见于十二指肠乳头以下的十二指肠或空肠梗阻；呕吐物有粪臭味者提示低位肠梗阻；呕吐物中有蛔虫者见于胆道蛔虫；呕吐物呈咖啡渣样见于上消化道出血。

5. 其他　剧烈频繁呕吐可导致脱水、代谢性碱中毒、低氯血症、低钾血症等；长期呕吐还可引起营养不良、贫血；儿童、老年人、病情危重及意识障碍者，呕吐时易发生误吸而导致肺部感染或窒息。

四、评估要点

1. 病史与起病情况　有无与恶心、呕吐有关的病史及诱发因素。

2. 临床表现特点　包括呕吐发生与持续的时间、频率，与体位、进食、药物、运动、情绪的关系，以及呕吐物的性状、气味及量等；对于儿童、老人、病情危重及意识障碍者，还应对导致误吸的危险因素进行评估，密切观察面色、有无呛咳及呼吸道通畅情况。

3. 伴随症状　①伴腹痛、腹泻，见于急性胃肠炎、急性中毒、霍乱等。②喷射性呕吐伴头痛，见于颅内高压、青光眼等。③伴眩晕及眼球震颤，见于前庭器官疾病。④伴右上腹疼痛及发热、寒战或有黄疸，应见于急性胆囊炎或胆石症。⑤如有应用阿司匹林、某些抗生素及抗癌药，则应考虑呕吐可能与药物副作用有关。

4. 诊疗及护理　经过是否已做X线钡餐、胃镜、血糖、血清电解质等检查及其结果；是否使用止吐药物，以及药物种类、剂量、疗效等。

5. 恶心、呕吐　对患者的影响有无进食、进水及体重变化；有无水、电解质及酸碱平衡紊乱；有无营养失调等改变。

五、相关护理诊断

1. 舒适度减弱　恶心/呕吐与急性胃炎、幽门梗阻或服用药物等有关。

2. 体液不足/有体液不足的危险　与呕吐引起体液丢失过多和（或）摄入减少有关。

3. 营养失调：低于机体需要量　与长期呕吐和摄入不足有关。

4. 有误吸的危险　与呕吐物误吸入肺内有关。

5. 潜在并发症　肺部感染；窒息。

第十三节　呕血与便血

PPT

⇒ **案例引导**

　　案例　患者，男，51 岁，2 周前，自觉上腹部不适，偶有嗳气、反酸，发现大便色黑，未予注意，1 天前，进食烤馒头后，觉上腹不适，呕鲜血约 500ml，并排出柏油便约 400g，当即晕倒，家人急送入院。患者曾有"胃溃疡"史 11 年，慢性肝炎病史 8 年。查体：面色苍白，面颊可见蜘蛛痣 3 个，腹饱满，肝肋下 3cm，脾脏三度肿大，质硬，移动性浊音阳性。

　　讨论　患者呕血及黑便的原因可能是什么？如何评估？

　　呕血（hematemesis）与便血（hematochezia）是消化道出血的症状。呕血指屈氏韧带以上的消化器官（包括食管、胃、十二指肠、肝、胆、胰）疾病或全身性疾病所致的上消化道出血，血液经口腔呕出的现象。鼻腔、口腔、咽部等部位的出血及呼吸道疾病引起的咯血，表现可类似呕血，需仔细予以鉴别。便血（hematochezia）是指消化道出血，血液由肛门排出，便血的颜色可呈鲜红色、暗红色或黑色。便血一般提示下消化道出血，若上消化道出血时，因出血量和速度不同，可表现为便血或黑粪。少量出血不造成粪便颜色改变，须经隐血试验才能确定者，称为隐血（occult blood）。呕血或便血时部分血液经肠道排出体外，因血红蛋白在肠道内与硫化物结合成硫化亚铁，外观黑色，称为黑便（melena），由于黑便附有黏液且发亮，类似柏油，又称柏油便（tarry stool）。需要注意排除因食用过多肉类、猪肝、动物血等所致的黑便，这类黑便隐血试验阳性，进素食后转为阴性；服用某些药物，如铁剂、铋剂、炭粉及中药等也可使粪便变黑，但外观一般为灰黑色且无光泽，隐血试验阴性。

一、病因与发生机制

1. 上消化道疾病

（1）食管疾病　食管静脉曲张破裂、食管炎、食管癌、食管贲门黏膜撕裂、食管异物、食管裂孔疝等。大量呕血常见于食管与胃底静脉曲张破裂及食管异物刺穿主动脉。

（2）胃及十二指肠疾病　最常见的是消化性溃疡，非甾体类抗炎药及应激所致的胃黏膜病变出血也较常见。其他病因有胃肿瘤、急性及慢性胃炎、胃黏膜脱垂症、十二指肠炎等。

（3）肝、胆道疾病　肝硬化门静脉高压引起的食管与胃底静脉曲张破裂是引起上消化道出血的常见病因，胆道感染、胆石症、胆道肿瘤可引起胆道出血。

（4）胰腺疾病　胰腺癌、急性重症胰腺炎也可引起上消化道出血。

引起上消化道出血的疾病很多，临床上以消化性溃疡最为常见，其次为食管与胃底静脉曲张破裂，再次为急性胃黏膜病变，呕血患者应首先考虑这三种疾病。

2. 下消化道疾病

（1）小肠疾病　肠结核、肠伤寒、Crohn 病（克罗恩病）、急性出血坏死性肠炎、小肠息肉及肿瘤、肠套叠等。

（2）结肠疾病　急性细菌性痢疾、阿米巴痢疾、溃疡性结肠炎、血吸虫病、结肠息肉、结肠癌等。

（3）直肠肛管疾病　直肠肛管损伤、直肠炎、直肠息肉、直肠癌、痔、肛裂、肛瘘等。

（4）肠道血管畸形　血管瘤、血管畸形、缺血性肠炎、静脉曲张等。

3. 消化系统临近器官疾病　如胸主动脉瘤破裂进入食管，腹主动脉瘤破裂进入十二指肠等。

4. 全身性疾病

（1）血液疾病　凡能引起凝血与止血功能障碍的疾病都可能引起上消化道出血，如白血病、再生障碍性贫血、血小板减少性紫癜、过敏性紫癜、血友病、维生素 C 及维生素 K 缺乏症、弥散性血管内凝血等。

（2）感染性疾病　流行性出血热、钩端螺旋体病、败血症、登革热、暴发型肝炎等。

（3）结缔组织疾病　系统性红斑狼疮、皮肌炎、结节性多动脉炎累及上消化道时。

（4）其他　如尿毒症、肺源性心脏病、呼吸衰竭、肝脏疾病。

二、临床表现

1. 呕血　呕血与黑便是上消化道出血时的主要表现。呕血前常有上腹不适和恶心，随后呕吐出血性胃内容物。临床表现具有一定的差异，取决于出血部位、出血量及速度，出血量大、在胃内停留时间短、出血部位较高时，呕吐物为暗红色，甚至鲜红色或混有血凝块；当出血量较少或在胃内停留时间较长时，血红蛋白与胃酸作用形成酸化正铁血红蛋白，呕吐物为咖啡色或棕褐色；部分血液经肠道排出体外时，表现为柏油样便。幽门以下部位出血一般无呕血，仅表现为黑便，幽门部位出血一般既有呕血又出现黑便。黑便患者可无呕血，而呕血的患者几乎都有黑便。

2. 便血　血便的颜色可呈鲜红色、暗红色或黑色（柏油样便），其差异主要与出血部位、出血量、血液在肠道内停留的时间有关，出血部位越低，出血量越大，排出越快，则血便颜色越鲜红。上消化道或小肠出血，血液在肠道停留时间较长，呈柏油样便。下消化道出血，出血量多，为鲜红色血便，若停留时间较长，则为暗红色血便，粪便可全为血液或与粪便混合。直肠、肛门或肛管疾病出血，如痔、肛裂或直肠肿瘤等，血色鲜红，不与粪便混合或仅黏附于粪便表面，于排便前后有鲜血滴下或喷出。急性出血坏死性肠炎可排出洗肉水样粪便，且有特殊腥臭味；急性细菌性痢疾多为黏液脓血便；阿米巴痢疾粪便多为暗红色果酱样脓血便。

3. 失血性周围循环障碍　短时间内大量出血，可有急性失血性贫血及周围循环衰竭的表现，但临床较少见。出血速度缓慢、出血量较少时，可表现为持续性或间断性肉眼可见的少量便血，并无明显全身症状。长期慢性失血，患者可出现头晕、乏力等贫血症状，常因此而就诊。具体说来，出血量为血容量的10%～15%时，呼吸、心率及血压等生命体征平稳，可仅表现为头晕、畏寒等症状；当出血量达到血容量的20%以上时，表现为冷汗、四肢厥冷、心慌、脉搏增快等急性失血症状；若出血量在血容量的30%以上，则有脉搏微弱、血压下降、呼吸急促，甚至休克等急性周围循环衰竭的表现。

⊕ **知识链接** -

低血容量性休克

由于大量失血导致的休克属于低血容量性休克（hypovolemic shock），在临床上十分常见。低血容量性休克也可见于严重创伤、烧伤、长期腹泻、呕吐等所致血浆或其他液体大量丧失，表现为面色苍白、四肢湿冷、心动过速、脉压减小、血压下降、少尿或无尿等。

4. 血液学改变　出血初期，机体代偿机制尚未发挥作用，血液学改变不明显；随后，由于大量组织液进入血液及输液等，血液被稀释，同时骨髓造血活跃，表现为血红蛋白及红细胞比容逐渐降低、网织红细胞增多。

5. 其他　消化道出血后常在 24 小时内出现发热，但一般不超过 38.5℃；血液中氮质成分在肠道被吸收后，表现为氮质血症。

6. 出血量　出血量达 5ml 以上可出现大便隐血试验阳性，达 50ml 以上可出现黑便，胃内蓄积血量达 250～300ml 可出现呕血。由于呕血与黑便常混有呕吐物与粪便，凭此难以估计出血量，故临床上常根据失血性周围循环障碍等全身表现综合判断出血量（表 2-6）。

表 2-6　出血量估计

	轻度	中度	重度
全身症状	皮肤苍白、头晕、畏寒等	冷汗、四肢湿冷、心悸等	脉搏细弱、呼吸急促、休克等
血压	正常	下降	显著下降
脉搏	正常或稍快	100～110 次/分	>120 次/分
尿量	减少	明显减少	尿少或尿闭
出血量	<500ml	800～1000ml	>1500ml
占全身总血量	10%～15%	20%	30%

三、评估要点

1. 病史与起病情况　有无引起呕血、便血的相关病史或有无进食生冷、辛辣刺激性食物、饮食不规律、饮食不节、大量饮酒等情况，有无严重创伤及便秘、过度劳累、精神刺激等诱发或加重便血的诱因，有无服用肾上腺糖皮质激素、非甾体类解热镇痛药等诱因。

2. 临床表现特点　①明确是否为上消化道出血，注意排除鼻咽部出血和咯血；确定是否为便血，排除其他原因引起的黑便。②呕血与黑便、便血的颜色、次数、量及性状。③有无失血性周围循环障碍的表现。

3. 伴随症状　①呕血伴慢性、周期性、节律性上腹痛，见于消化性溃疡。②呕血伴黄疸、蜘蛛痣、肝掌、腹腔积液及脾大，见于肝硬化门静脉高压。③呕血伴皮肤黏膜出血者，见于血液病及急性传染病。④呕血伴右上腹痛、黄疸、寒战高热者，见于急性梗阻性化脓性胆管炎。⑤便血伴发热多见于急性传染病及恶性肠肿瘤等。⑥便血伴中腹部疼痛多见于小肠疾病，伴下腹部疼痛多见于结肠疾病，无痛性鲜血便应警惕直肠癌的可能。⑦便血伴里急后重、肛门坠胀感提示肛门、直肠疾病。⑧便血伴全身出血倾向者提示可能为血液系统疾病或急性传染性疾病。

4. 诊疗及护理经过　是否做过 X 线钡餐、胃镜检查，结果如何，有无胃肠手术史。是否做过直肠指诊、内镜等检查；是否使用过止血药物，药物种类、剂量及疗效；有无采取其他止血措施及其效果。

5. 呕血和便血　对患者的影响有无疲乏、活动无耐力等活动与运动型态的改变；有无焦虑、恐惧等压力与应对状况的改变。

四、相关护理诊断

1. 外周组织灌注无效　与上消化道出血所致的血容量不足有关。

2. 活动耐力下降　与呕血和便血所致的贫血有关。

3. 恐惧　与大量呕血和便血有关。

4. 知识缺乏　缺乏预防呕血与便血的相关知识。

PPT

第十四节　腹　泻

　　腹泻（diarrhea）是指排便次数增多，粪质稀薄或呈水样，可带有未消化的食物、黏液、脓血等异常成分。腹泻可分为急性腹泻和慢性腹泻，病程超过2个月者为慢性腹泻。

一、病因与发生机制

（一）病因

1. 急性腹泻

（1）急性肠道疾病　常见由病毒、细菌、真菌、原虫、蠕虫等感染所引起的肠炎及急性出血性坏死性肠炎、Crohn病、溃疡性结肠炎急性发作、急性缺血性肠病等。因抗生素使用不当而发生的抗生素相关性小肠、结肠炎亦可导致腹泻。

（2）急性中毒　如毒蕈、河豚、鱼胆及化学毒物（如砷、磷、铅、汞等）中毒引起的腹泻。

（3）全身性感染　如败血症、伤寒或副伤寒、钩端螺旋体病等。

（4）其他　如变态反应性肠炎、过敏性紫癜、肾上腺皮质功能减退危象、甲状腺危象、服用某些药物（如氟尿嘧啶、利血平、新斯的明等）。

2. 慢性腹泻

（1）消化系统疾病　如慢性萎缩性胃炎、慢性细菌性痢疾、溃疡性结肠炎、吸收不良综合征、肠道恶性肿瘤、慢性胰腺炎、肝硬化等。

（2）全身性疾病　如甲状腺功能亢进症、糖尿病性肠病、系统性红斑狼疮、尿毒症、肠易激综合征及药物副作用引起的慢性腹泻。

（二）发生机制

1. 分泌性腹泻　由于胃肠黏膜分泌大量液体超过黏膜吸收能力所致，常见于霍乱、阿米巴肠炎、细菌性痢疾等，某些胃肠道内分泌肿瘤如胃泌素瘤、血管活性肠肽瘤所致的腹泻也属于分泌性腹泻。

2. 渗透性腹泻　由于肠内容物渗透压增高，阻碍肠内水分与电解质的吸收而引起，如胃大部切除术后，服用高渗性药物（如甘露醇、硫酸镁等）引起的腹泻。

3. 渗出性腹泻　由于黏膜炎症、溃疡、浸润性病变导致血浆、黏液、脓血渗出，见于各种肠道炎症。

4. 动力性腹泻　因肠蠕动亢进导致肠内食糜停留时间缩短，未被充分吸收，见于肠炎、甲状腺功能亢进症、糖尿病、胃肠功能紊乱等。

5. 吸收不良性腹泻　由于肠黏膜的吸收面积减少或吸收障碍所引起，见于小肠大部分切除、吸收不良综合征等。

二、临床表现

1. **急性腹泻** 起病急，病程短，多为感染或食物中毒所致；每日排便次数可达 10 次以上，多呈糊状或水样便，少数为脓血便；常有腹痛，尤其是感染性腹泻。急性腹泻由于短时间内丢失大量水分和电解质，可引起脱水、电解质紊乱及代谢性酸中毒。

2. **慢性腹泻** 起病缓慢，病程较长，多见于慢性感染、非特异性炎症、吸收不良、肠道肿瘤及神经功能紊乱等；每日排便数次，可为稀便，亦可带黏液、脓血；伴或不伴有腹痛。长期慢性腹泻可导致营养障碍、维生素缺乏、体重下降，甚至发生营养不良性水肿。另外，频繁排便及粪便刺激，可引起肛周皮肤糜烂及破损，而且长期腹泻可干扰患者休息、睡眠等正常生活，影响学习和工作。

3. **粪便性状** 分泌性腹泻多为水样便，每日排便量 1000ml 以上，无黏液或脓血，可伴有腹痛；渗透性腹泻粪便中常有未消化的食物、药物，一般不伴有腹痛，禁食 1~2 天后可缓解；渗出性腹泻粪便中除水分增加外，还可有黏液或脓血，多伴有腹痛和发热；动力性腹泻粪便稀薄，无黏液及脓血，多不伴有腹痛；吸收不良性腹泻粪便中含有大量脂肪和泡沫，量多且臭。

三、评估要点

1. **病史与起病情况** 评估患者起病急缓，有无与腹泻相关的疾病，有无不洁饮食、旅行、聚餐史，有无受凉、过度劳累、情绪紧张、焦虑等诱因。

2. **临床表现特点** 每日排便的次数、量、颜色、性状、气味及影响因素等。

3. **伴随症状** ①腹泻伴发热者多见于急性细菌性痢疾、伤寒或副伤寒、肠结核、肠道恶性淋巴瘤、败血症等。②腹泻伴里急后重多为急性细菌性痢疾、直肠炎、直肠肿瘤等。③腹泻伴腹部包块者多见于胃肠恶性肿瘤、肠结核、Crohn 病等。④腹泻伴明显消瘦多提示胃肠道恶性肿瘤、肠结核及吸收不良综合征等。⑤腹泻伴关节痛或关节肿胀者多为溃疡性结肠炎、系统性红斑狼疮、肠结核等。⑥腹泻伴皮疹或皮下出血者见于败血症、伤寒或副伤寒、过敏性紫癜等。

4. **诊疗及护理经过** 已接受的实验室检查及结果；有无补液以及补液的成分、量和速度；是否用药，药物的种类、剂量及疗效；采取的护理措施及效果。

5. **腹泻对患者的影响** 有无脱水、电解质紊乱、消瘦等；有无肛门发红、肛周皮肤破损等；有无因腹痛、频繁排便影响睡眠与休息。

四、相关护理诊断

1. **腹泻** 与肠道感染、炎症或肠道肿瘤等有关。

2. **有体液不足的危险** 与腹泻所致体液丢失过多有关。

3. **营养失调：低于机体需要量** 与消化吸收障碍和（或）摄入减少有关。

4. **有皮肤完整性受损的危险** 与排便次数增多及排泄物对肛周皮肤刺激有关。

5. **睡眠型态紊乱** 与频繁排便影响睡眠与休息有关。

第十五节　便　秘

PPT

　　便秘（constipation）是指排便次数减少，一般每周少于3次，粪便量少且干硬，并伴有排出困难、粪便干结。便秘的病因多样，以肠道疾病最常见。

一、病因与发生机制

（一）病因

1. 功能性便秘　其发生的原因有：①进食量少或食物中缺乏纤维素或水分，对结肠运动的刺激减少。②由于工作紧张，工作时间和性质变化，精神因素等使正常的排便习惯受到干扰或抑制。③由于结肠及乙状结肠痉挛，部分患者可表现为便秘与腹泻交替。④腹肌及盆腔肌张力不足，排便推动力不够，难以将粪便排出体外。⑤滥用泻药导致药物依赖，停药后不易排便。⑥老年体弱、活动过少、肠痉挛致排便困难。⑦结肠冗长导致食糜残渣经过结肠时水分被过多吸收引起便秘。

2. 器质性便秘　其发生的原因有：①直肠与肛门病变，如痔疮、肛裂、肛周脓肿和溃疡、直肠炎等可引起肛门括约肌痉挛造成排便疼痛而惧怕排便；②大量腹腔积液、膈肌麻痹、肌营养不良等导致排便无力；③结肠良性及恶性肿瘤、Crohn病、先天性巨结肠症、肠粘连、肠套叠等；④腹腔或盆腔内肿瘤的压迫导致机械性梗阻；⑤尿毒症、糖尿病、甲状腺功能低下、截瘫等使肠肌松弛、排便无力，血卟啉病及铅中毒可引起肠肌痉挛，亦可导致便秘；⑥应用吗啡类药、抗胆碱能药、钙通道阻滞剂、神经阻滞药、镇静剂、抗抑郁药及含钙、铝的制酸剂等药物均可使肠肌松弛引起便秘。

（二）发生机制

　　食物在消化道经消化吸收后，剩余的食糜残渣由小肠运送至结肠，在结肠内大部分水分和电解质被吸收后形成粪团，最后运送至乙状结肠和直肠，通过一系列的排便活动将粪便排出体外。从形成粪团到产生便意和排便动作的各个环节，均可因神经系统活动异常、肠平滑肌病变及肛门括约肌功能异常或病变而发生便秘。因此，便秘的发生与下列因素有关：①摄入食物过少特别是纤维素和水分摄入不足，致肠内容物过少不足以刺激肠道的正常蠕动；②各种原因引起肠道内肌肉张力减低和蠕动减弱；③肠蠕动受阻导致肠内容物不能下排，如肠梗阻；④参与排便过程的神经及肌肉活动障碍，如排便反射减弱或消失、肛门括约肌痉挛、腹肌及膈肌收缩力减弱等。

二、临床表现

1. 排便障碍的表现　自然排便次数减少，粪便量少且干硬，难以排出，并可逐渐加重；部分患者粪便并不干硬，但排出困难。

2. 便秘所致局部或全身表现　粪块长时间停留在肠道内不能及时排出，患者可有腹胀及下腹部疼痛，部分患者还可出现头痛、头晕、食欲不振等；粪便过硬，排便时可引起肛门疼痛或肛裂；便秘还可造成直肠、肛门过度充血，可促发或加重痔疮；患者亦可因此感到紧张、焦虑。

3. 原发病表现　各种原因引起的肠梗阻患者多有呕吐、腹胀、腹绞痛等；结肠肿瘤、肠结核及 Crohn 患者可在腹部触及包块；肠结核、溃疡性结肠炎、肠易激综合征患者常有便秘与腹泻交替出现。

三、评估要点

1. 病史与起病情况　有无与便秘相关的疾病或手术史，有无精神紧张、工作压力、饮食及生活习惯的改变、长期服用泻药、使用镇静剂、抗胆碱能药等诱因。

2. 临床表现特点　每日排便的时间、次数、量、性状及软硬度，有无排便困难，并与既往的排便情况比较。

3. 伴随症状　①便秘伴呕吐、腹胀、肠绞痛见于各种原因引起的肠梗阻；②便秘伴腹部包块者多为结肠肿瘤、肠结核、Crohn 病等；③便秘与腹泻交替出现常见于肠结核、溃疡性结肠炎、肠易激综合征。

4. 诊疗及护理经过　采取了哪些促进排便的措施，效果如何。

5. 便秘对患者的影响　有无因长期便秘而产生的精神紧张、焦虑等情绪改变；是否缺乏预防便秘的相关知识等。原有冠心病者可因用力排便诱发心绞痛或心肌梗死，甚至导致猝死；原有高血压患者可因用力排便使血压升高诱发脑出血。

四、相关护理诊断

1. 便秘　与纤维素摄入过少、运动量过少、排便环境改变、长期卧床、精神紧张等有关。

2. 慢性疼痛　与粪便过于干硬、排便困难有关。

3. 组织完整性受损/有组织完整性受损的危险　与排便困难所致肛周组织损伤有关。

4. 知识缺乏　缺乏有关预防便秘及促进排便的知识。

5. 焦虑　与长期排便困难影响日常生活带来的心理压力有关。

PPT

第十六节　黄　疸

⇒ 案例引导

　　案例　患者，女，17 岁，2 周前无明显诱因发热，体温 38.2℃，无寒战，不咳嗽，但感全身乏力、食欲减退、恶心、右上腹部不适，偶尔呕吐。8 天前皮肤出现黄染，尿色较黄，无皮肤瘙痒，大便正常。既往体健。查体：T 37.7℃，P 83 次/分，R 21 次/分，BP 122/78mmHg，皮肤略黄，无出血点，浅表淋巴结未触及，巩膜黄染，心肺检查（-），腹平软，肝肋下 2cm，质软，有轻压痛和叩击痛。

　　讨论　结合胆红素代谢分析该患者黄疸的可能原因及需要完善的实验室检查。

黄疸（jaundice）是由于血清中胆红素浓度增高，导致皮肤、黏膜、巩膜黄染的现象。正常血清总胆红素浓度为 $1.7 \sim 17.1\mu mol/L$，其中结合胆红素（conjugated bilirubin，CB）为 $0 \sim 3.42\mu mol/L$，非结合胆红素（unconjugated bilirubin，UCB）为 $1.7 \sim 13.68\mu mol/L$。胆红素在 $17.1 \sim 34.2\mu mol/L$ 时，临床不易察觉，称为隐性黄疸，超过 $34.2\mu mol/L$ 时出现临床可见的黄疸。临床上，食入过多含胡萝卜素的食物如胡萝卜、南瓜、西红柿、柑橘等可引起手掌、足底、前额、鼻部皮肤黄染，但肝功能检查血清胆红素浓度正常，称为假性黄疸。

一、胆红素的正常代谢

1. 胆红素的来源　体内的胆红素主要来源于血红蛋白。血液循环中衰老的红细胞经单核－吞噬细胞系统破坏、分解，产生游离胆红素或称非结合胆红素。

2. 胆红素的肝内转化　非结合胆红素经血循环运输至肝脏，被肝细胞摄取，在葡萄糖醛酸转移酶的作用下与葡萄糖醛酸结合，形成结合胆红素。

3. 胆红素的排泄　结合胆红素随胆汁排入肠道，经肠道细菌的脱氢作用还原为尿胆原，尿胆原的大部分在肠道内进一步被氧化为尿胆素从粪便中排出，称粪胆素，小部分尿胆原被肠道重吸收，经门静脉回到肝脏，其中大部分再转化为结合胆红素，又随胆汁排入肠道，形成"胆红素的肠肝循环"，小部分经体循环由肾脏排出体外（图2－9）。非结合胆红素为脂溶性，不溶于水，不能从肾小球滤过，所以尿液中不会出现非结合胆红素；结合胆红素为水溶性，可通过肾小球从尿中排出。

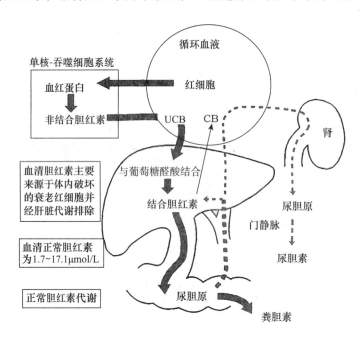

图2－9　胆红素正常代谢

二、病因与发生机制

（一）溶血性黄疸

1. 病因　见于各种溶血性疾病。①先天性溶血性贫血，如海洋性贫血、遗传性球形红细胞增多症等。②后天获得性溶血性贫血，如自身免疫性溶血性贫血、异型输血后的溶血、新生儿溶血及蚕豆病、阵发性睡眠性血红蛋白尿等引起的溶血。

2. 发生机制　红细胞被大量破坏后，形成大量非结合胆红素，超过了肝细胞的摄取、结合与排泌能力；另外，由于溶血引起的贫血、缺氧和红细胞破坏产物的毒性作用，降低了肝细胞对胆红素的代谢能力，使非结合胆红素在血中潴留，超过正常水平而出现黄疸（图2－10）。

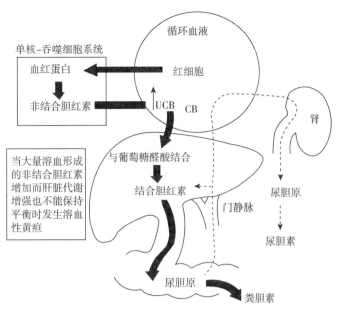

图 2-10 溶血性黄疸

（二）肝细胞性黄疸

1. 病因 见于各种使肝细胞严重损害的疾病，如病毒性肝炎、肝硬化、中毒性肝炎、钩端螺旋体病、败血症等。

2. 发生机制 由于肝细胞的损伤使肝细胞对胆红素的摄取、结合及排泄功能降低，导致血中非结合胆红素增加。未受损的肝细胞仍可将部分非结合胆红素转变为结合胆红素，部分结合胆红素经毛细胆管从胆道排泄，另一部分则由于肝细胞肿胀、炎性细胞浸润或胆栓的阻塞使胆汁排泄受阻而反流进入血循环中，导致血中结合胆红素也增加而出现黄疸（图 2-11）。

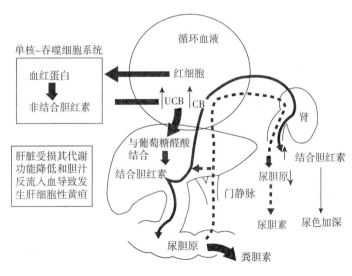

图 2-11 肝细胞性黄疸

（三）胆汁淤积性黄疸

1. 病因 根据阻塞部位不同胆汁淤积可分为肝内性或肝外性。①肝内性胆汁淤积见于肝内泥沙样结石、癌栓、病毒性肝炎、原发性胆汁性肝硬化等。②肝外性胆汁淤积多由胆总管结石、狭窄、炎性水肿、肿瘤及蛔虫等阻塞所引起。

2. 发生机制　由于胆道阻塞，使阻塞上方的胆管内压力升高、胆管扩张，最后导致小胆管与毛细胆管破裂，胆汁中的胆红素反流入血使血中结合胆红素升高出现黄疸（图2-12）。

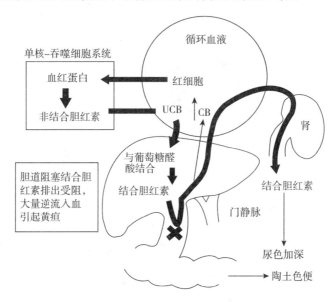

图 2-12　胆汁淤积性黄疸

三、临床表现

1. 溶血性黄疸　一般黄疸较轻，皮肤呈浅柠檬色，不伴皮肤瘙痒，其他症状主要为原发病的表现。急性溶血时可有发热、寒战、头痛、呕吐及腰痛，并有不同程度的贫血和血红蛋白尿（尿呈酱油或浓茶色），严重者可有急性肾功能衰竭；慢性溶血多为先天性，可有贫血、脾大等。

2. 肝细胞性黄疸　皮肤、黏膜浅黄至深黄色，伴有轻度皮肤瘙痒，其他为肝脏原发病的表现，如疲乏、食欲减退、肝区不适等，严重者可有出血倾向。

3. 胆汁淤积性黄疸　黄疸多较重，皮肤呈暗黄色，完全阻塞者呈黄绿色；有皮肤瘙痒及心动过缓；尿色深，粪便颜色变浅或呈白陶土色；因维生素 K 缺乏，常有出血倾向。

四、评估要点

1. 病史与起病情况　有无与黄疸相关的疾病及与肝炎患者密切接触史或近期内血制品输注史；有无长期大量酗酒、长期用药或反复接触某些化学毒物；有无食用蚕豆等情况。

2. 临床表现特点　①确定是否为黄疸，注意与进食过多胡萝卜、橘子、南瓜等食物及长期应用米帕林、呋喃类药物引起的皮肤发黄相区别。②评估黄疸发生的急缓、皮肤色泽的深浅、尿粪颜色、是否伴有皮肤瘙痒等。一般黄染越深，病情越严重；梗阻越完全，皮肤瘙痒越严重，粪色越浅。

⊕ 知识链接

新生儿黄疸

母乳喂养的婴儿在生后4~7天出现黄疸，2~4周达高峰，一般状况良好，无溶血或贫血表现，黄疸一般持续3~4周，第2个月逐渐消退，少数可延至10周才退尽。这是由于母乳中含有较多脂肪酶及β-葡萄糖醛酰苷酶，前者能抑制肝脏葡萄糖醛酸转移酶活性；后者能分解胆红素葡萄糖醛酸酯的酯键，使结合胆红素又转化为非结合胆红素而易在小肠被重吸收，从而增加肠-肝循环，结果血中非结合胆红素增加而出现黄疸。

3. 伴随症状　①黄疸伴寒战、高热见于急性胆管炎、钩端螺旋体病、败血症、疟疾、急性溶血等。②黄疸伴上腹部剧烈疼痛常见于胆道结石、肝脓肿或胆道蛔虫病等；持续性右上腹钝痛或胀痛可见于病毒性肝炎、肝脓肿或原发性肝癌等。③黄疸伴肝大，若轻度至中度肿大，质地软或中等硬度且表面光滑，见于病毒性肝炎、急性胆道感染或胆道阻塞；明显肿大，质地坚硬，表面凹凸不平有结节者考虑肝癌。④黄疸伴胆囊肿大常提示胆总管有梗阻，多见于胰头癌、壶腹癌、胆总管癌、胆总管结石等。⑤黄疸伴脾大见于病毒性肝炎、败血症、疟疾、肝硬化、各种原因引起的溶血性贫血等。⑥黄疸伴腹腔积液常见于重症肝炎、肝硬化失代偿期、肝癌等。

4. 诊疗及护理经过　是否做过创伤性病因学检查及其他辅助检查，结果如何；采取的治疗及护理措施，效果如何。

5. 黄疸对患者的影响　主要评估患者有无因皮肤瘙痒影响休息与睡眠；有无因皮肤、黏膜及巩膜黄染引起自我形象改变；有无因原发病及各种检查所致的压力与压力应对困难等。

五、相关护理诊断

1. 舒适度减弱：皮肤瘙痒　与胆红素代谢障碍、血中胆盐升高有关。

2. 体像紊乱　与黄疸所致皮肤黏膜与巩膜黄染有关。

3. 有皮肤完整性受损的危险　与皮肤瘙痒有关。

4. 焦虑　与皮肤、黏膜与巩膜黄染有关。

5. 睡眠型态紊乱　与黄疸所致皮肤瘙痒有关。

第十七节　尿潴留

PPT

> **⇒ 案例引导**
>
> **案例**　患者，女，28 岁，尿潴留 2 周，孕 3 月合并子宫前部肌瘤（4~5cm 大小）导致排尿困难，给予插导尿管排尿及溴吡斯的明、盐酸特拉唑嗪及中药治疗，1 周后拔管排尿，随访无复发。
>
> **讨论**　分析该患者尿潴留的病因，如何对尿潴留进行评估？如何改善尿潴留患者的焦虑？

尿潴留（uroshesis）是指尿液滞留于充盈的膀胱内不能排出。尿潴留有多种分类方法，根据发病缓急可分为急性尿潴留和慢性尿潴留。急性尿潴留指既往无尿潴留病史，短时间内发生膀胱充盈，患者感下腹胀痛并膨隆，尿意急迫而不能自行排尿；慢性尿潴留是由膀胱颈以下梗阻性病变引起的排尿困难发展而来，由于持久而严重的梗阻，膀胱代偿功能不全，残余尿量逐渐增加，可出现假性尿失禁。

一、病因与发病机制

1. 机械性梗阻　指参与排尿的神经及肌肉功能正常，但在膀胱颈至尿道外口的某一部位存在梗阻性病变。

（1）膀胱颈部病变　膀胱颈部被结石、肿瘤、血块、异物阻塞；或因子宫肌瘤、卵巢囊肿、晚期妊娠压迫；或膀胱颈部炎症、狭窄等。

（2）尿道疾患　炎症或损伤后的尿道狭窄，尿道结石、结核、肿瘤、结核异物等。包茎和先天性后尿道瓣膜是男婴尿道梗阻的常见原因。

2. 动力性梗阻　患者尿路并不存在梗阻，排尿困难主要是由于各种原因引起控制排尿的中枢或周围神经受损，导致膀胱逼尿肌无力或尿道括约肌痉挛，某些药物作用也可导致尿潴留。常见的原因如下。

（1）**神经系统损害**　颅脑或脊髓肿瘤、脑卒中、脑炎、脊髓灰质炎、脊髓膜膨出、糖尿病、多发性硬化与周围神经炎等。

（2）**外伤或手术因素**　如尿道或骨盆损伤、腹部及盆腔会阴部手术等损伤骨盆神经，腰麻后亦可引起暂时性尿潴留。

（3）**精神因素**　精神紧张、不习惯的排尿环境或排尿方式等。

（4）**解痉药物作用**　如阿托品、普鲁本辛、抗抑郁症药物等。

二、临床表现

患者可因膀胱胀满，排不出尿液而辗转不安，在触诊或叩诊膨胀的膀胱时有尿意感。急性尿潴留时，有时部分尿液从尿道益出，但下腹部疼痛仍不能减轻。常见于外伤、手术或麻醉后，使用解痉药物等。慢性尿潴留起病缓慢，也可无明显症状，常有少量排尿，一般无下腹疼痛。可出现假性尿失禁，常见于尿道梗阻性病变等。

三、评估要点

1. 病因与起病情况　评估有无与尿潴留相关的疾病与诱因，如尿路感染、尿石排出、尿道手术或器械检查；有无糖尿病史、脊柱外伤史、神经精神疾病史等；是否正在使用导致尿潴留的药物；女性患者应了解月经和妊娠情况，以便确定是否因妇科和产科情况引起尿潴留。

2. 临床表现特点　尿潴留的缓急、发生速度和病程，区分梗阻性还是功能性，有无伴随症状，如尿潴留是否伴有尿频、尿急、尿痛，是否有发热、乏力、消瘦等。

3. 伴随症状　尿潴留伴尿频、尿急和射尿无力者常见于前列腺增生、前列腺肿瘤等；伴下腹部绞痛并向大腿会阴方向放射者见于膀胱颈部结石等；伴血尿者可见于后尿道损伤、尿道结石、膀胱颈部结石及部分血液病等；伴有神经功能障碍者可见于颅脑或脊髓肿瘤、脑血管疾病、脊柱肿瘤等情况。

4. 诊疗及护理经过　已完成的诊断性检查及结果、已接受的治疗或护理措施，包括用药方式、剂量与效果等。

5. 尿潴留对患者的影响　有无紧张、恐惧、焦虑等不良情绪；有无因排尿规律改变等影响休息与睡眠；有无日常生活活动受影响等。

四、相关护理诊断

1. 尿潴留　与尿道梗阻、神经系统病变、服用药物、精神紧张等有关。

2. 舒适度减弱　与尿液无法正常排出有关。

3. 焦虑　与尿液无法正常排出有关。

第十八节　尿失禁

PPT

⇒ 案例引导

　　案例　患者，女，68岁，有高血压病史10余年。上午与邻居发生口角后，感头痛严重，随即跌倒在地，出现意识丧失、口吐白沫，由其家属急送医院。体检结果血压190/110mmHg，脉率60次/分，呼吸14次/分，深长，体温39℃，喉头鼾声，深度昏迷，排便排尿失禁。CT检查示脑出血。

　　讨论　请结合尿失禁的发病机制分析该患者尿失禁的原因及类型。

尿失禁（urinary incontinence）是由于膀胱括约肌损伤或神经功能障碍而丧失排尿自控能力，使尿液不受控制而自行流出的现象。尿失禁可发生在任何年龄，多见于老年人及女性。

一、病因与发病机制

1. 病因 尿失禁的病因可分为：①先天性疾病，如尿道上裂。②创伤，如妇女生产时的创伤，骨盆骨折等。③手术，成人因前列腺手术、尿道狭窄修补术等；儿童因后尿道瓣膜手术等。④其他，各种原因引起的神经源性膀胱。从病程来看，暂时性尿失禁见于尿路感染、急性精神错乱性疾病，长期性尿失禁见于脑卒中、痴呆、骨盆外伤损伤尿道括约肌，骨髓炎和慢性前列腺增生。

2. 发病机制 ①膀胱神经功能障碍或损伤引起。②膀胱尿道括约肌肌张力降低、骨盆底部肌肉和韧带松弛所致。③由于尿道梗阻（如前列腺增生、尿道狭窄）或膀胱收缩无力（如脊髓损伤）等所引起。

二、临床表现

国际尿控协会将尿失禁分为压力性尿失禁、急迫性尿失禁、混合性尿失禁、充溢性尿失禁、反射性尿失禁、不稳定性尿道关闭功能不全和完全性尿道关闭不全等类型。结合 NANDA 护理诊断对尿失禁进行分类，并根据症状表现形式和持续时间，将尿失禁分为以下几个类型。

1. 持续性尿失禁 又称无阻力性尿失禁、真性尿失禁或完全性尿失禁。指膀胱内不能储存尿液，尿液连续流出，膀胱呈空虚状态。常见于外伤、手术或先天性疾病引起的膀胱颈和尿道括约肌损伤，也可见于尿道口异位和女性膀胱阴道瘘。

2. 间歇性尿失禁 包括反射性尿失禁和充盈性尿失禁（假性尿失禁）。反射性尿失禁是由完全的上运动神经元病变引起，排尿依靠脊髓反射，患者不自主地间歇排尿，排尿没有感觉。充盈性尿失禁是由于下尿路有较严重的机械性（如前列腺增生）或功能性梗阻引起尿潴留，当膀胱内压上升到一定程度并超过尿道阻力时，尿液不断地自尿道中滴出，该类患者的膀胱呈膨胀状态。

3. 急迫性尿失禁 可由部分性上运动神经元病变或急性膀胱炎等强烈的局部刺激引起，患者有严重的尿频、尿急症状，由于逼尿肌强烈的无抑制性收缩而发生尿失禁。

4. 压力性尿失禁 是当腹压增加时（如咳嗽、打喷嚏、上楼梯或跑步）即有尿液自尿道流出，引起该类尿失禁的病因很复杂，需要做详细检查。

5. 混合型尿失禁 指既可以由尿急，又可以由腹压增加引起的不自主漏尿现象。主要表现为在打喷嚏时、咳嗽或者剧烈运动时出现漏尿，或者在少量饮水后、接触水或听见流水声后出现的漏尿。混合性尿失禁主要见于老年女性，年轻和中年女性主要为压力性尿失禁。

三、评估要点

1. 病史与诱因 如有无先天性尿路畸形；有无泌尿系统感染、结石、肿瘤、前列腺增生症，外伤或手术史；有无中枢神经系统损伤或病变史，如脊髓外伤、感染或肿瘤、脑血管意外、脑外伤等病史，是否接受过药物或手术治疗，有无施行过康复训练等。

2. 临床表现特点 有无排尿次数增多、排尿时疼痛、排尿不尽感、不能控制排尿等症状。重点评估尿频次数、尿频持续时间与每次尿量的关系，出现症状的时间（白天、夜间或无规律），是否有尿急、尿痛及其程度、尿痛与排尿的关系等。

3. 伴随症状 有无血尿、尿液浑浊、发热、消瘦、乏力、盗汗等伴随症状。

4. 诊疗及护理经过 已完成的诊断性检查及结果；已接受的治疗或护理措施，包括用药、采取的其他措施如盆底肌训练、膀胱训练、使用吸收性或收集性尿失禁用具及其效果。

5. 尿失禁对患者的影响 有无紧张、恐惧、焦虑等压力及应对困难；评估尿失禁严重程度对患者生活质量的影响，有无因尿袋、纸尿裤的使用影响社交；有无自卑、羞辱感；是否因排尿规律改变等影响休息、睡眠等。

四、相关护理诊断

1. 压力性尿失禁 与尿道括约肌张力减低、骨盆底部肌肉和韧带松弛有关。

2. 急迫性尿失禁 与中枢神经系统和膀胱局部病变所致膀胱收缩不受控制有关。

3. 混合型尿失禁 与膀胱功能失调、括约肌功能失调有关。

4. 情境性低自尊/有情境性低自尊的危险 与不能自主控制尿液排出有关。

5. 皮肤完整性受损/有皮肤完整性受损的危险 与尿液浸渍有关。

第十九节　抽搐与惊厥

PPT

> ⇒ **案例引导**
>
> **案例**　患儿，男，1岁6个月，急诊以"发热、流涕、咳嗽4小时，抽搐1次"入院，患儿4小时前无明显诱因出现发热，伴流涕、咳嗽，服小儿感冒类药物，体温有波动。半小时前突然出现抽搐，表现为四肢强直性抽搐，两眼紧闭，口唇发绀，口吐泡沫，无大小便失禁，上述症状持续7~8分钟后自行缓解，后测体温39.1℃。
>
> **讨论**　该患儿抽搐的原因是什么？如何评估？

抽搐（tic）与惊厥（convulsion）都属于不随意运动。抽搐是全身和局部骨骼肌非自主的抽动或强烈收缩，常引起关节运动和强直。当肌肉收缩表现为强直性或阵挛性时称为惊厥。惊厥多呈全身性、对称性，伴或不伴意识障碍。癫痫大发作时与惊厥概念相同，但癫痫发作的其他类型不属于惊厥。

一、病因与发生机制

（一）发生机制

惊厥发生机制尚未完全明了，可能是由于运动神经元的异常放电所致。这种异常放电可由代谢、营养、脑皮质肿物或瘢痕等激发，并与遗传、免疫、内分泌、微量元素、精神因素等有关。运动神经元的异常放电引起肌肉兴奋收缩。肌肉兴奋信号的来源可分为：①大脑功能障碍，如癫痫等；②非大脑功能障碍，如破伤风、的士宁中毒、低钙血症性抽搐等。

（二）病因

1. 脑部疾病

（1）感染　如脑炎、脑膜炎、脑脓肿等。

（2）外伤　如产伤、颅脑外伤等。

（3）肿瘤　如原发性肿瘤、脑转移瘤等。

（4）脑血管疾病　如脑出血、蛛网膜下隙出血、脑血栓形成、脑缺氧等。

（5）寄生虫病　如脑型疟疾、脑血吸虫病、脑囊虫病等。

（6）其他　①先天性脑发育障碍；②原因未明的大脑变性，如结节性硬化、核黄疸等。

2. 全身性疾病

（1）感染　如急性胃肠炎、中毒型菌痢、败血症、狂犬病、破伤风、小儿高热惊厥等。

（2）中毒　①内源性，如尿毒症、肝性脑病。②外源性，如乙醇、苯、铅、砷、汞、阿托品、有机磷等中毒。

（3）心血管疾病　如高血压脑病、阿-斯综合征等。

（4）代谢障碍　如低血糖、低钙血症、子痫、维生素 B_6 缺乏等。

（5）风湿病　如系统性红斑狼疮、风湿热等。

（6）其他　如突然撤停安眠药、抗癫痫药及热射病、溺水、触电等。

3. 神经症　如癔症性抽搐与惊厥。

二、临床表现

（一）全身性抽搐

以全身骨骼肌痉挛为主要表现，典型者为癫痫大发作，患者突然意识模糊或丧失，全身强直，牙关紧闭，呼吸暂停，继而四肢发生阵挛性抽搐，呼吸不规则，大小便失禁、发绀，发作约半分钟自行停止，可反复发作或呈持续状态。发作时可有瞳孔散大，对光反射迟钝或消失、病理反射征阳性等。发作停止后不久，患者意识恢复。如由破伤风引起者为持续性强直性痉挛，伴有肌肉剧烈的疼痛。

（二）局限性抽搐

以身体某一局部连续性肌肉收缩为主要表现，多见于口角、眼睑、手足等。手足搐搦症表现为腕及手掌指关节屈曲，指间关节伸直，拇指内收，呈"助产士手"表现，踝关节伸直，足趾下屈，足弓呈弓状，似"芭蕾舞足"。

惊厥发作可致跌伤、舌咬伤和大小便失禁；伴有意识障碍者可因呼吸道分泌物、呕吐物吸入或舌后坠堵塞呼吸道引起窒息。惊厥发作后患者可因发作失态而致窘迫、难堪等。

⊕ **知识链接**

小儿惊厥

小儿惊厥是儿科常见急症，俗名"抽风"或"惊风"，具有一定的遗传倾向。小儿惊厥多见于6个月~3岁小儿。患儿一般体质较好，多于体温骤升时出现惊厥，以上呼吸道感染时多见。惊厥一般呈全身性发作，次数少、时间短、恢复快，一般持续数秒至几分钟，很少超过15分钟，惊厥停止后神志即可恢复正常，不伴有中枢神经系统器质性疾病，无神经系统异常体征，预后良好。

三、评估要点

1. 病史与起病情况　有无与惊厥相关的病史或高热、缺氧及声、光或精神刺激等诱因。

2. 临床表现特点　发作的频率、持续和间隔时间、严重程度；抽搐是全身性还是局限性、性质是持续强直性还是间歇阵挛性，发作时的意识状态，生命体征；有无跌伤、舌咬伤等意外发生。

3. 伴随症状　①惊厥伴发热多见于小儿急性感染。②惊厥伴高血压可见于高血压病、肾炎、子痫等。③惊厥伴意识障碍见于癫痫大发作、重症颅脑疾病等。④惊厥伴瞳孔扩大与舌咬伤见于癫痫大发作。⑤惊厥伴脑膜刺激征多见于脑膜炎、蛛网膜下隙出血等。⑥惊厥发作前有剧烈头痛可见于高血压、蛛网膜下隙出血、颅脑外伤、颅内占位性病变等。

4. 诊疗及护理经过 做过哪些相关检查，有无异常；发作时如何处理，间歇期使用的药物种类、剂量、疗效及副作用；预防外伤采取的护理措施等。

5. 惊厥对患者的影响 发作时有无大小便失禁；有无因惊厥引起恐惧、焦虑；有无因发作时失态而致自卑、窘迫、难堪等压力与压力应对困难；有无预防意外的相关知识等。

四、相关护理诊断

1. 有受伤的危险 与惊厥发作所致的不受控制的强直性肌肉收缩和意识丧失有关。

2. 排尿障碍/排便失禁 与抽搐与惊厥发作所致短暂意识丧失有关。

3. 恐惧 与不可预知的惊厥发作有关。

4. 焦虑 与不可预知的惊厥发作有关。

5. 潜在并发症 窒息、高热。

第二十节 意识障碍

PPT

> **⇨ 案例引导**
>
> **案例** 患者，男，50 岁，4 小时前突感头痛、头晕，随即意识丧失，伴有四肢抽搐、小便失禁，约 5 分钟后四肢抽搐停止，呕吐 3 次，均为胃内容物，遂急诊入院。既往有高血压病史 8 年。体格检查：双侧瞳孔等大等圆，对光反射弱，GCS 评分 6~7 分，左侧鼻唇沟浅，左侧肢体肌张力高，刺激后肢体有收缩，无自主活动，右侧肢体活动正常，Babinsky 征左（+）右（–），Hoffmann 征左（+）右（–）。
>
> **讨论** 请分析患者出现意识障碍的可能原因及程度。

意识障碍（disturbance of consciousness）是指人对自身状态及周围环境的识别和觉察能力出现障碍，多由高级神经中枢功能活动受损所引起。

一、病因与发生机制

（一）病因

1. 颅部疾病

（1）颅内感染 各种脑炎、脑膜炎、脑脓肿等。

（2）非感染性疾病 ①脑血管疾病：脑出血、蛛网膜下腔出血、脑梗死等。②颅内占位性疾病：脑肿瘤。③颅脑外伤：脑震荡、脑挫裂伤、颅骨骨折等。④癫痫。

2. 全身疾病

（1）重症急性感染 败血症、伤寒、中毒性肺炎、中毒型菌痢等。

（2）心血管疾病 严重休克、阿-斯综合征等。

（3）内分泌与代谢性疾病 甲状腺危象、糖尿病酮症酸中毒、肝性脑病、尿毒症及水、电解质紊乱等。

（4）药物与化学物品中毒 麻醉药、安眠药、有机磷农药、氰化物、一氧化碳或乙醇等中毒。

（5）物理性及缺氧性损害 中暑、日射病、触电、溺水等。

（二）发生机制

意识是由意识内容及其"开关"系统组成。意识内容即大脑皮质功能活动，包括记忆、思维、定向力和情感，以及通过视、听、语言和复杂运动等与外界保持紧密联系的能力。意识状态是否正常取决于大脑半球功能的完整性，急性广泛性大脑半球损害或半球向下移位压迫丘脑或中脑时，可引起不同程度的意识障碍。意识的"开关"系统包括经典的感觉传导路径（特异性上行投射系统）及脑干网状结构（非特异性上行投射系统）。意识"开关"系统可激活大脑皮质并使之维持一定水平的兴奋性，使机体处于觉醒状态，从而在此基础上产生意识内容。"开关"系统不同部位与不同程度的损害，可发生不同程度的意识障碍。

二、临床表现

（一）以觉醒状态为主的意识障碍

以觉醒状态为主的意识障碍主要包括嗜睡、昏睡和昏迷。

1. 嗜睡（somnolence） 是最轻的意识障碍，是一种病理性倦睡，患者处于持续的睡眠状态，可被唤醒，并能正确回答问题和做出各种反应，但反应迟钝，刺激去除后很快又入睡。

2. 昏睡（stupor） 是接近于人事不省的意识状态。患者处于熟睡状态，不易唤醒，在压迫眶上神经、摇动患者身体等强烈刺激下可被唤醒，但很快又再入睡，醒时答话含糊或答非所问。

3. 昏迷（coma） 是最严重的意识障碍，按其程度可分为轻度昏迷、中度昏迷、深度昏迷。

（1）轻度昏迷 意识大部分丧失，无自主运动，对声、光刺激无反应，对疼痛刺激尚可做出痛苦的表情或肢体退缩等防御反应。角膜反射、瞳孔对光反射、吞咽反射、眼球运动等可存在，生命体征无明显异常。

（2）中度昏迷 对周围事物及各种刺激均无反应，对于剧烈刺激可出现防御反应。角膜反射减弱，瞳孔对光反射迟钝，眼球无转动，生命体征轻度异常。

（3）深度昏迷 意识完全丧失，全身肌肉松弛，对各种刺激全无反应。深、浅反射均消失，或出现去大脑强直状态，生命体征明显异常。

（二）以意识内容为主的意识障碍

以意识内容为主的意识障碍主要表现为意识模糊和谵妄。

1. 意识模糊（confusion） 是程度深于嗜睡的一种意识障碍，患者能保持简单的精神活动，但对时间、地点、人物的定向能力发生障碍，思维、语言不连贯，可有错觉、幻觉等。

2. 谵妄（delirium） 是一种以兴奋性增高为主的高级神经中枢功能活动失调状态。临床上表现为意识模糊、定向力丧失、感觉错乱（幻觉、错觉）、躁动不安、言语杂乱等。谵妄可发生于急性感染高热期、某些药物中毒（如颠茄类药物中毒、急性乙醇中毒）、代谢障碍（如肝性脑病）、循环障碍或中枢神经疾患等。由于病因不同，有些患者可以康复，有些患者可发展为昏迷状态。

三、评估要点

1. 病史与起病情况 发病缓急、发病时间、发病前有无诱因；有无引起意识障碍的相关病史；有无服毒及毒物接触史等。

2. 临床表现特点 评估病程长短与意识障碍程度，生命体征与瞳孔的变化。意识障碍程度可通过与患者交谈，根据患者对刺激的反应、回答问题的准确性、肢体活动情况、痛觉试验、瞳孔对光反射、角膜反射等判断，也可根据 Glasgow 昏迷评分量表（表 2-7）进行评估来判断意识障碍的程度。将表中各项目得分相加求其总分，总分为 3~15 分。15 分为正常，13~14 分为轻度意识障碍，9~12 分为中度意识障碍，3~8 分为重度意识障碍（昏迷）。评估中注意运动反应的刺激部位应以上肢为主，以其最佳反应记分，通过动态观察或动态的 Glasgow 评分和记录可了解意识障碍演变过程。

表 2-7 Glasgow 昏迷评分量表

评分项目	反应	得分
睁眼反应	正常睁眼（自动睁眼）	4
	对声音刺激有睁眼反应	3
	对疼痛刺激有睁眼反应	2
	对任何刺激无睁眼反应	1
运动反应	可按指令动作	6
	对疼痛刺激能定位	5
	对疼痛刺激有肢体退缩反应	4
	疼痛刺激时肢体过屈（去皮质强直）	3
	疼痛刺激时肢体过伸（去大脑强直）	2
	对疼痛刺激无反应	1
语言反应	能准确回答时间、地点、人物等定向问题	5
	能说话，但不能准确回答时间、地点、人物等定向问题	4
	用字不当，但字意可辨	3
	言语模糊不清，字意难辨	2
	任何刺激无语言反应	1

3. 伴随症状 ①先发热后有意识障碍多见于重症感染性疾病；先有意识障碍后有发热可见于脑出血、蛛网膜下隙出血、巴比妥类药物中毒等。②意识障碍伴呼吸缓慢可见于吗啡、巴比妥类、有机磷农药中毒、银环蛇咬伤等。③意识障碍伴心动过缓可见于颅内压增高、严重房室传导阻滞及吗啡中毒等。④意识障碍伴高血压可见于高血压脑病、脑血管意外、尿毒症等。⑤意识障碍伴低血压多见于各种原因的休克。⑥意识障碍伴瞳孔散大可见于癫痫、低血糖状态及颠茄类、乙醇、氰化物等中毒；意识障碍伴瞳孔缩小多见于吗啡类、巴比妥类、有机磷农药等中毒。⑦意识障碍伴脑膜刺激征见于脑膜炎、蛛网膜下隙出血等。⑧意识障碍伴口唇呈樱桃红色提示一氧化碳中毒；意识障碍伴出血点、瘀斑和紫癜等可见于严重感染和出血性疾病。

4. 诊疗及护理经过 何时在何处就诊过，做过哪些检查，有无异常；采取了哪些治疗及护理措施，效果如何等。

5. 意识障碍对患者的影响 ①有无环境识别、自我感知障碍，有无躁动不安、语言沟通障碍。②有无吞咽反射、咳嗽反射减弱或消失。③有无口腔炎、角膜炎、压疮等皮肤黏膜的损伤。④有无肌肉萎缩、关节强直、肢体畸形所致的活动与运动障碍。⑤有无便秘及大小便失禁。⑥有无家庭照顾者角色冲突、照顾不良等状况。⑦有无消化性溃疡、脑疝等潜在并发症。

目标检测

答案解析

一、单选题

1. 发热最常见的原因是（ ）

　　A. 感染　　　　　　　　　B. 无菌坏死物质吸收　　　　　C. 抗原抗体反应

　　D. 广泛性皮炎　　　　　　E. 重度安眠药中毒

2. 肺炎球菌肺炎患者咯出的痰液特点为（ ）

　　A. 黏稠暗红色血痰　　　　B. 浆液性粉红色泡沫样痰　　　C. 砖红色胶冻样痰

　　D. 铁锈色样痰　　　　　　E. 鲜红色样痰

3. 处于熟睡状态，不易唤醒，虽在强烈刺激下唤醒，但很快又再入睡的是（ ）

    A. 嗜睡　　　　　　　　　B. 意识模糊　　　　　　　　C. 昏睡

    D. 中度昏迷　　　　　　　E. 昏迷

4. 低渗性脱水临床表现不包括（ ）

    A. 血容量明显不足　　　　B. 手足麻木、恶心、呕吐　　C. 皮肤、黏膜干燥

    D. 脑细胞水肿而出现意识障碍　E. 尿比重升高

5. 产生水肿的主要因素不包括（ ）

    A. 钠与水潴留　　　　　　B. 毛细血管通透性增高　　　C. 血浆晶体渗透压降低

    D. 淋巴液回流受阻　　　　E. 毛细血管血压升高

6. 皮肤黏膜出现发绀说明毛细血管血液中的脱氧血红蛋白超过（ ）

    A. 100g/L　　　　　　　　B. 50g/L　　　　　　　　　C. 75g/L

    D. 45g/L　　　　　　　　 E. 30g/L

7. 咯血量判断错误的是（ ）

    A. 少量咯血：100ml 以内　　　　　B. 大量咯血：一次咯血 300～500ml

    C. 大量咯血：大于 500ml/24h　　　 D. 大量咯血：1000ml/24h

    E. 大量咯血：600ml/48h

8. 夜间熟睡时因胸闷而憋醒，被迫坐起见于（ ）

    A. 血源性呼吸困难　　　　B. 心源性呼吸困难　　　　　C. 肺源性呼吸困难

    D. 中毒性呼吸困难　　　　E. 神经精神性呼吸困难

9. 不符合心源性水肿的是（ ）

    A. 水肿从眼睑开始　　　　B. 水肿呈凹陷性　　　　　　C. 体循环淤血导致水肿

    D. 水肿部位易发生溃烂　　E. 摄入钠盐过多可加重水肿

10. 中心性发绀见于（ ）

    A. 右心衰竭　　　　　　　B. 缩窄性心包炎　　　　　　C. 肺水肿

    D. 严重休克　　　　　　　E. 充血性心力衰竭

11. 夜间阵发性呼吸困难是指（ ）

    A. 发生于夜间，劳累或情绪激动时突然呼吸困难，休息可缓解

    B. 多发生在夜间，睡眠中突然憋醒，被迫坐起

    C. 患者不能平卧，被迫取坐位或半卧位

    D. 夜间体力活动时发生呼吸困难，口含硝酸甘油可缓解

    E. 夜间入睡前发生呼吸困难，被迫站立位伴咳粉红色泡沫痰

12. 咳嗽金属音调见于（ ）

    A. 支气管扩张　　　　　　B. 声带炎　　　　　　　　　C. 百日咳

    D. 肺炎　　　　　　　　　E. 纵隔肿瘤

13. 体温恒定地维持在 39～40℃或以上，达数天或数周，24 小时内波动范围不超过 1℃的是（ ）

    A. 不规则热　　　　　　　B. 弛张热　　　　　　　　　C. 波状热

    D. 稽留热　　　　　　　　E. 间歇热

14. 砖红色冻胶样血痰见于（ ）

    A. 肺炎克雷伯杆菌肺炎　　B. 肺炎球菌大叶性肺炎　　　C. 肺吸虫病

    D. 肺结核　　　　　　　　E. 肺泡出血

15. 患者，男，38岁，反复发作上腹部疼痛3年，进食后疼痛可缓解，昨晚与同事聚餐后突发中上腹部剧烈刀割样痛、烧灼样痛，急诊就医，该患者最可能的病因是 （　　）

A. 急性胃炎　　　　　　　B. 消化性溃疡穿孔　　　　　C. 急性阑尾炎

D. 胆石症　　　　　　　　E. 急性弥漫性腹膜炎

16. 患者，女，43岁，既往溃疡性结肠炎病史11年，病情反复，迁延不愈。近10天来腹泻症状加重，排黏液便，无脓血，近期消瘦明显。该患者腹泻属于 （　　）

A. 分泌性腹泻　　　　　　B. 渗透性腹泻　　　　　　　C. 渗出性腹泻

D. 动力性腹泻　　　　　　E. 吸收不良性腹泻

二、简答题

1. 简述肾源性水肿与心源性水肿的区别。

2. 简述疼痛的评估要点。

3. 简述中心性发绀与周围性发绀的区别。

4. 简述呼吸困难的评估要点。

5. 简述水肿的类型及其临床特点。

6. 咯血与呕血的区别是什么？

7. 黄疸的评估要点有哪些？

书网融合……

本章小结　　　　　　　　微课　　　　　　　　题库

第三章 问 诊 微课

📋 学习目标

知识要求：

1. 掌握　问诊、症状、主诉、现病史、既往史、个人史的概念；问诊的内容。

2. 熟悉　问诊的重要性。

技能要求：

1. 能较好地与不同患者进行交流沟通。

2. 能熟练地进行病史采集。

素质要求：

在沟通中时刻谨记护士的初心与使命，"做有温度的护士"。

第一节 概 述

PPT

⇒ 案例引导

案例　患者，女，65 岁，与人发生口角后出现血压升高、头痛、心前区疼痛，被家人抬送医院就诊。护士进行问诊时，患者出现情绪激动，有轻生念头。

讨论　1. 针对此种情况护士如何与患者进行有效沟通？

　　　　2. 问诊的内容包括哪些？

问诊（inquiry）又称病史采集，是护士通过与患者或相关人员进行交谈、询问，获取患者病史资料的过程。问诊是健康评估的首要环节，护士通过问诊可全面了解患者所患疾病的发生、发展、诊治及护理经过，患者既往身心健康状况以及疾病在患者生理、心理和社会方面的反应，为发现护理问题、制定护理措施提供依据。问诊获得的资料为主观资料，其中症状是其重要内容。症状是患者因疾病引起的主观不适、感觉异常或功能变化，如疼痛、呼吸困难、便血等，这些资料均可通过问诊获得。

一、问诊的重要性和医德要求

（一）问诊的重要性

1. 建立良好护患关系的桥梁　问诊是护患沟通的开端，是建立良好护患关系的最重要时机，正确的问诊方法和良好的沟通技巧，可使患者感到护士的关爱，主动配合顺利完成病史资料采集，且有利于建立互信的护患关系，为后续的治疗、护理打下基础。

2. 获得诊断依据的重要手段　通过问诊获取的健康资料对护理诊断具有极其重要的意义，一个具有深厚医学知识和丰富临床经验的护士，通过问诊一方面能对常见疾病作出初步的评判，如感冒、支气管炎、心绞痛、消化性溃疡、糖尿病等；另一方面，通过详细地问诊，能发现患者现存的和潜在的健康问题，以准确作出护理诊断。此外，深入的问诊有时能补充医疗中难以解释的现象或护理难题，如患者血糖控制不理想，护士发现原来是患者夜间悄悄起床吃东西，而不是降糖药剂量不足所致。

3. 了解病情的主要方法 通过问诊可全面了解患者所患疾病的发生、发展、病因、诊治经过及既往健康状况，为疾病的救治和科学的护理提供重要信息，如房颤患者出现突然一侧肢体功能障碍，很可能是血栓脱落引起脑栓塞；了解患者的心理、社会状况及其对疾病的影响，有利于全面了解患者的健康型态及家庭社会资源，对健康促进和健康维护具有十分重要的作用。

（二）问诊的医德要求

1. 举止端庄，态度热情 在询问病史时，护士的一言一行都会影响与患者沟通、交流的效果。护士举止端庄、态度热情，可以使患者对护士产生信赖感与亲切感，不仅利于良好护患关系的建立，而且有利于患者倾诉病情、告知与自身疾病有关的重要信息甚至隐私，从而使病史资料获取更全面、准确。相反，护士如果衣冠不整、举止轻浮、态度冷漠或傲慢，患者容易产生不安全感或压抑感，护患之间会形成一种简单、刻板的问答式交流，信息获取不全面，从而影响后续治疗护理。

2. 精神集中，语言得当 在询问病史时，护士应精神集中，神态镇静，语言通俗、贴切而礼貌，增强患者的自信心，使患者准确表述自己的感受和要求。护士询问病史时切忌无精打采、不停地看手表、受其他事情干扰等，以免使患者产生不信任感；不得在患者陈述过程中发出惊叹、惋惜、埋怨的语气，这会增加患者的心理负担；同样，语言生硬、粗鲁、轻蔑也会引起患者的反感。上述这些都会影响病史资料的收集，甚至可能引发护患纠纷。

3. 耐心倾听，正确引导 询问病史时，患者由于求医心切，担心病史信息遗漏，述说滔滔不绝，此时护士不宜轻易打断患者的陈述或显得不耐烦，要耐心倾听，并恰当点头表示领会。有些资料似乎是生活经历，但可能对分析患者心理、疾病有帮助，为护理计划的制定提供参考；有些患者受忧虑或隐私困扰，应允许其宣泄，这有利于护士了解患者患病的心理社会因素。但是，因护士询问病史的时间有限，如果患者的诉说离题太远，或患者不善于表达自己的病情，护士可以引导患者转到疾病的陈述上来，或抓住患者的关键问题询问清楚。护士还应避免有意识地暗示或诱导患者提供希望出现的资料，主观片面的引导可使问诊走上歧路，得出错误的护理诊断。当问及与疾病有关的患者个人隐私时，护士要首先讲明目的和意义，以免产生不必要的误会，同时应向患者承诺保守秘密。

二、问诊的内容

（一）一般项目

一般项目（general data）包括姓名、性别、年龄、民族、籍贯、婚姻状况、职业、文化程度、医疗费支付形式、住址、工作单位、入院日期、入院方式、资料收集日期、病史陈述者及可靠程度等。若资料来源不是患者本人，则应注明与患者的关系。在问诊过程中，需要特别注意下列几点。

1. 姓名 姓名应正确无误，注意音同字不同，以免给患者在医疗费用报销、病历证明等方面带来麻烦。

2. 年龄 许多疾病与年龄有一定的关系，如肺结核多见于青年，动脉硬化、癌肿多见于中老年。问诊时注意患者的实际年龄，不能笼统称作"成人"或"儿童"。成人以周岁计，1 岁以内的患儿以月计，1 月以内的患儿以日计。

3. 婚否 结婚与否对诊断妊娠、流产、异位妊娠等不可缺少，应问明婚姻状况及有无性行为。

4. 籍贯、民族 患者的籍贯、民族可以帮助护士了解患者的生活习惯及生活区域的地方常见病。作为诊断某些疾病的参考，如长江流域易患血吸虫病、牧区易患布氏杆菌病。

5. 职业 某些工种与患病相关，应问清楚从事工作及年限，可供诊断参考。如坑道作业和矿井工作与矽肺等可能有关。

6. 医疗费支付形式 不同的医疗费支付形式对患者住院经济负担影响不同，需详细问明。

7. 家庭住址或工作单位 应准确、详细询问家庭住址及工作单位。如在农村，应具体到县、乡、村、组，以便随访。

8. 入院日期 入院日期为年、月、日，急诊或危重时应精确到时、分。

9. 入院方式 要详细问明入院方式为步行、扶送还是轮椅、平车抬送等。

（二）主诉

主诉（chief complaints）是患者本次就诊的最主要的原因。如症状或（和）体征及持续时间等。但主诉记录的不是患者的原话，而是符合患者原意的医学术语。如患者自述一个多月来吃东西发噎，越来越厉害，主诉为"进行性吞咽困难1月余"。主诉一般很简洁，一两句话概况，并能初步反映患者某系统疾病信息以及病情轻重与缓急，同时，需注明主诉自发生到就诊的时间。主诉尽可能反映患者的症状，不可采用诊断用语（病名），如"患糖尿病1年"，而应为"多饮、多尿、多食伴消瘦1年"，注意时间先后顺序，如"如发热、胸痛20天，呼吸困难10天，下肢水肿1天"。若患者确实没有症状，可根据具体情况实事求是反映病情，比如某高血压患者，半年前体检时发现血压升高，当时没有症状，主诉应为"发现血压升高6个月"。主诉实际上是对现病史的高度浓缩，所以主诉的内容在症状、体征、时间等方面要和现病史一致。

（三）现病史

现病史（history of present illness）是疾病发生发展的全过程，包括疾病的发生、发展、演变和诊治经过，是病史的主体部分，包括下列内容。

1. 起病情况及患病时间 询问患者起病缓急，不同疾病起病方式不同，有的起病急骤，如脑栓塞、肺炎等；有的起病缓慢，如高血压、肺结核等。患病的时间是指起病到就诊或入院的时间，根据患者的情况可用年、月、日、时、分钟描述。与本次疾病有关的病史虽年代已久，仍属于现病史，如风湿性心脏瓣膜病患者应询问风湿热初发开始时的状况。若先后出现几个症状，应明确症状出现的时间顺序。

2. 主要症状特点 包括主要症状出现的部位、性质、持续时间、程度、缓解或加剧的因素以及伴随症状。这些对于了解是何系统或器官的疾病及其病变的范围和性质有很大的帮助。以腹痛为例，中上腹痛考虑胃、十二指肠或胰腺疾病，右下腹痛考虑阑尾炎或附件疾病，右上腹痛考虑胆囊疾患，全腹痛考虑急性腹膜炎。对慢性病患者以及旧病复发患者，应详细询问第一次发作情况和本次发作情况。

3. 病因与诱因 问诊时尽可能了解本次发病的有关病因（如感染、外伤、中毒）或诱因（如气候变化、环境改变、情绪、运动、饮食失调等），有助于对疾病的诊治和预防。例如，胸痛发生在跑步或者骑车过程中，休息即可缓解，则心绞痛的可能性很大；如果高血压患者饮酒、情绪激动后突然出现头痛、呕吐、昏迷、肢体运动障碍等，则脑出血的可能性大。

4. 病情的发展与演变 指在患病过程中主要的症状加重、减轻或出现新的症状。例如，肺结核合并肺气肿的患者常可在活动后气促，如突然出现胸痛和严重呼吸困难，应考虑有自发性气胸的可能。

5. 伴随症状 在主要症状的基础上出现的其他一系列症状即为伴随症状，这些伴随症状常是诊断和鉴别诊断的依据。因为不同疾病可出现相同的症状，因此单凭一个症状无法判断是哪种疾病，必须问清伴随症状诊断才有方向，例如，急性上腹痛可有多种原因，若患者同时伴有恶心、呕吐、发热，特别是又出现黄疸和休克时，应该考虑急性胆道感染的可能。当按一般规律应出现的伴随症状而实际上没有出现时，也应将其记录于现病史中以备进一步观察，因为这种阴性症状往往也具有重要的鉴别诊断意义。

6. 诊治经过 患者发病后接受检查与治疗的经过，包括检查的医疗机构、方法、时间、结果、诊断名称及治疗方法、时间、疗效，特殊药物应问明药名、剂量、用法、疗程、疗效及不良反应。记录诊断及药名时需打引号。

7. 病程中的一般情况　询问患者本次患病以来的精神、体力、体重、食欲、食量、睡眠与大小便的情况。

（四）既往史

既往史（past history）包括患者既往一般健康状况和曾经患过的疾病（包括传染病）史、预防接种史、外伤史、手术史、输血史，以及食物、药物过敏史和长期用药史，尤其是与现病史有密切关系的疾病。例如，冠心病和脑血管意外的患者应询问过去是否有过高血压、高脂血症等。询问时注意与现病有无关系，并按患病时间顺序排列进行记录。

（五）系统回顾

指本次发病前后各系统症状的有无。通过系统回顾可避免问诊过程中遗漏重要的信息。

1. 头颅　五官有无视力障碍、耳聋、耳鸣、眩晕、鼻出血、牙疼、牙龈出血、发音嘶哑等。

2. 呼吸系统　有无咳嗽、咳痰、咯血、喘息、呼吸困难、胸痛等。咳嗽发作时间、频率、性质、程度以及与气候变化的关系；痰液的颜色、性质、气味、量；咯血的颜色、量；呼吸困难发生的时间、程度、与体力活动的关系；胸痛的部位、性质、程度、持续时间以及与呼吸、咳嗽、体位改变的关系。

3. 循环系统　有无心悸、心前区疼痛，有无头晕、头痛、晕厥、水肿、少尿等。心悸发生的时间、诱因；心前区疼痛的部位、性质、时间、放射情况、频度、诱因及缓解方式；头晕或晕厥发生前有无心悸、心绞痛；水肿出现的时间、部位、程度。

4. 消化系统　有无食欲减退、嗳气、反酸、腹痛、腹胀、腹泻，吞咽困难、呕血、便血、黑便、便秘，有无黄疸、体重下降等。腹痛的部位、性质、程度、时间、放射、诱因、缓解方式、有无规律性；腹泻的频度、量、性质、气味、与饮食的关系，排便时有无腹痛以及里急后重感；呕血、便血、黑便的量、颜色、性状。

5. 泌尿系统　有无尿频、尿急、尿痛、排尿困难、尿潴留、尿失禁、尿量及颜色改变、有无腰痛、水肿等。

6. 血液系统　有无疲乏无力、头晕、眼花、耳鸣、出血（鼻、牙龈、皮下）、黄疸、淋巴结肿大、肝或脾肿大、发热、骨骼疼痛。

7. 代谢、内分泌系统　有无食欲异常、多饮、多尿、多汗、怕热、肌肉震颤，有无性格、智力、皮肤、毛发、性欲及骨骼等方面的改变。

8. 神经系统　有无头痛、失眠、意识障碍、昏厥、记忆力改变，有无视力障碍、抽搐、瘫痪、精神异常等。

9. 关节及运动系统　有无关节疼痛、红肿、畸形、活动受限，有无局部肌肉萎缩、外伤骨折、关节脱位等。

10. 精神状态　有无焦虑、抑郁、幻觉、妄想、定向力障碍等。

（六）个人史

个人史主要指患者生活及社会经历。包括所到地方、居留时间、生活习惯、嗜好、个人职业，有无毒物及疫水接触史，有无重大精神创伤史、冶游史，是否患过淋病、尖锐湿疣等。有烟酒嗜好应问明持续时间和每日的量。

（七）月经史

月经初潮年龄、经量以及经血颜色、气味，有无痛经、血块、白带，末次月经时间、闭经时间等。

有白带者应询问白带的量、气味、性质。记录格式如下：

$$初潮年龄 \frac{行经期（天）}{月经周期（天）} 末次月经或绝经年龄。$$

（八）婚姻、生育史

结婚年龄、初孕年龄、妊娠和生产次数、有无流产、早产、难产、死产、产后出血史、有无产褥热、有无影响生育的疾病。配偶健康状况（若已死亡，应记录死因及日期）。

（九）家族史

父母、兄弟姐妹、子女的健康情况，有无肝炎、结核等传染病史，有无与遗传有关的疾病或与患者类似疾病的病史，如已死亡，了解其原因及时间，必要时，追问其祖父母及外祖父母、舅父、表兄等健康情况。

（十）心理社会状况

认知功能、情绪、应激与应对、价值观与信念、对所患疾病的认识，询问生活与居住环境、家庭社会关系等。具体的问诊方法及内容见第四章心理评估与第五章社会评估。

第二节　问诊的方法与技巧

问诊不仅可以全面地了解患者疾病的历史和现状，而且通过交谈可以掌握患者的思想动态，有利于做好患者的心理护理，提高诊疗效果。问诊不仅仅是一种收集资料的手段，更是一门艺术，为使问诊有效进行，达到预期目的，护士必须遵循一定的原则，运用相应的技巧。问诊技巧不仅与收集资料的数量和质量密切相关，而且还关系到能否成功建立治疗性护患关系。因此，护士必须认真学习和掌握问诊的方法和技巧，并在实践过程中不断积累经验，这对于获取病史资料的全面性、准确性十分重要。

（一）问诊的基本原则

1. 环境须安静、舒适和具有私密性。注意保护患者的隐私，最好不要在有陌生人时开始问诊。

2. 尊重、关心和爱护问诊对象。护士应主动营造一种宽松、和谐的氛围，消除患者紧张不安的情绪。问诊前须先征得患者的同意，如为相关人员或患者家属，在征得同意的同时应明确其与患者的关系。

3. 恰当地运用沟通技巧，以确保资料的全面性、真实性和准确性。如为急症、重危患者，则需进行重点评估，同时开展抢救。

（二）问诊前营造宽松和谐的氛围

在问诊进行前应做好如下准备。

1. 做好问诊内容的准备，应熟练掌握问诊的主要内容及询问的先后顺序等。必要时，可将问诊提纲写在纸上，以免遗漏。

2. 预测可能出现的问题，根据事先已了解的患者的基本情况，预测问诊过程中可能遇到的问题及需采取的相应措施。如患者的病情较重，可能不能一次完成，应明确需要先收集的内容，其他资料可以暂缓收集。

3. 选择适宜的环境和时机，以确保患者能够不受干扰地描述自身的健康状况，必要时可与患者商量后确定。

在问诊正式开始前应做好自我介绍及解释说明。

1. 护士应先向患者作自我介绍，作简短而随和的交谈，使患者情绪放松；对患者称呼一般不宜直呼其名,可称"某某先生""某某女士",或其他恰当的称谓。

2. 说明此次自己询问的目的与要求,可以使用恰当的语言表明自己愿意尽己所能帮助患者解除或缓解病痛和满足要求,并向患者作出病史内容保密的承诺,涉及有关患者个人和社会背景资料时,做好解释,消除患者顾虑;注意语言亲切、态度友善,使问诊顺利进行;同时,注意仪表和礼节,使患者感到亲切温暖、值得信赖。

(三)按顺序进行问诊

问诊一般从主诉开始,主诉与对现病史的询问应按疾病发生发展的时间顺序进行,如先问:"您今天来主要是因为哪里不舒服?""这种情况有多长时间了?"然后耐心倾听患者陈述,在其陈述过程中护士可适当地提问,以明确症状发生的具体时间,并跟踪症状自首发至目前的演变过程,以避免遗漏重要的资料,如有几个症状同时出现,必须明确其先后顺序,如主诉:反复胸骨后疼痛2年,复发并加重2小时。2年前患者开始出现活动后胸骨后疼痛,几分钟后消失。1年前胸痛发作频繁,去当地医院就诊,诊断为"心绞痛",口服美托洛尔,一天2次,每次1片,疼痛消失,继续服药至今。2小时前胸骨后疼痛再次发作,并放射至左肩部。1小时前疼痛加剧,伴有出汗、头晕、心悸,遂入院。

问诊时注意引导患者按顺序讲述病史,例如:"以后怎么样了?然后又……",这样在核实所得资料的同时,可以了解病情发展的先后顺序。在询问现病史之后,需按问诊内容的顺序了解既往史、家族史等内容,问诊时注意使用过渡性语言,如:"我们一直在谈论您今天来看病的目的。现在想问问您过去的病情。以便了解是否与您目前的疾病有关""有些疾病与遗传有关,我们也想了解这方面的情况,现在我想问问您的父母、兄弟姐妹的相关健康状况"等,以使患者了解即将讨论的新项目及其理由。

(四)根据情况采取封闭式提问或开放式提问

1. **封闭式提问** 是指使用一般疑问句,患者仅以"是"或"否"即可回答,如问"您疼痛是不是好些了?""您吸烟吗?"只要求患者回答"是"或"不是";或者对提供的答案作出选择,如"您的疼痛是绞痛还是刺痛?"除年龄、性别等特定问题外,封闭式提问还用于患者存在焦虑、语言受限或身体不适等情况时。封闭式提问直接简洁,患者易于回答,节省时间,但因要回答的内容已包含在问句中,且这种提问有较强的暗示性,不利于患者表达自己的感受及提供额外信息,护士难以得到问句以外的更多信息,故获得的资料不够准确和全面。若问诊过程过多使用封闭式提问,还会使患者产生压抑感、被动感,不利于其对问诊的主动参与。

2. **开放式提问** 是指使用特殊疑问句患者需将自己的实际情况加以详细描述才能回答,如问"您到底担心什么?""疼痛后您是如何处理的?"患者不能用"是"或"否"来回答,而要讲述引起担忧的具体事情才能回答完全。开放式提问因问句中不包含要回答的内容,患者必须提供更为详细的信息,这样可以获得较多的资料,且提问不具有暗示性,但开放式提问要求患者具有一定的语音表达能力,患者可能抓不住重点,甚至离题描述症状,护士要花较多的时间耐心倾听。

采取何种提问方式应视不同情况而定,一般来说,为了获得更多的健康史资料,问诊中宜多采用开放式提问。但注意在询问敏感问题时采用委婉的提问方式,避免责备性提问,如"你为什么要吃那样不干净的东西呢?"这样会使患者产生防御心理,以至于问诊难以继续。

(五)避免暗示性提问和重复提问

暗示性提问是一种能为患者提供带倾向性的特定答案的提问方式,很易使患者为应对护士而随声附和,如"您的胸痛放射到了左手吗?"此时,患者可能会为了迎合提问者而随声附和。恰当的提问应是"您除胸痛外还有什么地方痛吗?"提问时还要注意系统性、目的性和必要性,避免重复提问,如问诊中已经获知患者无过敏史,再问患者对什么药物过敏,则表明护士询问过程中未注意倾听。

（六）避免使用医学术语

术语即外行难懂的专业性用语或隐语。问诊时语言要通俗、避免使用特定意义的医学术语，如鼻衄、隐血、谵语、里急后重、湿性咳嗽等，患者不能理解而难以回答，容易造成误解或交谈的中断。必须用常人易懂的熟悉的词语代替难懂的医学术语，如"您在夜间睡眠时，有无突然憋醒的情况？"而不能问"您有夜间阵发性呼吸困难吗？"

（七）采取接受和尊重的态度

要做到举止端庄，态度和蔼，对患者始终保持关心的态度，对其遭遇表示理解、认可和同情，如"作为一个母亲，我很理解您的苦衷"等。不可使用责备语气的问题，如"您为什么不按时服药？"会造成护士与患者之间的不愉快与隔阂。在问诊过程中，可对患者进行恰当的肯定、赞扬和鼓励等，调节患者的心理和情绪，使患者受到启发鼓舞，积极提供信息，如"您能够一直坚持控制食盐摄入量，做得非常好，非常棒！"

当患者回答不确切时，要耐心启发，并给予足够的时间来思考和回答问题。对不愿回答的问题，不要强迫其回答。若为重要资料，则需向患者做好解释，解除其顾虑。

在问诊过程中，应密切注意观察患者有无躯体不适或情绪反应，以便能够及时予以适当调整。

（八）切入/重回主题

在问诊过程中，患者抓不住重点、离题或试图避免谈及某项问题时，不要中断谈话或改变话题，这种行为不礼貌，也会令患者不舒服甚至产生敌对情绪而破坏问诊的气氛。必须运用技巧帮助患者回到原来的主题，并就重点问题展开描述，如"我很愿意在稍后的时间与您讨论这些问题，现在我们再来谈谈您当时胸痛的情况，好吗？"

（九）及时核实信息

问诊过程中对患者不确切、含糊不清、存在疑问或矛盾的陈述内容，应及时核实，以提高病史的准确性。常用的核实方法如下。

1. 澄清 要求患者对模棱两可或模糊不清的内容作进一步的解释与说明，如"您说您常有胸痛，请您具体说一下是怎样的感受，好吗？"

2. 复述 以不同的表达方式重复患者所说的内容，如"您的意思是说您今天早晨起床后有便意，随即解柏油样便约500ml，便后感到头晕、乏力，是这样吗？"

3. 反问 以询问的口气反问患者，以核实其所说内容的真实性，并鼓励患者提供更多的信息，但不可加入自己的观点，如"您说您没有什么顾虑，可为什么您情绪一直不好呢？"反问也可以用于描述患者的非语言行为，并询问其原因，如"我注意到您总是向窗外看，有什么原因吗？"

4. 质疑 患者陈述内容前后矛盾或者与护士所观察到的情况不一致时，应提出质疑，如"您说您已经戒烟了，可怎么又抽烟呢？"

5. 解析 对患者所提供的信息进行分析和推论，并与其交流，患者可对护士的解析加以确认、否认或提供另外的解释等，当患者回答不确切时，要耐心启发，如"请再想一想，能不能再确切些"等，注意给其足够的时间回答。

（十）恰当运用鼓励、赞扬语言

对患者的陈述给予适当地正面评价，以鼓励患者表达自己的想法和感受，往往能获得更多的信息，特别是对不善言谈的患者或某些难以启齿的隐私，如"那您肯定承受了许多压力，很不容易""您能成功减肥，非常棒""您能告诉我这些，我完全能理解您的感受""很好，继续说"等，这样能增加患者回答问题的信心。

（十一）非语言性沟通技巧

问诊过程中应善于运用非语言性沟通技巧，有助于消除与患者之间的障碍，使患者感到轻松自如，易于交流，如与患者保持合适的距离、目光的接触、微笑与点头、必要的手势、触摸、沉默及倾听等。

（十二）结束语

问诊即将结束时，护士应有所暗示或提示，如看看表或对问诊内容做出结语等，切记突然结束话题。问诊结束时应向患者表达谢意，并告知下一步该做什么、接下来需要做哪些准备等，可利用这段时间，介绍医院环境及入院注意事项、对患者进行健康教育及心理安慰；同时告知患者遵医行为对其健康的重要性、遇到问题如何寻求医护人员的帮助等。

第三节 特殊情况的问诊技巧

问诊有时会遇到特殊情况，如患者病情危重、交流困难，或情绪低落、话语极少，或情绪愤怒、语言冲撞，还有老年人、儿童、精神病患者、不同的文化背景等。这些往往使问诊遭遇很大阻碍，如果没有一定的交流技巧，很难采集到患者可靠的病史资料，因此，掌握一些问诊技巧十分重要。

（一）重危和重症晚期患者

1. 重危患者 患者病情重危时，反应变慢甚至迟钝，不应催促，应给予理解，在作简明扼要的询问和重点检查后，立即实施抢救，经初步处理、病情稳定后，方可详细询问病史，补充完善相关资料；对病情危重、病痛或治疗等导致语言表达受限时，可适当应用非语言表达方式，突出重点以缩短问诊时间，并通过患者家属、保姆等身边相关人员获得患者重要病史资料。若病情重危患者病情许可，应尽可能以患者本人为直接问诊对象。

2. 重症晚期患者 重症晚期患者往往对疾病的治疗丧失信心，情绪低落不愿回答，此时应给予特别关心，可一边采用肢体语言同情安慰患者，一边耐心询问病史。对患者提出的有关诊断、预后等问题，应给予恰当的回应，以免对患者造成伤害。

（二）残疾患者

残疾患者不但需要更多的同情、关心和耐心，还需要花更多时间收集病史。对听力损害者或聋哑人，谈话应清楚大声、态度和蔼友善，可用简单明了的手势或其他体语，或请患者亲属、朋友解释或代述，同时注意患者表情，必要时作书面提问和书面交流。对盲人，应先向患者自我介绍及介绍现场情况，减轻其恐惧并获得信任，仔细聆听病史叙述，并及时作出语言的应答，使其放心与配合。

（三）缄默与忧伤患者

对缄默不语的患者，护士首先应注意观察患者的表情、反应和躯体姿势，可能从中发现某些护理问题的线索；其次，使用恰当的肢体语言增加患者信任感，鼓励其客观地叙述病史；再者，要以尊重的态度和同情心，耐心地向患者表明对其痛苦的理解，如患者因病伤心或哭泣、情绪低落，应给予安抚并适当等待，减慢问诊速度，使其镇定后继续叙述，并对患者的回答给予积极的评价。要避免由于问题未切中要害或批评性提问使患者沉默或不悦，或因过多过快的直接提问使患者惶惑而被动。

（四）焦虑与抑郁患者

焦虑患者可因疾病而受到来自自我概念改变、疼痛或死亡、角色改变、对疾病或治疗过程的不恰当理解等的困扰而产生焦虑情绪，往往对自己病情的发展与预后表现出极度关注且十分急迫。询问病史时，应鼓励焦虑患者讲出其感受，注意其各种语言和非语言的线索，以确定问题性质，同时，安慰患者时要注意分寸，切忌不切实际的承诺，如"不要担心，肯定会治好的"，以免适得其反，使患者产生抵触情绪，交流更加困难。

抑郁也是临床常见的异常情绪，应予以重视，问诊时可较多采用直接简短的提问，并注意与患者的感情交流，努力成为朋友，以便逐渐找出其抑郁的原因。疑有抑郁症者应按精神科要求采集病史。

（五）语言交流障碍患者

语言交流障碍者可用体语、手势进行交流，必要时找翻译，并请如实翻译，勿带倾向性，注意反复核实所提供的信息很重要。

（六）多话与唠叨患者

多话、爱唠叨的患者，对护士的一个问题往往回答一长串内容，甚至不着边际，且不停地讲述，护士不易插话及提问，对此，应巧妙地打断患者提供不相关的内容，把提问引导到主要问题上，切勿表现出不耐烦而失去患者的信任；或礼貌地告诉患者问诊的内容及时间限制，或者让患者稍休息后再行问诊，同时，仔细观察其有无精神科的思维奔逸或混乱情况，必要时按精神科要求采集病史。

（七）愤怒与敌意患者

患者因为疾病或就医过程中未满足其要求等原因，对医院管理、医务人员表现出不满时，易引起愤怒情绪，病情恶化、经济和家庭问题的困扰将进一步加重患者的愤怒程度，甚至对医护人员表现出敌意、采取攻击行为。对此，护士应冷静对待，尽早发现其发怒的原因，予以恰当的解释说明，并采取措施平复患者的情绪，切忌反复声明自己、同事或院方无任何过错，把责任归咎于患者本人。待患者情绪完全安定后再进行问诊，态度和蔼、语速放慢，主要限于现病史，对涉及个人史及家族史或其他可能比较敏感的问题，要十分谨慎询问，或分次进行，以免触怒患者。问诊时注意对患者表达同情、安慰，对由于医院或医务人员给患者造成的不便表示歉意，对患者合理的要求及时满足。一旦患者情绪失控，护士应注意自身安全。

（八）老年人

老年人因体力、视力、听力减退，反应缓慢或思维障碍，问诊时会有一定的困难。应先用简单清楚、通俗易懂的一般性问题提问；减慢语速，提高音量，使之有足够时间思索、回忆，必要时作适当的重复；采取面对面的交流方式使患者能看清护士的表情及口型等；注意患者的反应，判断其是否听懂，有无思维障碍、精神失常，必要时向家属和朋友收集资料、补充病史。

（九）儿童

小儿多不能完整清楚地自述病史，需由家长或监护人代述。问病史时应注意态度和蔼，体谅家长因子女患病引起的焦急心情，认真对待家长所提供的每个与病情有关的信息，5~6岁以上的小儿可让其补充叙述一些有关病情的细节，但应注意其记忆及表达的准确性。

（十）精神疾病患者

首先判断患者的意识状态，对有自知力的精神疾病患者，直接问诊患者本人；对缺乏自知力的患者，应对患者家属或相关人员进行询问，以获得可靠病史资料。但由于不是本人的患病经历和感受，或者对患者病情的了解程度不同，家属或相关人员提供的资料可能杂乱无章，需结合医学知识综合分析、归纳、整理后记录。

（十一）不同文化背景

在人际沟通方式及对疾病反应方面，不同文化背景的人存在文化差异，可能会影响问诊结果。护士应注意自己与患者之间的文化差异，理解和尊重他人的文化。

1. 距离与触摸　交谈时，双方身体间的距离在不同文化背景中是不同的，如中东文化中，交谈双方彼此的距离很近，而华裔美国人却倾向于保持更远的距离。触摸是非语言行为中最亲密的一种形式，具有鼓励和关爱的作用，有助于建立相互信任的关系。但触摸被接收的程度与表现的形式在不同文化背景中亦有所不同，即使文化背景相似的人对于触摸的感受也存在较大的差异。因此，在应用触摸技巧时应加以注意。

2. 目光接触　目光是人在交往时的一种无声语言，往往可以表达有声语言难以表达的意义和情感。合适的目光接触表明交谈者关注谈话的内容，对谈话感兴趣，有利于交谈的进行。但在某些文化中，目光接触可能被视为粗俗、鲁莽的举止，尤其在异性间。

3. 表达情感或疼痛的方式　人们表达情感或疼痛的方式也存在文化上的差异。如许多英裔美国人或印第安人疼痛时不会用哭泣来表达，以免被视为孩子气或自我放纵；反之，拉美国家的人们则被允许以身体或语言的方式表达自己的疼痛。

4. 语言表达　俚语、医学术语，尤其是医学缩略语会在很大程度上影响交谈的有效进行，应尽可能避免。

5. 文化程度低下　文化程度低下的患者其理解力及医学知识相对欠缺，可能影响其回答问题的准确性，问诊时注意语言通俗易懂，语速宜慢，不十分明确的地方需重复及核实。应特别注意区别患者因为过分顺从护士和对环境的生疏，在未理解的情况下对提问给予礼貌性地"是"的回答。

（十二）多种症状并存

有的患者多种症状并存，应注意围绕主诉展开询问，再注意排除器质性疾病的同时，考虑其可能由精神因素引起，核实后不必深究。必要时可建议其做精神检查，但在判断功能性问题时应特别谨慎。

（十三）说谎和不信任

患者有意说谎是少见的，但患者对所患疾病的看法和他的医学知识会影响他对病史的叙述，如患者的伯父死于胃癌，他可能将各种胃病都视为一种致命性疾病，而把病情叙述的很重。有的患者可能夸大某些症状，或害怕面对可能的疾病而淡化甚至隐瞒某些病史。护士应判断和理解这些情况，给予恰当的解释，避免记录下不可靠不准确的病史资料。

目标检测

答案解析

一、单选题

1. 获取症状的重要手段是（　　）

　　A. 问诊　　　　　　　　　　B. 体格检查　　　　　　　　C. 实验室检查

　　D. 器械检查　　　　　　　　E. 影像学检查

2. 属于开放式提问的是（　　）

　　A. "您今天感觉怎么样？"　　　　　B. "服药后，您还觉得头痛吗？"

　　C. "您是第一次住院吗？"　　　　　D. "您今天吃药了吗？"

　　E. "昨天的检查结果是阴性，您知道了吗？"

3. 下列属于现病史的是（　　）

　　A. 咽痛、发热 2 天　　　　　　　B. 发热过程中饮食、睡眠欠佳

　　C. 12 年前患甲型肝炎　　　　　　D. 出生在本地，未到过外地

E. 母亲患有糖尿病8年

二、多选题

1. 下列属于问诊一般项目的是（　　）

    A. 姓名　　　　　　　　　　B. 婚否　　　　　　　　　　C. 医疗支付方式

    D. 起病情况　　　　　　　　E. 入院方式

2. 下列属于现病史问诊的内容的是（　　）

    A. 症状特点　　　　　　　　B. 伴随症状　　　　　　　　C. 持续时间

    D. 起病缓急　　　　　　　　E. 生活方式

3. 问诊过程中对患者不确切、含糊不清、存在疑问或矛盾的陈述内容，常用的核实方法有（　　）

    A. 澄清　　　　　　　　　　B. 复述　　　　　　　　　　C. 反问

    D. 质疑　　　　　　　　　　E. 解析

4. 下列属于问诊方法与技巧的是（　　）

    A. 问诊前营造宽松和谐的氛围　　　　　B. 按顺序进行问诊

    C. 避免暗示性提问　　　　　　　　　　D. 避免使用医学术语

    E. 恰当运用鼓励、赞扬语言

三、简答题

1. 什么是主诉?

2. 简述问诊的医德要求。

3. 简述问诊的基本原则。

书网融合……

本章小结　　　　　　　　微课　　　　　　　　题库

第四章　心理评估

📖 学习目标

知识要求：

1. **掌握**　心理评估的概念；心理评估的基本方法和基本内容。

2. **熟悉**　心理评估的原则及注意事项。

3. **了解**　心理评估的实施过程。

技能要求：

1. 熟练使用心理评估常用量表。

2. 综合相关资料对患者的心理状况作出全面的评估。

素质要求：

具备关心、爱护、尊重患者的职业素养，保护患者的隐私。

第一节　概　述

PPT

⇨ 案例引导

案例　患者，男，28 岁，因乙型肝炎入院。入院来，神志清楚，生命体征平稳，但一直处于焦虑状态。初步交谈了解其焦虑的原因为担心有后遗症，以及疾病的传染性会不会影响以后的工作与生活。患者住院期间不爱说话，整天愁眉苦脸，反复要求医生尽快治疗，以便早日出院。

讨论　1. 针对该患者的心理状况，可以采用哪些心理评估方法？

　　　　2. 可以采用哪些常用量表评估患者的焦虑状况？

心理评估（psychological assessment）是健康评估中不可或缺的重要组成部分，心理评估的结果对于制订针对被评估者个性化的整体护理方案意义重大。如对情感与情绪的评估有助于判断被评估者的心理状态，并依据评估结果发现问题，制订相应的心理护理措施；评估认知水平与健康行为，可为被评估者采取适当的健康教育内容与方法提供参考。因此，在医学模式已转变为生物－心理－社会医学模式的今天，评估个体的健康状况时，不仅要重视身体评估，也必须重视心理健康对躯体功能的影响，加强对心理状况的评估。

一、心理评估的概念

心理评估是应用心理学的知识、技能与方法，对人的心理状态、精神、行为等心理现象进行全面系统地描述、分类与诊断的过程。心理评估主要包括对疾病发展中的心理过程、个体的个性心理特征、健康行为、应激源及应对方式等方面进行的描述性评估、决策性评估与解释或预测性评估。

二、心理评估的一般过程

心理评估有不同的目的与对象，但评估过程一般都分为四个阶段。

（一）准备阶段

首先，应明确被评估者最关心的问题并确定评估目的（如了解心理状况、测查人格特质及判断是否存在心理异常等），这是心理评估的首要环节。然后确定评估内容与评估标准，再和被评估者商定评估计划，主要包括评估方法与步骤、时间进程和场地等。

（二）信息输入

主要应用访谈法、行为观察法和心理测验等心理评估的常用方法，详细了解和明确被评估者当前的心理问题，包括问题的起因及发展、可能的影响因素、家庭背景、个人成长经历、重要生活事件、人格特点以及当前的人际关系和适应状况等。

（三）信息加工

信息加工包括对收集到的信息进行处理和分析，尤其对其中的特殊问题、重点问题要进行深入的了解与分析。

（四）信息输出

将前面各阶段的资料分析处理后得出结论，写出评估报告并作出解释，提出解决问题的可行性建议。建议应符合被评估者的需求，如果在评估过程中发现新的问题，对新问题的解决方法也应列在建议中。此外，为了评价建议是否符合实际情况并取得预期效果，应进行随访，并在被评估者的个案资料记录随访结果，以便根据随访信息评判心理评估的准确性，并纠正不当之处。

三、心理评估的原则与注意事项

心理评估是一项复杂而细致的工作，它强调客观性、科学性、合理性与针对性。因此要想做好这一项工作，不仅需要掌握心理评估基本过程与方法，还要重视心理评估的原则与注意事项。

（一）心理评估的原则

在心理评估过程中应遵循六个基本原则。

1. 客观性原则 是心理评估的最基本原则，是指在心理评估过程中要遵循实事求是的态度，依据被评估者的客观心理事实和科学方法，对其心理问题进行评估，防止主观臆断，更不允许猜测虚构。心理评估的客观性原则非常重要，它直接关系到收集的资料是否真实、观测的数据是否可靠、评估的方法是否科学、干预效果是否有效等。

2. 整体性原则 是指在心理评估过程中，要运用系统观点对被评估者的心理现象及影响因素之间的相互关系进行整合，同时对被评估者的心理现象进行多层次、多水平的系统分析。整体性原则要求人们在心理评估中特别注意几个问题：对心理问题的分析和研究应从整体出发，从内在心理要素的相互联系中把握和认识心理现象；对心理现象的评估要从不同层次、不同水平和侧面予以分析，要从横向和纵向去揭示评估对象心理问题的成因；既要研究被评估心理现象的构成，又要研究其所起的作用，从而实现整体认识。

3. 动态性原则 是指评估者要运用变化、发展的观点对被评估者的心理问题作动态的考察，防止僵化的评估模式对评估工作的干扰。从心理问题的产生看，人的心理问题复杂多样，影响因素变化多端，并且还经历一个发生、发展、形成的过程，如果不以动态的观点加以分析，往往难以看到心理问题发展的轨迹和外部影响的发展脉络，很难全面地评估。贯彻动态性原则需要做到：被评估者的心理特点是在社会环境发生过程中形成与变化的，故在实际评估过程中，往往要探求家庭环境、学校教育、社会环境等对其影响；探求被评估者在不同年龄阶段，特别是成长早期的心理活动变化。

4. 综合性原则　是指在心理评估中除运用单一心理学的方法外，还要根据需要结合运用多种学科的方法以取得最佳的评估结果。心理评估的复杂性决定了它是一种多层次、多水平的评估。评估者可根据情况采取行为观察法、访谈法等多种评估方法相结合的方式进行综合评估，得出正确判断。

5. 指导性原则　是对被评估者存在的心理问题给予有针对性的指导，从而更好地促进其心理问题的解决和心理健康的发展。心理评估亦是实施健康评估的一个基本环节，它最终以促进患者的健康为宗旨，因而，应将心理评估与心理治疗结合起来，根据患者的具体心理问题，采用具体的指导方法。

6. 保密性原则　是指在没有经过本人同意的前提下，不允许将被评估者的有关信息及其谈话内容告诉任何人。这是心理评估最基本的道德水准和从事心理相关工作的最基本要求，是鼓励被评估者提供真实材料的基础，也是对被评估者的人格与隐私权的尊重。在实际工作过程中，有时对一些特殊情况可以酌情处理。如评估的某些内容供科研和教学使用时，须隐去能辨认出被评估者身份的有关信息。

（二）心理评估的注意事项

1. 建立良好的治疗性人际关系　心理评估过程中，无论采用哪种心理评估方法，评估者与被评估者之间都需要建立治疗性的人际关系，并保持良好的交流与沟通。评估者要注意掌握人际交往的技巧，以建立相互信任的关系，这是确保心理评估优质与高效的前提。

2. 多渠道收集资料，注意主观资料与客观资料的对比　鉴于被评估者在不同场合可能表现不同，故收集资料时可以从被评估者本人、被评估者家属或朋友、病友、其他医务人员等多种渠道获得评估资料。而且应同时收集被评估者的主观资料和客观资料并进行对比，明确被评估者真实的心理状况。比如评估其是否抑郁时，不能仅依其主诉"我近来情绪低落，做啥事都没有兴趣"即下结论，还应结合被评估者是否有食欲减退、体重下降、睡眠障碍等躯体问题作出综合判断。

3. 避免主观因素对评估结果的影响　与生理评估相比，心理评估有较强的主观性，评估者的经验、态度、观念、偏见等都会影响其对被评估者心理评估的结果。因此，在面对不同社会文化背景的被评估者时，应充分考虑个体差异，尽量从被评估者的角度综合分析、评判，提出解决问题的方法，避免过于主观造成结果的偏倚。

4. 评估目的明确且方法得当　评估必须有明确的目的性与针对性，范围宜小、不宜广泛。此外，心理评估的方法与技巧尚在不断探索与发展中。因此，评估时应充分考虑各种评估方法的针对性，可以根据情况采取行为观察法、访谈法等多种评估方法相结合的方式进行综合评估，以弥补单一的评估方法难以全面、合理、有效呈现被评估者心理状态的不足。

5. 重点突出且全面评估　心理评估应着重评估被评估者目前的心理状况，鉴于心理与生理状况的相互影响，评估时应以被评估者的生理状况作为参考，如面容与表情、行为表现等，不能将心理评估与生理评估截然分开。

第二节　心理评估的基本方法

PPT

心理评估的主要方法有行为观察法、访谈法和心理测量学方法。

一、行为观察法

行为观察法又称观察法（observation），是评估者对被评估者的表情、精神状态与外显行为进行有目的、有计划的观察、记录和分析，从而推测被评估者的心理活动过程及个性心理特征等。观察法是应用非常广泛的一种心理评估方法，可分为自然观察法和控制观察法。

（一）自然观察法

自然观察法指评估者在自然条件下，即不加任何人为干预的自然情景中，根据自己的经验与观察目的对被评估者的言谈、行为举止等进行观察和分析，以了解其心理活动的方法。此方法具有操作简便、观察的行为范围广泛、资料来源真实、不易使被评估者紧张等特点。但需较多的时间与被评估者接触，同时也要求评估者具备深刻细致的洞察能力及较强的综合分析能力。

（二）控制观察法

控制观察法又称实验观察法，是在预先设计的特殊实验环境条件下观察被评估者对特定刺激的反应。要求被评估者在预先设计的环境中按照既定程序接受相同的刺激，以便使所获得的结果具有一定的可比性与科学性。但由于受实验环境、条件、人为因素以及被评估者的意识等影响，可能会影响实验结果的客观性。因此，临床护理心理评估以自然观察法更适宜。

二、访谈法

访谈法（interview）又称为交谈法、会谈法，是指评估者通过与被评估者面对面的语言交流来了解其心理和行为的方法。访谈法是心理评估中最常用的、最基本的一种方法，通过访谈中的提问与回答，可以使交谈双方建立相互信任与合作的关系，获得被评估者对心理状况和自身问题的描述。评估者与被评估者之间主要采取面对面的语言交流方式，在倾听被评估者回答问题的同时，也要注意察言观色，分析环境状况，及时辨别真伪，可能从伴随的非言语沟通行为中获得重要的信息。按照访谈的形式可以分为自由式访谈与结构式访谈。

（一）结构式访谈

结构式访谈又称正式会谈或标准化访谈，是指评估者按照评估目的与要求，编制出访谈提纲或评估表，有计划、有步骤地和被评估者进行交谈。这种方法有固定的程序且谈话内容有所限定，优点是重点突出、易于操作，能够省时、高效地收集到比较系统的资料；缺点是形式较为固定，容易限制被评估者的表述，遗漏一些信息，甚至会使被评估者感到拘谨或有例行公事的感觉，不能深入交流。

（二）自由式访谈

自由式访谈又称非正式会谈或非标准化访谈，是指评估者与被评估者之间在工作或日常生活中自由地交谈，无固定问题，或所提问题没有固定的程序。自由式访谈有利于使被评估者在不受约束的轻松氛围中毫无戒心地倾诉自己的思想和情感，通常能最大限度且真实地获得被评估者价值观、信念、思想、经历与行为等方面信息。但这种方法由于事先缺乏充分的准备，获得的资料可能会不全或肤浅，以及话题比较松散且费时，影响评估效率。因此，在心理评估的实际应用中，建议将自由式访谈与结构式访谈相结合，既按照预先准备的问题，又不拘泥固定的程序和提问方式，灵活运用，自由轻松地进行访谈。

在访谈过程中，要注意语言交流与非语言交流的技巧。在语言交流过程中，评估者要细心倾听，抓住重点，深入交谈。在会谈临近结束时，回顾提纲并将遗漏的问题补充询问，以保证资料的完整性。同时，要注意观察被评估者在交谈中的手势、运动、姿势、表情、语调、语速等非语言交流信息，综合分析判断，为评估提供依据。评估者也可以用微笑、点头、前倾、注视等非语言交流技巧向被评估者传递肯定、鼓励和关注的信息，将问题引向深入，取得更好的交流效果。此外，访谈的效果还受动机、认知能力、措辞影响。评估者应注意在被评估者缺乏动机、不愿暴露自己、躲闪或沉默不语的时候设法激起其动机；在被评估者不能很好地组织与表达自己的思想或概括、陈述自己经验与情感的时候，注意启发与引导；并采用适当的措辞，如减少医学术语的使用，使之通俗易懂便于交流，也体现对被评估者的尊重。

三、心理测量学方法

心理测量学方法是依据一定的法则，用数量化手段对人的心理特征和行为进行科学技术测量与分析，是心理评估常用的标准化手段之一。作为一种定量的心理评估法，与其他心理评估方法相比具有客观、科学等优点。依据心理测量工具的不同，心理测量学方法分为心理测验法和评定量表法。

（一）心理测验法

在标准情境下，遵循一定的操作程序，用统一的测量手段（如仪器）测试个体对测量项目所作出反应的方法。虽然人的心理现象复杂而且变化多端，不能像测量物理、生理现象那样直接测得，但心理测验采用的是标准化方法，可数量化，同时对结果的解释可参照常模进行比较，作出相对客观的分析，避免一些主观因素的影响，从而获得较为客观的评估结果。因此，标准化是心理测验的基本要求，在测验中测量误差的影响会极大干扰测量结果的准确性和可靠性，因而测量需采用公认的标准化工具，实施过程中施测人员严格按照测验的指导手册执行。目前在医学领域中较广泛地应用于智力测验、特殊能力测验、记忆测验和人格测验等。

（二）评定量表法

指用一套预先已标准化的量表来测量某种心理品质的方法。量表按基本形式可分为自评量表与他评量表；按测试项目的不同编排方法可分为数字等级量表、描述评定量表、二择一量表、检核表、语义量表、Likert 评定量表以及视觉类似物量表 7 种类型。目前应用较为广泛的心理评定量表有精神症状评定量表、应对方式量表和生活事件量表等。量表评定法相比心理测验法更简单、方便易行，但也有一定的局限性，即测得的结果只反映特定情景下或一段时间内被评估者的心理特征和状态，因此应用时要注意根据被评估者的具体情况与测量目的选用合适的量表。

第三节　心理评估内容 📱微课

PPT

一、认知评估

（一）基础知识

认知（cognition）是人们根据感知到的外界刺激与信息推测和判断客观事件的心理过程，是在过去的经验及对有关线索进行分析的基础上形成的对信息的理解、分类、归纳、演绎以及计算。认知活动包括感觉、知觉、记忆、思维、注意、语言和定向，其中思维是认知过程的核心。人的认知水平是可以改变的，主要受个体年龄、教育水平、生活经历、疾病、文化与社会背景等因素影响。

1. 感觉（sensation）　是人脑对直接作用于感觉器官的客观事物的个别属性的反映，如人们可以通过眼睛认识到外界物体的形状、颜色与大小；通过鼻子嗅出各种气味；通过舌头尝到酸甜苦辣的味道等。感觉是最简单的心理现象，也是人最基本的心理活动。

2. 知觉（perception）　是人脑对直接作用于感觉器官的客观事物的整体属性及外部关系的反映。可以认为，感觉反映事物的个别属性，知觉反映事物的整体属性；感觉是形成知觉的基础，知觉是感觉的深入与升华。感觉越清晰、丰富，知觉也就越完整、正确，人们通常将感觉和知觉联系在一起，统称为感知觉。感知觉作为人类最初级的心理现象，是思维等复杂的心理活动形成与发展的基础与前提。

3. 记忆（memory）　是人脑对过去经历通过识记、保持、再认和回忆（再现）的方式，积累经验的过程，它是一种较为高级的心理过程。识记是记忆的开始，一般通过感知与识别客观事物在头脑中留下印记；保持是识记过的信息在头脑中储存和巩固的过程，是一个动态变化的过程；再认是指当以前感知过的事物或场景重新呈现时能够识别出来；回忆（再现）是指当以前感知过的事物或场景不在眼前时大脑将其重新呈现出来。记忆是保证人们正常生活的前提条件，并在人的心理发展及人格形成中起着重要作用。记忆按信息在大脑中存留的时间长短分为瞬时记忆、短时记忆和长时记忆。

（1）瞬时记忆　又称感觉记忆，一般在感觉器官感受到刺激时产生，形象鲜明、信息量较大，但仅存在于感官层面，信息存储时间极短（0.25~2秒），稍不注意，转瞬即逝。瞬时记忆一般处于相对地未经加工的原始状态，如果不予以人为的注意，感觉到的信息便很快消失。

（2）短时记忆　是指瞬时记忆中经过人为注意保存时间为1分钟以内的记忆。短时记忆容量有限，是信息处理的中间站，来自瞬时记忆的信息可以在短时记忆中得到加工保存为长时记忆。

（3）长时记忆　是通过短时记忆反复加工和重复的、能保存1分钟以上、直到多年甚至终身存留的记忆。长时记忆的信息基本上是以有组织的状态被贮存起来的，以便再认与回忆，同时，它的记忆容量非常大，在个体与外界的反复接触中构成了与工作、生活、学习等相关的全部经验。

4. 思维（thinking）　是人脑对客观事物间接的、概括的反应，是一个认识事物本质特征及内部规律的理性过程。思维作为最高级的认知过程，以感知觉和记忆为基础，通过比较与分类、抽象与概括等一系列智力操作形成概念，并进行判断与推理，获得事物的本质特性以及不同事物之间的本质联系与规律性，并借助语言和文字进行表达。

（1）思维的形式　思维以间接性和概括性为主要特征，概念、判断和推理是思维的3种形式。思维形式一般结合思维内容存在，即不存在没有思维形式的思维内容，也不存在没有思维内容的思维形式，无论哪种思维形式，它的思维内容必须来源于客观现实。①概念：是人脑对客观事物本质特征的认识，是一类事物区别于其他事物的共有特征。概念是最基本的思维形式，包括内涵和外延，内涵反映的是事物的本质特征，外延是指概念的范围。个体在发展过程中，一方面通过日常生活中的经验积累掌握概念，另一方面通过教学或自学过程形成概念。②判断：是人们比较和评价客观事件及其相互关系并得出结论的思维形式。判断在反映思维过程的同时，也表达了人们对事件的评价、愿望和情感。③推理：由已知的判断经过分析与综合推出另一个新判断的过程。主要有演绎推理和归纳推理两种方式，前者从一般知识的前提得出特殊知识的结论，后者从特殊知识的前提得出一般知识的结论。

（2）思维的分类　①根据任务的性质和解决问题的方式可以分为动作思维、形象思维和抽象思维。其中，动作思维是0~3岁婴幼儿解决问题的主要方式。形象思维是指主要用直观形象和表象解决问题的思维过程，为幼儿和成人在各种创作活动中的主要思维方式；抽象思维又称逻辑思维，为人类思维的核心，是人们面对理论性质的任务时解决问题的方式。②根据探索答案的方向可分为聚合思维和发散思维。聚合思维是将繁杂信息聚合便于得出正确答案或最佳方法的有方向、有范围、有条理的思维方式；发散思维是根据已有信息从不同角度、方向与途径进行思考，得出多样化答案的展开性思维方式。③根据思维的主动性和独创性可分为习惯性思维和创造性思维。习惯性思维是不加改变地应用已有的知识、经验与方法，解决类似的问题；创造性思维具有主动性和独创性，用于科学发明、文艺创作、技术改革等创作性活动。

（3）思维的过程　思维活动过程包括分析与综合、比较与分类、抽象与概括、系统化和具体化。①分析与综合：分析是在人脑中把事物的整体分解为不同部分或不同特征，区分整体的个别属性；综合是在人脑中根据事物之间的联系与关系，将各个部分或不同属性组合成一个整体。分析和综合相反又紧密联系，是思维活动的基本过程。②比较与分类：比较是对比不同的现象或事物，确定它们之间的共同点、不同及相互间的关系，可纵向和横向比较；分类是在比较的基础上，依据共同点和不同点、主要和次要特征，将事物归入为对应的组、属、种、类中，以揭示事物的从属关系。③抽象和概括：是在比较的基础上进行的更高级的分析和综合过程，是概念形成的重要基础。抽象指抽出事物共同的、本质的特征，舍弃非本质的思维过程；概括指把事物共同的、本质的特征综合起来，并推广到同类事物的思维过程。④系统化和具体化：系统化是人脑把本质特征和一般特征相同的事物分类归纳到特定类别的系统中；具体化是指把知识应用到具体对象或特定场合的思维过程，从而便于更好地理解一般原则及原理。

5. 注意（attention） 是心理活动有选择地对某种事物或现象的指向与集中，它本身并不是独立的心理活动过程，而是伴随感觉、记忆、思维、想象等心理过程的一种心理活动。指向性和集中性是注意的两个特点。指向性是指在日常生活中，需要选择有用信息，排除无用信息的干扰；集中性表现在把心理活动集中在某件事上，体现在心理活动的紧张性和强度上。注意分为无意注意（又称随意注意，指没有预定目的，也不需要意志努力的注意）和有意注意（有预定目的并需要意志努力的注意）。

6. 语言（language） 是人们进行思维活动的工具，思维的抽象与概括借语言表达，语言是思维的物质外壳，和思维是一个密切相关的统一体，共同反映人的认知水平。语言是人们进行保存和传授历史经验及交往、交流思想的工具，利用语言互相传递信息，形成把人们联系在一起的社会联结纽带。语言可分为接受性语言和表达性语言，前者指通过倾听、阅读等方式理解语句的能力；后者包括通过书写、交谈传递思想、观点和情感的能力。

7. 定向（orientation） 是人们对现实的感觉，对过去、现在、未来的察觉以及对自我存在的意识，包括时间定向、地点定向、空间定向及人物定向等。

（二）评估内容

1. 感觉和知觉 常见的感觉障碍包括感觉过敏、感觉减退、内感性不适，知觉障碍包括幻觉和错觉。主要评估内容如下。

（1）视觉询问 "你觉得最近视力有变化吗""你有夜间视物困难吗""你的视力对你的生活有何影响"等。

（2）听觉询问 "你觉得你的听力有问题吗""你做过听力测试吗""你的听力对你的生活有影响吗"等。

（3）味觉询问 "你觉得最近你的味觉有变化吗""能否尝出食物味道"等。

（4）嗅觉询问 "你觉得最近你的嗅觉有变化吗""能否辨别气味"等。

（5）幻觉与错觉询问 "你有没有一些平时没有的异常感觉""独自一个人时，是否听到有人对你说话或议论你""声音来自外界还是大脑""是什么人的声音""都说了些什么"等。

2. 记忆 记忆障碍主要包括遗忘、记忆减退、记忆增强和记忆错误。评估短时记忆，可让被评估者重复一句话或一组 3~7 个数字组成的数字串。评估长时记忆可让被评估者讲述孩提时代的事件、自己或家人的生日等。

3. 思维 常见的思维障碍包括思维奔逸、思维迟缓、思维散漫、思维贫乏等思维联想障碍；逻辑倒错、病理性象征性思维等思维逻辑障碍；妄想、强迫观念等思维内容障碍。思维的评估主要包括对概念、理解力、判断力、推理、洞察力等的评估。

（1）概念 对被评估者概念的评估可在数次健康教育后，请被评估者概括其所患疾病的原因、症状与并发症、所需的自我护理知识等，从中判断被评估者对这些知识进行概念化的能力。

（2）判断力 判断可以以现实为基础，也可以超离现实；可以以社会常模为依据，也可以违背社会常模。评估时，可展示实物让被评估者说出其属性，也可通过评价被评估者对一些事物的现实性与可行性进行评估。例如，可以问一个高血压患者"听说有一种药吃了以后能马上降压，而且一次见效，可以实现长久降压效果永不反弹，你相信吗"此外，在评估过程中，要考虑到个体的判断能力常受情绪、社会文化背景、智力等多种因素影响，应尽量排除这些因素的干扰。

（3）推理 评估者必须根据被评估者年龄特征提出相应难度的问题。比如3~6岁的儿童形象思维占优势，可以询问"木头做的东西在水里都会漂浮，有个东西丢在水里不能漂浮，请问这个东西是什么做的"大于7岁的儿童才具备基本的逻辑思维能力，可以问"A大于B，B大于C，A和C哪个更大"。

（4）理解力 可请被评估者按指示做一系列从简单到复杂的动作，如要求被评估者站起、关门，然后坐在椅子上，将右手放在左腿膝盖上，再站起、围绕椅子顺时针转圈等，观察被评估者能否理解和执行指令。

（5）洞察力 是体现人们认知、情感及行为的动机与相互关系的分析能力。可让被评估者描述一件事情发生时的情形，再与实际情形比较是否存在差异。如让被评估者描述其对医院及病房环境、对医务人员及同室病友的观察。对更深一层洞察力的评估则可让被评估者解释格言、谚语或比喻等。

4. 注意 常见的注意障碍有注意增强、注意减退、注意范围狭窄、注意涣散与注意转移。对注意的评估主要包括无意注意与有意注意。

（1）无意注意 无意注意能力可通过观察被评估者对周围环境的变化，如对所住病室中进出的医务人员或其他患者及家属是否关注，对他人开、关灯有无反应等进行判断。

（2）有意注意 可以特意指派一些任务让被评估者完成。如请其叙述自己入院前的发病与治疗经过、填写入院时有关的记录，同时观察其执行任务时的专注程度。对儿童或老人，应着重观察其能否有意识地将注意力集中于某一具体事物。

5. 语言能力 评估者可通过自发性语言、提问、命名、复述、阅读和书写等方法检测评估对象语言表达能力和对文字符号的理解有无障碍。

（1）自发性语言 让被评估者陈述起病时间与经过、主要症状等，了解言辞是否得当，语意是否明确，陈述是否流畅。

（2）提问 提出一些由简单到复杂，由具体到抽象的问题，观察被评估者是否能理解并正确作答。

（3）命名 观察被评估者能否说出杯子、枕头、手机等常用物品的名称或用途。

（4）复述 让被评估者重复评估者说过的一些简单词句。

（5）阅读 请被评估者诵读单个词、数个词、短句或一段文字，或默读一段诗歌或短文，说出它的大意，以评估其读音及阅读理解的程度。

（6）书写 要求被评估者自发性书写、听写或默写出一些简单的字或短句，或抄写一段字句来检测被评估者的语言表达及对文字符号的理解。

在进行语言能力评估时，要注意其词汇量的多少、语速、音量、清晰度与流畅性。如经评估发现异常，应根据以下标准进一步明确其语言障碍类型。具体语音障碍类型分为以下几种。

（1）运动性失语 由语言运动中枢病变所致。不能说话，或只能讲一、两个简单的字，常用词不当，对答和复述均有困难，但对他人的言语及书面文字能理解。

（2）感觉性失语 不能理解他人的语言，发音清晰，自述流利，但也不能理解自己所言，严重时别人完全听不懂他的言语。

（3）命名性失语 称呼原熟悉的人名、物品名的能力丧失，但他人告知名称时，能辨别是否正确，并能说出物品使用方法，但叫不出名字。

（4）失写 能听懂他人语言及认识书面文字，但不能书写或写出的句子有遗漏或错误，抄写能力尚存。

（5）失读 丧失对文字、图画等视觉符号的认识能力，以致不识词句、图画，常与失写同时存在。

（6）构音困难 由于神经病变，发音器官病变或结构异常所致，表现为发音不清、发声困难但用词正确。

6. 定向力

（1）时间定向　如询问"现在是几点钟""今天是星期几""现在是什么季节"。

（2）地点定向　如询问"你现在住在什么地方""你家原来住在哪个小区？几楼"。

（3）空间定向　主要以一个参照物让被评估者描述物品的位置。如询问"椅子在床的左边还是右边""我在你的左边还是右边"。

（4）人物定向　如询问"你叫什么名字""你旁边的人是谁""你知道我是谁吗"。

二、情感评估

（一）基础知识

1. 情绪和情感的定义　情绪（emotion）和情感（feeling）是个体对客观事物的体验，即人对客观事物是否符合自身需要的内心体验及其相应的行为反应。一般来说，需求获得满足产生积极的情绪和情感；反之则导致消极的情绪和情感。情绪和情感既有联系，又有区别。情感是在情绪稳定的基础上建立发展起来的，与社会性需求是否满足相联系的人类特有的心理活动，具有较强的稳定性、深刻性和持久性；而情绪则是暂时性的、与生理需求是否满足有关的心理活动，具有较强的情境性、冲动性和暂时性。情感通过情绪表达，在情绪发生过程中往往含有情感的因素，情感的深度决定着情绪表现的强度，情感的性质决定在一定情境下情绪的表现形式。

2. 情绪和情感的作用　情绪和情感作为个体对客观世界的特殊反映形式，对人的物质生活和精神活动有着重要的作用。表现为下列功能：

（1）适应功能　调节个人情绪是适应社会环境、实现个体的生存与发展的一种重要手段。

（2）动机功能　情绪和情感是驱使个体行为的动机，通过积极或消极的作用推动或阻碍行为。

（3）组织功能　情绪和情感是心理活动的组织者，正性情绪主要起协调、激励作用，负性情绪则导致破坏与阻断。

（4）沟通功能　情绪和情感具有传递信息、沟通思想的功能。

3. 情绪和情感的种类　情绪、情感复杂多样。我国春秋时期的思想家荀子把情绪情感分为好、恶、喜、怒、哀、乐六大类，中医更有喜、怒、忧、思、悲、恐、惊的"七情"说法。现代心理学家将情绪情感划分为五类。

（1）基本情绪情感　是最基本、最原始的情绪，包括满意、喜悦、快乐、紧张、焦虑、抑郁、愤怒、恐惧、悲哀、痛苦、绝望等。

（2）与接近事物有关的情绪情感　包括惊奇、兴趣以及轻蔑、厌恶。

（3）与自我评价有关的情绪情感　包括犹豫、自信和自卑，这三种情绪具有较强的社会性。

（4）与他人有关的情感体验　分为肯定和否定两种，其中爱是肯定情感的极端，恨是否定情感的极端。

（5）正性情绪情感与负性情绪情感　凡能提高人的工作效能，增强人的体力和精力的积极情绪与情感为正性情绪情感，如满意、喜悦、快乐、惊奇、兴趣、自信、友爱等；凡是抑制人的活动效能，削弱人的体力和精力的消极情绪与情感为负性情绪情感，如抑郁、痛苦、悲哀、绝望、轻蔑、厌恶、自卑等。

4. 常见的异常情绪　主要有焦虑、抑郁、恐惧、悲伤和情绪不稳等，其中以焦虑和抑郁情绪最为常见。

（1）焦虑　是人们面对环境中一些即将来临的危险或重要事件所表现出来的紧张不安的情绪状态。焦虑是一种很普遍的现象，几乎人人都有过焦虑的体验。有时一定程度的焦虑是必要的，但是过度的、无端的焦虑则属于病理性的。病理性的焦虑时会出现对没有确定的客观对象和具体而固定的观念内容的害怕，并伴有血压升高、心率增快、出汗、面色苍白、口发干、坐立不安等一系列的症状。由于产生原因、严重性以及个体承受能力不同，人们可表现出轻度、中度或重度等不同程度的焦虑。轻度焦虑有利于提高个体的警觉水平，中、重度的焦虑可导致行为异常，引起生理和心理障碍。

（2）抑郁　是一组以情绪低落为特征的情绪状态，在抑郁状态下，个体会有悲观、失望、无助、冷漠、绝望等不良心境，并产生消极的自我意识。在行为方面，个体会有活动水平下降，言语减少，兴趣减退，回避他人的特点。在生理功能方面，还会出现睡眠障碍、食欲性欲减退、内脏功能下降及自主神经紊乱的症状。严重抑郁者有自伤和自杀的危险。

（二）评估方法与内容

1. 交谈法　通过询问被评估者"如何描述你此时和平时的情绪""有什么事情使你感到特别高兴、忧虑或沮丧""这样的情绪存在多久了"等问题了解被评估者的情绪状态。询问"为什么会有这种情绪""能不能告诉我是哪些事情让你有这种情绪"收集情绪产生的原因。必要时应将所获取的主观资料向与被评估者关系密切的他人（如配偶、父母、朋友等）进行核实，以防有隐瞒或偏差。

2. 观察法　情绪和情感活动中的外部表现为表情，包括面部表情、身体表情和言语表情。可以通过观察眼神、手势、语音语调等来判断个体的情绪状态。同时，机体所发生的外部表现和内部变化是和神经系统多种水平的功能相互联系的，是大脑皮质和皮质下中枢协同活动的结果，生理上可有呼吸、循环、皮肤电反应以及内分泌系统的变化，因此，观察时应重点注意有无面色苍白、呼吸和心率加速、血压升高、出冷汗、食欲减退、体重下降等表现。

3. 评定量表法　是评估情绪情感较为客观的方法，常用的有 Avillo 的情绪情感形容词量表、Zung 的焦虑状态量表和 Zung 的抑郁状态量表。

三、自我概念

（一）基础知识

1. 自我概念的定义　自我概念（self-concept）指个体通过对自己的内在与外在特征，以及对他人反应的感知与体验所形成的自我认识和评价，是个体在与其心理社会环境相互作用过程中形成的动态的、评价性的"自我肖像"。

2. 自我概念的组成　由身体自我（体像）、社会认同、自我认同和自尊四部分组成。

（1）体像（body image）　自我概念的主要组成部分之一，是人们对自己身体外形及功能的认识与评价，包括外表、感觉反馈及内在的感觉，也就是整体的生理形象。如自觉肥胖或消瘦、强健或虚弱。体像是自我概念中最不稳定的部分，较易受疾病、手术或外伤的影响。

（2）社会认同（social identity）　为个体对自己的社会人口特征，如年龄、性别、职业、社会团体成员资格以及社会名誉、地位的认知与感受。

（3）自我认同（personal identity）　指个体对自己智力、能力、性情、道德水平等的认知与判断。

（4）自尊（self-esteem）　指人们尊重自己、维护自己的尊严和人格，不容他人任意歧视和侮辱的一种心理意识和情感体验。自尊源于对以上自我概念的正确认识，对自我价值、能力和成就的恰当评价。任何对自我的负性认识和评价都会影响个体的自尊。同时，自尊还与期望自我密切相关，个体有意无意地将自我评价与期望自我进行比较而形成的，当自我评价与期望自我一致时，自尊得以提高；反之，则下降。

3. 自我概念的形成与分类 库利（Cooley）的"镜中我"理论指出，自我概念是他人对于自己看法的反映，是在生活中与他人交往产生的。在婴儿期，人就有了对身体的感受，这时如果生理需求能够被满足，爱和温情能够体验，便开始建立对自我的积极感受。随年龄增长，与周围人交往增多，就逐渐把自己观察和感知到的自我与他人对自己的态度和反应内化到自己的判断中形成自我概念。

按 Rosenberg 的理论，可将自我概念分为真实自我、期望自我与表现自我三大类。真实自我是自我概念的核心，是人们对其身体内在和外在特征以及社会状况的真实感知与评价。期望自我又称理想自我，包括期望得到的外表与生理方面的特征，也包括希望具备的个性特征、心理素质以及人际交往与社会方面的属性。期望自我包括真实与不真实两种成分，与真实自我越接近，自我概念越好；反之，可产生自我概念紊乱或自尊低下。表现自我指个体真实自我的展示与暴露，为自我概念中最富有变化的部分。在不同场合或面对不同的交往对象时，人们暴露自我的方式和程度有所不同。

4. 自我概念的影响因素 个体的自我概念并非一旦形成就不再改变，可受许多因素的影响而发生变化。

（1）早期生活经历 早期生活经历中，如果得到的身心社会反馈是积极的、令人愉快的，建立的自我概念大多是良好的；反之，则是消极的。在个体生活中起重要作用的人，如父母、老师对自我概念的形成影响很大，但在人生的不同阶段，重要人物的构成不同。

（2）生长发育过程中的正常生理变化 如青春期第二性征的出现、妊娠、衰老过程中皮肤弹性的丧失与脱发等，均可影响个体对自我的感知。

（3）健康状况 健康状况改变，如疾病、手术、外伤等，可造成自我尤其体像的暂时或永久改变，此时需个体自我调节和适应。Norris 认为个体适应体像改变的程度取决于体像改变的性质、对个体的意义、个体的适应能力、有重要意义的他人的反应以及个体获得的社会与家庭支持等。

（4）其他 包括个人角色和人格特征以及职业、文化、环境、人际关系和社会经济状况。如 Rotter 认为人格特征为内控型者将事物的结果归因于自己的行动和选择，多与积极的自我概念相联系，在面对疾病时会寻求和重获控制感；而外控型者认为命运、外部力量控制事物结局，面对疾病时易产生消极无助感。

（二）评估方法与内容

1. 交谈法 ①通过询问被评估者的姓名、年龄、职业、职务、受教育水平、经济来源、家庭、工作单位情况、引以为自豪的个人成就等方面的问题了解被评估者的社会人口学特征。②可以通过询问被评估者："身体哪一部分对你来说最重要""你最喜欢你身体哪些部位而最不喜欢的又是哪些部位""在外表方面，你最希望自己有什么改变而他人又希望你有什么改变？这些改变对你的影响有哪些？你认为这些改变会影响他人对你的看法吗"等问题，了解被评估者对自我体像的认知。③通过询问被评估者："总体来说，你对自己满意吗""你觉得你是怎样的一个人""你处理工作和日常生活问题的能力如何""你对自己的个性特征、心理素质和社会能力满意吗""你的朋友、同事、领导如何评价你""你最引以为傲的个人成就有哪些"等问题，了解被评估者的自我认同与社会认同情况。

2. 观察法 观察被评估者的身高、体重、外貌与年龄的符合程度，穿着打扮是否得体、身体哪些部位有改变、是否与评估者有目光交流、面部表情如何，以及是否有不愿见人、想隐退、不愿照镜子、不愿与他人交往、不愿看身体形象有改变的部位、不愿与别人讨论伤残或不愿听到这方面的谈论等行为表现，对体像进行进一步的评估。

3. 投射法　又称画人测验法，主要用于对儿童等不能很好地理解和回答问题的患者。其方法为让患者画自画像并对其进行解释，从中识别患者对其体像改变的认识与内心体验。

四、行为评估

（一）基础知识

1. 行为的定义　行为（behavior）是机体在内外环境刺激下产生的外显的活动、动作等，是内在的生理变化和心理活动的反应。

2. 行为与健康的关系　目前人类疾病谱和死因顺位发生巨大变化，威胁人类健康的疾病已从以前的传染病和营养不良转为心脑血管疾病、糖尿病或恶性肿瘤。而这些慢性疾病的发生与心理社会因素、行为方式密切相关。因此，从心身健康角度，人类行为与心身健康关系密切。一方面，个体在疾病过程中常会出现各种行为表现；另一方面，个体行为会影响机体的健康状况。

3. 健康行为的概念　健康行为（health behavior）是指人们为了增强体质、维持和促进身心健康和避免疾病而进行的各种活动，如充足睡眠、合理营养和适当运动等。健康行为是一种理想的行为理论模式，象征着人的行为的方向，在现实生活中人们只能尽量地接近这种理论标准。其包括自主行为和依从行为。

（1）自主行为　是指个体自己选择的促进当前健康的行为。个体选择和维持某种健康行为不一定总是与其掌握的知识和健康价值观一致，如某些人深知吸烟损害健康却仍然吸烟。而吸烟者若能限制吸烟量，并重视合理膳食、适当锻炼，那么尽管其健康仍处于吸烟的威胁下，却同时受到其他健康促进行为的保护。

（2）依从行为　是指个体接受、服从治疗护理计划或健康促进计划的客观行为及其程度。人们越来越关注和重视依从性在健康促进活动和治疗中的作用。当今社会提倡和鼓励人们通过积极的健康行为维护健康和减少医疗费用，这在一定程度上取决于个体对健康促进和治疗护理计划的依从性。

⊕ **知识链接**

健康保护行为

　　WHO 提出人类的四大健康行为是"合理膳食、适量运动、戒烟限酒、心理平衡"。美国学者 Breslow 等对 6928 名成年人为期 5 年半的随访研究，总结出七项与人们的期望寿命和良好健康显著相关的基本健康保护行为，分别是：①不吸烟；②有规律地体力锻炼；③适当睡眠（每晚 7～8 小时）；④保持适当的体重；⑤不饮酒或少量饮酒；⑥每天进食早餐；⑦每天正常且规律的三餐，避免零食。

4. 健康损害行为　或称行为病因，是指偏离个人、团体乃至社会健康期望方向的一组相对明显和确定的对健康有不良影响的行为，如吸烟、酗酒、高脂饮食等。其特点为：一般后天经历习得；与个人和社会的健康期望不一致，对自己、他人和社会的健康构成危害；对健康的危害表现出相对的稳定性，即对健康的不良影响有一定的强度和持续时间。一般可将健康损害行为分为以下 4 类。

（1）不良生活方式和习惯　主要指不良饮食习惯和缺乏运动，前者包括饮食过度、高脂饮食、高糖饮食或低纤维素饮食、挑食，嗜好致癌性食物和进食过快、过热、过硬、过酸、过辣等不良进食习惯。长期缺乏运动，会导致心、肺、肝、肾等内脏器官的功能下降、肌力下降及自主神经功能失调综合征等，可诱发或加重肥胖症、冠心病等。这些不良生活方式和习惯会直接或间接危害人类健康，导致各种慢性疾病的发生，如恶性肿瘤、糖尿病、心血管疾病等。

（2）日常健康危害行为　主要包括吸烟、酗酒、吸毒和不良性行为等。吸烟已成为我国的一个重要社会和公共卫生问题。吸烟可导致多种疾病，其与肺癌关系密切已得到证实。长期过量饮酒可导致乙醇依赖，引起脑功能减退和各种精神障碍，甚至导致不可逆的病理改变。此外，吸毒、不良性行为不仅给自己的身心健康带来不利影响，还会给家庭、社会带来难以估量的危害。

（3）不良病感行为　是指个体从感知到自身患有疾病到疾病康复全过程所表现出来的一系列不利于健康的行为。包括疑病行为、瞒病、恐病、不及时就诊、不遵从医嘱、迷信或放弃治疗等。

（4）致病行为模式　也称危害健康的人格类型，为导致特异性疾病发生的行为模式。国内外研究较多的是 A 型行为模式与冠心病发病的关系，以及 C 型行为模式与癌症发病的关系等。此外，研究还发现 A 型行为、情绪压抑，对自己要求过高，比较固执保守的人比较容易罹患原发性高血压；竞争性过强、精神紧张、过度自制者容易罹患消化性溃疡；过度依赖、受暗示性强的个体与支气管哮喘关系密切等。

（二）评估方法与内容

行为评估侧重于对行为的描述，可通过交谈、观察和评定量表测评等方法对健康行为进行评估。

1. 交谈法　通过询问了解患者是否存在不良的生活方式与习惯、是否有危害健康的行为和在疾病过程中的行为，以及是否存在危害健康的行为模式等。

（1）生活方式和习惯　如询问"你的饮食怎么样""你是否喜欢吃油炸食品""你是否喜欢吃辛辣刺激性食物""你每天进食多少蔬菜与水果""你经常运动吗？每周运动多少次"。

（2）日常健康危害行为　如询问"你是否吸烟""你是否饮酒？若是，每天的量是多少""你是否有吸毒行为""你是否有过不洁性行为"。

（3）病感行为　如询问"你是否经常怀疑自己患有疾病""你是否害怕到医院看病""你是否遵从医生的治疗方案""你身体不舒服时是否及时就医""你是否想放弃治疗"。

（4）致病行为　如询问"你做事是否有耐心""你喜欢做富有竞争性的事情吗""你是否经常觉得时间紧张""你是否觉得压力较大"。

2. 观察法　观察内容包括患者的健康行为或损害健康行为发生的频率、强度和持续时间等，如饮食的量、种类、有无节食或暴食行为；日常运动类型、频次；就诊过程中出现的行为如有无吸烟、酗酒、吸毒行为或皮肤注射痕迹等；是否存在致病行为模式等。

3. 评定量表法　常用的评定量表有健康促进生活方式问卷（health – promoting life profile，HPLP）、酒精依赖疾患识别测验（the alcohol use disorders identification test，AUDIT）、A 型行为评定量表（type A behavior pattern，TABP）等。

第四节　常用心理量表的使用

PPT

一、智力评估

智力测验是评估一个人一般能力的方法，根据有关智力概念的理论经过标准化过程编制而成。智力测验是心理测验中最重要的一类测验，不仅可研究智力水平，而且是对其他病理情况不可或缺的研究工具。

（一）常用智力测验工具

1. 中国比奈测验　我国陆志韦于 1937 年修订了斯坦福 – 比奈量表（Stanford – Binet Scale，S – B）

的 1916 年版本，吴天敏于 1981 年根据陆氏修订版再做修改，编制了《中国比奈测验》，适用于正常人、发育迟滞和高智商人群的 IQ 估计，在临床心理学、精神病学和教育咨询中广泛应用。适用于 2～18 岁的测试对象，最佳适用年龄为 6～14 岁，每岁 3 个项目。在评分方法中，放弃了原来比率智商的计算方法，改成以个人的测验分数与其所在年龄群体的平均分相比较的方法来计算个人 IQ。中国版比奈测验使用简便，易于操作学习，但该测验不能具体诊断儿童智力发展的各个方面（表 4 - 1）。

表 4 - 1　中国比奈测验项目

1. 比圆形	2. 说出物体	3. 比长短线	4. 拼长方形
5. 辨别图形	6. 数纽扣	7. 问手指数	8. 上、下午
9. 简单迷津	10. 解说图画	11. 寻失物	12. 倒数 20～1
13. 心算（一）	14. 说反义词（一）	15. 推断情景	16. 指出缺点
17. 心算（二）	18. 找寻数字	19. 找寻图样	20. 对比
21. 造句子	22. 正确答案	23. 对答问句	24. 描画图形
25. 剪纸	26. 指出谬误	27. 数学巧术	28. 方形分析（一）
29. 心算（三）	30. 迷津	31. 时间计算	32. 填字
33. 盒子计算	34. 对比关系	35. 方形分析（二）	36. 记故事
37. 说出共同点	38. 语句重组（一）	39. 倒背数目	40. 说反义词（二）
41. 拼字	42. 评判语句	43. 数立方体	44. 几何图形分析
45. 说明含义	46. 填数	47. 语句重组（二）	48. 校正错数
49. 解释成语	50. 区别词义	51. 明确对比关系	

2. 韦克斯勒智力量表　1939 年韦克斯勒（D. Wechsler）在纽约 Bellevue 医院编制了 Wechsler - Bellevue 量表，简称 W - BI。该量表是继斯坦福 - 比奈量表之后世界上最通用的另一个重要的智力测验工具，是国际心理学界公认的已被广泛运用的个别智力测验量表，可用于儿童和成人。该量表经过多次修订完善，根据被测对象的年龄，分为韦克斯勒成人智力量表（Wechsler adult intelligence scale，WAIS）、韦克斯勒儿童智力量表（Wechsler intelligence scale for children，WISC）和韦克斯勒学龄前儿童智力量表（Wechsler preschool scale of intelligence，WPSI），详见表 4 - 2。

表 4 - 2　几套韦式量表所适用的年龄范围

量表名称	W - BI	WAIS	WISC	WPSI
年龄范围	7～16 岁，17～70 岁	16 岁以上	6～16 岁	4～6 岁

我国心理学家林传鼎、张厚粲等对上述几个量表进行了翻译和修订，于 1981 年正式确定了中文版内容。量表包括言语和操作两大部分，每部分又按题目类型分成多种分测验。言语分量表包括常识、领悟、算术、相似性、词汇和数字广度等一些分测验，这些方面构成了一个人的言语能力，根据测验结果可以得出言语智商。操作分量表包括数字符号（译码）、图画补缺、木块图形，图片排列、物体拼凑等分测验，测验结果得出操作智商，而两个分量表合并可以得出总智商。在施测中，言语部分和操作部分的各个分测验在顺序上是交替进行的。从测验结果看，除能测出被试者在全部量表上的智商外，还可分别测出言语智商和操作智商，一些分测验也可以用来测验儿童的精神和情绪是否正常。此量表适用于 6～16 岁的儿童，施测与评定需由专业人员主持进行。

韦克斯勒智力量表因分类较细，能较好地反映了一个人智力整体水平和各个侧面，临床上对于鉴别脑器质性障碍和功能性障碍的患者有一定作用。此外，一些分测验成绩随衰老而降低，可作为脑功能退化的参数。

（二）快速智力筛查工具

1. 简易智力状态检查　简易智力状态检查（mini - mental state examination，MMSE）是由 Folstein 于

1975 年编制的，是最具影响的认知缺损筛查工具之一。MMSE 信度良好，与 WAIS 的平行效度也良好。具有快速简便的优点，对评定者的要求不高，只需简单训练便可操作，适用于社区和基层，为进一步检查和诊断提供依据。国内有李格和张明园两种中文修订版本，均曾进行大规模测试，本文以张明园修订的版本为主（表 4-3）。

表 4-3　中文版简易智力状态检查（MMSE）

项目		正确	错误	说不会做	拒绝回答
1. 今年的年份					
2. 现在是什么季节					
3. 今天是几号					
4. 今天是星期几					
5. 现在是几月份					
6. 能告诉我现在我们在哪里？例如：在哪个省、市					
7. 你住在什么区（县）					
8. 你住在什么街道					
9. 我们现在是第几楼					
10. 这儿是什么地方					
11. 现在我要说三样东西的名称，在我讲完之后，请你重复说一遍，请你好好记住这 3 样东西，因为等一下会再问你的（请仔细说清楚，每一样东西 1 秒）请你把这三样东西说 1 遍（以第一次答案计分）	皮球				
	国旗				
	树木				
12. 现在请你从 100 减去 7，然后从所得数目再减去 7，如此一直计算下去，把每个答案都告诉我，直到我说"停"为止。（若答错了，但下一个答案都是对的，那么只计一次错误）	100 - 7				
	93 - 7				
	86 - 7				
	79 - 7				
	72 - 7				
13. 现在请你告诉我，刚才我要你记住的 3 样东西是什么？	皮球				
	国旗				
	树木				
14. 请问这是什么（访问员：拿出你的手表、铅笔）	手表				
	铅笔				
15. 现在我要说一句话，请清楚地重复一遍，这句话是："四十四只石狮子。"（只许说一遍，只有正确咬字清楚的才记 1 分）	四十四只石狮子				
16. （访问员：把写有"闭上您的眼睛"大字的卡片交给受访者）请照着这张卡片所写的去做。（如果他闭上眼睛，记 1 分）					
17. （访问员：说下面一段话，并给他一张空白纸不要重复说明，也不要示范）请用右手拿这张纸，再用双手把这张纸对折，然后把纸放在你的大腿上	用右手拿纸				
	把纸对折				
	放在大腿上				
18. 请你说一句完整的、有意义的句子（句子必须有主语，动词）记下所叙述句子的全文					
19. （访问员：把卡片交给受访者）这是一张图，请你在同一张纸上照样把它画展出来（对：两个五边形的图案，交叉处形成个小四边形）					

MMSE 共 19 项，1～5 项为时间定向；6～10 项为地点定向；11 项为语言即刻记忆；12 项为检查注意和计算；13 项为检查短程记忆；14 项为物体命名；15 项为语言复述；16 项为阅读理解；18 项为说一句句子，检测语言表达；19 项为图形描画。被测者回答或操作正确计"1"分，错误计"0"分。其主要统计指标为总分，为所有计"1"的项目总和。以 24 分作为分界值：低于 24 分为有认知功能缺损。

2. 痴呆简易筛查量表　痴呆简易筛查量表（brief screening scale for dementia，BSSD）是由上海张明园教授于 1987 年编制。其具有易于掌握、操作简便、可接受性高等特点，是较为有效、适合我国国情的痴呆筛查量表。

痴呆简易筛查量表（BSSD）有 30 个项目，包括常识/图片理解、短时记忆、语言（命令）理解、计算/注意、地点定向、时间定向、即刻记忆、物体命名等认知功能（表 4－4）。评分方法简便，每题答对得 1 分，答错为 0 分。其统计指标为总分，范围为 0～30 分。分界值文盲组为 16 分，小学组（教育年限≤6 年）为 19 分，中学及以上组（教育年限>6 年）为 22 分。

表 4－4　痴呆简易筛查量表（BSSD）

指导语：老年人常有记忆和注意等方面问题，下面有一些问题检查您的记忆和注意能力，都很简单，请听清楚再回答。

	正确	错误
1. 请问现在是哪一年	1	0
2. 几月份	1	0
3. 几日	1	0
4. 星期几	1	0
5. 这里是什么市（省）	1	0
6. 什么区（县）	1	0
7. 什么街道（乡、镇）	1	0
8. 什么路	1	0
（取出以下物品，请被试者逐件说出其名称）		
9. 五分分币	1	0
10. 钢笔套	1	0
11. 钥匙圈	1	0
（移去物品，问"刚才让您看过哪些东西"）		
12. 五分分币	1	0
13. 钢笔套	1	0
14. 钥匙圈	1	0
15. 1 元用去 7 分（　）	1	0
16. 再用 7 分（　）	1	0
17. 再用 7 分（　）	1	0
（我要讲几句话，请听我把话说完，听清楚并照我的做，请您用右手来拿纸，再把纸放在桌子上）		
18. 取	1	0
19. 折	1	0
20. 放	1	0
（问：请再想一下，让您看过什么东西）	1	0
21. 五分分币	1	0
22. 钢笔套	1	0
23. 钥匙圈	1	0
（取出图片，问"请看这是谁的相片?"）	1	0
24. 孙中山	1	0

续表

	正确	错误
25. 毛泽东	1	0
（取出图片，让被试者说出图的主题）		
26. 送伞	1	0
27. 买油	1	0
28. 我国的总理是谁	1	0
29. 一年有多少天	1	0
30. 新中国哪一年成立的	1	0

二、人格评估

人格测验也称个性测验，是指测量个体行为独特性和倾向性等特征，是心理测验中使用最广泛的测验。评估人格测验一般分为有结构的客观测验和无结构的测验两种形式，最常用的方法有问卷法和投射测验。

（一）客观测验

客观测验是一种自陈式问卷，由许多涉及个人心理特征的问题组成，进一步分出多个维度或分量表，反映不同人格特征。常用人格问卷有艾森克人格问卷、明尼苏达多相人格问卷和卡特尔16项因素人格问卷。

1. 艾森克人格问卷 艾森克人格问卷（Eysenck personality questionnaire，EPQ）是由英国伦敦大学艾森克夫妇根据人格结构三个维度的理论共同编制（表4-5）。于1975年形成含四个分量表的EPQ，在国际上广泛采用，有成人问卷和青少年问卷两种。该理论认为，人格是由行为和行为群有机组织而成的层级结构。最低层是无数个具体反应，是可直接观察的具体行为。较高层是习惯性反应，它是具体反应经重复被固定下来的行为倾向。再高一层是特质，是一组习惯性反应的有机组合，如焦虑、固执等。最高一层是类型，是由一组相关特质的有机组合而成，具有高度概括的特征，对人的行为具有广泛的影响。通过对人格问卷资料的因素分析的研究确定了人格类型的三个基本维度。根据外倾性维度可以把人格分为外倾型和内倾型；根据情绪稳定性可以把人格分为情绪型和稳定型；根据心理变态倾向可以把人格分为精神失调型和精神整合型。人们在这三方面的不同倾向和不同表现程度，便构成了不同的人格特征。艾森克的三个人格维度不但经过许多数学统计上的和行为观察方面的分析，而且也得到实验室内多种心理实验的考察，被广泛应用于医学、司法、教育等领域，适合各种人群测试。国内由龚耀先于1983年主持修订了儿童和成人两套常模，均为88个项目。同时，北京大学的陈仲庚也建立了EPQ的成人北京常模。成人问卷适用于16岁以上人群，儿童问卷适用于7~15岁儿童。EPQ由三个人格维度和一个效应量表组成。

（1）E量表（内外向维度） 艾森克认为内外向维度与中枢神经系统的兴奋、抑制的强度密切相关。该维度的两端是典型的内向和外向，二者之间是连续不断的移行状态。分数高者具有外向特质，表现为好交际、渴望刺激和冒险，情感易于冲动。分数低者具有内向特质，表现为安静、富于内省，除了亲密的朋友之外，对一般人缄默冷淡，不喜欢刺激，喜欢有秩序的生活方式，情绪比较稳定。

（2）N量表（神经质或情绪稳定性维度） 神经质或情绪稳定性维度与自主神经系统的稳定性有关。分数高提示情绪不稳，表现为焦虑、担心、常常郁郁不乐、忧心忡忡，有强烈的情绪反应，以至于出现不够理智的行为。分数低者情绪稳定，表现为情绪反应缓慢，有时给人一种情绪反应缺乏的感觉。

（3）P量表（精神质维度） 该维度是一种单向维度，P量表得分过高提示精神质，表现为孤独、不关心人、敌意、缺乏同情心、攻击行为等。如果某人表现出精神质程度明显，则容易发展成行为异常。

（4）L量表（掩饰）　测定被试的掩饰、假托或自身隐蔽，或者测定其社会性朴实幼稚的水平。分数高者说明受试者过分地掩饰，这样将影响该份问卷测验的"真实性"。

EPQ项目少，实施方便，既可用于个体实施，也可在团体中使用。在我国是临床应用最为广泛的人格测验，但由于其条目较少、反映的信息量相对较少，故反映人格特征类型有限。

表4-5　艾森克人格问卷（EPQ）（成人）

指导语：请回答下列问题，在相应项目的"是/否"上打"√"。每个答案无所谓对错，请按自己的实际情况回答，将问题的意思看懂了就快点回答，不要在每道题目上太多思索。

	正确	错误
1. 你是否有许多不同的业余爱好？		
2. 你是否在做任何事情以前都要停下来仔细思考？		
3. 你的心境是否常有起伏？		
4. 你曾有过明知是别人的功劳而你去接受奖励的事吗？		
5. 你是否健谈？		
6. 欠债会使你不安吗？		
7. 你曾无缘无故觉得"真是难受"吗？		
8. 你曾贪图过分外之物吗？		
9. 你是否晚上小心翼翼地关好门窗？		
10. 你是否比较活跃？		
11. 你在见到小孩或动物受折磨时是否会感到非常难过？		
12. 你是否常常为自己不该做而做了的事，不该说而说了的话紧张？		
13. 你喜欢跳降落伞吗？		
14. 通常你能在热闹联欢会中尽情地玩吗？		
15. 你容易激动吗？		
16. 你曾将自己的过错推给别人吗？		
17. 你喜欢会见陌生人吗？		
18. 你是否相信保险制度是一种好办法？		
19. 你是一个容易伤感情的人吗？		
20. 你所有的习惯都是好的吗？		
21. 在社交场合你是否总不愿崭露头角？		
22. 你会服用奇异或其有危险作用的药物吗？		
23. 你常有"厌倦"之感吗？		
24. 你曾拿过别人的东西吗（哪怕一针一线）？		
25. 你是否常爱外出？		
26. 你是否从伤害你所宠爱的人中感到乐趣？		
27. 你常为有罪恶感所苦恼吗？		
28. 你在谈论中是否有时不懂装懂？		
29. 你是否宁愿看书而不愿去多见人？		
30. 你有要伤害你的仇人吗？		
31. 你觉得自己是一个神经过敏的人吗？		
32. 对人有所失礼时你是否经常表示歉意？		
33. 你有许多朋友吗？		
34. 你是否爱讲些有时确能伤人的笑话？		
35. 你是一个多忧多虑的人吗？		
36. 你在童年是否按吩咐要你做什么你便做什么，毫无怨言？		

续表

	正确	错误

37. 你认为你是一个乐天派吗？

38. 你很讲究礼貌和整洁吗？

39. 你是否总在担心会发生可怕的事情？

40. 你曾损坏或遗失过别人的东西吗？

41. 交新朋友时一般是你采取主动吗？

42. 当别人向你诉苦时，你是否容易理解他们的苦衷？

43. 你认为自己很紧张，如同拉紧的弦一样吗？

44. 在没有废纸篓时，你是否将废纸仍在地上？

45. 当你与别人在一起时，你是否言语很少？

46. 你是否认为结婚制度过时了，应该废止？

47. 你是否有时感到自己可怜？

48. 你是否有时有点自夸？

49. 你是否很容易将一个沉寂的聚会搞得活跃起来？

50. 你是否讨厌那种小心翼翼开车的人？

51. 你为你的健康担忧吗？

52. 你曾讲过什么人的坏话吗？

53. 你是否喜欢对朋友讲笑话和有趣的故事？

54. 你小时候曾对父母粗暴无礼吗？

55. 你是否喜欢与人混在一起？

56. 如果你知道自己工作有错误，会感到难过吗？

57. 你患失眠吗？

58. 你吃饭前必定洗手吗？

59. 你常无缘无故感到无精打采和倦怠吗？

60. 和别人玩游戏时，你有过欺骗行为吗？

61. 你是否喜欢从事一些动作迅速的工作？

62. 你的母亲是一位善良的妇人吗？

63. 你是否常常觉得人生非常无味？

64. 你曾利用过某人为自己取得好处吗？

65. 你是否常常参加许多活动，超过你的时间允许？

66. 是否有几个人总在躲避你？

67. 你是否为你的容貌而感到烦恼？

68. 你是否觉得人们为了未来有保障而办理储蓄和保险所花的时间太多？

69. 你曾有过不如死了为好的愿望吗？

70. 如果有把握永远不会被人发现，你会逃税吗？

71. 你能使一个集会顺利进行吗？

72. 你能克制自己不对人无礼吗？

73. 遇到一次难堪的经历后，你是否在很长一段时间内仍感到难受？

74. 你患有"神经过敏"吗？

75. 你曾经故意说些什么来伤害别人的感情吗？

76. 你与别人的友谊是否容易破裂，虽然不是你的过错？

77. 你常感到孤单吗？

78. 当人家寻你的差错，找你工作中的缺点时，你是否容易在精神上受挫伤？

79. 你赴约会或上班曾迟到过吗？

80. 你喜欢忙忙碌碌地过日子吗？

续表

	正确	错误

81. 你愿意别人怕你吗？

82. 你是否觉得有时浑身是劲，而有时又是懒洋洋的吗？

83. 你有时把今天应做的事拖到明天去做吗？

84. 别人认为你是生机勃勃的吗？

85. 别人是否对你说了很多谎话？

86. 你是否容易对某些事情容易冒火？

87. 当你犯了错误时，你是否常常愿意承认它？

88. 你会为一动物落入圈套被捉拿而感到很难过吗？

2. 明尼苏达多相人格问卷　明尼苏达多相人格问卷（Minnesota multiphasic personality inventory，MMPI）是由明尼苏达大学心理学教授哈瑟韦和精神科医生麦金力于20世纪40年代制定的，是迄今应用极广、颇富权威的一种纸笔式人格测验。最初主要是根据精神病学的经验校标来对个体进行诊断，后发展为人格测验。MMPI于20世纪80年代被引进中国，中国科学院心理研究所组织了标准化修订工作，由宋维真主持，经过几十年的发展和修正完善，MMPI在中国得到了广泛运用。MMPI适用于16岁以上具有小学以上文化水平，没有影响测试结果的生理缺陷的人群。

MMPI共有566个自我陈述语形式的题目，题目内容包括身体各方面的情况、精神状态、家庭、婚姻、宗教、政治、法律、社会等方面的态度和看法。受试者根据自己的实际情况作答，如不确定者可不作答。然后，根据受试者的答案计算分数进行分析，每一个受试者均可从各量表得分中获得一个人格剖面图。各量表结果采用T分形式，可在MMPI剖析图中标出。一般量表T分高于70分则提示该量表存在所反映的精神病理症状。但在具体分析时应综合各量表T分高低来解释。

MMPI应用非常广泛，主要用于病理心理学的研究。在临床工作中，MMPI常用的4个效度量表和10个临床量表（表4-6）。在20世纪80年代后期，MMPI进行了一次主要修订，即形成MMPI-2。MMPI-2有成人和青少年常模，可用于13岁以上的青少年和成人，在语言和内容上都有更新，还增加了15个内容量表，其优点在于实施经济和轻松，也可用于心理病理的诊断。

表4-6　MMPI的4个效度量表和10个临床量表

效度量表	疑问量表（Q）、掩饰量表（L）、诈病量表（F）、校正量表（K）
临床量表	疑病量表（Hs）、妄想量表（Pa）、抑郁量表（D）、精神衰弱量表（Pt）、癔症量表（Hy）、精神分裂症量表（Sc）、精神病态量表（Pd）、躁狂症量表（Ma）、男子气或女子气（Mf）、社会内向量表（Si）

3. 卡特尔16项因素人格问卷　卡特尔16项因素人格问卷（Cattell-16 personality factors，16PF）是美国伊利诺州立大学人格及能力测验研究所卡特尔教授编制的用于人格检测的一种问卷。卡特尔认为，人格的基本结构元素是特质。特质的种类很多，有人类共同的特质，有各人独有的特质。有的特质取决于遗传，有的取决于环境；有的与动机有关，有的则与能力和气质有关。卡特尔从因素分析中得出用于描述个体的人格特征的16个根源特质。这16个因素或分量表的名称和符号分别是乐群性（A）、聪慧性（B）、稳定性（C）、恃强性（E）、兴奋性（F）、有恒性（G）、敢为性（H）、敏感性（I）、怀疑性（L）、幻想性（M）、世故性（N）、忧虑性（O）、实验性（Q1）、独立性（Q2）、自律性（Q3）、紧张性（Q4）。

该问卷是世界公认的最具权威的个性测验方法，在临床医学中被广泛应用于心理障碍、行为障碍、心身疾病的个性特征的研究，对人才选拔和培养也很有参考价值。16PF适用于16岁以上的青年和成人，现有 5 种版本：A、B 本为全版本，各有 187 个项目；C、D 本为缩减本，各有 106 个项目；E 本适用于文化水平较低的被试，有 128 个项目。我国现在通用的是美籍华人刘永和博士在卡特尔的赞助下，与伊利诺伊大学人格及能力研究所的研究员梅瑞狄斯博士合作，于 1970 年发表的中文修订本。

16PF 结果采用标准分（Z 分），通常认为 <4 分为低分（1~3 分），>7 分为高分（8~10 分），高低分结果均有相应的人格特征说明（表 4-7）。

表 4-7 16PF 的因素、名称、特征简介

因素名称	低分特征	高分特征
A 乐群性	缄默，孤独，冷淡	外向，热情，乐群
B 聪慧性	思想迟钝，学识浅，抽象思考能力弱	聪明，富有才识，善于抽象思考
C 稳定性	情绪激动，易烦恼	情绪稳定而成熟，能面对现实
E 特强性	谦逊，顺从，通融，恭顺	好强，固执，独立，积极
F 兴奋性	严谨，审慎，冷静，寡言	轻松兴奋，随遇而安
G 有恒性	苟且敷衍，缺乏奉公守法的精神	有恒负责，做事尽职
H 敢为性	畏怯退缩，缺乏自信心	冒险敢为，少有顾虑
I 敏感性	理智的，着重现实，自食其力	敏感，感情用事
L 怀疑性	信赖随和，易与人相处	怀疑，刚愎，固执己见
M 幻想性	现实，合乎成规，力求妥善合理	幻想的，狂放任性
N 世故性	坦白，直率，天真	精明强干，事故
O 忧虑性	安详，沉着，通常有自信心	忧虑抑郁，烦恼自扰
Q1 实验性	保守的，尊重传统观念与行为标准	自由的，批评激进，不拘泥于成规
Q2 独立性	依赖，随群附和	自立自强，当机立断
Q3 自律性	矛盾冲突，不顾大体	知己知彼，自律严谨
Q4 紧张性	心平气和，闲散宁静	紧张困扰，激动挣扎

（二）投射测验

投射测验是指观察个体对一些模糊的或者无结构材料所作出的反应，通过受试者的想象而将其心理活动从内心深处暴露或投射出来的一种测验，从而使检查者得以了解受试者的人格特征和心理冲突。这是以弗洛伊德（Freud）的心理分析人格理论为依据。这种理论主张，个体一些潜意识的内驱力受到压抑，虽然不易觉察，但是却影响着人们的行为。这种潜意识可以在无规则的表达中表露出来，心理学家则根据被试者表达出来的潜意识，进行人格分析。常用的投射测验是洛夏测验和主题统觉测验。

1. 洛夏测验　是瑞士精神病学家赫尔曼·洛夏在 1921 年创立，用于鉴别精神分裂症与其他精神疾病，也用于研究感知觉和想象能力。该测验于 1940 年在临床上得到广泛应用，我国龚耀先于 1990 年完成修订工作，现在我国已有正常人的常模。

洛夏测验提供了第一套被广泛接受的墨迹图片，共 10 张图片，每张上有一个对称的图形。其中 5 张黑白图片，2 张黑色加红色图片，3 张彩色图片。每次按顺序给被试者呈现一张，同时问被试者："你看到了什么""这可能是什么东西""你想到了什么"等问题。被试者可以从不同角度看图片，做出自由回答，根据被试者的反应进行进一步的询问。记录被试者的语言反应，并注意其情绪表现和伴随的动作。

洛夏测验的结果处理，不是计分，而是编码，但其意义和计分一样。美国 Exner J 于 1974 年建立了洛夏测验结果分析系统，目前用于正常和病理人格的理论和临床研究。

2. 主题统觉测验（TAT）　是美国心理学家亨利·默瑞于 1935 年创立的。该测验材料由 30 张模棱

两可的图片和一张空白图片组成。图片内容多为人物，也有部分风景，但每张图片都至少有一个物。根据被试的年龄、性别采用其中 19 张图片和一张空白卡片进行测试。每次给被试者呈现一张情景图片，让被试者根据看到的内容编故事。每次被试者都必须回答这样四个问题：图中发生了什么事？为什么会出现这种情境？图中的人物正在想什么？故事的结局会怎样？主试者评价故事的结果和内容及受试者描述的个体行为，试图发现受试者关心的问题、动机和人格特点。经实践证明，主题统觉测验是测量个体成就动机的有效工具。

投射测验可唤醒被试者的内心世界或人格的不同表现形式，从而在反应中表现出这种内在需要和状态。其优点表现在：①弹性大，被试者不受限制，可以任意作出反应。②材料仅为图片，因此可以对没有阅读能力的被试者进行施测。缺点为：①评分缺乏客观标准，测验的结果难以解释。②对特定行为不能提供较好的预测，如测验上发现某人有侵犯欲望，但是实际上这个人却很少出现侵犯行为。③需要花费大量的时间。

三、情绪和情感评估

情感测验是评估情绪情感较为客观的方法，常采用量表进行评定。评定量表可分为自评量表和他评量表，前者评定者和被评定者为同一主体，评定者根据量表内容对自己进行评估；后者评定者和被评定对象为不同主体，由了解被评定者情况的人根据他们的观察按量表内容对评定对象进行评估。常用的有 Zung 焦虑状态自评量表、Zung 抑郁状态自评量表和 90 项症状自评量表等。

（一）自评量表

1. Zung 焦虑状态自评量表（self - rating anxiety scale，SAS）　1971 年由美国杜克大学医学院的 Zung 编制。该量表包括 20 个与焦虑症状有关的条目，用于反映有无焦虑症状及其严重程度，适用于具有焦虑症状的成年人，也可用于流行病学调查。

SAS 适用的时间范围为最近 1 周，采用 4 级评分标准，主要评定所定义的症状出现的频率，其标准为：1 表示没有或很少时间有，2 表示有时有，3 表示大部分时间有，4 表示绝大部分或全部时间都有。20 个条目中 15 项是用负性词陈述的，按上述 1~4 顺序评分；其余 5 项（5、9、13、17、19）是正性词陈述的，按反向顺序计分。

SAS 的主要统计指标为总分。将 20 个项目的各自得分相加得粗分，用粗分乘以 1.25 以后取整数部分，得到标准分。按照中国常模结果，SAS 标准分的分界值为 50 分，其中 50~59 分为轻度焦虑；60~69 分为中度焦虑；70 分以上为重度焦虑（表 4-8）。

表 4-8　Zung 焦虑状态自评量表

项目	偶尔（1）	有时（2）	经常（3）	持续（4）
1. 我觉得最近比平常容易紧张、着急				
2. 我无缘无故地感到害怕				
3. 我容易心烦意乱或觉得惊慌				
4. 我有将要发疯的感觉				
5. 我感到不如意或觉得其他糟糕的事将要发生在自己身上				
6. 我感到自己发抖				
7. 我常感头痛、胃痛				
8. 我常感到疲乏无力				
9. 我发现自己无法静坐				
10. 我感到心跳得很厉害				
11. 我常感到头晕				

续表

项目	偶尔（1）	有时（2）	经常（3）	持续（4）
12. 我有过晕厥或觉得要晕倒似的				
13. 我感到气不够用				
14. 我感到四肢或唇周麻木				
15. 我感到心里难受、想吐				
16. 我常常要小便				
17. 我手心容易出汗				
18. 我感到脸红发烫				
19. 我感到无法入睡				
20. 我常做噩梦				

使用指南：请被评估者仔细阅读每一个项目，将意思理解后根据最近一周的实际情况在适当的地方打钩。如被评估者看不懂问题内容，可由评估者逐项念给被评估者听，然后由被评估者自己作出决定。每一项目按1、2、3、4四级评分，即"偶尔=1分，有时=2分，经常=3分，持续=4分"。评定完后将20项评分相加，得总粗分，然后乘以1.25，取其整数部分，即得到标准总分。按照中国常模的结果，正常总粗分为40，标准总分为50分。高于此标准可认为有焦虑倾向。

2. Zung 抑郁状态自评量表（self – rating depression scale，SDS） 是由美国杜克大学医学院华裔教授 Zung 于 1965 年编制，其特点是使用简便，并能直观地反映抑郁患者的主观感受。SDS 主要适用于具有抑郁症状的成年人，包括门诊及住院患者，但对严重迟缓症状的抑郁评定有困难。同时对文化程度较低或智力水平稍差的人使用效果不佳；也可用于流行病学调查（表 4 – 9）。

SDS 包括 20 个条目，用于反映有无抑郁症状及其严重程度，分为 4 级评分，计分方法同焦虑自评量表。按照中国常模的结果，SDS 标准分的分界值为 53 分。53 ~ 62 分为轻度抑郁；63 ~ 72 分为中度抑郁；>72 分为重度抑郁。

表 4 – 9　Zung 抑郁状态自评量表

项目	偶尔（1）	有时（2）	经常（3）	持续（4）
1. 我感到情绪沮丧、郁闷				
*2. 我感到早晨心情最好				
3. 我想哭或者要哭				
4. 我入睡困难或者经常早醒				
*5. 我最近饭量像平时一样多				
*6. 我与异性接触和往常一样感兴趣				
7. 我感到体重减轻				
8. 我排便习惯改变，常为便秘烦恼				
9. 我感到心跳比平常快				
10. 我容易无故感到疲劳				
*11. 我的头脑和平时一样清楚				
*12. 我做事情像平时一样并不困难				
13. 我坐卧不安，难以平静				
*14. 我对未来充满希望				
15. 我比平时容易生气、冲动				
*16. 我觉得作出决定是容易的				

续表

项目	偶尔（1）	有时（2）	经常（3）	持续（4）
*17. 我觉得自己是有用的人				
*18. 我的生活很有意义				
19. 我若死了，别人会过得更好				
*20. 我依然喜欢平时喜欢的事物				

使用指南：同焦虑状态自评量表。评分方法为项目前无＊号按1、2、3、4（负性陈述）评分，即偶尔＝1分，有时＝2分，经常＝3分，持续＝4分；项目前有＊号按4、3、2、1（正性陈述）四级评分，即偶尔＝4分，有时＝3分，经常＝2分，持续＝1分。正常总粗分的分界值为41分，标准总分为53分。高于此标准可认为有抑郁倾向。

3. 90项症状自评量表（symptom checklist 90，SCL－90） 该量表由Parloff等编制，标准版本因有90题而得名。SCL－90适用于精神科或非精神科的成年患者。通过此量表能较快了解个体的自觉症状，故在心理咨询门诊和各类医院的病房和门诊均可应用（表4－10）。

SCL－90中文版由吴文源修订，共包含90个评定项目，包括10个范畴的内容：躯体化、强迫症状、人际关系敏感、抑郁、焦虑、敌意、恐怖、偏执和精神质；此外，还有一个附加因子，用于反映有无各种心理症状及其严重程度。每个项目按5级选择评分，即"没有、很轻、中等、偏重、严重"。由受试者根据自己最近的情况和体会对各项目选择恰当地评分。最后结果评定以总平均水平、各范畴水平以及表现突出的范畴为依据，借以了解患者问题的范围、表现以及严重程度等。具体评分标准如下。①总分：将所有项目评分相加，即得到总分；②阳性项目数：大于或等于2的项目数；③因子分：将各因子的项目评分相加得因子粗分，再将因子粗分除以因子项目数，即得因子分。根据总分、阳性项目数、因子分等评分结果，判定是否有阳性症状、心理障碍，或是需要进一步检查。因子分越高，反映症状越多，障碍越明显。

表4－10　90项症状自评量表（SCL－90）

指导语：以下列出有些人可能会有的问题，请仔细阅读每一条，然后根据最近一周内您的实际感受或情况在各项目后的5个答案中选择打"√"。

项目	没有（1）	很轻（2）	中等（3）	偏重（4）	严重（5）
1. 头痛					
2. 神经过敏，心中不踏实					
3. 头脑中有不必要的想法或字句盘旋					
4. 头昏或昏倒					
5. 对异性的兴趣减退					
6. 对旁人责备求全					
7. 感到别人能控制自己的思想					
8. 责怪自己制造麻烦					
9. 忘性大					
10. 担心自己衣饰整齐及仪表的端正					
11. 容易烦恼和激动					
12. 胸痛					
13. 害怕空旷的场所或街道					
14. 感到自己精力下降，活动减慢					

续表

项目	没有（1）	很轻（2）	中等（3）	偏重（4）	严重（5）
15. 想结束自己的生命					
16. 听到旁人听不到的声音					
17. 发抖					
18. 感到大多数人都不可信任					
19. 胃口不好					
20. 容易哭泣					
21. 同异性相处时容易害羞，不自在					
22. 感到受骗、中了圈套或有人想抓住自己					
23. 无缘无故地突然感到害怕					
24. 自己不能控制地大发脾气					
25. 怕单独出门					
26. 经常责怪自己					
27. 腰痛					
28. 感到难以完成任务					
29. 感到孤独					
30. 感到苦闷					
31. 过分担忧					
32. 对事物不感兴趣					
33. 感到害怕					
34. 感情容易受伤害					
35. 旁人能知道自己的私下想法					
36. 感到别人不理解自己，不同情自己					
37. 感到人们对自己不友好，不喜欢自己					
38. 做事必须做得很慢以保证做得准确					
39. 心跳得很厉害					
40. 恶心或胃部不舒服					
41. 感到比不上他人					
42. 肌肉酸痛					
43. 感到有人在监视自己，谈论自己					
44. 难以入睡					
45. 做事必须反复检查					
46. 难以作出决定					
47. 怕乘电车、公共汽车、地铁或火车					
48. 呼吸有困难					
49. 一阵阵发冷或发热					
50. 因为感到害怕而避开某些东西、场合或活动					
51. 脑子变空了					
52. 身体发麻或刺痛					
53. 喉咙有梗塞感					
54. 感到前途没有希望					

续表

项目	没有（1）	很轻（2）	中等（3）	偏重（4）	严重（5）
55. 不能集中注意					
56. 感到身体的某一部分软弱无力					
57. 感到紧张或容易紧张					
58. 感到手或脚发重					
59. 想到死亡的事					
60. 吃得太多					
61. 当别人看着自己或谈论自己时感到不自在					
62. 有一些不属于自己的想法					
63. 有想打人或伤害人的冲动					
64. 醒得太早					
65. 必须反复洗手、点数目或触摸某些东西					
66. 睡得不稳不深					
67. 有想摔坏或破坏东西的冲动					
68. 有一些别人没有的想法或念头					
69. 感到对别人神经过敏					
70. 在商店或电影院等人多的地方感到不自在					
71. 感到任何事情都很困难					
72. 一阵阵恐惧或惊恐					
73. 感到在公众场合吃东西很不舒服					
74. 经常与人争论					
75. 单独一人时神经很紧张					
76. 别人对自己的成绩没有作出恰当地评价					
77. 即便和别人在一起时也感到孤单					
78. 感到坐立不安心神不宁					
79. 感到自己没有什么价值					
80. 感到熟悉的东西变成陌生或不像是真的					
81. 大叫或摔东西					
82. 害怕会在公共场合昏倒					
83. 感到别人想占自己的便宜					
84. 为一些有关"性"的想法而感到苦恼					
85. 认为应该因自己的过错而受到惩罚					
86. 感到要赶快把事情做完					
87. 感到自己的身体有严重的问题					
88. 从未感到和其他人很亲近					
89. 感到自己有罪					
90. 感到自己的脑子有毛病					

（二）他评量表

1. 汉密尔顿焦虑量表（Hamilton anxiety scale，HAMA） 1959 年由 Hamilton 编制，最早是精神科临床常用的量表之一。《中国精神障碍分类与诊断标准》第 3 版（CCMD‐3）将其列为焦虑症的重要诊断工具，临床上常将其作为焦虑症的诊断和程度划分的依据。HAMA 评定方法简单易行，主要用于评定神经症及其他患者的焦虑症状的严重程度，能很好地评定治疗效果，以及比较治疗前后症状变化；可用于焦虑症，但不太适宜估计各种精神病时的焦虑状态。

HAMA 包括 14 个项目，即焦虑心境、紧张、害怕、失眠、认知功能、抑郁心境、躯体性焦虑 - 肌肉系统、躯体性焦虑 - 感觉系统、心血管系统症状、呼吸系统症状、胃肠道系统症状、生殖泌尿系统症状、自主神经系统症状和会谈时行为表现。HAMA 虽然无工作用评分标准，但一般可这样评分：1 为症状轻微；2 有肯定症状，但不影响生活与活动；3 症状重，需加处理，或已影响生活和活动；4 症状极重，严重影响其生活。评定全程由两名经过训练的评定员进行联合检查，采用交谈与观察方式，检查结束后两名评定员各自独立评分。若需比较治疗前后症状及病情变化，则评定当时或入组前一周情况，治疗后 2~6 周再次评定。

HAMA 的评分为 0~4 分，5 级，即 0 无症状，1 轻，2 中等，3 重，4 极重。总分能较好地反映病情严重程度，按照全国精神科量表协作组提供的资料，总分超过 29 分为严重焦虑；超过 21 分肯定有明显焦虑；超过 14 分肯定有焦虑；超过 7 分，可能有焦虑；小于 7 分为没有焦虑症状。

2. 汉密尔顿抑郁量表（Hamilton depression scale，HAMD） 1960 年由 Hamilton 编制，是临床上评定抑郁状态时应用最为普遍的量表。HAMD 是经典的抑郁评定量表，已被公认，且方法简单、标准明确、便于掌握。该量表适用于有抑郁症状的成年患者，可用于抑郁症、躁郁症、神经症等多种疾病的抑郁症状的评定，尤其适用于抑郁症。然而，HAMD 不能很好地鉴别抑郁症与焦虑症，因两者有类似的项目。

该量表有 17 项、21 项和 24 项等三种版本，本节只介绍 24 项版本，包括抑郁心境、有罪感、自杀、入睡困难、睡眠不深、早醒、工作和兴趣、迟缓、激越、精神性焦虑、躯体性焦虑、胃肠道症状、全身症状、性症状、疑病、体重减轻、自知力、日夜变化、人格解体或现实解体、偏执症状、强迫症状、能力减退感、绝望感和自卑感 24 项。HAMD 的实施方法同汉密尔顿焦虑量表，大部分项目评分方法采用 0~4 分的 5 级评定：0 无，1 轻度，2 中度，3 重度，4 严重。少数项目评分为 0~2 分的 3 级评定：0 无，1 轻到中度，2 重度。总分超过 35 分可能为严重抑郁；超过 20 分为轻或中度抑郁；如小于 8 分则没有抑郁症状。

在医学模式已转变为生物 - 心理 - 社会模式的今天，心理评估是健康评估中必不可缺的重要组成部分。心理评估的内容包括认知过程、情绪和情感、自我概念及行为评估；心理评估的方法主要有行为观察法、访谈法和心理测验法，目前多采用评定量表法进行心理测验。在心理评估过程中，护理人员应根据情况灵活地综合应用各种评估方法，掌握评估技巧，对评估对象的心理、生理及社会进行全面测评，实现以患者为中心的整体化护理服务。

目标检测

答案解析

一、单择题

1. 在心理评估中，为了解被评估者的当前心理问题常用的心理评估方法不包括（   ）

　　A. 心理测验法　　　　　　B. 观察法　　　　　　C. 访谈法

　　D. 作品分析法　　　　　　E. 评定量表法

2. 定向力评估内容不包括（　）

　　A. 事件定向力　　　　　　B. 时间定向力　　　　　　C. 地点定向力

　　D. 空间定向力　　　　　　E. 人物定向力

3. 投射法经常应用于（　）

　　A. 智力测验　　　　　　　B. 人格测验　　　　　　　C. 情感测验

　　D. 神经心理学测验　　　　E. 医学测验

4. （　）不是自我概念的组成部分（　）

　　A. 体像　　　　　　　　　B. 社会认同　　　　　　　C. 自我认同

　　D. 自尊　　　　　　　　　E. 人格特征

5. 患者交流过程中表现出"发音清晰、语言流畅，但不能理解他人和自己的语言"的是（　）

　　A. 混合性失语　　　　　　B. 运动性失语　　　　　　C. 感觉性失语

　　D. 构音困难　　　　　　　E. 构音障碍

6. 当护士对患者进行心理社会评估时，患者是否愿意透露心理社会情况与（　）无关

　　A. 患者的能力　　　　　　　　　　B. 护士在沟通过程中的诚恳态度

　　C. 护士有效的沟通技巧　　　　　　D. 患者对护士的信任度

　　E. 护士的专业知识水平

二、简答题

1. 心理评估的常用方法有哪些？

2. 简述患者常见的异常情绪。

书网融合……

本章小结

微课

题库

第五章　社会评估

📖 学习目标

知识要求：

1. 掌握　社会评估的内容、异常表现及评估要点。

2. 熟悉　社会评估的基本理论。

3. 了解　社会评估的意义。

技能要求：

1. 熟练掌握社会评估工具的使用。

2. 综合相关资料能够对患者的社会状况作出全面的护理评估。

素质要求：

关爱尊重患者，注重保护患者的隐私。

第一节　社会评估概论

PPT

⇒ **案例引导**

　　案例　患者，女，45岁，将行胆总管结石手术。患者为全职家庭主妇，丈夫为单位中层领导，平素工作较忙，有一子在读高二。患者入院治疗期间，特意请来父母帮忙照顾家庭。患者拟行手术的前一天，其子在上学途中发生车祸，被撞骨折入院治疗。患者得知后，十分焦急，要求马上出院，先照顾儿子，待儿子康复后再入院手术。

　　讨论　1. 患者承担了哪些角色？

　　　　　　2. 如何评估该患者的角色状况？

　　社会是由具有一定联系、相互依存的人组成的有文化、有组织的系统。人不仅是自然存在物，还是社会存在物，社会属性是人的重要属性。要全面衡量个体的健康状况，不仅应重视对患者生理、心理功能的评估，还应评估其家庭、社会角色、文化背景等社会状况，这样才能获取全面、系统、准确的健康资料。

一、社会评估的目的和内容

　　1. 评估患者的家庭状况　评估患者的家庭结构、家庭功能，有助于护士寻找影响患者健康的家庭因素，并从家庭整体出发来制定有针对性的家庭护理计划。

　　2. 评估患者的角色功能　评估患者有无角色适应不良，以利于护士采取相应措施，帮助其适应并接受患病后的各种角色改变。

　　3. 评估患者的文化背景　评估患者的文化背景、健康观和日常行为习惯，理解其健康行为，以便提供符合患者文化需求的护理，避免文化冲突的发生。

4. 评估患者的环境　评估患者的物理环境和社会环境，明确环境中现存的或潜在的影响健康的危险因素，指导制定环境干预的措施。

二、社会评估的方法

1. 会谈法（interview）　通过与患者及其家属面对面的谈话方式进行，是一种有目的的会晤。会谈法是护士评估患者的一种基本技术。根据有无固定的访谈问题或预先设定的程序，将会谈分为自由式会谈和结构式会谈。采用会谈法对患者进行社会评估的过程中，护士起着主导作用，要有意识地控制会谈的进程和方向，避免患者就无关问题进行过多阐述。护士会谈的技巧会直接影响会谈的效果。在会谈的过程中，护士应有意识地使用语言沟通和非语言沟通的技巧，确保会谈的顺利进行。

2. 观察法（observation）　是护士有意识、有目的地用自己的感官和辅助工具去直接观察患者及其家属的外显行为、精神状况、面部表情等，从而获得资料的一种方法。观察法可以获取患者不能或不愿意表达的信息。观察法可分为自然观察和实验观察，护士在日常护理活动过程中对患者的观察属于一种自然观察。如进行角色评估时，可以通过观察患者的语言、情绪状态、行为反应来了解患者是否存在患者角色适应不良。自然观察法要求护士具备深刻的洞悉力和分析综合能力，且需要较多时间和患者接触。实验观察需要人为地改变某些条件、有目的地引发某些行为，以便更好地观察记录观察对象的行为表现，在日常护理工作中不常用。

3. 评定量表法（rating scale）　评定量表是用来量化观察中所得的印象的一种测量工具。在社会评估过程中，可采用量表对患者某方面的社会状况进行评定，评定要按照标准化程序来进行。量表分为自评量表和他评量表，前者是需要患者根据量表的内容自行作答，后者是由护士根据对患者的语言、行为表现等作出的客观评定。如在评估患者的家庭功能时，可酌情选择《家庭关怀指数问卷》《家庭功能评定量表》等来进行评估。评定量表简便、易操作、使用方便，但要求评定者根据需要评估的内容和患者的个体情况选择有针对性的量表。

4. 实地考察法（on－the－spot investigation）　是指护士深入到患者的家庭或社区，通过自己的观察，收集影响健康的相关资料，如患者住宅的一般形态、结构和功能分区，社区各种服务机构的种类、功能和位置，垃圾的处理情况等。实地考察法可以让护士获取客观真实的资料，为实施干预提供科学依据，但费时且费力。

三、社会评估的注意事项

1. 重视社会评估的意义　社会评估的结果对于制定个体化、整体性的护理方案十分重要，如评估患者的家庭情况有利于找出影响健康的家庭因素；评估患者的文化背景可以帮助护士克服文化理解差异，提供符合患者文化需求的护理服务。因此，护士不可因强调对患者的生理评估而忽略社会评估。

2. 进行整体性评估　社会评估与心理评估、生理评估不是截然分开，而是相互糅合的，护士应自然有序地去评估患者的各方面状况，收集治疗护理所需的主、客观资料。如在生理评估的过程中，护士可通过陪同家属的言行评估其家庭角色和家庭功能情况，也可通过患者对饮食、诊疗经过的陈述了解其文化背景。

3. 提供安静、私密的环境　在进行社会评估的过程中，需要了解患者的身份资料、婚姻及家庭状况、工作和职业状况以及患者对家庭、工作、职业等的看法和感受，这些均属于患者的个人隐私，因此评估环境应安静、私密，确保整个评估过程不受外界因素干扰，以保护患者隐私。

4. 合理运用沟通技巧　在评估过程中，注意合理使用倾听、同理心、提问、沉默、触摸等沟通技巧。护士应使用通俗易懂的语言，以关心、体贴的话语提出问题。提问时语速减慢，语音清晰，适时注意停顿和重复。患者回答时，应耐心倾听患者的诉说，对谈话的内容应表示出兴趣，设身处地地理解患者的处境和情感，若非必要不要随意打断患者的谈话。交谈中要尊重患者，保持适当的目光接触。注意观察患者的非语言性行为，以助于了解其内心真实感受。

5. 选择合适的方法 相对而言，社会评估的技巧尚不成熟，且不易于掌握。在对患者进行社会评估时，应充分考虑到患者的个体差异性，有针对性地选择评估方法。如对于文化程度高的患者可选择进行相关量表测评；对于年龄大、文化程度不高的患者则适宜通过会谈法收集资料；当涉及隐私或其不愿直接回答的问题，可通过观察患者及家属的衣着打扮、面部表情、行为反应等来获取信息。

6. 特殊人群的评估 特殊人群如危险重症患者、有认知功能障碍的老人或儿童等，可从其家属或主要照顾者处获取相关信息。进行询问时要简洁得体，注意从对家属或主要照顾者的言语态度、行为反应等来判定患者的家庭情况。

第二节 家庭评估

PPT

家庭是社会的基本单位，是个体最重要的生活环境。家庭环境直接影响家庭成员的生活方式和健康信念，进而影响个体的身心健康。家庭评估的目的是明确家庭结构和家庭体功能状况，找出影响个体健康的家庭因素，以便制定有针对性的家庭护理计划，更好地维护家庭成员的健康。

一、家庭与家庭生活周期

（一）家庭的概念和特征

家庭（family）有狭义和广义之分，狭义的是指基于婚姻关系、亲子两代血缘关系或收养关系所形成的社会团体，这样的家庭由一对父母和未成年子女组成；广义的则泛指具有共同的祖先、血缘，或具有姻亲关系、养育关系的人所组成的亲属团体，这样的家庭不但包括婚姻关系、亲子关系，还包括由婚姻关系所连接起来的较大范围的亲属关系即家族。家庭成员一般包括父母、子女和其他共同生活的亲属如（外）祖父母、兄弟、姐妹、姑姨和甥侄等。

（二）家庭生活周期

家庭生活周期（family life cycle）是指家庭单位从产生、发展到解体的全过程。健康的家庭能妥善完成各个发展阶段的任务，确保家庭生活平稳发展；反之，如果不能妥善解决各阶段的家庭问题，就可能破坏家庭的稳定性，影响家庭成员的健康。根据美国学者杜瓦尔（Duvall）的家庭生活周期理论，家庭共有八个相互联结的阶段，见表 5 - 1。

表 5 - 1 家庭生活周期表

周期	定义	主要任务
新婚期	结婚到第一个孩子出生前	互相沟通，适应新的家庭关系，性生活协调，计划生育
有婴幼儿	最大孩子 0 ~ 30 个月	适应父母角色，应对经济压力、照顾婴幼儿的压力
有学龄前儿童	最大孩子 30 个月 ~ 6 岁	抚育孩子，培养其社会化技能
有学龄期儿童	最大孩子 6 ~ 13 岁	教育孩子，确保孩子的身心健康发育
有青少年	最大孩子 13 ~ 20 岁	与孩子沟通，对孩子进行责任和义务教育、性教育等
有孩子离家	最大孩子离家至最小孩子离家之间	继续为孩子提供支持，逐步调整自己以适应环境的改变
空巢期	所有孩子离家至退休	适应空巢状态，巩固婚姻关系，计划退休生活
老年期	退休至死亡	应对退休、衰老、疾病、丧偶、孤独和死亡等

对整个家庭而言，家庭生活各阶段是前后延续的，后阶段发展受到前一阶段的影响，每个阶段都有其特定发展任务，若不能很好地完成重点发展任务，或家庭不能因阶段转折而作出相应调整，不仅可能导致家庭矛盾和家庭关系紧张，还会直接影响到下一阶段的家庭生活。评估患者的家庭生活周期，有助于护士了解患者家庭正常与异常的发展状态，从而确定护理干预的方向和重点，促进患者的身心健康。如对于处于生产期的家庭，新生儿父亲能否很好适应父亲角色，并积极参与到新生儿照护过程中，将可能对产妇的社会支持水平和心理健康造成直接影响。

⊕ 知识链接

家庭生活周期理论

除杜瓦尔的理论外，其他有一定影响力的家庭生命周期理论包括：美国心理学家卡尔·罗杰斯（Carl Ranson Rodgers）使用了24个阶段循环法将家庭生命周期具体划分为学前阶段、入学阶段、青少年阶段、青年成年阶段以及离家阶段，并将每个阶段细分为不同的子阶段。美国社会学家格伦·埃尔德（Glen H. Elder）注意到个人、家庭与社会三个层次变迁的关系，提出了生命过程理论，主要是探讨家庭成员个人的发展历程，如：何时成为儿童，何时成年，何时结婚，何时为人父母，晚年景况如何，在这个过程中，家庭发生了什么变化。

二、家庭结构与家庭功能

（一）家庭结构

家庭结构（family structure）是指家庭成员的构成及运作机制，反应了成员间的相互关系和相互影响。分为家庭外部结构和家庭内部结构。家庭外部结构是指家庭人口结构；家庭内容结构式指家庭成员间的互动模式，包括家庭权利结构、家庭角色结构、家庭沟通类型和家庭价值观四个方面。

1. 家庭人口结构　即家庭类型（family form），指家庭成员的数量及人口组成。现阶段，我国的家庭按人口特征可分为以下几种。

（1）核心家庭　由父母和婚生或领养的未婚子女组成的家庭。目前，核心家庭已成为我国主要的家庭类型。

（2）主干家庭　也称为直系家庭，由核心家庭成员加上夫妻任何一方的直系亲属组成的家庭。如：父母和已婚子女组成的家庭。

（3）联合家庭　也称为旁系家庭，由家庭中有任何一代含有两对或两对以上夫妻组成的家庭，如父母和两对以上已婚子女组成的家庭或兄弟姐妹结婚后不分家的家庭。

（4）其他形式的家庭　如由夫或妻单独一方和其婚生或领养的子女组成的单亲家庭，由无法律婚姻关系而长期居住在一起的夫妻和其婚生或领养的子女组成的同居家庭等。

2. 家庭角色结构（family role structure）　指家庭对每个占有特定位置的家庭成员所期待的行为和规定的家庭权利、责任和义务。家庭的角色结构在不同层面上，其成员会扮演不同的角色。如按伦理次序，可分为父亲、母亲、儿子等；按家庭职责，可分为持家者、照顾者、供应者等；按人际互动中的行为特征，可分为"顽固的爸爸""唠叨的妈妈""乖巧的女儿""调皮的儿子"等。

3. 家庭权利结构（family power structure）　指家庭成员在影响力、控制力和支配权方面的相互关系。具体而言，家庭权利指对家庭财产和收入的管理与支配权、劳动成果的分配权、家庭生产和生活等重大家庭事务的管理与决策权等。家庭权力结构受到成员的个性、能力、经济收入、情感关系等影响。常见的家庭权利结构如下。

（1）传统权威型　由家庭所在的社会文化传统规定而来的权威，如父系社会的家庭，父亲是一家之主，家庭成员均以父亲为权威人物，而不考虑其社会地位、经济收入、职业状况等。

（2）情况权威型　家庭权利会因家庭情况的变化而产生权利转移。即养家能力越强、经济状况越好的家庭成员权利越大。如在家庭中，如果丈夫失业靠妻子赚钱养家，则权力会自然由丈夫转移到妻子。

（3）分享权威型　家庭成员权力均等，共同协量决定家庭事务，这类家庭又称民主家庭。

（4）感情权威型　由感情生活中起决定作用的成员作决定。

每个家庭可以是多种权利结构并存，也可是在不同时期出现不同类型的权利结构。确立患者的家庭权利结构对采取家庭护理干预有重要的意义，护士须能确定家庭中的主要决策者，并与之协商，才能提出并有效地实施家庭护理干预。

4. 家庭沟通类型（family communication type）　是指家庭成员间情感、愿望、需求、意见等信息的传递交换过程。家庭成员间良好的沟通能化解家庭矛盾、解决家庭问题，促进家庭成员间的情感交流。良好的家庭沟通过程是建立在尊重、坦诚、开放的基础上。家庭成员应互相尊重彼此的感受，能坦诚、直接的讨论各种问题，并进行深入的、开放式的情感交流。反之，如果存在家庭沟通过程障碍，家庭成员会以自我为中心，相互交流时采用间接和掩饰的方式。

5. 家庭价值观（family values）　指家庭成员判断是非的标准以及对特定事物的价值所持的信念和态度。家庭价值观指导家庭成员的行为，影响家庭生活习惯、教育方式、健康观念和健康行为等。家庭价值观的形成收到所处社会文化和现实状况的影响，在我国，即使经济社会发生了巨大的变迁，传统的家庭价值观仍为大多数家庭所认同和遵循。如家庭幸福的首要因素是和谐团结；敬老爱幼、相互扶助是家庭应尽的义务等。护士评估患者的家庭价值观，尤其是家庭健康观，有助于确认健康问题在家庭生活中的地位，从而制定出确实可行的家庭护理计划。

（二）家庭功能

家庭功能（family function）是家庭对人类生存和社会发展所起到作用和效能。其主要功能是延续种族，满足家庭成员需求，实现社会对家庭的期望。家庭功能不是固定不变的，随着社会快速发展，家庭功能也在不断的转变。

1. 性与生育功能　性生活是家庭中婚姻关系的生物学基础。性生活和生育等行为密切相关，社会通过一定的法律与道德使之规范化，使家庭成为满足两性生活需求的基本单位。生育功能是指人类为了世代延续，由家庭承担人口再生产的社会责任，是家庭最原始和最基本的功能。

2. 经济功能　家庭的经济功能包括家庭中的生产、分配、交换和消费，它是家庭其他功能的物质基础，用于满足个体基本生存的需要。家庭成员需要通过参加社会化劳动而增加家庭的收入，以满足其对衣、食、住、行、教育、健康、娱乐等方面的需求。家庭通过其经济功能进一步影响社会的经济和生产。

3. 情感交流功能　感情交流是家庭精神生活的组成部分。个体心理立场的形成、个性人格的发展、品德的形成、价值观的建立、感情的慰藉等都离不开家庭。情感交流的密切程度是家庭生活幸福与否的标志。

4. 教育和社会化功能　教育包括父母教育子女和家庭成员之间相互教育两个方面，其中父母教育子女在家庭教育中占有重要的地位。社会化是指一个人通过学习群体文化，把自己融于群体中的过程。家庭是孩子社会化的主要场所。孩子从家庭成员中学会语言、社会行为和技巧等，从而能适应社会。

5. 抚养和赡养功能　表现为家庭代际关系中双向义务与责任。抚养是上一代对下一代的抚育培养；赡养是下一代对上一代的赡养帮助。此外，夫妻之间也有相互供养的责任。家庭的抚养和赡养功能是人类和社会延续的重要保障。

6. 健康照顾功能　指家庭成员间的相互照顾和保护，为患者家庭成员提供各种照顾和支持的功能。包括提供合理的饮食、衣物，保持利于健康的环境，提供保持健康的各种资源等。

家庭功能健全是否和家庭成员的身心健康密切相关。家庭功能的评估是家庭评估中最重要的部分。

三、家庭危机与家庭资源

（一）家庭危机

家庭危机（family crisis）是指因出现了家庭难以应付的各种压力性事件严重，而导致家庭稳定受损，家庭功能失衡的状态。家庭作为一个系统，无论单个成员还是家庭的压力性事件均会影响到整个家庭。家庭危机包括：①由意外事件如自热灾害等引发的危机，这类家庭危机往往无法预测。②家庭发展所伴随的危机，如离婚、退休等。③家庭经济状况改变造成的危机，如失业、破产等。④家庭成员行为违反家庭期望，如家庭暴力、犯罪等与家庭成员健康受损。

家庭对压力事件的应对取决于家庭资源的情况。在面对家庭压力时，可利用的家庭资源越充足，则越有利于家庭应对压力事件，家庭通过调试，可以恢复正常功能。反之，若家庭资源不足或缺乏，则家庭会因不能有效应而对致家庭功能失衡，即所谓的家庭危机。

⊕ **知识链接**

家庭危机干预策略

家庭危机的护理干预策略包括：①消除压力源，是效果最显著的干预策略，但通常不易做到。②增强个体或家庭的应对能力，可采取各种方式，如重建与那些由于各种原因而失去联系的非核心家庭成员的联系，为解决危机提供外部家庭支持。③增强对危机的适应性，包括两方面的工作，一是可帮助家庭更充分地认识问题中的各因素以及自身对问题的情绪反应状况，以利于家庭重新认识和评价事件的意义；二是教给家庭成员解决问题的一些基本步骤。

（二）家庭资源

家庭资源（family resources）是指为了应对家庭压力事件、维持家庭的基本功能，家庭所必需的物质和精神上的支持。一般可按其来源可分为家庭内部资源和家庭外部资源。

1. 家庭内部资源

（1）经济支持　家庭对其成员所提供的各种财物支持，如为患病的家庭成员分担住院费用。

（2）情感支持　爱与关怀是家庭资源的根基，如在面对压力时，家庭为其成员所提供的感情支持和精神安慰等。但是如果关爱过度或不足则会导致溺爱或漠视。

（3）健康管理　家庭对其成员健康的日常维护和对患病成员提供的照护。

（4）信息与教育支持　文化程度高，知识经验丰富的家庭成员，在面对家庭压力或问题时，往往更善于寻求信息，提出解决方案。

（5）结构支持　家庭通过改变住宅、设施，适应其成员的需求，如为行动不便或患病成员设置墙壁扶手、浴厕扶栏等。

2. 家庭外部资源

（1）社会资源　如朋友、同事、邻居等，为家庭成员提供的精神或物质支持。

（2）医疗资源　如完善的医疗卫生服务体系。

（3）宗教资源　如家庭及其成员可以从宗教信仰中获得精神满足。

（4）教育资源　通过各种学历、非学历的教育、培训，可提高家庭成员教育水平和应对各种生活压力的能力。

四、家庭的评估

家庭评估的主要方法是会谈、观察和量表评定。家庭评估的内容包括家庭的基本资料、家庭生活周期、家庭结构、家庭功能、家庭资源情况等。

（一）家庭基本资料的评估

包括家庭住址、联系电话、宗教信仰、家庭的人口组成、家庭成员的健康史，尤其是家族遗传病史。可通过询问来确定家庭基本情况，如："你的家在哪里""你的家里有哪些人"。

（二）家庭生活周期的评估

护士可通过会谈来评估患者的家庭生活周期。先通过询问患者确定家庭所处的生活周期。如："你结婚了吗""你有孩子吗""你的孩子上学了吗"。再根据患者所处家庭生活周期的不同阶段，进行有侧重点的评估。如对处于生产期的家庭，可重点评估其在经济和照顾孩子方面是否有压力；对处于老年期的家庭，可重点评估其是否习惯退休后生活、有什么爱好、配偶身体状况如何等。

（三）家庭结构的评估

护士可通过会谈法与观察法来评估患者的家庭结构。

1. 家庭权利结构　评估重点是询问家庭的决策过程。如"你家的大小事情一般是由谁做主""当家里有麻烦时，通常由谁提出解决办法"。

2. 家庭角色结构　评估重点是询问家庭中各成员所承担的角色，家庭各成员的角色行为是否符合家庭的角色期望，以及是否存在家庭成员角色适应不良。同时，观察家庭各成员的角色行为，以判断是否胜任其角色。如不胜任父母角色者常表现出沮丧、焦虑、对孩子的不满、失望甚至愤怒；缺乏抚育能力的家庭，子女可出现冷漠、孤独、乖僻、对父母排斥等表现。

3. 家庭沟通类型过程　评估重点是了解家庭内部沟通过程是否良好，如："你的家庭和睦吗""有意见时，大家能直接地提出来吗"。在与家庭成员的接触过程中，可观察每个家庭成员的行为反应和情绪表现。如是否积极地表达自己的看法、是否与其他人有充分的目光交流、是否允许他人发表意见等。若存在家庭成员自卑或以自我为中心不能理解他人需求和感受，家庭内部信息传递不清晰或前后有矛盾等情况，说明家庭沟通过程存在障碍。

4. 家庭价值观　评估重点是了解家庭成员的日常生活规范和行为方式。如"家庭成员如何看待吸烟、酗酒等生活行为""家庭是否倡导成员间相互关爱""家庭成员的主要行为方式如何"。

（四）家庭功能的评估

家庭功能健全与否和个体身心健康密切相关。护士可采用会谈、观察和量表评定的方法来评估患者的家庭功能状况。

在与患者的会谈过程中，护士可通过询问获取相关资料。如"你认为你家的收入够用吗""你喜欢你的家吗""家里人在发生意外时能互相照应吗""对孩子的培养和成长是否满意"。

在与患者及其家庭成员的接触过程中，通过观察家庭成员衣着、饮食、家庭气氛、家庭成员间的亲密程度、是否彼此关心照顾，尤其是对于老、幼、患病家庭成员的照料，家属是否有对患者的不满和冷落等来了解患者的家庭功能情况。观察家庭成员尤其是婴幼儿或失能成员，有无受到虐待的表现，如皮肤淤青、软组织损伤、烟头烫伤、鞭打伤等，虐待提示存在不健康家庭关系，应酌情及时报警处理。

此外，可酌情选用评定量表来评估患者的家庭功能。常用评定家庭功能的量表如下。

（1）家庭关怀指数问卷（family APGAR index） 是由美国的 Smilkstein 医师于1978年根据家庭功能的特征设计，它是一种以主观的方式来探讨患者对本身家庭功能满意程度的工具。该问卷共5个条目，采用3分法计分，"经常""有时""很少"分别赋予2分、1分、0分，总分7~10分表示家庭功能良好；4~6分表示家庭功能中度，0~3分表示家庭功能严重障碍。该问卷简单、快捷，具有良好的信度和效度，在临床上，尤其是在全科和家庭医疗中广为应用（表5-2）。

表5-2 Smilkstein 的家庭关怀指数问卷

条目	经常	有时	很少
1. 当我遇到困难时，可从家人处得到满意帮助 补充说明：			
2. 我很满意家人与我讨论、分担问题的方式 补充说明：			
3. 当我从事新的活动或希望发展时，家人能接受并给我支持 补充说明：			
4. 我很满意家人对我表达感情的方式以及对我情绪的反应 补充说明：			
5. 我很满意家人与我共度时光的方式 补充说明：			

（2）感知家庭支持量表（perceived social support from family） 由美国的 Procidano 和 Heller 设计，主要用于测评个体从家庭中可获得的支持情况。该量表共9个条目，选"是"计1分，"否"计0分，总得分越高，表示从家庭中获取的支持越高（表5-3）。

表5-3 Procidano 和 Heller 的家庭功能量表

条目	是	否
1. 我的家人给予我所需的精神支持		
2. 遇到棘手的事时，我的家人帮我出主意		
3. 我的家人愿意倾听我的想法		
4. 我的家人给我情感支持		
5. 我与我的家人能开诚布公地交谈		
6. 我的家人分享我的爱好和兴趣		
7. 我的家人能时时觉察到我的需求		
8. 我的家人善于帮助我解决问题		
9. 我与家人感情深厚		

（五）家庭资源的评估

护士可通过会谈和观察来评估患者的家庭资源。在与患者的交流中，护士可通过询问以下问题来获取资料，如"家里有人能向你提供保健知识吗""你住院，家里谁来照顾你""你的住院费用由谁来支付""你能从亲朋好友或是同事邻居那里得到帮助吗"。此外，可以观察患者的探视情况来了解患者的家庭资源。

PPT

第三节　患者角色与角色适应的评估

一、角色与角色适应不良

（一）角色

角色（role）是指在社会系统中与一定社会位置相关联的符合社会要求的一套个人行为模式，即个体在社会群体中被赋予的身份及该身份应发挥的功能。角色规定了个体活动的特定范围，以及与个体地位相适应的权利义务和行为规范，是社会对处于特定地位个体的行为期待。在社会生活中，个体往往拥有多重角色身份，如某个人在家庭是父亲、丈夫；在单位是公司领导；在医院是患者。当个体的角色发生改变时，角色行为者必须对自己的行为作出相应调整，否则会出现角色适应不良。

（二）角色适应不良

当个体的角色实践与角色期望不协调或无法达到角色期望的要求时，可发生角色适应不良（role maladjustment）。常见的角色适应不良包括角色冲突、角色模糊、角色中断、角色崩溃。

1. 角色冲突（role conflict）　指角色之间或内部发生矛盾、对立，使个体难以适应而发生的心理冲突与行为矛盾。角色冲突有两类，一是不同角色承担者之间的冲突，如医患冲突。它常是由角色利益上的对立、角色期望的差别以及偏离角色规范等原因引起的。二是在角色内冲突：①个体需要同时承担两个或两个以上在时间和精力上相互冲突的角色，如孩子生病需要母亲照顾，而单位工作也需要其参与，不可能同时既照顾孩子又完成工作，最终个体可能因为其中一个角色未能达到角色期望而产生懊恼或罪恶感。②当一个人所承担的几种角色间出现了行为规范互不相容的情况时，也会发生角色冲突。如父亲生病住院，而作为军人的独生儿子因在执行紧急任务，无法在医院照顾父亲，存在"忠孝不能两全"的角色冲突。

2. 角色模糊（role ambiguity）　指个体对一个给定的角色的期待或规定缺乏明确的理解和认识，对角色的行为规范不清楚。引起角色模糊的原因包括角色期望过于复杂、角色改变过快等。如新患者入院后，如果护士未能及时与其沟通，对其进行健康教育，使得患者对住院期间自己的角色不明确，不知道该如何配合治疗，则可能出现角色模糊。

3. 角色中断（role discontinuity）　指在个体前后相继所承担的两种角色之间发生了矛盾的现象。它的发生可能是由于个体在承担角色的前一阶段时没有为后一阶段所要履行的角色义务作好充分准备，如一个人到了自立的年龄，还不愿意去工作，仍想由父母抚养，依赖家庭；或者是因为角色的前一阶段的一套行为规范与后一阶段所要求的行为规范直接冲突，如进入另一文化群体的移民，由于客观情况的变化，不能继续充当原来的角色。

4. 角色失败（role failure）　亦称角色崩溃。是指角色承担者被证明已不可能继续承担或履行该角色的权利和义务，不得不中途退出角色。它是最严重的角色适应不良现象，会给社会造成比较严重的后果并使角色承担者受到很大打击。角色失败的结果有两种：①个体不得不放弃所扮演的角色，如夫妻关系不和最终以离婚结束等；②虽然个体还处于某种角色的位置上，但其表现已经被实践证明是失败的，如父母没有教育好子女，导致犯罪。

二、患者角色与患者角色适应不良

（一）患者角色

个体患病后，就进入了患者角色，其原有的社会角色就会部分或全部地被患者角色所取代。美国社会学家柏森斯在《社会制度》一书中提到"患者角色"具有一定的权利和义务，可概括为以下四点。

1. 免除或部分免除社会职责 患病后，患者可从常规的社会角色中解脱出来，减轻或免除相应的责任和义务。免除的程度取决于疾病的性质、严重程度、患者的责任心和其支持系统所给予的帮助。如心肌梗死、重症颅脑损伤等急危重症患者可在较大程度上免除父亲、工人、丈夫等角色职责。

2. 无需对疾病负责 患病后个体不仅会有生理改变，还会出现社会心理、精神情感等多方面的问题，同时患病后患者不能靠主观意愿治愈，而只能处于一种需要得到帮助的状态。所以，公认个体对自身疾病不负责任，而是应尽可能地帮助其从患病状态中解脱出来，恢复原来的健康状态。

3. 恢复健康的义务 患病不符合社会的愿望和利益，社会希望每个成员都健康，以承担应有的责任和角色，故患者应主动力图恢复常态。在恢复健康的医疗和护理活动中，患者应与医务人员积极配合，如糖尿病患者应根据医嘱要求积极控制饮食、规律服药、合理运动等。然而，由于患者角色有一定的特权，个别患者会安于患者角色，甚至出现角色依赖。

4. 积极寻求帮助 患病后应该积极寻求他人的帮助，包括可靠的技术帮助和情感帮助。

（二）患者角色适应不良 🄴微课

患者若不能正常地行使其权利和义务，就可能出现角色适应不良。常见的角色适应不良包括患者角色冲突、患者角色缺如、患者角色强化、患者角色减退、患者角色行为异常。

1. 患者角色冲突 指个体在适应患者角色过程中与其常态下的各种角色发生心理冲突和行为矛盾。在社会生活中，几乎每位成年患者都是一个角色集，同时拥有多种角色，当个体成为患者角色后，由于时间、空间及精力的限制和行为模式的改变，势必会不能顾全其他角色，由此产生角色冲突，若患者不能很好地由常态下的社会角色转变为患者角色，则对其治疗和康复带来负面影响。如一位即将参加高考的学生因腹痛住院治疗，同时，该患者担心长时间住院会影响其学习，因此住院期间每天坚持学习到深夜，致其得不到应有的休息而影响康复。

2. 患者角色缺如 指患病后个体未进入患者角色，不承认自己有病或对患者角色感到厌倦，即对患者角色的不接纳和否认。这是一种心理防御的表现。多见于初次生病、初次住院，尤其是初诊为癌症的患者。产生患者角色缺如可能是因为患者短时间内不能接受疾病诊断或对自己疾病的严重程度过于忽视。如一位职业为警察的患者，平素体健，体检时发现为肝癌早期，得知诊断后患者不承认自己有病，不愿入院治疗而坚持每天正常上班。此外，部分人虽然身患疾病，并且意识到严重性，但害怕因为患者角色而影响就业、职场升迁等因素而不去求医。

3. 患者角色强化 指患者对自己所患疾病出现的心理反应过度的角色行为特征。表现为患者对自己所患疾病过度关心，过度依赖医院环境，过度要求亲友的照顾等。已康复的患者会仍然沉溺于患者角色，对自我能力怀疑、失望，对重返原有社会角色缺乏信心。患者角色强化的特点是患者的角色行为超过了与其疾病严重程度相应的行为强度。如外科手术恢复期患者认为自身术后虚弱，需要卧床休息静养，尽管护士再三进行健康宣教，仍迟迟不愿下床活动。现实生活中，部分人"小病大养"就是典型的患者角色强化。此外，部分患者期望继续从患者角色或逃脱原有社会角色中获取某些利益（赔偿、病假等），而表现出患者角色强化的行为特征。如车祸外伤患者尽管已经达到出院标准，但因对赔偿金不满意，而迟迟不愿出院。

4. 患者角色减退 指由于某种原因导致个体过早地从患者角色退出回归到社会常态角色。表现为虽然有求医行为，并以成为患者角色，但因对病情认知不足或经济、家庭、工作等方面的原因使原有的患者角色行为减少，甚至消失。例如一位慢性阑尾炎住院准备择期手术的患者，在得知自己儿子因事故急诊手术时，立即放弃自己的治疗去照顾儿子。此时，患者将其"母亲"角色上升为第一位，承担起照顾孩子的职责，原有的患者角色减退。

5. 患者角色行为异常　患者因对疾病认知不足，或因受病痛折磨感到悲观、失望而出现严重抑郁、恐惧等不良心境，导致行为异常。如对医务人员的攻击性言行，病态固执、抑郁、厌世、自杀等。如一位车祸外伤的舞蹈演员在得知必须进行截肢手术后，对在场的医务人员和亲属大喊大骂。

作为护士，应正确评估患者角色适应中存在的问题，准确地把握每位患者在生理、心理社会方面的特点，及时给予必要的帮助和指导，帮助患者适时地完成不同角色间的转换。在患病的初期护士应帮助患者从心理上逐步适应患者角色，以便积极配合治疗；随着病情的好转，又要帮助其摆脱患者角色，加强自我护理，以促进健康，尽早回归家庭和社会。

> ⊕ **知识链接**
>
> ### 患者角色适应不良
>
> 不同特征的患者常会出现不同的角色适应不良，如病情危重的 ICU 患者、重大手术患者常出现角色强化；对疾病严重性认知不足的糖尿病等慢病患者常出现患者角色缺如；患病前是单位或家庭核心的患者常出现角色冲突；对治疗失去信心的严重疾病患者常出现角色行为异常。

（三）患者角色适应的影响因素

在评估患者的角色适应时，应考虑到以下因素的影响。

1. 疾病的性质和严重程度　是影响患者就医和角色适应的重要因素。如果个体罹患恶性、预后差、症状明显或严重影响患者生活质量的疾病，通常会很快就医，并容易适应患者的角色。而对一些症状不明显的慢性疾病则表现为不关心和不重视，而且不易进入患者角色。

2. 患者的社会特征　年龄、性别、性格、文化程度、生活习惯、经济状况等因素都影响患者角色的适应。相对而言，女性患者比男性患者更容易出现患者角色冲突、患者角色减退。年轻人对患者角色相对淡漠，易出现患者角色缺如；而老年患者因希望得到更多照顾，而易出现患者角色强化。经济状况差的患者较经济状况好的患者更易出现患者角色冲突、患者角色缺如等角色适应不良。

3. 医院规则和氛围　为了保证医疗护理工作的顺利进行，医院根据各自的具体情况，制定出必要的规章制度。这会对患者感到被约束，不能按照自己的意愿行事、不能广泛接触外界等，从而影响其角色适应。而和谐的病室气氛、良好的医院环境、融洽的医/护患关系等则是患者角色适应的有利因素。

4. 家庭和社会支持系统　家庭和社会支持系统强的患者一般多能较快地适应患者角色。

三、患者角色与角色适应的评估

角色与角色适应的评估可通过会谈、观察两种方法收集资料。护士通过会谈来确认患者在家庭、工作和社会生活中所承担的角色、对角色的感知以及有无角色适应不良。并观察患者有无角色适应不良的生理和心理反应。

（一）角色感知的评估

可通过以下问题询问患者在家庭、工作和社会生活中所承担的角色数量。如"你从事什么职业""在单位或社会中担任什么职位""在家庭你所承担的角色有哪些"。

通过询问患者对自己说承担的角色权利和义务是否适当来了解其角色感知情况。如"目前你在家庭/单位/社会中所承担的角色有哪些任务""你是否清楚这些角色的权利和义务""你认为自己说承担的角色数量和责任是否合适"。

（二）角色适应的评估

通过询问患者对自己角色的满意程度、与自己的角色期待是否相符、是否感到不能胜任角色等来评估其有无角色适应不良。如"你觉得这些角色现实、合理吗""你对自己的角色期望有哪些""你认为自己的表现与自己的角色期待相符合吗""平日你觉得时间够用吗""你感到工作/生活压力大吗"。

在会谈过程中应注意患者有关角色适应不良的叙述，并判断其类型。如"我觉得我有很多事情要做，我的时间根本不够用""我感到很疲惫"等多提示角色负荷过重。"因为工作，我没能很好地陪伴、照顾家人"多提示有角色冲突。"我不清楚作为一个新爸爸，我该做些什么"提示有角色模糊。

（三）患者角色适应的评估

通过询问患病后的角色改变、患病对家庭和工作的影响、能否安心养病等来评估其是否存在患者角色适应不良。如"患病住院后，你认为你的角色发生了哪些改变""角色改变对你有哪些影响""你是否能安心养病""有哪些问题影响你安心养病"等。

观察有无患者角色适应不良的心理、生理反应，如疲乏、经常头痛、失眠、心悸、内疚、焦虑、烦躁、抑郁等。观察有无患者角色适应不良的行为表现，如过分依赖医务人员、不按规律服药、不能遵从护嘱、自伤或自杀等。

第四节 文化评估

PPT

文化是一定历史、地域、经济、社会和政治的综合反映。个体的成长和发展始终处于特定的文化背景之中。教育、道德规范、风俗习惯、宗教信仰、价值取向等文化因素都会因个体（或群体）的生活方式、饮食习惯、医疗保健行为、健康认知等产生直接或间接的影响。因此，护士有必要对患者的文化背景进行准确评估，从而克服文化理解差异，为患者提供符合其文化背景的整体护理服务。

一、文化概述

（一）文化的定义

文化（culture）是指一个国家（地区）或民族的历史、地理、风土人情、传统习俗、生活方式、文学艺术、行为规范、思维方式、价值观念等，是人类之间进行交流的普遍认可的一种能够传承的意识形态。文化有广义和狭义之分。广义的文化指人类在社会历史发展过程中所创造的物质财富和精神财富的总和，包括物质文化、制度文化和精神文化三个方面。狭义文化是指社会的意识形态以及与之相适应的制度和组织机构，如衣食住行、风俗习惯、生活方式、行为规范等。

（二）文化的构成要素

1. 语言（language） 是一套共同采用的沟通符号与表达方式，包含口语、文字、数字、手势以及其他非语言沟通的表现方式。语言是所有文化的基础，是文化价值、规范和意识形态的输送管道。人们通过语言沟通相互了解、传达信息、交融情感、寻求帮助。每个国家（地区）、民族都有其特有的语种、方言和语言禁忌等。非语言沟通包括肢体接触、手势、面部表情、语音语调等。非语言沟通也存在文化差异。如礼仪方面，中国人常用握手和微笑来表示友好和礼貌，欧美人习惯拥抱和接吻的礼仪形式，印度、泰国则双手合十表示问候。因此，在护理来自不同文化背景的患者时，护士需理解不同文化背景的语言行为，尽可能使用其所熟悉的方式来与其进行沟通交流。对于ICU机械通气不便沟通的患者，护士可通过特定手势或姿势来了解患者需求，如伸大拇指表示想大便、张嘴巴表示肚子饿等。

2. 规范（norms） 是一种特殊的文化期待，指在某个特定的情境中社会所坚持的行为标准。规范可分为正式规范和非正式规范。

（1）正式规范 主要指规章制度和法律。规章制度是社会团体和组织中的基本行为规范，法律是通过国家机器来制定、推行和执行的规范。正式规范通常有文字记载，并且对违反者有严格的处罚规定。国家制定各种法律、法规，如《医疗事故处理条例》《中华人民共和国护士管理条例》等来保障人民的健康权益和正常医疗活动的实施。

（2）非正式规范　主要指风俗习惯。风俗习惯是个人或集体的传统风尚、礼节、习性，是特定文化区域内人们共同遵守的行为规范或模式。风俗习惯贯穿于人们的衣、食、住、行、卫生等各个环节。有些风俗习惯对健康会产生积极的影响，如我国端午节采用艾叶驱虫、西方的分餐制等。也有一些对健康产生消极影响的风俗，如非洲女童割礼习俗、节日放鞭炮等。在诸多习俗中，与健康紧密相关的习俗主要有饮食和传统医药。如在饮食戒忌方面，我国回族人禁食猪肉，满族人禁食狗肉；在食物品种方面，东方国家以素食为主，西方国家则以肉、奶为主。在护理不同文化背景的患者时，要注意评估其饮食习惯，为其选择适合其文化背景的饮食。传统医药是与健康行为最为密切的习俗，如我国民间有用"刮痧"解风寒、冰糖梨祛痰、蜂蜜通便等；美国民间认为用冰块搓揉虎口可治牙痛、左侧卧位可以防止反酸等。对这些习俗的评估可以有助于护士在不违反医疗原则的前提下选择患者熟悉而又乐于接受的护理措施。

3. 价值观（values）　是社会成员共同持有的关于是非、善恶、好坏、自我与他人利益关系的观念和倾向。价值观可以影响个体对健康的认识和对疾病与治疗的态度，并左右着个体解决健康问题轻重缓急的决策。

4. 信仰（beliefs）　是指对一个人、事物、神、宗教的教条或教导、没有经验证据的观点（例如拥有强烈的政治信仰）等的极度尊崇与信服，并将其作为自己的精神寄托和行为准则。不同信仰，尤其是宗教信仰与人的精神健康密切相关。一方面，宗教信仰可通过倡导健康合理的生活方式而对个体的健康产生积极的影响。如伊斯兰教禁用致醉和有毒的植物饮料。此外，在遭遇各类生活事件时，个体可以从宗教中获取精神寄托，并得到宗教团体的各种支持与照顾。但另一方面宗教信仰的强大心理驱动作用可能会对健康产生消极影响，如有些教徒相信教义胜过医嘱，甚至做出有害健康、甚至危及生命的行为。

二、文化休克

（一）文化休克的概念

文化休克（culture shock），又叫文化震惊，是指生活在某一种文化环境中的人进入不熟悉的文化环境时，因失去自己熟悉的所有社会交流的符号与手段而产生的思想混乱与心理上的精神紧张综合征。即当生活在某一种文化环境中的人在试图理解或适应不同文化群体时，由于不同的语言、文化价值观、观念、信仰和习惯，而出现不舒服、无助以及不知所措的感觉。

文化休克常见于移民当中或者是在一个社会内，不同文化背景的个体或群体因文化生活环境发生根本性改变的时候。初住院患者，由于环境陌生、与亲属分离、缺乏沟通、日常生活习惯改变、对疾病和治疗的恐惧等也可产生文化休克。

（二）文化休克的原因

1. 不同文化环境中沟通方式的差异　不同的文化环境所采用的沟通方式存在很大差异。首先，国家之间语种差异，或国家内部应用的方言土语等的不同，均可导致语言沟通不畅。其次，不同文化环境中的非语言沟通形式，如身体语言、空间效应、反应时间、类语言、环境等也不完全相同。

2. 不同文化环境中日常生活模式的差异　每个人都有自己规律的日常生活模式，当个体的文化环境改变时，其日常行为、饮食、生活习惯等会随之发生改变，需要个体花费时间和精力去适应新的模式。

3. 在不同文化环境中角色的改变 在异域文化中，个体因丧失了在本文化环境中原有的社会角色，与亲友分离，陌生的环境等因素，孤独感便会油然而生，产生焦虑、恐惧、回避等情绪，出现文化休克。

4. 不同文化环境中风俗习惯的差异 每种文化都有其自身独有的风土人情、行为习惯。但个体初到新的文化环境中，会对这些感到既困惑又难以适应，但又必须努力去适应新环境中的风俗习惯。

5. 不同文化环境中信仰和价值观的差异 受自身环境的文化模式影响，每个文化群体之间的态度、信仰、人生的价值和人的行为均不同。当一个人的文化环境突然改变，其长时期形成的原有文化价值观与新文化中的一些价值观产生冲突，造成其行为的无所适从。

⊕ **知识链接**

患者文化休克原因

患者初入院时，大多会产生不同程度的文化休克，其可能的原因包括：①陌生的医院环境和病友；②日常生活作息和饮食习惯的改变；③抢救、死亡、消毒药水、仪器设备等的不良刺激；④医院各种规章制度的约束；⑤与亲友的分离；⑥医疗专业术语如"导尿""灌肠""腰椎穿刺"等的使用；⑦患者自身因素，如性格悲观内向。

（三）文化休克的分期

奥伯格认为，个体离开熟悉的文化环境进入新文化环境中，一般会经历以下4个阶段的变化历程。

1. 蜜月期（honeymoon phase） 指人们初到新的环境中，被新环境中的人文和地理景观所吸引，由于新奇感，而表现出心理上兴奋、情绪上亢奋。本阶段一般持续几个星期到半年的时间。如移民者初到陌生的地区，对新文化环境中的一切事物都很新奇，渴望了解新环境的风俗习惯，并希望顺利适应工作和生活。

2. 沮丧期（rejection phase） "蜜月"期过后，由于生活方式、风俗习惯、沟通方式等与原有文化不同，尤其价值观的矛盾和冲突，在新文化环境中生活的兴奋感逐渐被失望、失落、烦恼和焦虑所代替。本阶段一般持续几个星期到数月的时间。在本阶段，个体意识到必须改变自己原有的行为习惯和思维模式，以适应新的文化环境。此时，因个体的原有文化价值观与新环境的文化价值观发生冲突，可能导致个体的角色、信仰、自我概念和价值观受到冲击和挫伤。本期是文化休克综合征中表现最重，也是最难度过的一个阶段。一部分人能积极调适自己，顺利度过。而另一部分人则会因为挫折感、孤独、迷茫和生活不便，产生退缩、敌意、回避、愤怒等表现，甚至因为压力过大而返回原有文化环境中。

3. 恢复调整期（regression and adjustment phase） 在经历了一段时间的沮丧和迷惘后，个体开始学习并逐渐适应的新文化环境的语言、食物、行为模式、风俗习惯等。此时，个体原来心理上的混乱、沮丧、孤独感和失落感逐渐减少，开始能用比较客观的眼光去对待新文化环境，慢慢适应了新文化环境。

4. 适应期（adaptation phase） 此期，个体的沮丧、烦恼和焦虑基本消失，个体已完全接受新环境中的文化模式，并建立起符合新文化环境要求的行为习惯、价值观念等，能与当地人和平相处，在新文化环境中有安全感。但适应并不意味着完全转换，人们往往会保留许多原有文化的特点。在此阶段，个体一旦需要再次离开新文化环境，回到旧文化环境中，又会再次经历一次新的文化休克。

> **⊕ 知识链接** --
>
> 　　关于跨文化的适应，除了奥伯格的理论外，被学术界普遍认可的还有：①葛兹的"文化变化曲线"，将进入异文化环境的个体分为对异文化始终持否定态度、肯定态度、和中性态度的三类人，并归纳出三条相对应的文化变化曲线。②路易斯的"惊奇和理性寻求模式"，认为人们处理文化适应时应承认会有意料之外的事情发生，来积极寻求理性的解决方式。③金的"适应模式"，强调文化适应的动态本质以及交流在这一过程中的重要性。

（四）文化休克的表现

个体在不同的文化休克时期，会有不同的表现。

1. 焦虑　指个体处于一种模糊的不适感中，是自主神经系统对非特异性或未知威胁的一种生理、情感和认知的反应。在生理方面，个体会表现出睡眠障碍、疲乏、肢体颤抖、尿频、恶心和呕吐、呼吸和心跳频率增加、血压升高等。情感方面，个体会自诉不安、缺乏自信、忧虑、持续增加的无助感、容易激动等。认知方面，个体会表现出思想不能集中、对周围环境缺乏注意、健忘或思维中断等。

2. 恐惧　指个体处于一种被证实的、有明确来源的惧怕感中。文化休克时，恐惧的主要表现是躲避、注意力和控制缺陷。个体自诉心神不安、恐慌，有哭泣、警惕、逃避的行为，冲动性行为和提问次数增加，并出现疲乏、睡眠障碍、呼吸短促、血压增高等躯体症状。

3. 沮丧　指个体由于对陌生环境不适应而产生的失望、悲伤的生理和情感反应。生理方面主要表现为胃肠功能减退，出现食欲减退、体重下降、便秘等问题。情感方面则表现为忧愁、懊丧、哭泣、退缩、偏见或敌对。

4. 绝望　指个体主观地认为个人没有选择或选择有限，万念俱灰以至不能发挥自己的力量。面对文化休克时，个体由于自感走投无路，表现为情绪低落，表情淡漠，不愿、理睬他人，被动参加活动或根本不参与活动，生理功能下降等。

三、文化的评估

护士主要通过与患者的会谈，来了解其价值观、健康信念与信仰、宗教信仰、民族习俗等。也可通过观察日常进食情况评估患者的饮食习俗；通过观察患者与他人交流时表情、眼神、手势、坐姿等评估其非语言沟通文化；通过观察患者是否进行宗教活动，如祷告、做礼拜等获取有关其文化和宗教信仰的信息；通过观察患者在医院期间的表现评估其有无文化休克。

（一）价值观的评估

价值观存在于潜意识中，既不能直接观察，又难以言表。因此，评估比较困难，目前尚无现成评估工具。护士可通过询问下列问题获取有关患者价值观的信息。

会谈提纲：①你认为生活的意义是什么？②在生活中，什么对你而言是最重要的？③遇到困难时你是如何看待的？④遇到困难时，你会从何处寻求力量和帮助？⑤你参加什么组织吗？⑥你的行为准则是什么？

（二）健康信念与信仰的评估

1. 健康信念　通过评估明确患者对自身健康问题的看法及所处文化对健康的影响。目前，被广泛使用的评估模式是 Kleinman 等人提出的健康信念评估模式。

该模式共包括 10 个问题：①对你来说，健康指什么？不健康又指什么？②通常你在什么情况下才认为自己有病并就医？③你认为导致你健康问题的原因是什么？④你怎样、何时发现你有该健康问题的？⑤该健康问题对你的身心造成了哪些影响？⑥严重程度如何？发作时持续时间长还是短？⑦你认为你该接受何种治疗？⑧你希望通过治疗达到哪些效果？⑨你的病给你带来的主要问题有哪些？⑩对这种疾病你最害怕什么？

2. 宗教信仰 可通过会谈来对患者的宗教信仰进行评估。会谈提纲：①你有宗教信仰吗？②何种类型的宗教信仰？③平日你参加哪些宗教活动？④住院对你在参加以上宗教活动有何影响？⑤你的宗教信仰对你在住院、检查、治疗、饮食等方面有否特殊限制？

（三）习俗的评估

习俗的评估主要包括饮食习惯、沟通方式和传统医药的评估。

1. 饮食习惯的评估 可通过会谈直接询问患者的饮食习惯。会谈提纲：①你平常的主食是什么？②你喜欢的食物有哪些？禁忌或不喜欢的食物又有哪些？③你喜欢什么方法烹制的食物？④一般情况下，你每天进几餐？都在哪些时间？⑤你认为哪些食物对健康有益？哪些食物对健康有害？⑥哪些情况会影响你的食欲？

2. 沟通方式的评估 可通过会谈直接评估患者的语言沟通方式，同时，通过观察患者交流时的表情、眼神、手势、语音和语调等来了解其非语言沟通习惯。会谈提纲：①你平常讲何种语言？②喜欢别人怎么称呼你？③日常生活中，你有哪些语言禁忌？

3. 传统医药的评估 可通过直接会谈来了解患者使用过何种民间疗法，疗效如何。

第五节 环境评估

PPT

环境是人类生存和发展的物质基础，与人类健康密切相关。南丁格尔认为护理的功能在于创造有利于人体功能发挥作用的最佳环境。护士应充分考虑环境与个体健康的相互作用，在具体环境中去观察和判断患者的行为和健康状况。

一、环境概述

（一）环境的定义

护理学中，环境（environment）是指影响人们生存与发展的所有因素，分为内环境与外环境。内环境指人的生理、心理、精神和思想等各方面。外环境分为物理环境和社会人文环境，社会人文环境包括经济、劳动条件、生活方式、人际关系、文化宗教、社会安全等方面。内环境通过各种渠道不断地与外部环境进行物质、能量和信息的交换，以维持个体的身心平衡。

（二）环境对健康的影响

环境给人类的生存和发展提供了一切必要的条件，而人类通过调节自身，不断地改造并适应不断变化的外界环境。人类在改造环境的同时，也将大量的废弃物排入环境中，对人体健康产生了不良影响。

1. 物理环境 是一切存在于机体外环境的理化因素的总和。包括空气、水、土壤、声音、温度、湿度、建筑布局等。其中，与健康密切相关的物理环境因素如下。

（1）生物性因素 如细菌、病毒、寄生虫、支原体、衣原体等。病原微生物可以直接导致各种疾病的发生。此外，含有病原体的粪便、垃圾、土壤等，是有关疾病的传播媒介，如伤寒、痢疾、结核病等。

（2）化学性因素 如生产毒物、农药、水和空气中含有的各种有害物质等。在污染比较严重的环境，机体的任何系统都可能遭受环境有害物质的侵害，出现各种身心反应。如汽车尾气中分离出3,4－苯并芘有强致癌作用。

（3）物理性因素　如噪声、电离辐射、电磁辐射等。噪声对人体对神经系统的作用最直接，长期接触噪声可以导致听力下降，并引起头痛、头晕、心悸及睡眠障碍等症状。超剂量的电离辐射可以引起慢性放射性损伤，如皮肤损伤、造血障碍、白细胞减少、生育力受损等。

（4）地理性因素　某些地方性疾病已经被证实与当地的水质、气候和土壤成分有关。山地居民容易发生化学元素缺乏性地方病，如缺碘引起地方性甲状腺肿。炎热多雨的地理环境，有利于各类蚊虫的滋生繁殖，如热带、亚热带地区盛行的疟疾等各种热带病。

（5）气候性因素　严寒、酷热、高压低氧等对人体有直接的物理刺激作用，使人体产生应激效应，从而引起各种非传染性疾病。如在高纬度和极地地区，严寒的气候可以直接使人体发生冻伤性疾病。在海拔3500米以上的高山高原地区，因空气稀薄、气压低、氧气不足等，容易使初上高原的人发生急性高山病。

2. 社会环境　指人类生存及活动范围内的社会物质、精神条件的总和。包括社会制度、经济水平、文化教育、生活方式、社会支持等诸多方面。与健康密切相关的社会环境如下。

（1）社会制度　是在一定历史条件下形成的社会关系和社会活动的规范体系，是社会经济、政治、法律、文化制度的总和。政治制度对国家卫生政策具有决定作用，直接影响到政府是否将公民的健康放在重要位置，是否积极采取措施以促进国民健康。此外，社会通过各种法律法规来规范公民的行为，如禁毒、禁酒驾、控制烟草、规范食品的生产和销售等。

（2）经济状况　经济是个体生存和发展的物质基础。从宏观角度而言，社会经济发展对公民健康具有重要的促进作用，如建立和完善基础医疗设施、健全全民健康保障体系、促进医学技术的进步等等。从个体角度而言，经济状况直接影响其衣食住行和医疗服务的水平，经济状况不良者为了维持生计而终日劳累奔波，患病后常常不能及时就医。

（3）医疗卫生服务体系　是国家依法制定的保护公民生命和权利不受侵犯的各项政策措施的总和，包括疫病控制、妇幼保健、卫生监督等方面。医疗卫生服务体系所提供的医疗服务可以包括家庭保健、疗养院服务、各级医院服务等。当医疗卫生服务系统中存在各种不利于促进健康的因素，如卫生保健网络不健全、人力资源配置不合理、医疗服务质量低劣等，均可直接危害人群的健康。

（4）生活方式　是个体在日常生活领域的活动形式与行为特征。不良的生活习惯如吸烟、酗酒、熬夜、暴饮暴食、三餐饮食无规律、缺乏体育锻炼、生活工作紧张、娱乐活动安排不当等，都有可能直接或间接导致疾病的发生、发展。世界卫生组织提出的"维多利亚宣言"，将"合理膳食、适量运动、戒烟限酒、心理平衡"作为健康的四大基石。

（5）教育水平　教育是人类社会化的过程和手段。从健康角度看，教育水平的高低影响着人们健康生活的能力及生活方式。良好的教育有助于人们习得更多关于疾病的知识，积极从网络、书籍等多种途径获取健康保健信息，自觉改变自身不良生活方式和习惯，有效利用各种卫生服务。

（6）社会支持　通常是指来自于社会关系网络，包括父母、亲戚、朋友、单位及社会团体等给予个体的精神或物质上的帮助和支持的系统。个体的社会关系网络包括与之有直接或间接关系的所有人群。个体的社会关系网络越健全，得到所需的信息、情感及物质等多方面的支持就越多。社会支持可以帮助个体有效应对各种生活压力事件，提高个体的主观幸福感。

二、具体的环境评估

（一）物理环境评估

物理环境评估重点是评估患者的家庭、工作环境和病室环境。

1. 家庭环境评估　家庭是患者生活的主要场所，家庭物理环境会对个体的生理和心理健康造成重要的影响。护士可通过会谈了解患者的家庭环境，必要时可进行实地考察。

评估内容：①住所采光如何？是否明亮？②房间空气是否流通、新鲜？厨房浴室有无换气装置？家中有无人吸烟？③室内温度、湿度如何？有无取暖或降温设备？④家庭的人均居住面积有多少？房间布局能否能满足家庭成员的需要？⑤卫生间内是否防滑设施？⑥家庭内有无影响健康的危险因素？⑦家庭周围有无噪声或气体污染源？

2. 工作环境评估　主要内容是评估生产环境、生产过程和劳动过程中是否存在直接危害劳动者健康的因素。工作环境中常见的影响健康的因素包括化学性因素（如重金属、刺激性气体、农药、有机溶剂等）、生产性粉尘、物理因素（如异常气压、噪声或振动、电离或非电离辐射等）、生物性因素（如细菌、病毒、寄生虫等）、其他有害因素（如劳动强度过大、劳动组织和劳动制度不合理、长时间处于不良体位等）。

评估内容：①工作环境是否整洁、明亮、无异味？②工作环境中有无烟雾、粉尘、石棉、化学物、强光、噪声、高压电、高温、重型机器、高空作业、电线、强酸、碱等影响健康的因素？③工作环境中有无废水、废气来源？④工作中有无针对健康危险因素采用防护措施及工具，如安全帽、安全眼镜、防护衣等？

3. 病室环境评估　可通过实地考察来收集资料，重点评估医院环境中是否存在一些容易导致患者坠床、跌倒等意外损伤的因素。

评估内容：①病房设施能否满足患者基本需求？如开水、热水供应能否满足需要？饭菜是否营养可口？睡眠环境是否安静？②病房环境是否整齐、干净、宽敞、明亮、舒适？通风状态如何？室内温度、湿度如何？有无取暖或降温设备？有无噪声监测、噪声是否在标准以下？厕所洁净、地面是否干燥、平整、防滑？走廊、厕所有无扶手？夜间灯光是否合理？③电源是否妥善安置、使用是否安全？用氧时有无防火、防油、防震标记？④药品贮藏是否安全？用药前有无执行查对制度？医疗垃圾是否得到妥善处理？

🌐 知识链接

住院患者跌倒的危险因素

住院患者跌倒危险因素的评估内容主要包括：①患者的平衡和活动度；②患者的认知功能；③患者有无失禁情况，是否频繁如厕；④患者有无足部问题；⑤患者是否存在视力问题；⑥患者有无眩晕；⑦患者是否使用了易致跌倒药物；⑧患者是否使用了约束；⑨患者衣着松紧度和穿鞋是否合适；⑩住院环境中是否存在跌倒危险因素。

（二）社会环境评估

社会环境评估重点为评估患者的经济状况、教育水平、生活方式以及社会关系与社会支持情况。

1. 经济状况评估　主要通过会谈进行。重点了解患者的经济来源及支出情况。

会谈提纲：①家庭人均月收入是多少？②家庭的经济来源有哪些？③家庭中几人有工作？单位效益怎么样？④家庭每月生活开支有多少？⑤医疗费用的支付方式是什么？⑥患病是否导致你的家庭经济困难？⑦有哪些方式可以帮助家庭度过经济困难？

2. 教育水平评估　主要通过会谈进行。除基本的学历信息外，护士还应评估患者对疾病相关知识的掌握程度。

会谈提纲：①文化程度如何？②对于这种疾病了解哪些？③通过哪些途径来学习疾病和预防保健的

知识？④在学习相关知识时存在什么困难？

3. 生活方式评估　主要通过会谈进行，此外也可观察患者的日常生活和行为习惯。生活方式的评估主要是了解患者饮食、睡眠、娱乐方面的习惯和爱好以及有无不良嗜好。

会谈提纲：①饮食上有什么偏好和禁忌？②是否抽烟？抽了多长时间？抽烟的量如何？③是否喝酒？喝了多长时间？喝酒的量如何？④生活有无规律？⑤是否经常熬夜？⑥睡眠怎样？⑦平时有什么兴趣爱好？

4. 社会支持评估　主要通过会谈进行，也可观察患者被探视的情况来获取相关资料。

会谈提纲：①家庭成员间关系如何？②与邻居间关系如何？③与同事、领导的关系如何？④有多少关系亲密、可以得到支持或帮助的朋友？⑤家庭成员/朋友/同事能否提供所需的支持与帮助？⑥与病友、医生和护士的关系如何？⑦当遇到困难时，能否主动寻求家庭成员/朋友/同事的帮助？

此外，还可以采用评定量表来进行测评，常用的测量个体社会支持水平的量表有：①肖水源编制的《社会支持评定量表》（social support rating scale，SSRS），该量表分为客观支持（即患者所接受到的实际支持）、主观支持（即患者所能体验到的或情感上的支持）和对支持的利用度（支持利用度是反映个体对各种社会支持的主动利用）3 个分量表。②由 Zimet 等编制，姜乾金修订的《领悟社会支持量表》（perceived social support scale，PSSS）。量表条目采用 Likert 7 级评分，由"极不满意"到"极满意"分布计 1 ~ 7 分。总分为 84 分，总分越高，说明个体的社会支持越高。总分在 12 ~ 36 为低支持状态；总分在 37 ~ 60 为中间支持状态；总分在 61 ~ 84 为高支持状态（表 5 - 4）。

表 5 - 4　领悟社会支持量表

条目	极不同意	很不同意	稍不同意	中立	稍同意	很同意	极同意
1. 在我遇到问题时，有些人（领导、亲戚、同学）会出现在我身旁							
2. 我能够与有些人（领导、亲戚、同学）共享快乐与忧伤							
3. 我的家庭能够切实具体地给我帮助							
4. 在需要时，我能够从家庭获得感情上的帮助和支持							
5. 当我有困难时，有些人（领导、亲戚、同学）是安慰我的真正源泉							
6. 我的朋友能真正地帮助我							
7. 在发生困难时，我可以依靠我的朋友们							
8. 我能与自己的家庭谈论我的难题							
9. 我的朋友们能与我分享快乐和忧伤							
10. 在我的生活中，有些人（领导、亲戚、同学）关心着我的感情							
11. 我的家庭能心甘情愿协助我作出各种决定							
12. 我能与朋友们讨论自己的难题							

答案解析

目标检测

一、单选题

1. 社会评估的目的不包括（　　）

　　A. 评估患者的角色功能　　　B. 评估患者的文化背景　　　C. 评估患者的家庭状况

　　D. 评估患者的环境状况　　　E. 评估患者的性格特点

2. 依据 Duvall 的家庭生活周期理论，父母独处至退休的阶段被称为 （　　）

    A. 中年期　　　　　　　　B. 老年期　　　　　　　　C. 退休期

    D. 空巢期　　　　　　　　E. 重适期

3. 南丁格尔及其所带领的护理团队在克里米亚战争中的表现，最能说明 （　　）

    A. 生理功能评估的重要性　　　B. 心理功能评估的重要性　　　C. 社会环境评估的重要性

    D. 家庭环境评估的重要性　　　E. 物理环境评估的重要性

4. 家庭评估中，最重要的是 （　　）

    A. 家庭权力结构的评估　　　B. 家庭生活周期评估　　　C. 家庭功能的评估

    D. 家庭价值观评估　　　　　E. 家庭沟通类型评估

5. 患者，男，35 岁，急性胆囊炎患者。通过会谈，护士了解到该患者有一 4 岁儿子，妻子为公司职员，目前同父母住在一起。该患者的家庭人口结构是 （　　）

    A. 核心家庭　　　　　　　　B. 主干家庭　　　　　　　　C. 联合家庭

    D. 单亲家庭　　　　　　　　E. 夫妻家庭

6. 提示患者存在角色冲突的描述是 （　　）

    A. 每天上班都感觉好累，压力很大

    B. 我现在身体很好，就是血压高一点而已，没关系的

    C. 我觉得我的时间很紧张，每天都很忙

    D. 我很注意健身的，怎么会得癌症呢？一定是哪里搞错了

    E. 我因为工作忙，所以也没能照顾好父母

7. 患者，女，56 岁，患胃癌。患者 2 周前行胃大部切除手术，术后恢复良好，拟出院。但该患者认为自己是癌症患者，需要继续在医院修养，认为出院后不能照顾自己，对恢复正常生活缺乏信心。该患者表现出的角色适应不良是 （　　）

    A. 患者角色消退　　　　　　B. 患者角色模糊　　　　　　C. 患者角色冲突

    D. 患者角色行为异常　　　　E. 患者角色强化

8. 评估患者的物理环境，最佳的方法是 （　　）

    A. 观察法　　　　　　　　　B. 会谈法　　　　　　　　　C. 量表评定

    D. 实地考察　　　　　　　　E. 以上均不妥

二、简答题

1. 简述患者角色适应不良的类型。

2. 简述文化休克的分期。

3. 简述病室环境评估的要点。

书网融合……

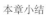

    本章小结　　　　　　　　　　微课　　　　　　　　　　题库

第六章　体格检查

📖 学习目标

知识要求：

1. 掌握　视诊、触诊、叩诊、听诊和嗅诊 5 种体格诊查的方法及其适应范围；典型体征的发生机制与临床意义。

2. 熟悉　重要体表标示；体格检查的基本要求与注意事项。

技能要求：

1. 能熟练进行体格检查。

2. 能根据体格检查结果综合分析疾病及其对患者产生的影响。

素质要求：

进行体格检查时注意将保护患者隐私、保暖、操作轻柔等人文关怀措施贯穿始终。

第一节　体格检查的基本方法

PPT

⇒ 案例引导

案例　患者，男，66 岁，有反复咳嗽、咳痰史 20 年，活动后气喘 5 年，近 3 天因受凉后出现咳嗽、咳痰、气喘加重来院就诊。有长期吸烟史。查体：体温 38.4℃，脉搏 110 次/分，呼吸 24 次/分，血压 130/88mmHg。神志清楚，发绀，呼吸急促，桶状胸，肺部叩诊为过清音，双肺闻及散在哮鸣音，双肺底可闻及少许湿啰音，心率 110 次/分，律齐，肺动脉瓣区第二心音亢进，无杂音。肝脏未触及，双下肢轻度凹陷性水肿。

讨论　1. 上述病例身体评估中包含哪些方面的重要信息？

2. 护士在对患者进行体格检查时应怎样体现护理关怀。

体格检查（physical examination）是指护士运用自己的感官或借助体温表、血压计、听诊器、手电筒和叩诊锤等检查器具，客观地评估患者身体状况的最基本的检查方法，一般护理病史采集后进行检查。体格检查的目的是进一步验证问诊中所获得的有临床意义的症状，发现患者存在的体征。体征作为客观资料的重要组成部分，可为最终确认护理诊断提供客观依据。

体格检查的基本方法有视诊、触诊、叩诊、听诊和嗅诊。要熟练掌握和运用这些方法，并使评估结果准确可靠，必须反复练习和实践，同时，还应具有丰富的医学基础知识和护理专业知识。

（一）视诊

视诊（inspection）是以视觉来观察患者全身或局部状态的评估方法，包括全身和局部视诊以及呕吐物或排泄物的观察。通过视诊可以观察到许多全身及局部的体征。

视诊方法简单、适用范围广泛，可提供重要的健康资料和护理诊断线索，有时仅用视诊就可明确一些疾病的诊断。视诊应注意光源，最好在自然光线下进行，受检部位光线由侧面射入对观察搏动或肿物的轮廓很有帮助；夜间在普通灯光下常不易辨别黄疸、发绀、苍白，皮疹也不易被辨识。

（二）触诊

触诊（palpation）是护士通过手与患者体表局部接触后的感觉或患者的反应，发现有无异常的评估方法。手的不同部位对触觉的敏感度不同，以指腹和掌指关节的掌面最为敏感；掌指关节的掌面对震动亦较为敏感；手背皮肤对温度较为敏感。触诊的适用范围很广，可遍及全身各部，尤以腹部检查最常用（图6-1）。

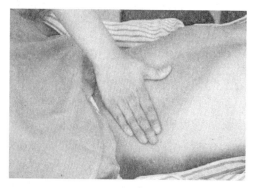

图6-1　触诊示意图

1. 触诊方法　由于触诊目的不同，施加的压力亦轻重不一，因此，触诊可分为浅部触诊法与深部触诊法。

（1）浅部触诊法（light palpation）　将一手轻轻放在受检部位，利用掌指关节和腕关节的协同动作，轻柔地进行滑动触摸。浅部触诊法适用于体表浅在病变、关节、软组织及浅部的动脉、静脉、神经和阴囊、精索等。浅部触诊一般不会引起患者痛苦及肌肉紧张，因此，更有利于评估腹部有无压痛、抵抗感、搏动、包块和某些增大的器官等。

（2）深部触诊法（deep palpation）　将一手或两手重叠，由浅入深，逐渐加压以达深部。深部触诊适用于评估腹腔病变和腹部器官情况，根据评估目的和手法的不同，深部触诊法又可分为4种。

1）深部滑行触诊法（deep slipping palpation）　评估时嘱患者张口平静呼吸，可与患者谈话以转移注意力，尽量使患者的腹肌放松。护士以并拢的二、三、四指末端逐渐触向腹腔器官或包块，并在被触及的器官或包块上做上、下、左、右的滑行触摸。如为肠管或条索状包块，则需做与长轴相垂直方向的滑行触诊。深部滑行触诊法常用于腹腔深部包块和胃肠病变的评估。

2）双手触诊法（bimanual palpation）　护士将左手置于受检器官或包块的后部，并将受检部位推向右手方向，右手中间三指在相应部位进行触诊。此法多用于肝脏、脾脏、肾脏和腹腔肿物的触诊。

3）深压触诊法（deep press palpation）　以一两个手指逐渐深压，用于探测腹腔深在病变的部位或确定腹部压痛点，如阑尾压痛点、胆囊压痛点等。

4）冲击触诊法（ballottement）　评估时以三四个并拢的手指指腹，放置于腹壁相应的部位（与腹壁成70°~90°角），做数次急速而较有力的冲击动作，在冲击时即会出现腹腔内器官在指端浮沉的感觉，这种方法一般只用于大量腹腔积液时肝脏、脾脏难以触及者。因急速冲击可使腹腔积液在器官表面暂时移去，器官随之浮起，故指端易于触及增大的肝脏、脾脏或腹腔包块。

2. 触诊注意事项

（1）触诊前准备工作　触诊前应向患者说明触诊的目的和配合方法，触诊时手要温暖轻柔，避免患者精神和肌肉紧张，影响触诊效果。环境要私密，注意保护患者隐私。如属多人病房，应用隔帘或屏风遮挡。

（2）体位要正确　护士与患者都应采取适宜的位置，护士应站在患者右侧，面向患者，以便随时观察患者的面部表情变化；患者取仰卧位，双手自然置于体侧，双腿稍屈曲，腹肌尽可能放松。

（3）患者准备　进行下腹部触诊时，可根据需要嘱患者排空大小便，以免影响触诊，或将充盈的膀胱误认为腹腔包块。

（三）叩诊

叩诊（percussion）是护士用手指叩击患者某部位的表面，使之震动而产生音响，根据震动和音响的特点来判断受检部位的器官状态有无异常的方法。叩诊多用于确定肺下界的定位、胸腔积液或积气的多少、肺部病变的范围与性质、纵隔的宽度、心界的大小与形状、肝脾的边界、腹腔积液的有无与多少、子宫及卵巢有无增大、膀胱有无充盈等。另外，叩诊也用于了解肝区、脾区及肾区等有无叩击痛。

1. 叩诊方法　因叩诊的部位不同，患者须采取相应的体位。如叩诊胸部时取坐位或卧位，叩诊腹部时常取仰卧位。由于叩诊的手法与目的不同，叩诊又分为间接叩诊法与直接叩诊法。

（1）间接叩诊法（indirect percussion）　是广泛采用的叩诊方法。护士左手中指第二指骨紧贴于叩诊部位，勿施重压，以免影响被叩组织的震动，其他手指稍微抬起（勿与体表接触）；右手指自然弯曲，以中指指端叩击左手中指第二指骨前段，叩击方向应与叩诊部位的体表垂直；叩诊时应以腕关节与掌指关节的活动为主，避免肘关节及肩关节参加运动。

叩诊基本要领：紧（左手中指第二指骨紧贴叩诊部位）、翘（左手其他手指稍抬起，勿与体表接触）、直（以右手中指指端垂直叩击左手中指第二指骨前端）、匀（叩击力量均匀一致）、快（每次叩击后右手要快速抬起）（图6-2）。

（2）直接叩诊法（direct percussion）　护士采用右手示指、中指、无名指的掌面直接叩击受检部位，借叩击的音响和指下的震动感来判断病变的方法。此法主要适用于评估胸部或腹部面积较广泛的病变，如大量胸腔积液或腹腔积液等（图6-3）。

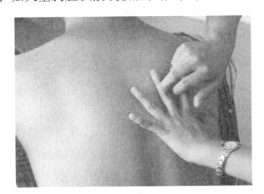

图6-2　间接叩诊法示意图

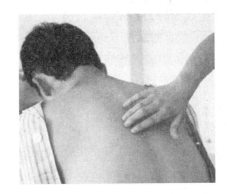

图6-3　直接叩诊法示意图

2. 叩诊音（percussion sound）　即被叩击部位产生的音响。因被叩击部位组织器官的密度、弹性、含气量以及与体表的距离不同，可产生不同的音响。根据音响的强弱、频率等的不同将叩诊音分为5种，即实音、浊音、清音、过清音和鼓音。叩诊音的时限与组织密度呈负相关，实音持续时间最短，随着组织密度减小，叩诊音的时限逐渐延长。各种叩诊音的特点及临床意义见表6-1。

表6-1　各种叩诊音的特点及临床意义

叩诊音	音响强度	音调	持续时间	正常存在部位	临床意义
实音	最弱	最高	最短	心脏、肝脏	大量胸腔积液、肺实变
浊音	弱	高	短	心脏、肝脏被肺覆盖部分	肺炎、肺不张、胸膜增厚
清音	强	低	长	正常肺部	无
过清音	更强	更低	更长	无	阻塞性肺气肿
鼓音	最强	最低	最长	胃泡区	气胸、肺空洞

3. 注意事项

（1）叩诊前准备　环境应安静，以免影响叩诊音的判断。叩诊时应嘱患者充分暴露被叩诊部位，并使肌肉放松。

（2）注意对称部位的对比　叩诊时应注意对称部位的比较与鉴别。

（3）注意音响与震动感的比较　叩诊时不仅要注意叩诊音响的变化，还要注意不同病灶震动感的差异。如肺组织为含气的肺泡所组成，其振动频率低、弹性好、振幅大、振动期长，故音调低，但音响强、音时长。

（4）叩诊动作规范　叩诊动作灵活、短促、富有弹性。叩击后右手应立即抬起，以免影响音响的振幅与频率。一个部位每次连续叩击2～3下，如未能获得明确效果，可再连续叩击2～3下。叩击力量要均匀适中，使产生的音响一致，以便正确判断叩击音的变化。叩击力量的轻重应视不同的评估部位及病变组织的性质、范围或位置深浅等具体情况而定。

（四）听诊

听诊（auscultation）是护士用耳或借助于听诊器听取患者身体器官发出的声音，以识别正常与病理状态，从而判断健康与否的方法，常用于心血管、肺脏及胃肠道等评估。

1. 听诊方法

（1）直接听诊法（direct auscultation）　护士将耳直接贴附于患者的体壁上进行听诊，这种方法所能听到的体内声音很弱。这是听诊器出现之前所采用的听诊方法，目前也只有在某些特殊和紧急情况下才会采用。

（2）间接听诊法（indirect auscultation）　采用听诊器进行的听诊。此法方便，使用范围广，听诊器对器官运动的声音可起放大作用，主要用于心脏、肺脏、腹部、血管等听诊（图6-4）。

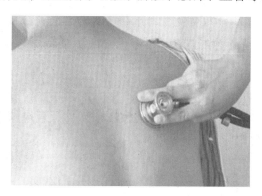

图6-4　间接听诊法示意图

⊕ **知识链接**

听诊器

听诊器（stethoscope）由耳件、胸件及软管三部分组成。胸件有两种类型：一是钟型，适用于听取低调声音，如二尖瓣狭窄的舒张期隆隆样杂音；另一种是膜型，适用于听诊高调的声音，如呼吸音、心音、肠鸣音、主动脉关闭不全的杂音等。

2. 注意事项

（1）听诊前准备　听诊时环境要安静、温暖、避风、私密。寒冷可引起患者肌束颤动，出现附加音，影响听诊效果；听诊时应根据病情，嘱患者采取适当体位；必要时嘱患者控制呼吸配合听诊。

（2）正确使用听诊器　听诊前应注意耳件方向是否正确，管腔是否通畅；胸件要紧贴于被听诊部位，避免与皮肤摩擦而产生附加音。

（五）嗅诊

嗅诊（olfactory examination）是通过嗅觉判断发自患者的异常气味与疾病关系的一种评估方法。这些异常气味多来自皮肤、黏膜、呼吸道、胃肠道、呕吐物、排泄物、分泌物、脓液等。嗅诊时用手将患者散发的气味扇向自己的鼻部，然后仔细判断气味的性质和特点。常见的异常气味来源及其临床意义如下。

1. 汗液　酸性汗味见于风湿热或长期服用水杨酸、阿司匹林等药物者；特殊的狐臭味见于腋臭者。

2. 痰液　血腥味见于大量咯血；恶臭味可能为支气管扩张或肺脓肿。

3. 脓液　如为恶臭味多见于气性坏疽、厌氧菌感染。

4. 呕吐物　有酸臭味为食物在胃内滞留时间过长，见于幽门梗阻；粪臭味多见于肠梗阻或腹膜炎。

5. 粪便　腐败性臭味多见于消化不良或胰腺功能不全；腥臭味见于细菌性痢疾；肝腥味见于阿米巴痢疾。

6. 尿液　浓烈的氨味见于膀胱炎及尿潴留；鼠尿味见于苯丙酮尿症；苹果味见于糖尿病酮症酸中毒；大蒜臭味见于有机磷中毒；腐臭味见于膀胱癌晚期。

⊕ **知识链接**

苯丙酮尿症

苯丙酮尿症（PKU）是一种常见的氨基酸代谢病，由于苯丙氨酸（PA）代谢途径中的酶缺陷，使得苯丙氨酸不能转变成为酪氨酸，导致苯丙氨酸及其酮酸蓄积，并从尿中大量排出。本病在遗传性氨基酸代谢缺陷疾病中比较常见，其遗传方式为常染色体隐性遗传。临床表现不均一，主要临床特征为智力低下、精神神经症状、湿疹、皮肤抓痕征及色素脱失和鼠气味等、脑电图异常。

---

7. 呼气　浓烈的酒味见于饮酒后或醉酒者；刺激性蒜味见于有机磷中毒；烂苹果味见于糖尿病酮症酸中毒；氨味见于尿毒症；肝腥味见于肝性脑病。

第二节　一般状态检查

PPT

一般状态的检查是指对患者全身状态进行的概括性检查评估。其主要内容包括全身状态检查、皮肤检查和淋巴结检查。检查方法以视诊为主，部分检查需要触诊。

一、全身状态检查

全身状态（general body state）检查是对患者一般状况的概括性观察。检查方法以视诊为主，有时需配合触诊或借助体温计、血压计、听诊器等进行检查。检查内容包括性别、年龄、生命征、发育与体型、营养状态、意识状态、面容与表情、体位与步态等。

（一）性别

正常成人第二性征明显，性别（gender）不难判断。某些疾病的发生与性别有关，如临床上甲状腺疾病和系统性红斑狼疮多发生于女性，胃癌、食管癌、痛风等多发生于男性，甲型血友病多见于男性。某些疾病可引起性征的改变，如肾上腺皮质肿瘤或长期应用肾上腺糖皮质激素可使女性发生男性化；肾上腺皮质肿瘤也可使男性乳房女性化和其他第二性征的改变，如皮肤、毛发、脂肪分布和声音改变等。

此外，性染色体的数目和结构异常可致两性畸形。

（二）年龄

年龄（age）可经问诊获知，昏迷和死亡者则需通过观察皮肤的弹性与光泽、肌肉状态、毛发的颜色与分布、面与颈部皮肤的皱纹、牙齿的状态估计。年龄与疾病的发生密切相关，如佝偻病、麻疹和白喉等多见于幼儿与儿童，结核病、风湿热多见于少年与青年，动脉硬化性疾病多见于老年。年龄亦是影响疾病预后的重要因素，青年人患病后易康复，老年人康复则相对较慢。

（三）生命征

生命征（vital sign）包括体温（body temperature）、脉搏（pulse）、呼吸（respiration）和血压（blood pressure），是评估生命活动存在、观察患者病情变化的重要指标之一。

口测法、肛测法和腋测法是临床常用的体温测量方法；脉搏测量通常以触诊桡动脉搏动的频率、节律、强弱，计数1分钟；呼吸检测是在计数脉搏的同时，视诊患者胸廓或腹部随呼吸而出现的活动情况，计数1分钟，以观察呼吸的类型、频率、深度、节律及有无其他异常。血压测量临床多借助血压计测量动脉血压，因其易受周围动脉舒缩及其他因素的影响，检查时要规范操作。测得的体温、脉搏、呼吸和血压值应及时、准确地记录于病历和体温单上。

体温、脉搏、呼吸和血压的测量方法及正常值范围见其他相关参考书。体温、呼吸、脉搏和血压的临床意义分别见第三章临床常见症状评估相关部分、第六章第六节血管检查。

（四）发育与体型

1. 发育　发育（development）正常与否通常以年龄、智力和体格成长状态（身高、体重及第二性征）及其相互间的关系来综合判断。发育与种族遗传、地区、内分泌、营养代谢、生活条件和体育锻炼等多种因素密切相关。发育正常者，年龄、智力与体格的成长状态是均衡一致的，各年龄组的身高与体重之间有一定的对应关系。成年以前，随年龄的增长，体格不断成长，至青春期生长速度明显加快，称为青春期急激生长（adolescent spurt）。

（1）成人发育正常指标　头部长度为身高的1/8～1/7，胸围为身高的1/2，两上肢展开后左右指端的距离约等于身高，坐高等于下肢的长度。发育与种族、遗传、内分泌、营养代谢、生活条件及体育锻炼等内、外因素密切相关。

（2）身高异常

1）线性生长过速　仅见于青少年晚期骨骺闭合之前，为垂体性生长激素分泌过多所致。骨骺闭合前生长激素分泌过多，线性生长超过了依据双亲身高计算的预期身高（显著背离生长曲线），使体格异常高大，提示垂体肿瘤所致的巨人症；骨骺闭合之后生长激素的过多分泌，可导致手、足、头骨、下颚等扩大及软组织增厚，而非身高的增加，称为肢端肥大症。

2）身材矮小症　提示生长激素产生不足、机体反应低下或营养障碍等。腺垂体功能减退者生长激素分泌不足可致体格异常矮小称为垂体性侏儒症。甲状腺对体格发育具有促进作用。发育成熟前，如果患有甲状腺功能亢进，由于代谢增强、食欲亢进，可导致体格发育有所改变；甲状腺功能减退可致体格矮小和智力低下，称为呆小病。

3）身材比例失调　Marfan综合征患者身材较高，体型较瘦，颅骨长而窄，指骨细长，手臂张开指间距离超过身高；Klinefelter患者身材高、四肢长，下半身长于上半身，手臂张开指间距离小于身高，雄激素不足患者的指间距离大于身高。

2. 体型（habitus）　是身体各部发育的外观表现，包括骨骼、肌肉的成长与脂肪分布的状态。临床上将成人的体型分为3种类型。

（1）无力型（asthenic type） 也称瘦长型。身高肌瘦、颈细长、肩窄下垂、胸廓扁平，腹上角小于90°。

（2）正力型（orthosthenic type） 也称匀称型。身体各部分结构匀称适中，腹上角90°左右。一般成人多为此体型。

（3）超力型（sthenic type） 也称矮胖型。身短粗壮、颈粗短、肩宽平、胸围大、腹上角大于90°。

（五）营养状态

营养状态（nutritional status）与食物的摄入、消化、吸收和代谢等因素有关，并受心理、社会和文化等因素的影响，为评估健康和疾病严重程度的指标之一。营养过度或不良均可致营养状态改变，前者引起肥胖，后者引起消瘦。

营养状态可依据皮肤、毛发、皮下脂肪和肌肉的情况，结合年龄、身高和体重进行综合判断。临床上常用良好、中等、不良三个等级对营养状态进行描述。①良好：黏膜红润，皮肤光泽、弹性好，皮下脂肪丰满，肌肉结实，指甲、毛发润泽，肋间隙及锁骨上窝深浅适中，肩胛部和股部肌肉丰满。②不良：皮肤黏膜干燥、弹性降低，皮下脂肪菲薄，肌肉松弛无力，指甲粗糙无光泽，毛发稀疏，肋间隙、锁骨上窝凹陷，肩胛骨和髂骨嶙峋突出。③中等：介于良好和不良之间。

测量一定时期内体重的增减是观察营养状态最常用的方法，应于清晨、空腹、排便和排尿后，着单衣裤立于体重计中心进行测量。成人的理想体重可用以下列公式粗略计算：理想体重（kg）= 身高（cm）- 105。一般认为体重在理想体重 ±10% 的范围内为正常；超过理想体重的 10% ~ 20% 为超重，超过理想体重的 20% 以上为肥胖；低于理想体重的 10% ~ 20% 为消瘦，低于理想体重的 20% 以上为明显消瘦，极度消瘦称为恶病质。

必要时还需进行以下人体测量。

1. 体重指数 由于体重受身高影响较大，目前常用体重指数（body mass index，BMI）来衡量体重是否正常。计算方法为：BMI = 体重（kg）/身高^2（m^2）。我国成人BMI正常范围为 18.5 ~ 24.0。BMI < 18.5 为消瘦，BMI 24.0 ~ 28.0 为超重，BMI ≥ 28.0 为肥胖。

2. 皮褶厚度（skinfold thickness） 皮下脂肪可直接反映体内的脂肪量，与营养状态关系密切，可作为评估营养状态的参考。常用测量部位有肱三头肌、肩胛下和脐部，以肱三头肌皮褶厚度测量最常用。测量时患者取立位，两上肢自然下垂，护士站于其后，以拇指和示指在肩峰至尺骨鹰嘴连线中点的上方2cm处捏起皮褶，捏起点两边的皮肤须对称，然后用重量压力为 10g/mm^2 的皮褶计测量，于夹住后3秒内读数。一般取3次测量的均值以减少测量误差。正常范围为男性青年（13.1 ± 6.6）mm，女性为（21.5 ± 6.9）mm。

临床上常见的营养状态异常包括营养不良和营养过度。营养不良（malnutrition）者临床表现为消瘦，重者可呈恶病质。其发生主要是由于营养摄入不足或消耗增多，多见于长期或严重的疾病，如消化道疾病所致摄食障碍或消化吸收不良；神经系统及肝、肾病变引起的严重恶心和呕吐；活动性结核、肿瘤、糖尿病、甲状腺功能亢进症等所致的热量、蛋白质和脂肪消耗过多等。营养过度者体内中性脂肪过多积聚，临床表现为肥胖。按病因可将肥胖分为单纯性肥胖和继发性肥胖。单纯性肥胖主要与摄食过多、营养过剩有关，常有一定的遗传倾向，与生活方式、精神因素等亦有关系，临床表现特点为全身脂肪分布均匀，儿童期生长较快，青少年期有时可见外生殖器发育迟缓，一般无神经、内分泌与代谢等系统功能或器质性异常；继发性肥胖多由某些内分泌与代谢性疾病引起，见于腺垂体功能减退症、甲状腺功能减退症、肾上腺皮质功能亢进和胰岛素瘤等，该类肥胖者脂肪分布多有显著特征，如下丘脑病变所致肥胖性生殖无能综合征（Frohlich综合征）表现为大量脂肪积聚在面部、腹部、臀部及大腿；肾上腺皮质功能亢进（Cushing 综合征）表现为向心性肥胖（central obesity）。

⊕ 知识链接

营养状态评估工具

　　行营养风险筛查和评估是识别患者的营养问题、判断其是否需要营养干预的至关重要的一步。目前临床上还没有一个独立的工具可以被当作是"金标准"来监测患者的营养状态，但被临床医务人员广泛使用的主要是复合性营养状况评估工具，常用的有主观全面评定法、微型营养评估表、营养风险筛查表、营养不良通用筛查量表等。

（六）意识状态

　　意识（consciousness）是人对周围环境和自身状态的认知和觉察状态，为大脑功能活动的综合表现。正常人意识清晰、反应敏捷精确、思维活动正常，语言流畅、准确，言能达意。凡能影响大脑功能活动的疾病都可引起不同程度的意识改变，称为意识障碍。根据意识障碍的程度可将其分为嗜睡、意识模糊、谵妄、昏睡以及昏迷。

　　判断患者的意识状态多采用问诊，通过交谈了解患者的思维、反应、情感、计算力及定向力等方面的情况。对病情严重者，还应进行痛觉试验、瞳孔对光反应等评估。

（七）面容与表情

　　面容（facial features）与表情（expression）是评价个体身体状况及情绪状态的重要指标。某些疾病发展到一定程度时，还会出现一些特征性的面容与表情。临床上常见的典型面容如下。

　　1. 急性面容（face of acute ill）　表情痛苦、躁动不安、面色潮红，有时可有鼻翼扇动、口唇疱疹等。见于急性发热性疾病，如大叶性肺炎、疟疾、流行性脑脊髓膜炎等。

　　2. 慢性面容（chronic disease face）　面容憔悴，面色灰暗或苍白，目光暗淡。见于慢性消耗性疾病，如恶性肿瘤、肝硬化、严重结核病等。

　　3. 甲状腺功能亢进面容（hyperthyroidism face）　表情惊愕，眼裂增大，眼球突出，兴奋不安。见于甲状腺功能亢进症（图 6-5）。

　　4. 黏液性水肿面容（myxedema face）　面色苍白，颜面水肿，睑厚面宽，目光呆滞，反应迟钝，眉毛、头发稀疏。见于甲状腺功能减退症。

　　5. 二尖瓣面容（mitral stenosis face）　面色晦暗，双颊紫红，口唇发绀。见于风湿性心脏病二尖瓣狭窄（图 6-6）。

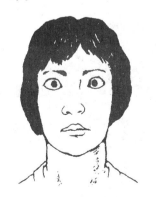

图 6-5　甲状腺功能亢进面容

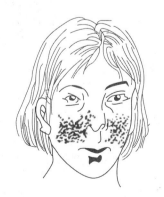

图 6-6　二尖瓣面容

6. 肢端肥大症面容（acromegaly face） 头颅增大，面部变长，下颌增大前突，眉弓及两颧隆起，唇舌肥厚，耳鼻增大。见于肢端肥大症（图6-7）。

7. 满月面容（moon face） 面圆如满月，皮肤发红，常伴痤疮。见于Cushing综合征及长期应用肾上腺糖皮质激素者。

8. 面具面容（masked face） 面部呆板无表情，似面具样。见于震颤性麻痹、脑炎等。

9. 贫血面容（anemic face） 面色苍白，唇舌色淡，表情疲惫。见于各类贫血患者。

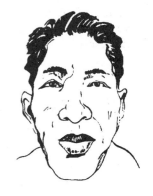

图6-7 肢端肥大症面容

10. 肝病面容（hepatic face） 面色晦暗，双颊有褐色色素沉着。见于慢性肝病患者。

11. 肾病面容（nephrotic face） 面色苍白，眼睑、颜面水肿。见于慢性肾脏病患者。

12. 病危面容（critical face） 又称Hippocrates面容。面部瘦削，面色铅灰或苍白，目光晦暗，表情淡漠，眼眶凹陷，鼻骨峭耸。见于大出血、严重休克、脱水、急性腹膜炎等。

（八）体位

体位（position）是指身体所处的状态。体位的改变对某些疾病的诊断具有一定意义。常见体位有自动体位、被动体位和强迫体位。

1. 自动体位（active position） 身体活动自如，不受限制。见于正常人、轻症或疾病早期患者。

2. 被动体位（passive position） 患者不能自己随意调整或变换肢体或躯干的位置。见于极度衰弱或意识丧失者。

3. 强迫体位 为减轻疾病痛苦而被迫采取的体位。

（1）强迫仰卧位（compulsion dorsal position） 仰卧，双腿屈曲，以减轻腹部肌肉的紧张。见于急性腹膜炎等。

（2）强迫俯卧位（compulsion prone position） 俯卧位可减轻脊背肌肉的紧张度。见于脊柱疾病。

（3）强迫侧卧位（compulsion lateral position） 胸膜疾患者多卧向患侧，以减轻胸痛；大量胸腔积液者多卧向患侧，以利健侧代偿性呼吸，减轻呼吸困难。常见于一侧胸膜炎和大量胸腔积液。

（4）强迫坐位（compulsive sitting position） 又称端坐呼吸（orthopnea），患者坐于床沿，两手置于膝盖或床边。该体位可使膈肌下降，有助于胸廓和辅助呼吸肌运动，增加肺通气量，并可减少回心血量，减轻心脏负担。见于心肺功能不全者。

（5）强迫蹲位（compulsive squatting position） 患者于步行不远或其他活动的过程中，因感到呼吸困难和心悸，采取蹲踞体位或膝胸位以缓解症状。见于发绀型先天性心脏病者。

（6）强迫停立位（forced standing position） 步行时心前区疼痛突然发作，被迫立刻站立，并以手按抚心前区，待稍缓解后，才离开原位。见于心绞痛。

（7）辗转体位（restless position） 腹痛发作时，患者辗转反侧，坐卧不安。见于胆石症、胆道蛔虫症、肠绞痛等。

（8）角弓反张位（opisthotonos position） 因颈及脊背肌肉强直，致使患者头向后仰，胸腹前凸，背过伸，躯干呈弓形。见于破伤风、脑炎及小儿脑膜炎。

（九）步态

步态（gait）是走动时所表现的姿态。正常人的步态因年龄、健康状态和所受训练的影响而不同。某些疾病可致步态发生改变，并具有一定的特征性。常见异常步态有以下几种。

1. 蹒跚步态（wadding gait） 走路时身体左右摇摆如鸭步。见于佝偻病、大骨节病、进行性肌营养不良或双侧先天性髋关节脱位等。

2. 酒醉步态（drunken gait） 行走时躯干重心不稳，步态紊乱如醉酒状。见于小脑疾患、乙醇或巴比妥中毒。

3. 共济失调步态（ataxic gait） 起步时一脚高抬，骤然垂落，双目下视，两脚间距很宽，摇晃不稳，闭目时不能保持平衡。见于脊髓疾病。

4. 慌张步态（festination gait） 起步困难，起步后小步急速前冲，身体前倾，越走越快，难以止步。见于帕金森病。

5. 跨阈步态（steppage gait） 患足下垂，行走时必须高抬下肢才能起步。见于腓总神经麻痹。

6. 剪刀步态（scissors gait） 由于下肢肌张力增高，移步时下肢内收过度，两腿交叉呈剪刀状。见于脑性瘫痪与截瘫患者。

7. 间歇性跛行（intermittent claudication） 步行中因下肢突发性酸痛乏力，患者被迫停止行进，需休息片刻后才能继续走动。见于高血压、动脉硬化者。

二、皮肤检查

皮肤是身体与外界环境间的屏障，具有重要的生理功能。外环境改变、皮肤本身病变或全身性疾病均可导致皮肤功能或（和）结构发生变化，表现为皮肤颜色、湿度、温度或弹性改变，以及皮肤水肿和各种类型的皮肤损害。皮肤检查的主要方法为视诊，有时需配合触诊以获得更清楚的资料。

（一）颜色

皮肤颜色与种族和遗传有关，而毛细血管的分布、血液充盈度、色素量的多少及皮下脂肪的厚薄等因素亦可影响肤色。常见的异常变化有以下几种。

1. 苍白（pallor） 皮肤苍白见于贫血、休克、寒冷等。四肢末端的局限性苍白，多由于局部动脉痉挛或闭塞所致，见于雷诺病、血栓闭塞性脉管炎等。

2. 发红（redness） 皮肤发红与毛细血管扩张充血、血流加速和增多以及红细胞量增多有关。生理情况见于运动、饮酒、日晒或情绪激动等；病理情况见于发热性疾病（如肺炎球菌肺炎、肺结核等）、阿托品中毒、一氧化碳中毒等。

3. 发绀（cyanosis） 易见于口唇、面颊、耳廓及肢端。见于血液中脱氧血红蛋白增多或异常血红蛋白血症。

4. 黄染（stained yellow） 皮肤和黏膜发黄称为黄染。因胆道阻塞、肝细胞损害或溶血性疾病致血清内胆红素浓度增高而使皮肤黏膜乃至体液及其他组织黄染者为黄疸。黄疸早期或轻微时见于巩膜及软腭黏膜黄染，较明显时见于皮肤；胡萝卜素在血中含量增多，超过 250mg/100ml，也可使皮肤黄染，但仅限于手掌、足底皮肤，一般不致使巩膜黄染；长期服用米帕林、呋喃类药物也可使皮肤黄染，严重者甚至出现巩膜黄染，以角膜缘周围最明显。

5. 色素沉着（pigmentation） 是由于表皮基底层的黑色素增多，致使部分或全部皮肤的色泽加深。正常人身体的外露部分，以及乳头、腋窝、生殖器官、关节、肛门周围等处色素较深。如这些部位的色素明显加深，或其他部位出现色素沉着，则提示有病理改变。常见于慢性肾上腺皮质功能减退症、肝硬化、晚期肝癌、疟疾及使用砷剂和抗肿瘤药物等；妊娠期妇女，在面部、额部可出现棕褐色对称性色素斑，称为妊娠斑；老年人全身或面部也可出现散在的色素斑片，称为老年斑。

6. 色素脱失（depigmentation） 因酪氨酸酶缺乏，使体内酪氨酸不能转化为多巴而形成黑色素，导致皮肤局部或全身色素脱失。常见有白癜、白斑和白化症。

（1）**白癜** 为大小不等的多形性色素脱失斑片，可逐渐扩大，但进展缓慢，多见于身体外露部分，无自觉症状也不引起生理功能改变。常见于白癜风。

（2）**白斑** 为圆形或椭圆形色素脱失斑片，面积一般不大，常发生于口腔黏膜与女性外阴部，有发生癌变的可能。

（3）**白化症** 为一种遗传性疾病，由先天性酪氨酸酶缺乏引起，全身皮肤和毛发色素脱失。

（二）湿度

皮肤湿度（moisture）与汗腺分泌功能、气温及空气的温度变化有关。正常人在气温高、湿度大的环境中出汗增多是一种生理调节功能。病理性出汗增多见于甲状腺功能亢进症、风湿热、结核病及布氏杆菌病等。夜间睡后出汗称盗汗，是结核病的重要征象；手脚皮肤发凉而大汗淋漓称为冷汗，见于休克和虚脱患者。皮肤异常干燥无汗见于维生素 A 缺乏症、严重脱水及黏液性水肿等。

⊕ **知识链接**

臭汗症

臭汗症是一种出汗后产生异臭的临床症状，可分为全身性和局部性臭汗症。全身性臭汗症：被小汗腺分泌的汗液浸渍的角蛋白和脂质，易于被皮肤寄生菌分解而产生异臭，食用大蒜、生葱时某些成分随汗液排出也可产生异臭。局部性臭汗症：顶泌汗腺（又称大汗腺）分布区域（腋窝、外阴、乳晕、肛门、脐部等长毛处或多皱褶处）寄生菌较多，可分解汗液中的有机成分，产生短链脂肪酸和氨而出现特殊臭味。

（三）温度

皮温的评估对有些疾病的诊断有一定的价值。正常人皮肤温暖，通常用手背触摸皮肤表面来进行评估。皮肤发热见于发热性疾病、甲状腺功能亢进症及局部感染性病变。皮肤发冷见于休克、甲状腺功能减退症等，肢端发冷见于雷诺病。

（四）弹性

皮肤弹性（elasticity）与年龄、营养状态、皮下脂肪及组织间隙液体量多少有关。儿童、青年人皮肤紧张富有弹性，中年以后皮肤逐渐松弛，弹性减弱，老年人皮肤组织萎缩、皮下脂肪减少，弹性较差。检查方法是用示指和拇指将手背或上臂内侧皮肤提起，片刻后松手，皮肤皱褶迅速恢复原状为弹性正常。皮肤皱褶展平缓慢为弹性减弱，见于慢性消耗性疾病或严重脱水患者。

（五）皮疹

皮疹（skin eruption）多为全身性疾病表现之一，常见于传染病、皮肤病、药物及其他物质所致的过敏反应等。检查时应注意皮疹出现部位、发展顺序、分布情况、形态、大小、颜色、压之是否褪色、持续及消退时间、有无痛痒及脱屑等。常见皮疹如下。

1. 斑疹 局部皮肤发红，一般不隆起于皮肤表面。见于斑疹伤寒、丹毒、风湿性多形性红斑等。

2. 丘疹 为局限性、实质性、隆起的皮肤损害，伴有皮肤颜色的改变。见于药物疹、猩红热、湿疹等。

3. 斑丘疹 在丘疹周围有皮肤发红的底盘称为斑丘疹。见于风疹、麻疹、猩红热、药物疹等。

4. 玫瑰疹 为直径 2～3mm 的鲜红色圆形斑疹，因病灶周围血管扩张所致，手指按压可褪色，松开时又复出现。多见于胸腹部皮肤，为伤寒、副伤寒的特征性皮疹。

5. 荨麻疹 又称风团，为稍隆起于皮面，呈苍白色或红色的局限性水肿，大小不等，发生快，消退亦快，消退后不留痕迹，常伴有剧痒，为速发性皮肤变态反应所致。见于各种过敏反应。

6. 疱疹 为局限性高出皮面的腔性皮损，颜色可因腔内所含液体不同而异。直径小于1cm者为小水疱，可见于单纯疱疹、水痘等。直径大于1cm为大水疱。腔内含脓者为脓疱，可见于糖尿病足和烫伤病人。

（六）压疮

压疮（pressure sore）是由于局部组织长时间受压，血液循环障碍，局部持续缺血、缺氧、营养不良而致的软组织溃烂和坏死，因此又称为压力性溃疡。多见于枕部、耳廓、肩胛部、肘部、髋部、骶尾部、膝关节内外侧、内外踝、足跟等身体受压部位。活动障碍、神经功能障碍、感觉功能下降、循环障碍等是形成压疮的危险因素。

（七）皮下出血

皮下出血可分为以下几种：直径小于2mm称为瘀点，3~5mm为紫癜，5mm以上为瘀斑，片状出血伴皮肤隆起者为血肿。小的瘀点应与红色皮疹或小红痣鉴别。皮疹受压时一般可褪色或消失，瘀点和小红痣受压后不褪色。皮肤黏膜出血见于造血系统疾病、重症感染、某些血管损害性疾病以及毒物或药物中毒等。

（八）蜘蛛痣及肝掌

蜘蛛痣（spider angioma）是皮肤小动脉末端分支扩张所形成的血管痣，形似蜘蛛。多出现于上腔静脉分布的区域，如面、颈、手背、上臂、前胸及肩胛等处，大小不一，直径可由帽针头大小到数厘米以上，评估时用棉签按压蜘蛛痣的中心，其辐射状小血管网即褪色，去压后又复出现。一般认为蜘蛛痣的出现与肝脏对体内雌激素灭活作用减弱有关。常见于急、慢性肝炎或肝硬化，有时也见于妊娠期妇女及健康人（图6-8）。手掌大、小鱼际处发红，加压后褪色，称为肝掌，其发生机制和临床意义与蜘蛛痣相同。

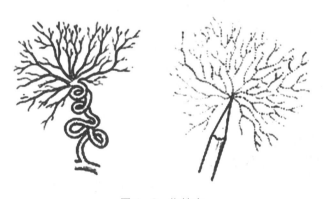

图6-8 蜘蛛痣

（九）水肿

水肿（edema）是皮下组织间隙有过多的液体积聚使组织肿胀。轻度水肿不易发现，应配合触诊进行评估。指压后局部组织后出现凹陷，为凹陷性水肿，见于大多数水肿；黏液性水肿及淋巴性水肿可见组织明显肿胀，但指压后局部组织无凹陷，为非凹陷性水肿。水肿可分为3度。轻度：仅见于眼睑、胫前、踝部皮下组织，指压后有轻度凹陷，平复较快。中度：全身组织均可见明显水肿，指压后出现较深凹陷，平复缓慢。重度：全身组织严重水肿，低处部位皮肤紧张发亮，甚至有液体渗出，胸腔、腹腔等可有积液，外阴部也可有水肿。

（十）皮下结节

皮下结节（subcutaneous nodules）无论大小均应进行触诊，评估时应注意其大小、硬度、部位、活动度及有无压痛等。风湿小结多位于关节附近、长骨骺端，圆形质硬、无压痛。Osler 结节在指尖、脚趾、鱼际肌和小鱼际肌肌腱部位，粉红色有压痛，见于感染性心内膜炎。

（十一）瘢痕

瘢痕是指皮肤外伤或病变愈合后结缔组织增生形成的斑块。外伤、感染及手术等均可在皮肤上遗留瘢痕，是曾患某些疾病的证据。如患过皮疹疮者在相应部位可遗留瘢痕；患过天花者在面部或其他部位有大小类似的瘢痕；颈淋巴结结核破溃愈合后常在颈部相应部位遗留瘢痕。某些特定部位的手术瘢痕，常提示患者有手术史。

（十二）毛发

毛发（hair）的颜色、曲直与种族有关，其分布、多少和颜色可因性别与年龄的不同而不同，亦受遗传、营养和精神状态的影响。毛发的多少及分布变化对临床诊断有辅助意义。毛发增多见于某些内分泌疾病，如库欣综合征、长期应用肾上腺皮质激素及性激素者，女性患者还可出现胡须；毛发脱落多见于脂溢性皮炎、黏液性水肿、垂体功能减退症及应用抗癌药物后。

⊕ **知识链接**

指甲的变化与疾病的关系

很多疾病表现有指甲的变化，指甲形状和颜色改变可为临床诊断提供有价值的线索。如蓝指甲见于发绀、肝豆状核病、褐黄病；红指甲见于红细胞增多症、一氧化碳中毒；黄指甲见于黄指甲综合征；甲脱离见于甲状腺毒症、银屑病；特里甲见于肝硬化、低蛋白血症、慢性充血性心力衰竭、成人糖尿病；对半甲见于慢性肾衰竭、肝硬化；虫蚀性甲见于银屑病、银屑病性关节炎。

三、浅表淋巴结检查

淋巴结分布于全身，一般体格检查仅能检查身体各部表浅的淋巴结。淋巴结的变化与许多疾病的发生、发展、诊断及治疗密切相关，尤其是对肿瘤的诊断、转移、发展变化及预后等的观察起着非常重要的作用。

（一）正常浅表淋巴结及其分布部位

正常情况下，淋巴结较小，直径多为 0.2～0.5cm，质地柔软，表面光滑，与毗邻组织无粘连，常呈链状与组群分布，不易触及，无压痛。表浅淋巴结分布部位如下。

1. 头颈部

（1）耳前淋巴结　位于耳屏前方。

（2）耳后淋巴结　位于耳后乳突表面、胸锁乳突肌止点处，亦称为乳突淋巴结。

（3）枕后淋巴结　位于枕后皮下，斜方肌起点与胸锁乳突肌止点之间。

（4）颌下淋巴结　位于颌下腺的浅层，在下颌角与颏部的中间部位。

（5）颏下淋巴结　位于颏下三角内，下颌舌骨肌表面，两侧下颌骨前端中点后方。

（6）颈前淋巴结　位于胸锁乳突肌表面及下颌角处。

（7）颈后淋巴结　位于斜方肌前缘。

（8）锁骨上淋巴结　位于锁骨与胸锁乳突肌所形成的夹角处。

2. 上肢

（1）腋窝淋巴结是上肢最大的淋巴结组群，可分为五群：①外侧淋巴结群，位于腋窝外侧壁；②胸肌淋巴结群，位于胸大肌下缘深部；③肩胛下淋巴结群，位于腋窝后皱襞深部；④中央淋巴结群，位于腋窝内侧壁近肋骨及前锯肌处；⑤腋尖淋巴结群，位于腋窝顶部。

（2）滑车上淋巴结位于上臂内侧，内上髁上方 3～5cm 处，肱二头肌与肱三头肌之间的间沟内。

3. 下肢

（1）腹股沟淋巴结位于腹股沟韧带下方股三角内，它又分为上、下两群。①上群：位于腹股沟韧带下方，与韧带平行排列，故又称为腹股沟韧带横组或水平组。②下群：位于大隐静脉上端，沿静脉走向排列，故又称为腹股沟淋巴结纵组或垂直组。

（2）腘窝淋巴结位于小隐静脉与腘静脉的汇合处。

（二）检查淋巴结的方法

1. 检查顺序　全身体格检查时，淋巴结的检查应在相应身体部位检查过程中进行，为了避免遗漏，需特别注意淋巴结的检查顺序。头颈部淋巴结的检查顺序是：耳前、耳后、枕部、颌下、颏下、颈前、颈后、锁骨上淋巴结。上肢淋巴结的检查顺序是：腋窝淋巴结、滑车上淋巴结。下肢淋巴结的检查顺序是：腹股沟上群、下群淋巴结、腘窝淋巴结。

2. 检查方法　检查淋巴结的方法是视诊和触诊。触诊是检查淋巴结的主要方法。检查者将示、中、环三指并拢，其指腹平放于被检查部位的皮肤上，连同皮肤一起进行滑动触诊。滑动的方式应取相互垂直的多个方向或转动式滑动。此法有助于淋巴结与肌肉和血管结节的区别。

检查颈部淋巴结时，可站在患者前面或背后，检查者手指紧贴检查部位，由浅及深进行滑动触诊，告之患者头稍低或偏向检查侧，放松肌肉，以利于触诊。检查时，检查者左手触患者右侧，右手触患者左侧，由浅部逐渐触摸至锁骨后深部（图 6-9）。检查锁骨上淋巴结时，告知患者取坐位或仰卧位，头部稍向前屈，用双手进行触诊（图 6-10）。

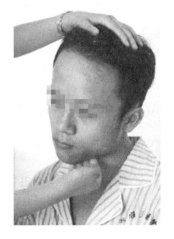

图 6-9　触诊颌下淋巴结

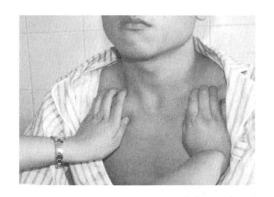

图 6-10　触诊锁骨上淋巴结

检查腋窝淋巴结时患者采取坐位或仰卧位，检查者面对患者，一般先检查左侧，后检查右侧。以右手查左腋，左手查右腋。检查左腋时检查者左手握住患者左腕外展约 45°，右示、中、无名指并拢，手指指腹由侧胸壁逐渐达腋窝顶部，滑动触诊，然后依次触诊腋窝后、内、前壁，再翻掌向外，让患者外展之上臂下垂，触诊腋窝外侧壁。同样方法检查右侧。检查腋窝前壁时，应在胸大肌深面仔细触摸。检查腋窝后壁时，应在腋窝后壁肌群深面触摸。触诊时由浅及深检查腋窝 5 组淋巴结。滑车上淋巴结正常人一般触不到。在某些疾病时则可肿大。检查右侧滑车上淋巴结时，检查者右手握住患者右手腕抬至胸前。左手掌向上，小指抵在肱骨内上髁，无名指、中指、示指并拢于肱骨内上髁上3～4cm在肱二头肌与肱三头肌沟中纵行、横行滑动触摸，以发现肿大的滑车上淋巴结。检查者左（右）手握住同样的方法检查左侧（图6-11）。

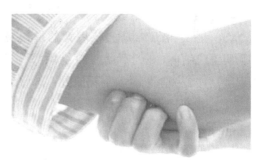

图6-11　触诊滑车上淋巴结

（三）淋巴结检查的内容

检查淋巴结应注意其部位、大小与形状、数目与排列、表面特性、质地，有无压痛，活动度、界限是否清楚及局部皮肤是否隆起，颜色有无改变，是否红肿，有无皮疹、瘢痕及瘘管。

（四）淋巴结肿大的临床意义

1. 局部淋巴结肿大

（1）非特异性淋巴结炎　由引流区域的急、慢性炎症引起。如急性化脓性扁桃体炎、牙龈炎可引起颈部淋巴结肿大。急性炎症初期，肿大的淋巴结柔软、有压痛、表面光滑、无粘连，肿大至一定程度即停止。慢性炎症时，淋巴结较硬，最终淋巴结可缩小或消退。

（2）淋巴结结核　常发生在颈部血管周围，呈多发性，质地较硬，大小不等，可互相粘连，或与周围组织粘连，如发生干酪样坏死，可触及波动感。晚期破溃后形成瘘管，愈合后可形成瘢痕。

（3）恶性肿瘤淋巴结转移　转移所致肿大的淋巴结，质地坚硬，或有橡皮感，表面可光滑或突起，与周围组织粘连，不易推动，一般无压痛。胸部肿瘤如肺癌可向右侧锁骨上或腋窝淋巴结群转移；胃癌、食管癌多向左侧锁骨上淋巴结群转移，此种肿大的淋巴结称Virchow淋巴结，为胃癌、食管癌转移的标志。

2. 全身淋巴结肿大　肿大的淋巴结可遍及全身，大小不等，无粘连。可见于急、慢性淋巴结炎，淋巴瘤，各型急、慢性白血病，传染性单核细胞增多症等。

第三节　头部检查

PPT

一、头发和头皮

（一）头发

评估时需注意头发的颜色、疏密度、有无脱发及脱发的类型和特点。头发的颜色、曲直、疏密度可因种族遗传因素而不同。脱发可由疾病引起，如伤寒、甲状腺功能减退症、斑秃等，也可由物理与化学因素引起，如放射治疗和抗癌药治疗等，评估时应注意其发生部位、形态与头发改变的特点。

（二）头皮

评估时需分开头发，观察头皮颜色、头皮屑，有无头癣、疖肿、外伤、血肿及瘢痕等。

二、头颅

头颅的评估应注意头颅大小、外形变化和有无异常活动。通过触诊了解头颅外形、有无压痛和异常隆起，头颅的大小以头围来衡量，测量时以软尺自眉间绕到颅后通过枕骨粗隆。新生儿头围约34cm，随年龄增长而增长，到18岁可达53cm或以上，以后几乎不再变化。矢状缝或其他颅缝大多在出生后6个月骨化，骨化过早可影响颅脑的发育。

（一）头颅大小和外形改变

头颅的大小异常或畸形可能成为一些疾病的典型体征，常见的头颅异常及其特点见表 6 – 2。

表 6 – 2　常见头颅异常的特点及临床意义

头颅	特　点	临床意义
小颅	头围小于同性别、同年龄组平均头围的 2 个标准差	囟门过早闭合（正常在 12 ~ 18 个月内闭合）
尖颅	头顶部尖突高起，造成与颜面的比例异常，是由于矢状缝与冠状缝过早闭合所致（图 6 – 12）	Apert 综合征，即尖头并指综合征，是以尖头、短头、面中部 1/3 发育不良及并指（趾）为特征
方颅	前额左右突出，头顶平坦呈方形	小儿佝偻病、先天性梅毒
巨颅	额、顶、颞及枕部突出膨大呈圆形，颈部静脉充盈，对比之下颜面很小	脑积水。由于颅内压增高，压迫眼球，形成双目下视、巩膜外露的特殊表情，称落日现象（图 6 – 13）
变形颅	发生于中年人，以颅骨增大变形为特征，同时伴有长骨的骨质增厚与弯曲	变形性骨炎

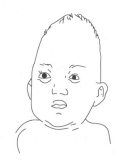

图 6 – 12　尖颅

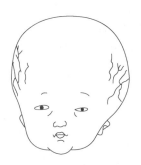

图 6 – 13　脑积水

（二）头部异常运动

头部活动受限见于颈椎疾病，头部不随意运动见于帕金森病，与颈动脉搏动一致的点头运动称为 Musset 征，见于严重主动脉瓣关闭不全。

三、面部

（一）眼

1. 眉毛　正常人眉毛的疏密不完全相同，一般内侧与中间部分比较浓密，外侧部分较稀疏。如外 1/3 的眉毛过于稀疏或脱落，见于黏液性水肿和腺垂体功能减退症；特别稀疏或脱落多见于麻风病。

2. 眼睑　注意有无睑内翻、上睑下垂、眼睑闭合障碍、眼睑水肿，有无包块、压痛、倒睫等。眼睑异常及临床意义见表 6 – 3。

表 6 – 3　眼睑异常及临床意义

眼睑异常	临床意义
睑内翻	见于瘢痕形成使睑缘向内翻转，亦见于沙眼
上睑下垂	双侧见于先天性上睑下垂、重症肌无力，单侧见于蛛网膜下隙出血、白喉、脑脓肿、脑炎、外伤等引起的动眼神经麻痹
眼睑闭合障碍	双侧可见于甲状腺功能亢进；单侧见于面神经麻痹
眼睑水肿	眼睑皮下组织疏松，轻度或初发水肿常表现在眼睑。常见于肾炎、慢性肝炎、营养不良、贫血、血管神经性水肿等

3. 结膜　结膜分睑结膜、穹隆部结膜、球结膜三部分。评估上睑结膜时需翻转眼睑。翻转要领为：

用示指和拇指捏住上睑中部的边缘，嘱患者下视，此时轻轻向前下方牵拉，然后示指向下压迫睑板下缘，并与拇指配合将睑缘向上捻转即可。操作后轻轻向下牵拉上睑，同时嘱患者上视使眼睑恢复正常位置。结膜变化的临床意义见表6-4。

表6-4 结膜变化的临床意义

变化	临床意义
结膜充血	黏膜发红并可见血管充盈，见于结膜炎、角膜炎
颗粒与滤泡	沙眼
结膜苍白	贫血
结膜发黄	黄疸
有多少不等散在的出血点	亚急性感染性心内膜炎
结膜充血、伴分泌物	急性结膜炎
有大片的结膜下出血	高血压病、动脉硬化等

4. 眼球外形与运动

（1）眼球突出　多为甲状腺功能亢进眼征。①Stellwag征：瞬目减少。②Graefe征：眼球下转时上睑不能相应下垂。③Mobius征：集合反射减弱。④Joffroy征：上视时无额纹出现。单侧眼球突出多由于局部炎症或眶内占位性病变所致，偶见于颅内病变。

（2）眼球凹陷　双侧凹陷见于严重脱水、消瘦，单侧下陷见于Horner综合征和框尖骨折。

（3）眼球运动　置目标物（多用手指）于患者眼前30~40cm处，嘱其固定头位，眼球随目标物方向移动，一般按左、左上、左下、右、右上、右下6个方向的顺序进行，每一方向代表双眼的一对配偶肌，若某一方向运动受限提示该对配偶肌功能障碍。眼球运动受动眼神经、滑车神经、展神经3对神经支配，这些神经麻痹时会出现眼球运动障碍，并伴有复视。

（4）眼内压　可采用指压法和眼压计测量眼内压。应用指压法时，嘱患者下视（不能闭眼），用两示指交替轻按上眼睑，判断其软硬度。如发现眼球张力异常，则需用眼压计进一步测量。眼内压降低见于眼球萎缩或脱水。增高见于青光眼。

5. 巩膜　正常为瓷白色，黄疸时巩膜黄染最明显。中年以后在内眦部可出现不均匀黄色斑块，为脂肪沉着所致，应与黄疸鉴别。血液中其他黄色色素成分增多时也可引起巩膜黄染。一般黄染只出现于角膜周围或在该处最明显。

6. 角膜　评估时应观察其透明度，注意有无云翳、白斑、软化、溃疡、新生血管等。云翳和白斑如发生在角膜的瞳孔部位可引起视力障碍；角膜周围血管增生可为严重沙眼所致；角膜软化见于婴幼儿营养不良、维生素A缺乏等；角膜边缘及周围出现灰白色浑浊环，多见于老年人，称为老年环，是类脂质沉着的结果，无临床意义。角膜边缘出现黄色或棕褐色的色素环，环的外缘较清晰，内缘较模糊，称为Kayser-Fleischer环，是铜代谢障碍的结果，见于肝豆状核变性。

7. 虹膜　正常虹膜纹理近瞳孔部分呈放射状排列，周边呈环形排列。纹理模糊或消失见于虹膜炎症、水肿或萎缩，形态异常或有裂孔见于虹膜后粘连、外伤、先天性虹膜缺损等。

8. 瞳孔　瞳孔正常直径为2~5mm。瞳孔缩小由动眼神经的副交感神经纤维支配，瞳孔扩大由交感神经支配。评估瞳孔时应注意瞳孔的形状、大小、对光反射及集合反射等。

（1）瞳孔的形状与大小　正常为圆形，双侧等大。青光眼或眼内肿瘤时可呈椭圆形；虹膜粘连时形状可不规则。生理情况下，婴幼儿和老年人瞳孔较小，在光亮情况下瞳孔较小，青少年瞳孔较大，精神兴奋或在暗处瞳孔扩大。病理情况下瞳孔变化的临床意义见表6-5。

表 6 – 5　病理情况下瞳孔变化的临床意义

变化	临床意义
缩小	虹膜炎症，有机磷中毒，吗啡、氯丙嗪、毛果芸香碱等药物中毒
扩大	外伤、颈交感神经刺激、青光眼绝对期、视神经萎缩等
形状不规则	虹膜粘连
大小不等	颅内病变，如脑外伤、脑肿瘤、脑疝等

（2）对光反射　评估时用手电筒照射患者一侧瞳孔，被照侧瞳孔立即收缩，移开光照后很快复原，称为直接对光反射，以手隔开患者两眼，光照一侧瞳孔，另侧瞳孔也同时收缩，称为间接对光反射。对光反射迟钝常见于浅昏迷，完全消失见于深昏迷。

（3）调节与集合反射　嘱患者注视 1m 以外的目标（通常是检查者的示指尖），然后将目标迅速移近眼球，正常人瞳孔逐渐缩小，称为调节反射。再次将目标缓慢移向眼球，双侧眼球向内集合称为集合反射。动眼神经功能损害时，调节反射和集合反射均消失。

9. 视力　视力分近视力和远视力，常采用通用的国际标准视力表进行评估。检查远视力时使用远距离视力表，患者距视力表 5m 远，分别检查两眼，以能看清"1.0"行视标者为正常视力。检查近视力使用国际标准近距离视力表，在距视力表 33cm 处，能看清"1.0"行视标者为正常视力。视力检查可初步的判断被评估者有无近视、远视、散光等。

（二）耳

1. 耳廓与外耳道　评估时应注意耳廓的外形、大小、位置、对称性以及有无畸形、瘢痕、瘘口、结节，外耳道有无红肿、分泌物、流血、溢脓等。耳廓红肿伴热痛常见于急性炎症，耳廓皮下痛性结节见于痛风，外耳道局部红肿并有耳廓牵拉痛见于外耳道疖肿，外耳道有血液或脑脊液流出见于颅底骨折，外耳道有浆液性分泌物见于外耳道炎，外耳道有脓性分泌物见于化脓性中耳炎。

2. 中耳　评估时先将耳廓拉向上后方，使外耳道变直，然后采用耳镜进行观察，正常鼓膜平坦，颜色灰白，呈圆形。注意其是否有内陷、外凸及颜色改变，是否有穿孔及其部位等。

3. 乳突　外壳由骨密质组成，内腔为大小不等的骨松质小房，乳突内腔与中耳道相连。化脓性中耳炎引流不畅时，可蔓延成乳突炎。评估时可见耳廓后方皮肤红肿，乳突压痛。严重时可继发耳缘性脑脓肿和脑膜炎。

4. 听力　可先用粗略的方法了解患者听力，方法为在静室内嘱患者闭目坐于椅子上，用手指堵塞患者一侧耳道，护士持手表或以拇指与示指相互摩擦，自 1m 以外逐渐移进患者耳部，直到患者闻及声音。正常人一般在 1m 处可闻及机械表声或捻指声。精确方法是使用音叉或电测听设备进行测试。

（三）鼻

1. 鼻外形　评估时应注意鼻的外形和皮肤颜色，具体变化特点及临床意义见表 6 – 6。

表 6 – 6　鼻的外形、皮肤颜色变化特点及临床意义

鼻的变化	特点	临床意义
外鼻增大	普遍增大	肢端肥大症、黏液性水肿
鞍鼻	鼻骨破坏、鼻梁塌陷	鼻骨骨折、鼻骨发育不良或先天性梅毒等
蛙状鼻	鼻翼扩大、鼻腔完全堵塞、鼻梁增宽变平如蛙状	肥大性或多发性鼻息肉
蝶形红斑	鼻梁皮肤出现红色斑块，并向两侧面颊部蔓延呈蝴蝶形	系统性红斑狼疮
酒糟鼻	鼻尖鼻翼部皮肤发红变厚，并有毛细血管扩张和组织肥厚	螨虫感染

2. 鼻翼扇动 吸气时鼻孔张大，呼气时鼻孔回缩，见于伴有呼吸困难的高热性疾病，如大叶性肺炎等，以及支气管哮喘或心源性哮喘发作时。

3. 鼻中隔 中隔如有明显偏曲，并出现呼吸障碍称为鼻中隔偏曲。鼻中隔出现孔漏称为鼻中隔穿孔，可闻及鼻腔有哨音，用小型手电筒照射一侧鼻孔，可见对侧有亮光透入，穿孔多由鼻腔慢性炎症、外伤等引起。

4. 鼻出血 多为单侧，见于外伤、鼻腔感染、局部血管损伤、鼻咽癌、鼻中隔偏曲等，双侧多由全身性疾病引起，如某些发热性传染病、造血系统疾病、高血压、肝脏疾病以及维生素 C 或维生素 K 缺乏等，生育期女性如发生周期性鼻出血，应考虑子宫内膜异位症。

5. 鼻腔黏膜 畸形鼻腔黏膜肿胀多为炎症充血所致，伴鼻塞和流涕，见于急性鼻炎。慢性鼻黏膜肿胀多为黏膜组织肥厚所致，见于慢性萎缩性鼻炎。

6. 鼻窦 为鼻腔周围含气的骨质空腔。鼻窦共 4 对（图 6 – 14），均有窦口与鼻腔相通，当引流不畅时，易发生感染。鼻窦炎时可出现鼻塞、流涕、头痛和鼻窦压痛。由于蝶窦位置较深，不能在体表进行评估。鼻窦区压痛评估方法见表 6 – 7。评估时询问有无压痛，并注意对比两侧有无差异。

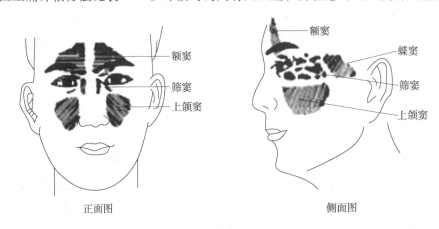

图 6 – 14　鼻窦

表 6 – 7　鼻窦区压痛评估方法

鼻窦	评估方法
上颌窦	双手固定于患者两侧耳后，将拇指分别置于左右颊部，并向后按压
额窦	一手扶持患者枕部，另一拇指或示指置于眼眶上缘内侧向后向上按压，或以两手固定头部，双手拇指于眼眶上缘内侧向后向上按压
筛窦	双手固定患者两侧耳后，双手拇指置于鼻根部与眼内眦之间向后方按压

（四）口腔

口腔的评估包括口唇、口腔内器官和组织、口腔气味等。

1. 口唇 注意口唇颜色、有无疱疹、口角糜烂及歪斜。健康人口唇红润，有光泽。口唇病变常见的原因见表 6 – 8。

表 6 – 8　口唇病变常见的原因

病变	原因
苍白	贫血、虚脱、主动脉瓣关闭不全等
发绀	常为血液中还原血红蛋白增多所致，见于心肺功能不全等
颜色深红	发热性疾病或一氧化碳中毒

续表

病变	原因
干燥并有皲裂	严重脱水
疱疹	大叶性肺炎、感冒、流行性脑脊髓膜炎、疟疾等
无痛性肿胀	突然的非炎症性、血管神经性水肿
肥厚增大	呆小病、黏液性水肿及肢端肥大症等
口角糜烂	核黄素缺乏
口角歪斜	面神经麻痹
唇裂	先天性发育畸形

2. 口腔黏膜 正常口腔黏膜光洁呈粉红色。如出现蓝黑色色素沉着斑片多为肾上腺皮质减退症（Addison 病）；如见大小不等的黏膜下出血点或瘀斑，则可能为出血性疾病或维生素 C 缺乏所致；若在相当于第二磨牙的颊黏膜处出现帽针头大小白色斑点，周围有红晕，称为麻疹黏膜斑（Koplik 斑），对麻疹有早期诊断价值。黏膜充血肿胀并伴有小出血点，称为黏膜疹（erathema），多为对称性，见于猩红热、风疹和某些药物中毒。常见口部疾病及其临床表现见表 6 - 9。

表 6 - 9 常见口部疾病及其临床表现

疾病	临床表现
口疮性溃疡	疼痛，浅溃疡，一般直径为 2 ~ 4mm，白色、边缘呈红色，持续 1 ~ 2 周
梅毒下疳	口唇或舌无疼性溃疡，原发性梅毒的特征，约在感染 3 周时出现
单纯性疱疹	一般在口唇边缘，疼痛，持续 1 ~ 2 周，可由创伤、发热、曝晒引起
黏膜白斑病	白色或灰白色，斑块状或溃疡状。
鳞状细胞癌	多发生于舌下方，可呈白色，一般坚硬，溃疡性，无痛，经常发生于黏膜白斑病部位，有饮酒和吸烟史
口腔念珠菌	红色黏膜上有白色假膜或外衣，见于衰弱的病儿或老年患者

3. 牙齿 应注意有无龋齿、残根、缺齿和义齿。若有牙齿疾病应按图 6 - 15 所示格式标明所在部位。

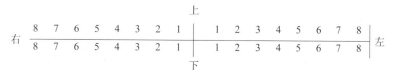

1. 中切牙；2. 侧切牙；3. 尖牙；4. 第一前磨牙；
5. 第二前磨牙；6. 第一磨牙；7. 第二磨牙；8. 第三磨牙

图 6 - 15 牙的位置

正常牙齿为瓷白色，如牙齿呈黄褐色称为斑釉牙，为长期饮用含氟量过高的水所引起；儿童长期服用四环素也可使牙齿变黄，称为四环素牙。中切牙边缘呈月牙形凹陷且牙间隙分离过宽，称为哈钦森（Hutchinson）牙，为先天性梅毒的重要体征之一；单纯牙间隙过宽见于肢端肥大症。

4. 牙龈 正常牙龈呈粉红色，质坚韧且与牙颈部紧密贴合，压迫时牙龈无出血及溢脓。牙龈水肿见于慢性牙周炎；牙龈缘出血常由局部原因引起，如牙石等，也可由全身性疾病所致，如血液系统疾病等；挤压牙龈后有脓液溢出，见于慢性牙周炎、牙龈瘘管等；牙龈游离缘出现蓝灰色点线称为铅线，是铅中毒的特征。

5. 舌 注意舌质、舌苔及舌的活动状态。正常人舌质淡红、湿润、柔软，活动自如，伸舌居中，无震颤，舌苔薄白。舌体肥大见于肢端肥大症和黏液性水肿；舌震颤见于甲状腺功能亢进；舌偏斜见于舌下神经麻痹。舌的性状变化特点及临床意义见表6-10。

表6-10　舌的性状变化特点及临床意义

性状变化	特点	临床意义
干燥舌	重度干燥可见舌体缩小、有纵沟	鼻部疾病、大量吸烟、阿托品作用、放射治疗后、严重脱水等
地图舌	舌面上出现黄色上皮细胞堆积而成的隆起部分，且形状不规则，状如地图	原因不明，也可由B族维生素缺乏引起
裂纹舌	舌面上出现横向或纵向裂纹	横向裂纹见于Down病、B族维生素缺乏，纵向裂纹见于梅毒性舌炎
草莓舌	舌乳头肿胀突出，呈鲜红色形如草莓	猩红热或长期发热
牛肉舌	舌面绛红，如生牛肉状	叶酸缺乏
镜面舌（光滑舌）	舌乳头萎缩，舌体变小，舌面光滑呈粉红色或红色	缺铁性贫血、恶性贫血及慢性萎缩性胃炎
毛舌	舌面上出现黑色或黄褐色毛，为丝状乳头缠扰了真菌丝以及上皮细胞角化所致	久病衰弱或长期使用广谱抗生素

6. 咽部与扁桃体　咽部可分为鼻咽、口咽及喉咽三部分。口咽位于软腭平面之下、会厌上缘的上方，前方直对口腔，软腭向下延续，形成前后两层黏膜皱襞，前称舌腭弓，后称咽腭弓。扁桃体位于舌腭弓和咽腭弓之间的扁桃体窝中，咽腭弓的后方称咽后壁。扁桃体肿大分为三度（图6-16）：不超过咽腭弓者为Ⅰ度；超过咽腭弓者为Ⅱ度；达到或超过咽后壁中线者为Ⅲ度。

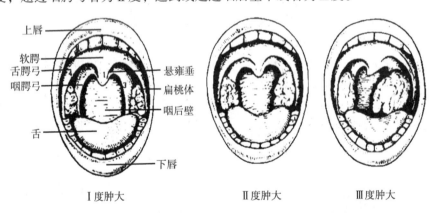

图6-16　扁桃体位置及其肿大分度示意图

（1）评估方法　患者取坐位，头略后仰，口张大并发"啊"音，评估者用压舌板在舌前2/3与后1/3交界处迅速下压，此时软腭上抬，在照明的配合下，即可见软腭、腭垂、软腭弓、扁桃体、咽后壁等。

（2）临床意义　咽部黏膜充血、红肿、黏膜腺分泌增多，多见于急性咽炎；咽部黏膜充血、表面粗糙，并可见淋巴滤泡呈簇状增殖，见于慢性咽炎。急性扁桃体炎时，腺体红肿、增大，在扁桃体窝内有黄白色分泌物，或渗出物形成的苔片状假膜，但易剥离，此点可与咽白喉相鉴别。

7. 口腔气味　健康人口腔无特殊气味，饮酒、吸烟的人可有烟酒味。如有特殊难闻的气味称为口臭，可由口腔局部、胃肠道或其他全身性疾病引起。如牙龈炎、龋齿、牙周炎可产生臭味；牙槽脓肿为腥臭味；牙龈出血为血腥味。糖尿病酮症酸中毒患者可出现烂苹果味；尿毒症患者可发出尿味；肝坏死患者可发出肝臭味；肝脓肿患者呼吸时可发出组织坏死的臭味；有机磷农药中毒患者口腔中可闻到大蒜味。

8. 腮腺　位于耳屏、下颌角、颧弓所构成的三角区内，正常腮腺体薄而软，触诊时触不到腺体轮廓。腮腺肿大时可见以耳垂为中心的隆起，并可触及边缘不明显的包块。腮腺导管位于颧骨下 1.5cm 处，横过嚼肌表面，开口相当于上颌第 2 磨牙对面的颊黏膜上。评估时应注意导管口有无分泌物。腮腺肿大的病因及临床表现见表 6 - 11。

表 6 -11 腮腺肿大的常见病因及临床表现

病因	临床表现
化脓性腮腺炎	发生于抵抗力低下的重症患者，多为单侧。在导管口处加压后有脓性分泌物流出，多见于胃肠道术后及口腔卫生不良者
病毒性腮腺炎	多见于流行性腮腺炎，腮腺迅速肿大，先为单侧，继而可累及对侧。检查时有压痛，急性期可累及胰腺、睾丸或卵巢
腮腺肿瘤	混合瘤质韧，呈结节状，边界清楚，有移动性
恶性肿瘤	质硬、有痛感，发展迅速，与周围组织有粘连，可伴有面瘫

第四节　颈部检查

PPT

一、颈部外形与活动

（一）颈部外形及分区

1. 颈部外形　正常人颈部直立，两侧对称，男性甲状软骨较突出，女性则平坦，转头时可见胸锁乳突肌突起，静坐时颈部血管不显露。

2. 分区　为描述和标记颈部病变的部位，根据解剖结构将颈部每侧分为两个大三角区域，即颈前三角和颈后三角。颈前三角为胸锁乳突肌前缘、下颌骨下缘与前正中线之间的区域；颈后三角为胸锁乳突肌后缘、锁骨上缘与斜方肌前缘之间的区域。

（二）颈部姿势与运动

正常人坐位时颈部直立，伸屈、转动自如。如头不能抬起，见于严重消耗性疾病的晚期、重症肌无力、进行性肌萎缩等。头向一侧偏斜称为斜颈，见于颈肌外伤、瘢痕收缩、先天性斜颈和颈肌挛缩。颈部运动受限并伴有疼痛，见于软组织炎症、颈肌损伤、肥大性脊椎炎、颈椎结核或肿瘤等。颈部强直为脑膜受刺激的特征，见于各种脑膜炎、蛛网膜下隙出血等。

二、颈部血管

（一）颈静脉

1. 颈静脉怒张　正常人立位或坐位时颈外静脉（简称颈静脉）常不显露，平卧时可稍见充盈，充盈的水平仅限于锁骨上缘至下颌角距离的下 2/3 以内。若取 30°~45° 的半卧位时静脉充盈度超过正常水平，称为颈静脉怒张，提示静脉压增高，见于右心衰竭、缩窄性心包炎、心包积液或上腔静脉阻塞综合征。平卧位时若看不见颈静脉充盈，提示低血容量状态。

2. 颈静脉搏动　正常情况下不出现颈静脉搏动，仅在三尖瓣关闭不全伴有颈静脉怒张时可见到。因颈动脉亦有搏动，而且部位相近，故应鉴别。一般静脉搏动柔和，范围弥散，触诊时无搏动感；动脉搏动较强劲，为膨胀性，搏动明显。

（二）颈动脉

正常人颈动脉搏动仅在剧烈活动后心搏出量增加时可见，且很微弱。如在安静情况下出现颈动脉的明显搏动，多见于主动脉瓣关闭不全、高血压、甲状腺功能亢进及严重贫血患者。

（三）颈部血管听诊

在颈部大血管区若听到收缩期血管性杂音，应考虑颈动脉或椎动脉狭窄，多由动脉炎或动脉硬化所致。若在锁骨上窝处听到杂音，可能为颈肋压迫所致的锁骨下动脉狭窄；若在右锁骨上窝听到连续性静脉"嗡鸣"音，则可能为颈静脉血流快速流入上腔静脉口径较宽的球部所产生，这种静脉音是生理性的，用手指压迫颈静脉后即可消失。

三、甲状腺

甲状腺位于甲状软骨下方和环状软骨两侧，正常为 15～25g，表面光滑、质地柔软不易触及。

（一）评估方法

1. 视诊　观察甲状腺的大小和对称性。正常人甲状腺外观不突出，女性在青春发育期可略增大。评估时嘱患者做吞咽动作，可见甲状腺随吞咽而向上移动，以此可与颈前其他包块鉴别。

2. 触诊　包括甲状腺峡部和侧叶的触诊，应注意甲状腺的大小、质地、是否对称、有无结节、压痛及震颤等。

（1）甲状腺峡部触诊　评估者站于患者前面用拇指或站于其后面用示指从胸骨上切迹向上触摸，若触到气管前软组织并随吞咽在手指下滑动，进一步判断有无增厚和肿块。

（2）甲状腺侧叶触诊　评估者站于患者前面，一手拇指施压于一侧甲状软骨，将气管推向对侧，另一手示、中指在对侧胸锁乳突肌后缘向前推挤甲状腺侧叶，拇指在胸锁乳突肌前缘触诊，配合吞咽动作，可触及被挤压的甲状腺，用同样方法评估另一侧甲状腺（图6-17）。或评估者站于患者后面，一手示、中指施压于一侧甲状软骨，将气管推向对侧，另一手拇指在对侧胸锁乳突肌后缘向前推挤甲状腺，示、中指在其前缘触诊甲状腺（图6-18）。用同样方法检查另一侧甲状腺。

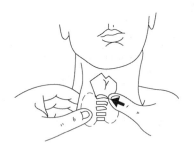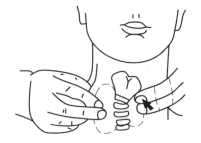

图6-17　甲状腺前面触诊　　　　　　　　　图6-18　甲状腺后面触诊

3. 听诊　当触到甲状腺肿大时，用钟型听诊器直接放在甲状腺上进行听诊，如听到低调的连续性静脉"嗡鸣"音，是血管增多、增粗、血流加速的结果，有助于诊断甲状腺功能亢进症。另外，在弥漫性甲状腺肿伴功能亢进者还可听到收缩期吹风样动脉杂音。

（二）甲状腺肿大的病因和特点

甲状腺肿大可分为三度：不能看出肿大但能触及者为Ⅰ度；能看到肿大又能触及，但在胸锁乳突肌以内者为Ⅱ度；超过胸锁乳突肌外缘者为Ⅲ度。甲状腺肿大的常见病因及特点见表6-12，良性、恶性甲状腺结节的特点见表6-13。

表6-12　甲状腺肿大的常见病因及特点

常见病因	特点
甲状腺功能亢进症	有程度不等的甲状腺肿大，肿大为弥漫性、对称性，表面光滑、质地柔软、可触及震颤，常闻及血管杂音
单纯性甲状腺肿	多为轻、中度肿大，表面光滑，质地较软，可为弥漫性，也可为结节性。重度甲状腺肿可引起压迫症状
甲状腺癌	多为单发的结节，不规则、质地硬
慢性淋巴性甲状腺炎（桥本甲状腺炎）	轻、中度弥漫性肿大，结节少见，表面基本光滑，质地坚韧有弹性如橡皮，无压痛，与四周无粘连，少数可出现轻度局部压迫症状

表6-13　良性、恶性甲状腺结节的特点

特点	良性结节	恶性结节
发病年龄	成人	成人
性别	女性多见	男性多见
病史	无	头或颈部放射治疗史
家族史	良性甲状腺疾病	无
增大速度	慢	快
声音改变	无	有
结节数量	多于1个	1个
淋巴结	无肿大	肿大
甲状腺其他部分	不正常	正常

四、颈部包块

常见的颈部包块有非特异性淋巴结炎、恶性肿瘤转移及淋巴瘤所致的淋巴结增大、甲状腺增大及甲状腺包块、囊状瘤等。评估时应注意其部位、大小、数量、质地、活动度、与邻近器官的关系和有无压痛等。

五、气管

正常人气管位于颈前正中部。嘱患者取坐位或仰卧位，评估者将示指与无名指分别置于两侧胸锁关节上，然后将中指置于气管之上，观察中指是否在示指与无名指中间，以此来判断气管有无偏移（图6-19）。根据气管偏移的方向可以判断病变的性质。如大量胸腔积液、气胸、纵隔肿瘤以及单侧甲状腺肿大可将气管推向健侧，而肺不张、肺硬化、胸膜粘连可将气管拉向患侧。

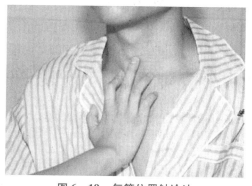

图6-19　气管位置触诊法

PPT

第五节 胸部检查

一、胸部的体表标志

胸部是指颈部以下和腹部以上的区域。胸部的主要器官包括胸壁、胸廓、乳房、气管、支气管、肺、心脏、血管、淋巴结、食管、纵隔等。胸部检查应在温暖和光线充足的环境中进行，患者采取坐位或卧位，尽可能暴露全部胸部。然后按视、触、叩、听的顺序进行。先检查前胸和侧胸部，再检查背部。应尽量减少患者变动体位的次数。

通常利用胸壁上某些突起的骨骼、凹陷和人为的划线等作为标志，以此描述和记录胸部病变的部位和范围。

（一）骨骼标志

骨骼标志主要有锁骨、肋骨、胸骨、胸骨角、第七颈椎棘突、肩胛下角。

1. 胸骨角（sternal angle） 为胸骨柄与胸骨体连接处向前突起而成的角，又称路易角（Louis angle）。该角两侧分别与左右第二肋软骨连接，位于气管分叉处，平对主动脉弓和第四胸椎的水平，为计数肋骨和肋间隙顺序的重要标志。

2. 第七颈椎棘突（seventh cervical vertebrae spinous process） 是颈背部最明显突出的棘突，随着颈部的转动而活动，其下为胸椎的起点，可作为辨认椎骨序数的标志。

3. 肩胛下角（angulus inferior scapulae；subscapular angle） 是左、右肩胛骨的最下端。患者正坐、双手自然下垂时肩胛角的位置相当于第七肋骨、第八肋骨间隙或第八胸椎水平，可作为后肋骨或椎骨的标志。

4. 腹上角或胸骨下角（upper abdominal angle） 位于上腹部中区，胸骨剑突以下，两侧肋弓由上向下、由内向外斜行形成一个以两侧肋骨边缘为界、下口开放的三角区，此三角区称为胸骨下角或腹上角，此角相当于膈的穹隆部。

5. 肋脊角（costovertebral angle） 是第12肋骨与脊柱构成的夹角，其前为肾脏和输尿管上端所在的区域。

（二）自然陷窝和背部分区

1. 自然陷窝 主要有胸骨上窝、锁骨上窝、锁骨下窝、腋窝。

（1）胸骨上窝（suprasternal fossa） 是胸骨柄上方的凹陷部位，正常气管位于其后正中。

（2）锁骨上窝（supraclavicular fossa） 是左、右锁骨上方的凹陷部位，相当于两肺尖的上部。

（3）锁骨下窝（infraclavicular fossa） 是左、右锁骨下方的凹陷部位，相当于两肺尖的下部。

（4）腋窝（fossa axillaris） 是左、右上肢内侧与胸部相连的凹陷部位，为淋巴结检查的重要部位。

2. 背部分区

（1）肩胛间区（interscapular region） 是背部两侧肩胛骨内缘之间，肩胛角水平以上的区域。后正中线将此区分为左右两部。

（2）肩胛下区（infrascapular region） 在背部两侧肩胛下角水平线与平第12胸椎水平线之间的区域。后正中线将此区分为左右两部。

（3）肩胛区（scapular region） 是肩胛冈以下，两侧肩胛下角连线以上的区域，内侧为肩胛骨内缘、外侧为腋后线。

（4）肩胛上区（suprascapular region）　是背部肩胛冈以上的区域，其外界为斜方肌的上缘。相当于上叶肺尖的下部。

（三）标志线

1. 前面及侧面

（1）前正中线（anterior median line）　即胸骨中线。是经过胸骨的正中点所划的垂直线。

（2）锁骨中线（midclavicular line）　（左、右）锁骨中线是通过锁骨外侧端（肩峰端）与胸骨端两者中点的垂直线，即通过锁骨中点向下的垂直线，正常男子此线常通过乳头。

（3）胸骨线（sternal line）　（左、右）胸骨线是沿胸骨边缘与前正中线平行的垂直线。

（4）胸骨旁线（parasternal line）　（左、右）胸骨旁线是通过胸骨线和锁骨中线中间的垂直线。

（5）腋前线（anterior axillary line）　（左、右）腋前线是通过腋窝前皱襞所做的垂直线。

（6）腋中线（midaxillary line）　（左、右）腋中线是自腋窝顶端于腋前线和腋后线之间中点向下的垂直线。

（7）腋后线（posterior axillary line）　（左、右）腋后线是通过腋窝后皱襞所做的垂直线。

2. 背部

（1）后正中线（posterior median line）　即脊柱中线，是通过椎骨棘突或沿脊柱正中下行的垂直线。

（2）肩胛线（scapular line）　（左、右）肩胛线是坐位双臂自然下垂时通过肩胛下角的垂直线（图6-20～图6-22）。

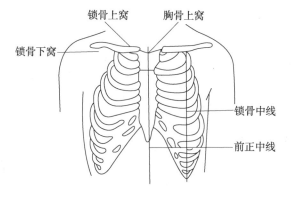

图6-20　胸部体表标线与分区正面图

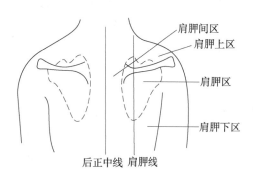

图6-21　胸部体表标线与分区背面图

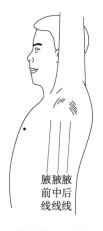

图6-22　胸部体表标线与分区侧面图

二、胸壁、胸廓与乳房

（一）胸壁

胸壁评估的方法主要是视诊和触诊，评估内容除应注意营养状态、皮肤、淋巴结和骨骼肌发育等情况外，还应着重评估以下内容。

1. 胸壁静脉（vein of chest wall）　正常胸壁无明显静脉可见，当肝硬化门静脉高压症、上腔静脉或下腔静脉阻塞时，可出现侧支循环，有胸壁静脉明显显露、充盈及曲张，注意检查血流方向。

2. 皮下气肿（subcutaneous emphysema）　正常胸壁无皮下气肿。肺、气管或胸膜受损或发生病变后气体逸出存积于皮下组织成为皮下气肿，也可见于胸壁皮肤产气杆菌感染。以手按压皮下气肿处皮肤可有捻发感或握雪感。用听诊器听诊可闻及类似捻头发发出的声音，称为皮下气肿捻发音。

3. 胸壁和胸骨压痛　正常胸壁无压痛。胸壁压痛见于肋间神经炎、肋软骨炎、胸壁软组织炎、肋骨骨折、急性白血病等患者。检查者分别用手掌前部轻压胸廓左、右两侧，上、中、下三个部位，拇指按压胸骨柄及胸骨体的中下部，询问患者有无压痛。如有压痛或叩击痛，可见于骨髓异常增生患者，如白血病患者等。患急性白血病时，可伴有胸骨叩击痛。

4. 肋间隙（intercostal space）　注意观察有无回缩或膨隆。吸气时肋间隙凹陷提示呼吸道阻塞，气体不能顺利进入肺内。肋间隙膨隆见于大量胸腔积液、张力性气胸及严重肺气肿患者。

（二）胸廓

评估胸廓时患者取坐位或立位，裸露全部胸廓，平静呼吸。评估者从前、后、左、右对患者的胸廓形态进行全面、详细的视诊，必要时可配合触诊，两侧对比观察。测量胸廓前后径与左右径（横径）之比（正常为 1∶1.5），注意胸廓外形变化，常见胸廓外形改变有以下几种（图 6-23）。

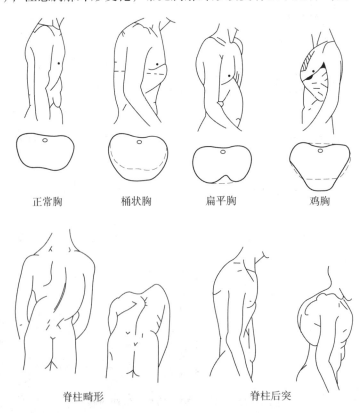

正常胸　　　桶状胸　　　扁平胸　　　鸡胸

脊柱畸形　　　　　　脊柱后突

图 6-23　胸廓外形的改变

1. 扁平胸（flat chest）　胸廓扁平，前后径短于左右径的一半或以上。见于瘦长体型者，也可见于慢性消耗性疾病患者，如肺结核患者等。

2. 桶状胸（barrel chest）　胸廓呈圆桶状，前后径增加，可与横径相等或超过横径，肋骨上抬变水平，肋间隙变宽，腹上角增大。常见于严重肺气肿患者，也可见于老年人、小儿及矮胖体型者。

3. 佝偻病胸（rachitic chest）　是佝偻病所致的胸廓改变，多见于儿童。胸骨两侧各肋骨与肋软骨交界处隆起，呈串珠状，称为佝偻病串珠。下胸部前面的肋骨外翻，沿膈附着的部位其胸壁向内凹陷形成的沟状带，称为肋膈沟。胸骨剑突处内陷，呈漏斗状，称为漏斗胸（funnel chest）。胸廓前后径稍长于横径，其上下距离较短，胸骨下端前突、胸廓前侧壁肋骨凹陷，称为鸡胸（pigeon chest）。

4. 胸廓一侧变形　胸廓一侧膨隆多见于大量胸腔积液、气胸或一侧严重代偿性肺气肿；胸廓一侧平坦或凹陷常见于肺不张、肺纤维化、胸膜广泛粘连、增厚等；一侧多根肋骨骨折时也可表现一侧胸廓变形。

5. 胸廓局部隆起或变形　常见于心脏明显扩大、大量心包积液、幼年时期发生的风湿性心脏瓣膜病、升主动脉瘤及胸内或胸壁肿瘤等，也可见于肋骨及胸骨的冷脓肿、皮下气肿。此外，还可见于肋软骨炎和肋骨骨折等，此时局部常有压痛。肋骨骨折时，若前后挤压胸廓，于骨折处可查到骨擦音。胸廓局部凹陷见于局限肺不张等。

6. 脊柱畸形引起的胸廓改变　表现为脊柱前凸、后凸和侧凸等，主要由胸椎病变引起，常见于胸椎先天发育畸形、胸椎结核、胸椎肿瘤、胸椎外伤等。

（三）乳房

正常成年男性及儿童乳房一般不明显，乳头大约位于锁骨中线第4肋间隙。正常女性乳房在青春期逐渐增大，呈半球形，乳头逐渐长大呈圆柱形，乳头和乳晕色泽较深。妊娠和哺乳期妇女，乳腺增生，乳头明显增大，乳晕扩大，颜色转深。

评估乳房时需光线良好，患者取坐位或仰卧位，充分暴露胸部。先视诊，再触诊，按正确的顺序全面评估。此外还应注意检查引流乳房部位的淋巴结。乳房检查最佳时间一般是月经结束后的第7～10天，因为此时雌激素对乳腺的影响最小，乳腺的病变或异常容易被发现。绝经后女性则可随意选择检查乳房的时间。

1. 视诊　注意观察乳房的位置、大小、形态及是否对称。

（1）对称性（symmetry）　正常女性坐位时两侧乳房基本对称。一侧乳房明显增大见于先天畸形、囊肿、炎症或肿瘤；一侧乳房缩小常因发育不全。

（2）乳头（nipple）　检查乳头位置、大小、形态、颜色、两侧是否对称，有无回缩、移位与分泌物等情况。自幼发生的乳头回缩系发育异常；近期发生则疑为乳癌。乳头出现血性分泌物见于导管内良性乳头状瘤、乳癌；黄色分泌物见于慢性囊性乳腺炎等。

（3）乳晕（mammary areola）　是乳头周围皮肤色素沉着较深的环形区。乳晕的大小和色泽个体之间有较大差异。乳晕变黑的主因是细胞老化、雌激素分泌，导致乳头表皮组织的黑色素沉淀。妊娠、日晒、过度刺激、穿着粗糙内衣和肾上腺皮质功能减退可致明显色素沉着。

（4）乳房皮肤（skin of breast）　正常乳房皮肤无红肿、破溃、下陷、瘢痕、色素沉着、水肿和过度角化等。必要时可嘱患者采取前倾位，观察此时下垂的乳房，如有乳房病变并与胸肌粘连，可出现局部凹陷。皮肤发红提示局部炎症，常伴局部肿、痛和热；皮肤深红不伴热、痛见于癌性淋巴管炎；局部皮肤下陷可为乳腺癌早期体征，在上臂上举过头或双手叉腰时更明显；癌细胞侵犯致乳房淋巴管阻塞引起淋巴水肿，因毛囊及毛囊孔明显下陷，局部皮肤外观呈"橘皮"样。乳房溃疡提示皮肤及皮下组织破坏，为乳腺癌晚期的典型表现，也可继发于外伤、感染或放射性损伤等。

2. 触诊

（1）乳房（breast）　女性常规触诊乳房。①体位：患者取仰卧位或坐位并双臂高举超过头部或双手叉腰。②顺序：先查健侧，后查患侧，为评估和记录方便，以通过乳头的水平线和垂直线将乳房分为4个象限，如图6-24。按照外上→外下→内下→内上的方向由浅入深触摸全部乳房，最后触乳头。③注意事项：检查者手指必须平贴在乳房上（不要捏挤乳房）；手指掌面以旋转或来回滑动进行触摸；用力适中，以能触及肋骨而不引起疼痛为宜；轻捏乳头并注意有无分泌物、溢液和肿块；注意乳房硬度和弹性，有无压痛及肿块。乳房炎症或新生物浸润时局部硬度增加，弹性消失。乳晕下有癌肿时，该区皮肤弹性常消失；乳房局部压痛提示其下炎症；经期乳房可有轻度触痛，恶性病变则较少有压痛；如有肿块，要注意其部位、大小、数目、外形、质地、活动度、触痛以及与皮肤的关系等。

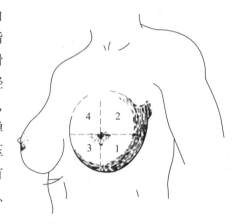

图 6 - 24　乳房病变的定位与划区

（2）淋巴结（lymph gland/node）　评估双侧腋窝、锁骨上窝及颈部淋巴结是否肿大或其他异常。乳房炎症或恶性肿瘤常扩展或转移至上述部位。

三、肺和胸膜

肺和胸膜的评估是胸部评估的重点之一。患者一般取坐位或仰卧位，充分暴露胸部。室内光线充足，环境安静，温度适宜。评估时应按照视诊、触诊、叩诊、听诊的顺序进行。

（一）视诊

患者取坐位，病情严重者可取仰卧位。检查者应从不同角度，按一定顺序系统、全面地观察患者。注意呼吸类型、频率（应在患者不觉察时计算）、节律、深度及两侧呼吸运动是否对称，有无呼吸运动增强、减弱，有无呼吸困难及三凹征等。

1. 呼吸类型　呼吸运动是通过膈肌、肋间外肌、肋间内肌和腹壁肌等呼吸肌舒缩完成。呼吸运动有胸式呼吸与腹式呼吸两种方式，成年女性以胸式呼吸为主，以肋间肌活动为主，表现为胸壁的起伏；成年男性及儿童以腹式呼吸为主，呼吸时以膈肌活动为主，表现为胸廓下部及上腹部腹壁的起伏。通常两种呼吸运动不同程度同时进行，以其中一种呼吸运动为主。某些疾病可使这两种呼吸运动发生变化。肺炎、胸膜炎、严重肺结核、肋间神经痛、肋骨骨折等胸部疾患，可使胸式呼吸减弱，而腹式呼吸增强；在腹膜炎、大量腹腔积液、肝脾极度肿大、腹腔内巨大肿瘤及妊娠后期时，由于膈肌运动受限，腹式呼吸减弱而胸式呼吸增强。呼吸运动减弱或消失见于胸腔积液、气胸、胸膜增厚或粘连、肺实变、肺部肿瘤、肺部空洞和肺气肿等。呼吸运动增强见于代偿性肺气肿、酸中毒深大呼吸等。

2. 呼吸的频率、深度及节律

（1）频率（rate）　正常成人平静状态下呼吸频率为16~20次/分，新生儿约44次/分，呼吸频率随着年龄的增长而逐渐减缓。成人呼吸次数超过24次/分为呼吸过速，见于发热、疼痛、贫血、甲状腺功能亢进症及心力衰竭等。一般体温每升高1℃，呼吸每分增加4次，呼吸与脉搏之比为1:4。成人呼吸次数低于12次/分为呼吸过缓，见于麻醉或镇静剂过量、颅内压增高等。

（2）深度（depth）　呼吸浅快见于呼吸肌麻痹、严重鼓肠、腹腔积液和肥胖等，也见于肺部疾病，如肺炎、胸膜炎、胸腔积液和气胸等；呼吸深快见于剧烈运动、情绪激动、过度紧张等；深而慢的呼吸见于严重代谢性酸中毒，如糖尿病酮症酸中毒、尿毒症酸中毒等，发生原因为细胞外液碳酸氢钠不足，

pH降低，通过深、大而慢的呼吸代偿经肺排出过多的CO_2，以调节体内酸碱平衡，此种深长的呼吸称为Kussmaul呼吸；表浅而缓慢的呼吸可见于休克、昏迷、脑膜炎等。

（3）节律（rhythm）　正常成年人在静息状态下，呼吸节律均匀、整齐。病理状态下，呼吸节律可有周期性变化。常见呼吸节律改变有潮式呼吸、间停呼吸及叹息样呼吸等。

1）潮式呼吸　又称为陈-施呼吸。其特点为呼吸逐渐由浅慢变深快，继之由深快变浅慢，直至呼吸暂停，一般5~30秒，然后再重复以上周期性变化。因呼吸形式似海潮涨退，故称为潮式呼吸（图6-25）。发生机制是因呼吸中枢兴奋性降低，导致呼吸的反馈系统失常，常提示病情危重，预后不良，多见于中枢神经系统疾病，如脑炎、脑膜炎、脑出血、脑肿瘤、脑外伤、脑血管痉挛和脑栓塞等，也可见于糖尿病酮症酸中毒、尿毒症酸中毒及巴比妥类中毒等。老年人深睡时出现轻度潮式呼吸，可为脑动脉硬化、中枢神经系统供血不足的表现。

2）间停呼吸　又称比奥呼吸。表现为规律呼吸几次后突然停止呼吸，间隔一段时间后又开始呼吸，即周而复始的间断呼吸。部分间停呼吸可有深浅及节律的不规则改变。发生机制同潮式呼吸，呼吸中枢抑制较潮式呼吸更重，病情更重，多出现于呼吸完全停止前（图6-25）。

3）叹息样呼吸　在正常呼吸的基础上间隔一段时间即出现一次深大呼吸，类似叹气样；其后自觉症状减轻或消失，转移其注意力可使深大呼吸消失，多为功能性改变，见于神经衰弱、忧郁或精神紧张者。

正常呼吸

潮式呼吸

间停呼吸

图6-25　正常呼吸、潮式呼吸和间停呼吸

（二）触诊

1. 胸廓扩张度（thoracic expansion）　即呼吸时的胸廓活动度，一般于胸廓前下部呼吸运动最大的部位进行评估。评估者将两手掌及伸展的手指置于胸廓前下部的对称位置，左右拇指分别沿两侧肋缘指向剑突，拇指尖在前正中线两侧对应部位，两拇指间距约2cm；进行后胸廓扩张度检查时，将两手拇指置于患者背部，约第10肋骨水平的脊柱两侧，拇指与后正中线平行，并将两侧皮肤向中线轻推，其余手指对称地置于胸廓两侧的肋间（图6-26）。嘱患者深呼吸，比较两手的动度是否一致。正常胸廓两侧对称。异常见于：①一侧胸廓扩张度受限，见于一侧胸腔积液、气胸、胸膜增厚和肺不张等；②两侧胸廓扩张度均减弱，见于老年人和肺气肿患者。

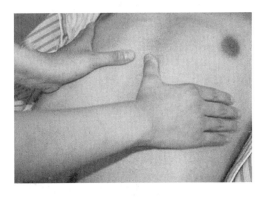
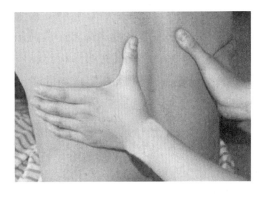

图6-26　胸廓扩张度检查

2. 语音震颤（vocal fremitus）　患者发出声音时所产生的声波振动，沿气管、支气管及肺泡传到胸壁，可用手掌触知，称为触觉语颤（简称语颤）。根据振动增强或减弱，可判断胸内病变的性质。检查者将两手掌面或手掌尺侧缘平贴于患者胸壁的对称部位，不可用力加压，嘱其以同等的强度发"yi"长

音，比较两侧的震动感，并双手作一次交换，排除两手感觉的误差或用一只手在双侧交替测定，比较两侧对称部的震动感（图6-27）。检查时应自上而下、由前到后依次检查，不能遗漏。注意有无增强或减弱，正常人语颤分布：前胸上部较下部强，右上胸较左上胸强，后胸下部较上部强，肩胛间区较强。

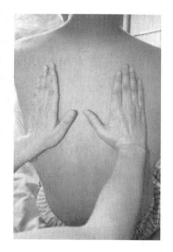

3. 胸膜摩擦感（pleural friction fremitus）　胸膜炎症时，渗出的纤维蛋白于脏、壁层胸膜沉积，使胸膜表面粗糙，呼吸时两层胸膜相互摩擦，触诊时可感觉到如皮革摩擦，称为胸膜摩擦感。检查者双手掌置于患者左、右下前侧胸部，嘱其做深呼吸，触知有无摩擦感。胸膜摩擦感可见于结核性胸膜炎、肺炎、肺梗死、尿毒症等。当出现胸腔积液时，脏层、壁层胸膜分离，胸膜摩擦感消失，在积液吸收过程中摩擦感可再次出现。

图6-27　语音震颤检查

（三）叩诊

胸部叩诊是根据胸廓、肺组织的物理特性，叩击时产生的不同音响，用于判断胸部有无病变及其性质。

1. 叩诊方法　胸部叩诊主要有两种方法：间接叩诊法和直接叩诊法，前者更常用。

2. 叩诊注意事项

（1）环境安静、温暖、私密，适当暴露检查部位。

（2）患者可取坐位或卧位，坐位时头稍向前倾，两手自然下垂或置于膝上，使身体两侧保持对称体位，胸部肌肉松弛，嘱患者做平静、均匀呼吸。

（3）检查者可在患者前面及后面叩诊，如患者取卧位，应立于患者的右侧。

（4）叩诊应左右对称，由上而下，由前胸、侧面（腋部）到背部，按顺序进行叩诊。

（5）叩诊力量不宜过重，胸壁过厚或病变部位较深可适当加重叩诊的力量。

3. 叩诊内容

（1）辨别各种叩诊音　清音（肺野）、浊音（肝及心脏相对浊音区）、实音（肝及心脏绝对浊音区）、鼓音（左胸下部半月形区）、Traube鼓音区（胃泡鼓音区）。

（2）肺野的比较叩诊　由肺尖部开始，自上而下进行叩诊，叩诊前胸、侧胸，然后叩诊后胸。每个肋间隙进行叩诊，比较两侧对称部位叩诊音。正常前胸叩诊音见图6-28。检查者以左手中指为叩诊板指，右手中指为叩诊锤。叩诊前胸及两侧时，板指应与肋骨或肋间隙平行；叩诊背部时应包括肩胛上部、肩胛间区和肩胛下区，肩胛骨不能叩诊，在肩胛间区板指与脊椎平行，肩胛角以下，板指仍保持与肋骨或肋间隙平行。自上而下，由外向内两侧对比。叩诊过程中注意叩诊音的改变及板指的震动感。

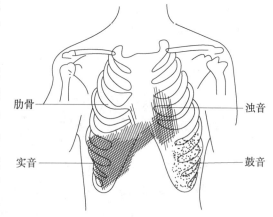

肋骨　　　　　　浊音

实音　　　　　　鼓音

图6-28　正常前胸叩诊音

（3）肺界叩诊

1）肺尖叩诊　检查者站在患者的后外侧，将板指放在斜方肌前缘中央部开始叩诊，先向外叩诊，再向内叩诊，由清音变为浊音时翻转板指，在叩诊部位下方用标记笔做标记，测量内外两标记之间的宽度即肺尖的宽度。正常为4~6cm（平均5cm），右侧稍窄。

2）肺下界叩诊　患者平静呼吸，检查者板指贴于肋间隙，自锁骨中线第2肋间、腋中线腋窝顶部及肩胛线上第8肋间隙开始向叩诊，由清音变为浊音或实音翻转板指做标记，计数肋间隙并做记录。两侧肺下界大致相同，平静呼吸时位于锁骨中线第6肋间隙、腋中线第8肋间隙、肩胛线第10肋骨水平。

肺下界移动度先于患者平静呼吸时，在肩胛线上叩出肺下界，并做记号，然后嘱患者做深吸气后屏住呼吸，迅速向下由清音区叩至浊音区并做标记，恢复平静呼吸，然后深呼气后屏住呼吸，重新由上向下叩出已上升的肺下界并做标记，测量深吸气至深呼气两个标记之间的距离，即为肺下界移动度（图6-29）。正常肺下界移动度为6~8cm。

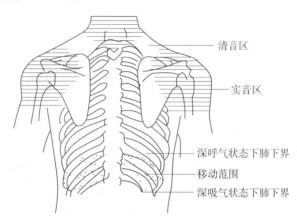

清音区
实音区
深呼气状态下肺下界
移动范围
深吸气状态下肺下界

图6-29 正常肺尖宽度与肺下界移动度

（4）胸部异常叩诊音 正常肺清音区如果出现浊音、实音、过清音或鼓音时，为异常叩诊音，常提示肺、胸膜、膈肌或胸壁有病变。

浊音及实音常见的病变包括肺组织炎症、实变等含气量减少的病变，如肺炎、肺结核、肺梗死、肺不张等；胸膜腔病变，如胸腔积液、胸膜增厚；胸壁疾患，如胸壁水肿或胸壁肿瘤。

鼓音见于肺内的大空腔或气胸。如肺结核、肺脓肿、肿瘤或肺囊肿破溃形成的空洞以及先天性肺大泡等。

过清音常见于肺气肿，为肺弹性减弱、含气量增多所致。

（四）听诊

1. 注意事项

（1）诊查室内应安静，避免嘈杂；室内温暖，听诊器胸件在使用前保持温暖，因寒冷会引起肌肉震颤而影响听诊效果。

（2）嘱患者解开衣服，将检查部位适当暴露，注意保护患者，并采取舒适体位，使其全身肌肉松弛，以便进行听诊。

（3）评估者要采取适宜、方便的位置进行听诊，用手持听诊器胸件，紧贴于听诊部位，不能隔着衣服听诊，避免缝隙漏气或摩擦而产生杂音等，不可用过度的压力以致患者感到痛苦。

（4）集中注意力听取检查器官所发出的声音，辨别外来的杂音。

2. 听诊方法 听诊前，先向患者示范正确的呼吸运动，患者最好微张口，经口做均匀而稍深的呼吸，必要时做深呼吸或咳嗽，易于听到呼吸音及啰音的变化。

听诊的顺序：从肺尖开始，自上而下、自前面向侧面（自腋窝向下行），最后检查背部（自肩胛上方、肩胛区及肩胛下方），前胸沿锁骨中线和腋前线，侧胸沿腋中线和腋后线，背部沿肩胛线听诊，逐一肋间进行，并在左右对称部位对比，判断声音改变。

3. 听诊内容

（1）肺野听诊 肺部听诊应由上往下，先前胸后侧胸再背部，沿上、中、下部的左、右对称部位进行对比听诊。注意各种呼吸音的特点及分布，比较两侧的呼吸音有无异常改变，有无干、湿性啰音。

1）正常呼吸音　①肺泡呼吸音，类似张口向内吸气时所产生的"夫"音，声音柔和，有如微风吹拂的声音。其特点为吸气期的音长、强而调高，呼气期音短、弱而调低。此音在正常两侧肺野均可听到。②支气管肺泡呼吸音，其特点为吸气呼气声音的时间、强度及音调几乎相等。此音在胸骨角附近及肩胛间区 3、4 胸椎附近可听到。③支气管呼吸音，类似把舌尖抬高张口呼出空气所发出的"哈"音，其特征为呼气期较吸气期为长，音较强，调较高，正常在喉、胸骨上窝、背后 6、7 颈椎及 1、2 胸椎附近可听到（图 6-30）。

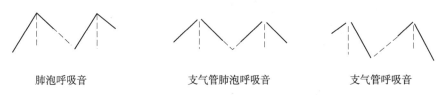

肺泡呼吸音　　　　　　　支气管肺泡呼吸音　　　　　　支气管呼吸音

图 6-30　三种正常呼吸音示意图

2）异常呼吸音　①异常肺泡呼吸音，包括肺泡呼吸音减弱或消失、肺泡呼吸音增强、呼气音延长、断续性呼吸音、粗糙性呼吸音等。②异常支气管呼吸音，指在正常肺泡呼吸音部位听到支气管呼吸音，可由肺组织实变、肺内大空腔、压迫性肺不张等因素引起。③异常支气管肺泡呼吸音，指在正常肺泡呼吸音的范围内听到的支气管肺泡混合性呼吸音。常见于支气管炎、肺结核或大叶性肺炎初期等。

3）啰音　是呼吸音以外的附加音，该音正常情况下并不存在（图 6-31）。根据性质的不同可分为两大类：①湿啰音（crackles），是由于吸气时气体通过呼吸道内的分泌物如渗出液、血液、黏液等，形成的水泡破裂所产生的声音，故又称水泡音。其特点为：断续而短暂，一次常连续多个出现，于吸气时或吸气终末较为明显，有时也出现于呼气早期，部位较恒定，性质不易变，中、小水泡音可同时存在，咳嗽后可减轻或消失。根据呼吸道腔径大小和腔内渗出物的多少，啰音分为粗、中、细湿啰音和捻发音。②干啰音（rhonchi），是由于气管、支气管或细支气管狭窄或部分阻塞，空气吸入或呼出时发生湍流所产生的声音。当炎症引起的黏膜充血、水肿和分泌物增加，支气管平滑肌痉挛，管腔内肿瘤或异物阻塞，以及管壁被管外肿大的淋巴结或纵隔肿瘤压迫引起的管腔狭窄均可出现。其特点为：音调较高，带乐性，持续时间较长，吸气及呼气时均可听及，但以呼气时为明显，强度、性质以及部位易改变。根据音调的高低可分为高调和低调两种。

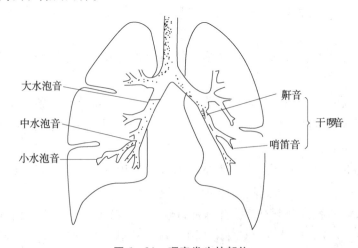

图 6-31　啰音发生的部位

4）语音共振（speech resonance）　嘱患者发"yi"长音或耳语"1、2、3"，检查者用听诊器胸件听诊前胸和后胸肺野，从上往下，由内到外，作两侧比较。注意强度和性质（区别支气管语音、胸语音、羊鸣音和胸耳语音）。语音共振一般在气管和大支气管附近听到的声音最强，在肺底则较弱。

⊕ **知识链接**

语音共振检查中几种语音的区别

　　支气管语音是指语音共振的强度和清晰度均增加，常同时伴有叩诊浊音和听到异常支气管呼吸音，见于肺实变患者；胸语音是指一种更强、更响亮的支气管语音，言语清晰可辨，见于大范围的肺实变区域；羊鸣音是指语音强度增加且性质改变，颇似"羊叫声"，常于中等量胸腔积液和肺实变伴少量胸腔积液部位闻及。耳语音增强：被检者用耳语声调发音，胸壁上听诊时，正常人仅能闻及极微弱含糊的音响。肺实变时，可听到增强而清晰的耳语音。

　　（2）胸膜摩擦音（pleuritic rub/rale）　是胸膜发生炎症或纤维渗出时，脏层和壁层胸膜随呼吸运动相互摩擦所产生的声音，其特征颇似用一手掩耳，以另一手指在其手背上摩擦时所听到的声音。深呼吸及听诊器加压时摩擦音可增强。呼吸两相均可听到，而且十分近耳，一般于吸气末或呼气初较为明显，屏气时即消失。

（五）肺与胸膜常见病变的体征

　　肺与胸膜的常见病变有慢性阻塞性肺疾病、胸腔积液、支气管哮喘、肺空洞、气胸等，其体征见表6－14。

表6－14　肺与胸膜常见病变的体征

常见病变	视诊	触诊	叩诊	听诊
肺实变	胸廓对称，患侧呼吸运动减弱	气管居中，局部语颤增强	局部浊音	局部闻及支气管呼吸音、湿啰音，听觉语音增强
阻塞性肺不张	患侧胸廓凹陷，呼吸运动减弱	气管移向患侧，患侧或局部语颤消失	患侧或局部浊音或实音	患侧或局部呼吸音消失，无啰音，听觉语音消失或减弱
压迫性肺不张	胸廓不定，患侧呼吸运动减弱	气管不定，患侧或局部语颤增强	患侧或局部浊音或浊鼓音	患侧或局部闻及支气管呼吸音，无啰音，听觉语音消失或减弱
肺水肿	胸廓对称，呼吸运动减弱	气管居中，语颤正常或减弱	双肺清音或浊音	双肺呼吸音减弱，闻及湿啰音，听觉语音正常或减弱
支气管哮喘	桶状胸，呼吸运动减弱	气管居中，语颤减弱	双肺过清音	双肺呼气延长，闻及广泛哮鸣音
肺气肿	桶状胸，呼吸运动减弱	气管居中，语颤减弱	双肺过清音	双肺呼吸音减弱，呼气延长，无啰音，听觉语音减弱
肺空洞	胸廓正常或局部凹陷，呼吸运动局部减弱	气管居中或移向患侧，局部语颤增强	局部鼓音、破壶音、空瓮音	局部闻及支气管呼吸音，湿啰音，听觉语音增强
气胸	患侧胸廓饱满，呼吸运动减弱或消失	气管移向健侧，患侧语颤减弱	患侧鼓音	患侧呼吸音减弱或消失，无啰音，听觉语音减弱或消失
胸腔积液	患侧胸廓饱满，呼吸运动减弱	气管移向健侧，患侧语颤减弱或消失	患侧实音	患侧呼吸音减弱或消失，无啰音，听觉语音减弱或消失
胸膜增厚	患侧胸廓凹陷，呼吸运动减弱	气管移向患侧，患侧语颤减弱或消失	实音或浊音	患侧呼吸音减弱或消失，无啰音，听觉语音减弱或消失

四、心脏

心脏和血管评估是诊断心血管疾病的基本方法，熟练掌握其评估方法，对了解心脏功能状态和疾病的部位、性质、程度和动态变化具有重要意义。评估时患者取仰卧位或坐位，充分暴露胸部，环境安静、温暖，光线最好源于患者左侧，按视诊、触诊、叩诊、听诊的顺序进行评估。

（一）视诊

1. 注意事项 光线充足，患者取坐位或仰卧位（头部和躯干抬高15°~30°），平静呼吸。

2. 内容及方法 检查者俯身或下蹲，分别将视线与胸廓以俯视和切线方向观察心前区是否隆起，观察心尖搏动的位置、范围、强弱及心前区有无异常搏动（图6-32）。

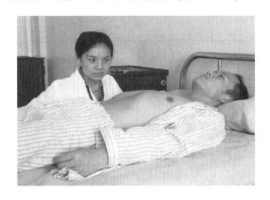

图6-32 心脏视诊

（1）心前区外形 正常人心前区外形与右侧相应部位对称，无异常凹陷或隆起。心前区隆起主要见于某些先天性心脏病，如法洛四联症或儿童期患风湿性心脏病伴右心室增大者。成人大量心包积液时，心前区外观饱满。

（2）心尖搏动（apical impulse） 正常人心脏收缩时，心尖撞击心前区胸壁，使相应部位肋间组织向外搏动，称为心尖搏动。正常心尖搏动，坐位时位于胸骨左缘第5肋间、锁骨中线内侧0.5~1.0cm处，其搏动范围直径为2.0~2.5cm。过胖或女性有悬垂乳房时，心尖搏动不易看到，常需经触诊确定。检查时应注意心尖搏动的位置、强度、范围有无异常。

（3）心尖搏动的改变 包括位置、强弱及范围的改变。

生理因素：①心尖搏动的位置可因年龄、妊娠、体位和体型不同有所变化。仰卧时心尖搏动略上移；左侧卧位时心尖搏动可向左移2~3cm；右侧卧位时心尖搏动可右移1.0~2.5cm；小儿、矮胖体型、妊娠时心脏常呈横位，心尖搏动向外上移位，可达第4肋间；瘦长体型心脏呈垂直位，心尖搏动向下移，可达第6肋间。②心尖搏动的强弱和搏动范围与心脏活动的强弱、胸壁厚度及肋间隙的宽窄有关。体胖、肋间隙较窄者，心尖搏动较弱且范围较小；体瘦，肋间隙较宽者，心尖搏动较强且范围较大；情绪激动或剧烈运动时，心脏活动增加，心尖搏动增强，范围较大。

心尖搏动移位的病理因素：①心脏疾病。左心室增大时，心尖搏动向左下移位；右心室增大时，心脏顺钟向转位，心尖搏动向左或左上移位；左、右室增大时，心尖搏动向左下移位，并可伴有心界向两侧扩大；右位心时，心尖搏动在胸骨右缘第5肋间。②胸部疾病。凡能使纵隔及气管移位的胸部疾病，均可致心尖搏动移位。一侧胸腔积液或积气，可将纵隔推向健侧，心尖搏动随之向健侧移位；一侧肺不张或胸膜粘连，纵隔向患侧移位，心尖搏动向患侧移动。侧卧位时，心尖搏动如无移位，提示心包纵隔胸膜粘连；胸廓或脊柱畸形时，心脏位置发生改变，心尖搏动亦相应变化；③腹部疾病。大量腹腔积液、腹腔巨大肿瘤等，使腹内压增高，膈位置升高，心脏横位，可使心尖搏动位置上移。

心尖搏动强度及范围的变化：生理情况下胸壁增厚（如肥胖、乳房大等）或肋间变窄时，心尖搏动减弱，搏动范围也减小；胸壁薄（如消瘦、儿童等）或肋间增宽时，心尖搏动强，范围也较大；在剧烈运动或情绪激动时，由于心搏有力和心率加快，心尖搏动可增强。

病理情况：①心尖搏动增强指心尖搏动强而有力，其范围直径大于 2cm。见于各种原因所致的左心室肥大（如高血压心脏病、贫血性心脏病、风湿性二尖瓣关闭不全、主动脉瓣狭窄或关闭不全等）、甲状腺功能亢进症、发热、贫血等。②心尖搏动减弱指心尖搏动微弱无力、范围小，甚至不能触及。见于心包积液、肺气肿、左侧胸腔积液或气胸及严重休克时；心肌炎及心肌病等在急性心脏扩张时，心尖搏动减弱且较弥散。③负性心尖搏动指心脏收缩时心尖区胸壁内陷者，此现象又称 Broadbent 征。见于粘连性心包炎与周围组织有广泛粘连时。在右心室明显肥大时，因心脏顺钟向转位，亦可出现。

3. 心尖区以外的异常搏动 胸骨左缘第 2 肋间搏动见于肺动脉扩张或正常青年人在体力活动或情绪激动时；搏动在胸骨左缘第 3~4 肋间，多示右心室肥大。剑突下搏动见于肺气肿、各种原因引起的右心室肥大，亦可见于腹主动脉瘤。

（二）触诊

心脏触诊的目的是进一步确定视诊的心尖搏动和心前区异常搏动，以及发现心脏病特有的震颤及心包摩擦感。触诊方法：①中指、示指并拢触诊法，用指腹确定心尖搏动的准确位置、强度和范围。②手掌或手掌尺侧触诊法，触诊有无震颤和心包摩擦感，确定位置、判断心脏冲动时期，触诊有无震颤和心包摩擦感。触诊压力要适当，以免影响检查效果。

1. 注意事项 检查者手部温暖，以全掌、手掌尺侧或指尖触诊，不加压。

2. 方法及内容 触诊方法是检查者先用右手全手掌开始检查，置于心前区，然后逐渐缩小到用手掌尺侧（小鱼际）或示指、中指及环指的指腹并拢同时触诊，必要时也可单指的指腹触诊（图 6 - 33）。

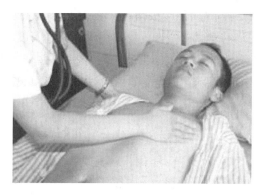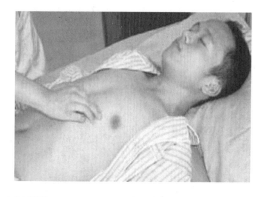

图 6 - 33 心脏触诊

（1）心尖搏动 触诊能更准确地判断心尖搏动和心前区其他搏动的位置、强度和范围，尤其是确定视诊所不能发现的心尖搏动及心前区搏动。另外，触诊还可以判断抬举性心尖搏动，心尖部徐缓、有力的搏动可将手指指尖抬起且持续至第二心音开始，这种较大范围的外向运动称为抬举性心尖搏动，是左心室肥厚的指征。鉴别剑突下搏动：将手指平放在剑突下，指尖指向剑突，向上后方加压，如搏动冲击指尖，且深吸气时增强，则为右心室搏动，提示右心室肥大；如搏动冲击指腹，且深吸气时减弱，则为腹主动脉搏动，提示腹主动脉瘤或消瘦者。

（2）震颤 又称"猫喘"。用手掌分别置于患者的胸骨上窝，主动脉瓣区，肺动脉瓣区，胸骨左缘第 3、4、5 肋间，心尖区及甲状腺等部位，触到如猫呼吸时在其气管附近触摸到的感觉，即为震颤。震颤的临床意义及发生机制与在相同部位闻及的杂音相同。响亮的心脏杂音都可触及震颤，震颤多见于心脏瓣膜狭窄且有低音调舒张期杂音者。有时杂音不响亮或几乎听不到，触诊时往往仍可触及震颤，这是因为人的听觉对低音调的声音不敏感，而触觉对低音调声音产生的震动较敏感。这时震颤比杂音的意义更大。

（3）心包摩擦感 心包膜发生炎症时，渗出的纤维蛋白使心包膜粗糙，当心脏跳动时，脏层、壁层心包发生摩擦产生的振动经胸壁传导到体表而触到的摩擦感，称为心包摩擦感。在心前区和胸骨左缘第3、4肋间触诊有无心包摩擦感，如疑有心包摩擦感，嘱患者取坐位身体稍前倾，于呼气末（使心脏靠近胸壁）触诊更为明显。心包摩擦感的主要特点：①在胸骨左缘第4肋间最清楚；②收缩期更明显；③前倾坐位和呼气末更明显；④与呼吸无关，即屏住呼吸时心包摩擦感仍存在。心包摩擦感与胸膜摩擦感的区别在于心包摩擦感与呼吸无关，触诊摩擦感最清楚的部位不同。

（三）叩诊 📱微课

心脏叩诊的目的是确定心界，判定心脏大小、形状及其在胸腔内的位置。心脏为不含气器官，其不被肺遮盖的部分，叩诊呈绝对浊音（实音）；而心左、右缘被肺遮盖的部分叩诊呈相对浊音。叩心界是指叩诊心相对浊音界，因为相对浊音界反映心脏的实际大小，具有重要的实用价值。

1. 注意事项 用间接叩诊法，检查者以左手中指为叩诊板指，右手中指为叩诊指，以右腕关节的活动均匀叩诊板指。叩诊心界为相对浊音界。患者平静呼吸，取坐位或卧位。坐位时，检查者对面而坐，板指与心脏平行（即叩诊板指与肋间垂直）。患者卧位，检查者立于患者右侧，则左手叩诊板指与心脏垂直（即叩诊板指与肋间平行，图6-34）。以右手中指叩击板指，并且从外向内移动板指，板指每次移动的距离不超过0.5cm，以听到声音由清变浊来确定心脏浊音界。叩诊左侧的心脏浊音界，通常用轻叩诊法较为准确，但对肺气肿或肥胖则宜用较重的叩诊法；右侧心界则应用较重的叩诊法。

2. 叩诊顺序、内容及方法 先叩心左界再叩心右界，由下而上，自外向内，沿胸骨缘逐一肋间向上叩诊，直至第二肋间。心左界叩诊，从心尖搏动最强点外2~3cm处（一般于第5肋间左锁骨中线稍外）开始，沿肋间向内，叩诊由清音变浊音时，提示已达心界，翻转板指，在板指下用标记笔做标记，如此逐一肋间自下而上叩至第二肋间；心右界叩诊：先沿右锁骨中线自上而下叩诊，由清音变浊音时为肝上界，于其上一肋间（一般为第四肋间）由外向内叩出浊音界，如此叩至第二肋间，并分别做标记。然后用直尺测量：左右心浊音界各标记点距前正中线的垂直距离以及左锁骨中线与前正中线间的距离（图6-35）。

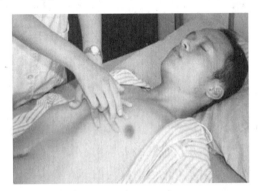

图6-34 心脏叩诊

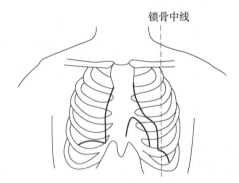

图6-35 心脏绝对浊音界和相对浊音界

3. 正常心脏相对浊音界大小 心左界第二肋间相当于肺动脉段，第三肋间为左心耳，第四、五肋间为左心室，大血管与左心室交界处向内凹陷，称为心腰。心右界第二肋间相当于升主动脉和上腔静脉，第三肋间以下为右心房（图6-36）。正常心脏相对浊音界大小见表6-15。

表6-15 正常成人心脏相对浊音界

右（cm）	2~3	2~3	3~4	
肋间	II	III	IV	V
左（cm）	2~3	3.5~4.5	5~6	7~9

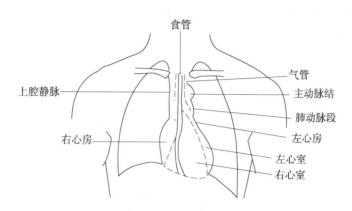

图6-36 心脏各个部位在胸壁的投影

4. 心浊音界改变的临床意义 心浊音界大小、形态和位置可受多种因素的影响。

（1）左心室增大 心左界向左下扩大，心腰加深由钝角变为近似直角，心浊音界呈靴形。最常见于主动脉瓣关闭不全，故又称主动脉型心脏；也可见于高血压性心脏病（图6-37）。

（2）右心室增大 轻度增大时，只使心绝对浊音界增大，心左界叩诊无明显变化。显著增大时，相对浊音界向左右扩大，但因心脏长轴发生顺钟向转位，故向左增大较为明显，浊音界不向下扩大。常见于肺心病、单纯二尖瓣狭窄等。

（3）双心室增大 心浊音界向两侧扩大，且左界向下扩大，称普大型心脏。常见于扩张型心肌病、克山病、重症心肌炎、全心衰竭等。

（4）左心房增大 显著增大时，胸骨左缘第四肋间心浊音界向外扩大。

（5）左心房及肺动脉扩大 胸骨左缘第二、三肋间心浊音界向外扩大，心腰饱满或膨出，心浊音界如梨形，因常见于二尖瓣狭窄，故又称二尖瓣型心脏（图6-38）。

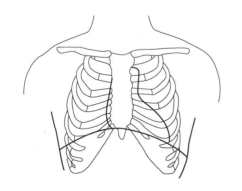
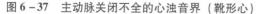

图6-37 主动脉关闭不全的心浊音界（靴形心）

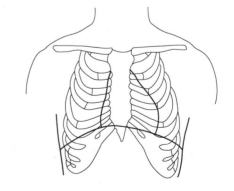

图6-38 二尖瓣狭窄的心浊音界（梨形心）

（6）主动脉扩张及升主动脉瘤 胸骨右缘第1、2肋间浊音区增宽。

（7）心包积液 坐位时心浊音界呈三角形（烧瓶形），仰卧位时心底部浊音区增宽，这种随体位改变而变化的心浊音界是心包积液的典型体征。

（8）大量胸腔积液、积气时，心界在患侧难以叩出，健侧心浊音界向外移。肺实变、肺肿瘤或纵隔淋巴结肿大时，如与心浊音界重叠则心界难以叩出。肺气肿时，心浊音界变小，甚至叩不出。

（9）大量腹腔积液或腹腔巨大肿瘤，使膈肌升高，心脏横位，叩诊时心界扩大。镜面右位心时，可在胸骨右侧相应位置叩出心浊音界。

（四）听诊

听诊是心脏评估的重要方法，听诊内容主要包括心率、心律、心音、杂音、额外心音和心包摩擦音等。心脏听诊时，环境应安静，评估者注意力要高度集中，按照规范的方法仔细听诊。

1. 听诊部位及顺序　患者取坐位或卧位，必要时左侧卧位或坐位身体前倾。听诊部位：二尖瓣区为心尖区（心尖搏动最强点）；三尖瓣区为胸骨下端左缘，即胸骨左缘第四、五肋间；肺动脉瓣区为胸骨左缘第二肋间处；主动脉瓣区为胸骨右缘第二肋间处；主动脉瓣第二听诊区为胸骨左缘第三肋间处。听诊顺序：二尖瓣区→肺动脉瓣区→主动脉瓣区→主动脉瓣第二听诊区→三尖瓣区（图6－39）。必要时听瓣膜区以外的其他部位。

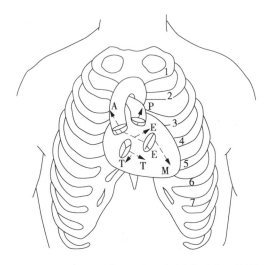

图6－39　心脏瓣膜解剖部位与瓣膜听诊区位置

2. 听诊内容

（1）心率（heart rate）　每分钟心搏次数。正常成人心率范围为60～100次/分。老年人偏慢，女性稍快，儿童较快，<3岁的儿童多≥100次/分。

1）心动过速　成人心率≥100次/分，婴幼儿≥150次/分为心动过速。生理性因素见于运动、情绪激动等。病理情况见于发热、贫血、甲状腺功能亢进症、心力衰竭和休克等。

2）心动过缓　成人心率低于60次/分为心动过缓。两者提示心肌的自律性、兴奋性或传导性异常，可由生理性、病理性或药物性因素引起。生理性见于运动员和长期从事体力劳动的健康人；病理情况见于胆汁淤滞性黄疸、颅内压增高、甲状腺功能减退症、房室传导阻滞和普萘洛尔药物等作用。

（2）心律（cardiac rhythm）　指心脏跳动的节律。正常成人心律规整，青年和儿童稍有不齐，吸气时心率增快、呼气时心率减慢，这种随着呼吸而出现的心律不齐称为窦性心律不齐，一般无临床意义。

1）期前收缩　指听诊时，在正常的节律中闻及一个提前出现的心音。听诊特点：①在规整的节律中提前出现的心音，其后有一较长的间歇（代偿间歇）。②提前出现的心跳第一心音增强，第二心音减弱。③较长间歇后出现的第一个心跳，其第一心音减弱。如每次正常心搏后出现一次期前收缩，称为二联律；每两次正常心搏后出现一次期前收缩，或每一次正常心搏后出现两次期前收缩，称为三联律。二联律和三联律多为病理性，常见于器质性心脏病、洋地黄中毒和低钾血症等。

2）心房颤动（atrial fibrillation）　简称房颤，是由于心房内异位节律点发出冲动产生的多个折返所致。听诊特点：①心律绝对不规则；②第一心音强弱不等；③脉率少于心率，这种脉搏脱漏现象称为脉搏短绌或短绌脉。房颤常见于二尖瓣狭窄、冠心病或甲状腺功能亢进症等。

（3）心音　按其在心动周期中出现的先后，依次命名为第一心音（first heart sound，S_1）、第二心音（second heart sound，S_2）、第三心音（third heart sound，S_3）和第四心音（fourth heart sound，S_4）。正常情况下只能听到 S_1、S_2；在青少年可闻及 S_3；闻及 S_4 多数属病理情况。

心音的产生及特点：①第一心音主要是由于二尖瓣和三尖瓣关闭，瓣叶突然紧张引起的振动所致，S_1 标志着心室收缩（收缩期）的开始。②第二心音主要是由于主动脉瓣和肺动脉瓣关闭引起的瓣膜振动所致；S_2 标志着心室舒张（舒张期）的开始。S_2 由主动脉瓣成分（A_2）和肺动脉瓣成分（P_2）组成，A_2 在主动脉瓣区最清楚，P_2 在肺动脉瓣区最清楚。青少年 $P_2 > A_2$，成人 $P_2 = A_2$，老年人 $P_2 < A_2$。③第三心音可能是由于心室舒张早期血流快速流入心室，使心室壁、乳头肌和腱索紧张、振动所致。S_3 出现在心室舒张期。④第四心音与心房收缩致房室瓣及相关组织突然紧张和振动有关。S_1 与 S_2 的鉴别见表 6 - 16。

表 6 - 16　S_1 与 S_2 的鉴别

鉴别要点	第一心音	第二心音
音调	较低钝	较高而脆
强度	较响	较 S_1 弱
时限	历时较长，持续约 0.1 秒	历时较短，约 0.08 秒
最响部位	心尖部	心底部
与心尖搏动的关系	与心尖搏动同时出现	心尖搏动后出现
与心动周期的关系	S_1 与 S_2 之间间隔（收缩期）较短	S_2 到下一心动周期 S_1 间隔（舒张期）较长

心音改变及其临床意义：心音强度的改变除胸壁厚度、肺含气量多少等心外因素，影响心音强度主要因素还有心室收缩力、心排血量、瓣膜位置和瓣膜的活动性及其与周围组织的碰击（如人工瓣与瓣环或支架的碰撞）等。

S_1 增强：见于心室收缩力增强时，常见于二尖瓣狭窄、高热、贫血、甲状腺功能亢进和完全性房室传导阻滞；S_1 减弱：S_1 见于心室收缩力减弱时，常见于二尖瓣关闭不全、P - R 间期延长、心肌炎、心肌病、心肌梗死和左心衰竭以及主动脉瓣关闭不全；S_1 强弱不等：常见于心房颤动和完全性房室传导阻滞。

S_2 的改变与主动脉、肺动脉内的压力及半月瓣的完整性和弹性有关。主动脉瓣区 S_2 第二心音（A_2）增强，因主动脉内压增高所致，常见于高血压、主动脉粥样硬化等；肺动脉瓣区 S_2 第二心音（P_2）增强，因肺动脉内压增高所致，常见于肺心病、二尖瓣狭窄伴肺动脉高压、左向右分流的先心病（房间隔缺损、室间隔缺损、动脉导管未闭等）和左心衰竭。S_2 减弱常见于低血压、主动脉瓣或肺动脉瓣狭窄和关闭不全。S_1 和 S_2 同时增强见于心脏活动增强后，如运动后、情绪激动、贫血等；S_1 和 S_2 同时减弱，见于心肌严重受损，如心肌炎、心肌病、心肌梗死等，以及左侧胸腔大量积液、肺气肿或休克等循环衰竭。

心音性质改变：心肌严重病变时，第一心音失去原有的低钝特性且明显减弱，第二心音也弱，S_1 与 S_2 极相似，可形成"单音律"。当心率增快，收缩期与舒张期时限几乎相等，S_1、S_2 均减弱时，两个心音强弱相等，间隔均匀，有如钟摆的嗒声音，故称钟摆律（pendular rhythm）。若同时有心动过速，心率 120 次/分以上，酷似胎儿心音称为胎心律（embryocardia），提示病情严重，如大面积急性心肌梗死和重症心肌炎等。

心音分裂：生理情况下，心室收缩与舒张时，两个房室瓣与两个半月瓣非同步关闭，二尖瓣早于三尖瓣 0.02~0.03 秒，主动脉瓣早于肺动脉瓣约 0.03 秒。人耳很难精确分辨，听诊似一个声音。S_1 或 S_2 的两个主要成分之间的间距延长，致听诊时闻及其分裂为两个声音称心音分裂。

S_1 分裂：偶见于健康儿童和青年。病理情况，当左右心室收缩明显不同步、S_1 的两个成分相距 0.03 秒以上时，可出现 S_1 分裂。常见于心室电或机械活动延迟使三尖瓣关闭明显迟于二尖瓣，如完全性右束支传导阻滞、右心衰竭、先天性三尖瓣下移畸形、二尖瓣狭窄或心房黏液瘤。

S_2 分裂：临床较常见，肺动脉瓣区明显，可有下列四种情况。①生理性分裂：健康儿童和青年常见，深吸气末因胸腔负压增加，右心回心血流增加，右心室排血时间延长，左右心室舒张不同步，使肺动脉瓣关闭明显延迟，因而出现 S_2 分裂。②通常分裂：是临床上最为常见的 S_2 分裂，见于某些使右心室排血时间延长、肺动脉瓣关闭明显延迟的疾病，如完全性右束支传导阻滞，肺动脉瓣狭窄、二尖瓣狭窄等；或使左心室射血时间缩短，主动脉瓣关闭时间提前的疾病，如二尖瓣关闭不全和室间隔缺损等。③固定分裂：指 S_2 分裂不受吸气、呼气的影响，S_2 分裂的两个成分时距较固定，见于先心病房间隔缺损。④反常分裂，又称逆分裂，指主动脉瓣关闭明显迟于肺动脉瓣，吸气时分裂变窄，呼气时变宽，见于完全性左束支传导阻滞、主动脉瓣狭窄或重度高血压。

（4）额外心音　指在正常心音之外听到的附加心音，与心脏杂音不同。多数为病理性，大部分出现在 S_2 之后即舒张期，也可出现在收缩期。

舒张期额外心音包括奔马律、开瓣音、心包叩击音、肿瘤扑落音。

奔马律是在第二心音之后出现的一个较响亮的额外的附加音，与正常的第一、二心音共同组成三音律，其韵律犹如骏马奔驰时的蹄声，是心肌严重损害的体征。按其出现的时间早晚可分三种。①舒张早期奔马律：最为常见，是病理性的 S_3，又称第三心音奔马律，是由于心室舒张期负荷过重，心肌张力减低与顺应性减退以致心室舒张时，血液充盈引起室壁振动所致。听诊部位，左心室奔马律在心尖区或其内上侧及呼气末最清楚，听诊特点为出现于 S_2 之后，音调较低，强度较弱；右心室奔马律则在剑突下或胸骨右缘第 5 肋间。舒张早期奔马律出现提示有严重器质性心脏病，心脏功能失去代偿，如心力衰竭、急性心肌梗死、重症心肌炎与心肌病等严重心功能不全。②舒张晚期奔马律：又称收缩期前奔马律或房性奔马律，发生于 S_4 出现的时间，实为增强的 S_4，在心尖部稍内侧听诊最清楚，其发生与心房收缩有关，多数是由于心室舒张末期压力增高或顺应性减退，以致心房为克服心室的充盈阻力而加强收缩所产生的异常心房音。多见于阻力负荷过重引起心室肥厚的心脏病，如高血压心脏病、肥厚型心肌病、主动脉瓣狭窄和冠心病等。③重叠型奔马律：为舒张早期和晚期奔马律重叠出现引起。两音重叠的形成原因可能是 P-R 间期延长及明显心动过速。如两种奔马律同时出现而没有重叠则听诊为 4 个心音，称舒张期四音律，常见于心肌病或心力衰竭。

开瓣音又称二尖瓣开放拍击声，出现于心尖内侧第二心音后 0.07 秒，听诊特点为音调高、历时短促而响亮、清脆、呈拍击样。见于二尖瓣狭窄时，舒张早期血液自左心房迅速流入左心室时，弹性尚好的瓣叶迅速开放后又突然停止所致瓣叶振动引起的拍击样声音。开瓣音的存在可作为二尖瓣瓣叶弹性及活动尚好的间接指标，还可作为二尖瓣分离术适应证的重要参考条件。

心包叩击音见于缩窄性心包炎者，在 S_2 后约 0.1 秒出现的中频、较响而短促的额外心音。为舒张早期心室急速充盈时，由于心包增厚，阻碍心室舒张以致心室在舒张过程中被迫骤然停止导致室壁振动而产生的声音，在心尖部和胸骨下段左缘最易闻及。

肿瘤扑落音见于心房黏液瘤患者，在心尖或其内侧胸骨左缘第 3、4 肋间，在 S_2 后 0.08~0.12 秒，出现时间较开瓣音晚，声音类似，但音调较低，且随体位改变。为黏液瘤在舒张期随血流进入左心室，撞碰房、室壁和瓣膜，瘤蒂柄突然紧张产生振动所致。

收缩期额外心音常见有下列几种。

收缩早期喷射音：为高频爆裂样声音，高调、短促而清脆，紧接于 S_1 之后 0.05～0.07 秒，在心底部听诊最清楚。其产生机制为扩大的肺动脉或主动脉在心室射血时动脉壁振动以及在主、肺脉阻力增高的情况下，半月瓣瓣叶用力开启或狭窄增厚的瓣叶在开启时突然受限产生振动所致。肺动脉收缩期喷射音在肺动脉瓣区最响，可见于肺动脉高压、原发性肺动脉扩张、轻中度肺动脉瓣狭窄、房间隔缺损和室间隔缺损等。主动脉收缩期喷射音在主动脉瓣区听诊最响，见于高血压、主动脉瘤、主动脉瓣狭窄、主动脉瓣关闭不全与主动脉缩窄等。

收缩中晚期喀喇音：为高调、短促、清脆如关门落锁的 Ka－Ta 样声音。多数由于二尖瓣在收缩中晚期脱入左心房，引起"张帆"样声音。因瓣叶突然紧张或其腱索的突然拉紧所致，临床上称为二尖瓣脱垂。出现在 S_1 后 0.08 秒者称为收缩中期喀喇音，0.08 秒以上者称为收缩晚期喀喇音。收缩中、晚期喀喇音合并收缩晚期杂音称二尖瓣脱垂综合征。

除上述舒张期及收缩期额外心音外，还有医源性额外音，随心血管病治疗技术的发展，为人工器材置入心脏导致。主要有人工瓣膜音和人工起搏音两种，是置入心脏的心脏起搏电极导管在心腔内摆动引起振动，以及起搏脉冲电流刺激心内膜或心外膜电极附近的神经组织，引起局部肌肉收缩所致。发生于第一心音前 0.08～0.12 秒，短促带喀喇音性质，在心尖部及胸骨左缘第 4、5 肋间较清晰。

（5）心脏杂音（heart murmur） 是指在心音与额外心音之外，在心脏收缩或舒张时血液在心脏或血管内产生湍流所致的室壁、瓣膜或血管壁振动所产生的异常声音。

杂音产生机制：血液流速增快、瓣膜口狭窄或大血管通道狭窄瓣膜关闭不全、心腔或大血管间有异常通道、心腔内有漂浮物和血管腔扩大，使血流由层流变成湍流，进而形成漩涡，撞击心壁、瓣膜、腱索或血管壁发生振动，从而在相应部位产生声音（图 6－40）。

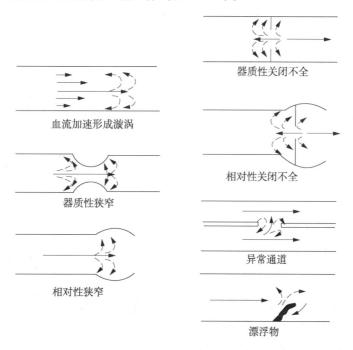

图 6－40 杂音产生机制示意图

杂音的特性与听诊要点如下。①最响部位和传导方向：杂音在某瓣膜听诊区最响，则提示该区相应瓣膜病变，如杂音在心尖部最响，提示二尖瓣病变；杂音在主动脉区最响，提示主动脉瓣病变。杂音传导方向都有一定规律，如二尖瓣关闭不全的杂音向左腋下传导，主动脉瓣狭窄的杂音向颈部传导，二尖瓣狭窄的杂音局限于心尖区。②心动周期中的时期：不同时期的杂音反映不同的病变。可分为收缩期杂音，即发生在第一心音和第二心音之间；舒张期杂音，发生在第二心音和下一个心动周期的第一心音之间；连续性杂音，即连续出现在收缩期和舒张期；双期杂音，即收缩期及舒张期均出现但不连续。还可根据杂音在收缩期或舒张期出现的早晚而进一步分为早期、中期、晚期或全期杂音。一般舒张期杂音和连续性杂音均为病理性器质性杂音，而收缩期杂音则有器质性和功能性两种可能。③性质：由于杂音的不同频率而表现出音色与音调的不同，临床上常用柔和、粗糙来描述杂音音调。杂音的音色可形容为吹风样、隆隆样（雷鸣样）、机器样、喷射样、叹气样（哈气样）、乐音样和鸟鸣样等。一般而言，功能性杂音较柔和，器质性杂音较粗糙。临床上可根据杂音的性质，推断不同的病变，如二尖瓣区舒张期隆隆样杂音提示二尖瓣狭窄；二尖瓣区收缩期粗糙的吹风样杂音，提示二尖瓣关闭不全；主动脉瓣区收缩期叹气样杂音，提示主动脉瓣关闭不全；机器样杂音见于动脉导管未闭；乐音样杂音见于感染性心内膜炎、梅毒性心脏病。④强度与形态，即杂音的响度及其在心动周期中的变化。一般狭窄越严重、血流越快、狭窄口两侧压力差越大，心肌收缩力越强，杂音越响，反之亦然，但严重狭窄致血流通过极少，杂音反而减弱或消失。收缩期杂音强度一般采用 Levine 6 级分级法（表 6 - 17）。舒张期杂音多为器质性，一般不分级。杂音形态是指在心动周期中杂音强度的变化规律，用心音图记录，构成一定的形态。常见的杂音形态有递增型杂音、递减型杂音、递增递减型杂音、连续型杂音和一贯型杂音。

表 6 - 17　杂音强度分级

级别	响度	听诊特点	震颤
1	最轻	很弱，须在安静环境下仔细听诊才能听到，易被忽略	无
2	轻度	较易听到，不太响亮	无
3	中度	明显的杂音，较响亮	无或有
4	响亮	杂音响亮	有
5	很响	杂音很强，且向四周甚至背部传导，但听诊器离开胸壁即听不到	明显
6	最响	杂音震耳，即使听诊器离胸壁一定距离也能听到	强烈

杂音的传导：杂音可沿血流方向传导，也可经周围组织传导。杂音越响，传导越广。一定的杂音向一定的方向传导，故可根据杂音的最响部位和传导方向来判断杂音的来源及性质。

体位、呼吸和运动对杂音的影响：采取一些特殊体位、深吸气、深呼气和适当运动，可使杂音增强或减弱，有助于判断病变部位和性质。如左侧卧位时二尖瓣狭窄舒张期的杂音增强；前倾坐位时主动脉关闭不全舒张期的杂音增强；仰卧位可使二尖瓣关闭不全、三尖瓣关闭不全和肺动脉瓣关闭不全的舒张期杂音更明显。呼吸可致心脏位置及左右心室的排心量改变从而影响杂音的强度。深吸气时，胸腔负压增加，回心血量增加，可使三尖瓣、肺动脉瓣关闭不全等与右心相关的杂音增强；深呼气时，二尖瓣、主动脉瓣关闭不全等和左心有关的杂音增强。吸气后紧闭声门，用力做呼气动作，胸腔压力增高，回心血减少，可使经瓣膜产生的杂音减弱，肥厚型梗阻性心肌病的杂音增强。运动时心率加快，心排血量增加，可使器质性杂音增强，如二尖瓣狭窄舒张期杂音于活动后增强。

杂音的临床意义：根据产生杂音的部位有无器质性病变可区分为器质性杂音与功能性杂音。功能性杂音多见于收缩期，无心脏增大，杂音柔和，吹风样，无震颤。生理性与器质性杂音的鉴别见表 6 - 18。

表 6 - 18　收缩期生理性与器质性杂音的鉴别

鉴别点	生理性	器质性
年龄	儿童，青少年可见	不定
部位	肺动脉瓣区和（或）心尖区	不定
性质	柔和、吹风样	粗糙、吹风样、高调

续表

鉴别点	生理性	器质性
持续时间	短促	较长，常为全收缩期
强度	一般为 3/6 级以下	常在 3/6 级以上
震颤	无	3/6 级以上常伴有
传导	局限、传导不远	传导较远而广
心脏大小	正常	有心房或心室增大

收缩期杂音：二尖瓣区功能性收缩期杂音见于部分健康人，以及运动、发热、贫血、妊娠与甲状腺功能亢进者等，听诊为吹风样、柔和，一般在 2/6 以下。相对性收缩期杂音：因左心室扩大引起的二尖瓣相对性关闭不全，见于高血压心脏病、冠心病、贫血性心脏病和扩张型心肌病等，听诊为吹风样，粗糙、响亮、高调，一般在 3/6 以上，多占据全收缩期，遮盖第一心音，并向左腋下传导，呼气及左侧卧位时明显。器质性收缩期杂音：主要见于风湿性二尖瓣关闭不全、二尖瓣脱垂综合征等。

主动脉瓣区器质性收缩期杂音见于主动脉瓣狭窄。杂音为喷射性或吹风样，响亮而粗糙，向颈部传导，常伴有震颤，且 A_2 减弱。相对性收缩期杂音见于升主动脉扩张、高血压和主动脉粥样硬化等。杂音柔和，常有 A_2 亢进。

肺动脉瓣区生理性收缩期杂音多见于青少年及儿童，听诊为吹风样，柔和、短促，一般在 2/6 以下。相对性收缩期杂音见于肺动脉高压导致肺动脉扩张产生的肺动脉瓣相对狭窄；器质性收缩期杂音见于先天性肺动脉瓣狭窄，为喷射性，响亮而粗糙，常伴有震颤，少见。

三尖瓣区相对性收缩期杂音多见于右心室扩大引起的三尖瓣相对性关闭不全，听诊为吹风样，柔和、短促，在 3/6 以下。器质性收缩期杂音极少见。

其他部位常见的有胸骨左缘第 3、4 肋间响亮而粗糙的收缩期杂音伴震颤，提示室间隔缺损或肥厚型梗阻性心肌病。

舒张期杂音：二尖瓣区器质性舒张期杂音见于风湿性二尖瓣狭窄，听诊主要为舒张中晚期隆隆样杂音，较局限，常伴震颤，第一心音增强或开瓣音。相对性舒张期杂音主要见于较重度主动脉瓣关闭不全，导致左心室舒张容量负荷过高，使二尖瓣基本处于半关闭状态，呈现相对狭窄而产生杂音，称 Austin–Flint 杂音，性质柔和，不伴有震颤和开瓣音。

主动脉瓣区可见于各种原因的主动脉瓣关闭不全。杂音呈舒张早期开始的递减型柔和叹气样，常向胸骨左缘及心尖传导，于前倾坐位呼气末屏住呼吸、主动脉瓣第二听诊区最清楚。

肺动脉瓣区多见于肺动脉高压、肺动脉扩张导致相对性关闭不全。杂音呈递减型、吹风样或叹气样，柔和，常合并 P_2 亢进，胸骨左缘第 2 肋间最响，平卧或吸气时增强，称 Graham 杂音。常见于二尖瓣狭窄伴明显肺动脉高压、肺心病等。

三尖瓣区见于三尖瓣狭窄，极少见。

连续性杂音：常见于先心病动脉导管未闭。杂音粗糙、响亮似机器转动样，持续于整个收缩与舒张期，其间不中断。在胸骨左缘第 2 肋间稍外侧最响，常伴有震颤。

（6）心包摩擦音（pericardial friction sound）　正常心包膜表面光滑，壁层和脏层之间有少量液体润滑，不会因摩擦发出声音。当脏层与壁层心包由于炎症等生物性或理化因素致纤维蛋白沉积而粗糙，在心脏搏动时产生摩擦振动而出现的声音。可在整个心前区闻及，胸骨左缘 3、4 肋间处，于坐位前倾或呼气末最清楚，音质粗糙、音调高、搔抓样（似指腹摩擦耳廓），与心搏一致。发生在收缩期与舒张期，屏气时仍存在。见于各种感染性心包炎，也可见于风湿性病变、急性心肌梗死、尿毒症、系统性红斑狼疮和放射性损伤等非感染性情况。当心包腔积液达一定量时，摩擦音可消失。

（五）常见心脏病变体征

常见的心脏病变有心包积液、二尖瓣狭窄、主动脉瓣狭窄、二尖瓣关闭不全、主动脉瓣关闭不全等，其体征见表 6-19。

表 6-19　常见心脏病变体征

心脏病变	视诊	触诊	叩诊	听诊
二尖瓣狭窄	二尖瓣面容，心尖搏动向左移位，发绀	心尖搏动向左移位，心尖部可触及舒张期震颤	心浊音界早期向左、后再向右扩大，心腰部膨出，心浊音界呈梨形	心尖部第一心音亢进，心尖部局限的隆隆样舒张中晚期杂音，可伴开瓣音、肺动脉瓣区第二心音亢进及分裂
二尖瓣关闭不全	心尖搏动向左下移位	心尖搏动向左下移位且范围较广，呈抬举性	心浊音界向左下扩大，后期亦可向右扩大	心尖部 3/6 级以上粗糙的吹风样全收缩期杂音，范围广泛，向左腋部及左肩胛下角传导，并可掩盖第一心音，P_2 亢进、分裂，心尖部第一心音减弱
主动脉瓣狭窄	心尖搏动向左下移位	心尖搏动向左下移位，呈抬举性。胸骨右缘第二肋间可触及收缩期震颤	心浊音界向左下扩大	主动脉瓣区（一区）响亮粗糙收缩期杂音，向颈部传导，可伴第二心音减弱、第二心音逆分裂。心尖部第一心音减弱
主动脉瓣关闭不全	心尖搏动向左下移位，可有面色苍白、颈动脉搏动明显，并可随心脏收缩出现点头征	心尖搏动向左下移位且范围较广，呈抬举性。有水冲脉，毛细血管搏动征阳性	心浊音界向左下扩大，心腰明显凹陷呈直角，心浊音界呈靴形	主动脉瓣第二听诊区叹气样递减型舒张期杂音，向心尖部传导。可有股动脉枪击音及杜氏双重杂音，主动脉瓣区第一心音减弱
心包积液	心前区饱满，颈静脉怒张，心尖搏动减弱或消失	心尖搏动减弱或触不到，肝颈静脉回流征阳性，奇脉	心浊音界向两侧扩大，并可随体位改变而变化，呈烧瓶样	心音遥远，心率增快

第六节　血管检查

PPT

一、脉搏

脉搏（pulse）是指体表动脉管壁的周期性起伏。正常成人脉搏 60~100 次/分，强弱均匀，节律整齐、动脉壁柔韧具有一定弹性。儿童平均约为 90 次/分，婴幼儿可达 130 次/分。

（一）检查方法

脉搏的检查一般通过触诊浅表动脉的方法观察比较脉搏是否正常。检查者以并拢的示指、中指、环指的指腹触诊患者桡动脉近手腕处，在特殊情况下也可触诊颈动脉、肱动脉、足背动脉等部位，节律齐整的情况下，触诊的时间至少计数 30 秒。节律不齐整时，触诊时间至少 1 分钟。

（二）检查注意事项

1. 触诊脉搏时要注意了解脉搏的速率、节律、紧张度及动脉管壁情况。

2. 肢体的两侧均需触诊，并对脉搏的强弱及出现时间是否相同进行比较。生理情况下两侧差异很小。必要时还要对上、下肢脉搏进行检查对比。

（三）常见的异常脉搏及临床意义

临床上有许多疾病可使脉搏发生变化，常见的异常脉搏如下。

1. **洪脉（bounding pulse）**　指形态正常而振幅大的脉搏。见于发热、甲状腺功能亢进、主动脉瓣关闭不全等。

2. 细脉（tiny pulse）　指脉管充盈度较小，搏动幅度较小者。见于心力衰竭、休克、主动脉瓣狭窄等。

3. 脉搏短绌（pulse deficit）　由于部分心搏的心输出量显著减少，不能使周围血管产生搏动，如同时测量心率与脉率，可发现脉率小于心率。见于各种心律失常如频发性室性期前收缩、心房颤动等。

4. 脱落脉（dropped pulse）　正常人脉律规则，二度房室传导阻滞者可有脉搏脱漏，称脱落脉。

5. 水冲脉（water hammer pulse）　检查者用右手紧握患者的手腕掌面桡动脉处，逐渐将患者前臂高举过头，感触动脉的搏动。如脉搏骤起骤落、急促有力，犹如潮水汹涌，称为水冲脉，为脉压差增大的表现，见于主动脉瓣关闭不全、甲状腺功能亢进、严重贫血等疾病。

6. 交替脉（pulsus alternans）　指节律正常而强弱交替出现的脉搏。为心肌受损的表现，见于冠状动脉粥样硬化性心脏病、高血压心脏病、原发性心肌病引起的左心衰竭。

7. 奇脉（paradoxical pulse）　指吸气时脉搏明显减弱甚至消失，呼气时又出现或恢复原状的现象。常见于心包积液和缩窄性心包炎，是心包压塞的重要体征之一。其产生主要与左心室排血量减少有关。正常人吸气时肺脏膨胀，从肺静脉回流到左心室血量减少，左心室排血量减少，动脉收缩压相应降低，动脉搏动减弱。当呼气时肺静脉回流到左心室的血量又增多，脉搏恢复原状。随呼吸周期的不同脉搏发生相应改变，正常情况下这种生理性的改变通常触摸不到，故脉搏无明显改变。而当心包积液或心包缩窄时，心脏舒张受限，吸气时回心血量减少，使右心排血量减少，致使肺循环流入左心房血量也随之进一步减少，最终导致左心室排血量降低，形成脉搏减弱甚至不能扪及，故又称为吸停脉。

8. 脉搏消失（pulseless）　即无脉。主要见于严重休克和多发性大动脉炎，后者系由于某一部位动脉闭塞从而引起相应部位脉搏消失。

二、血压

血压（blood pressure，BP）通常是指体循环动脉血压，是基本生命体征之一。

（一）测量方法

血压的测量有直接测量和间接测量两种方法，直接测量是将心导管经周围动脉穿刺送入主动脉，导管末端经传感器与压力监测仪相连，直接显示血压数据。直接测量法测得的血压数值准确，不受外周动脉收缩的影响，但是为有创测量，临床主要应用于危重患者。间接测量为临床上广泛应用的无创袖带加压法，采用血压计测量。常用血压计有汞柱式血压计、电子血压计、动态血压检测仪等。此法简便易掌握，缺点是易受周围动脉舒缩的影响，数值有时不够准确。

汞柱式血压计的操作规程：打开并检查血压计，告知患者不要紧张，关心体贴患者，态度和蔼，测量前患者安静休息 5～10 分钟，取仰卧位或坐位，上肢裸露、上臂伸直、轻度外展，先检查水银柱是否在"0"点，肘部置于心脏同一水平，袖带均匀紧贴皮肤缠于上臂，其下缘在肘窝以上 2～3cm，用手触摸肱动脉搏动，胸件置于肱动脉搏动处，听诊器胸件与皮肤紧密接触、不可重压、不可与袖带接触，更不可塞在袖带下。向袖带内充气，边充气边听诊，肱动脉搏动声消失，水银柱再升高 20～30mmHg，缓慢放气（2～6mmHg/s），双眼视线随汞柱下降，平视汞柱表面，根据听诊结果读取血压值。根据 Korotkoff 音分期法，第一次出现的声音清脆并逐渐加强为第一期即收缩压，随袖带内压力继续下降，清脆的声音转变为柔和，如同心脏杂音的声音，为第二期。压力再度下降，声音又转变为与第一期相似的加强的声音，为第三期。当压力下降至声音突然减弱而低沉（变音），即为第四期。当压力再下降至声音消失为第五期即舒张压。对于 Korotkoff 音不消失者、12 岁以下儿童、妊娠妇女、严重贫血者，可以第四期作为舒张压读数。血压至少应测量 2 次，连续测量时中间至少间隔 1 分钟。测量过程中尽量减少皮肤暴露时间，在室温较低的环境下测量血压要温暖听诊器胸件。测量操作完毕，将血压计向右倾斜

45°关闭。

（二）血压标准

根据《中国高血压防治指南（2018 年修订版）》，18 岁以上成人的血压按不同水平进行定义和分级，见表 6 – 20。

表 6 – 20   血压水平的定义和分级（mmHg）

级别	收缩压（SBP）	舒张压（DBP）
正常血压	<120 和	<80
正常高值血压	120～139 和（或）	80～90
高血压		
1 级高血压（轻度）	140～159 和（或）	90～99
2 级高血压（中度）	160～179 和（或）	100～109
3 级高血压（重度）	≥180 和（或）	≥110
单纯收缩期高血压	≥140 和	<90

注：当 SBP 和 DBP 分属于不同级别时，以较高的分级为准。

（三）血压变动的临床意义

1. 高血压   是一种以动脉血压持续升高、进行性心脑血管损害为特征的疾病。血压的测量受许多因素的影响，如情绪激动、紧张、运动等，年龄在 18 岁以上成人，采用标准测量方法，当在安静、清醒的条件下经非同日至少 3 次测量，血压值均达到或超过收缩压 140mmHg 和（或）舒张压 90mmHg 时，可诊断为高血压，如果仅收缩压达到标准则称为单纯收缩期高血压。高血压绝大多数是原发性高血压，5%～10% 为继发性高血压，继发于心脏病、糖尿病、慢性肾炎、皮质醇增多症、药物引起的高血压等。

⊕ **知识链接**

不同患者血压控制目标

高血压是心脑血管疾病的主要危险因素。高血压患者应控制血压使血压达标，以便最大限度降低心脑血管病发病率及死亡率。普通高血压患者血压降至 140/90mmHg 以下；合并糖尿病、冠心病、心力衰竭、慢性肾脏病伴有蛋白尿的患者，如能耐受，应降至 130/80mmHg 以下；65～79 岁的老年患者血压降至 150/90mmHg 以下，如能耐受，可进一步降至 140/90mmHg 以下；80 岁以上的高血压患者血压降至 150/90mmHg 以下。

2. 低血压   成人血压低于 90/60mmHg 为低血压。病理性低血压多见于急性失血、休克、心肌梗死等严重疾病。生理性低血压也有体质的原因，患者自诉一贯血压偏低，一般无症状。体位性低血压常见于体质瘦弱的人群，从平卧位改为站立位后收缩压下降 20mmHg 以上，并伴有头晕或晕厥。

3. 双上肢血压差别显著   双上肢血压可有不同，一般右上肢血压高于左上肢血压 5～10mmHg，超出此范围多见于多发性大动脉炎或先天性动脉畸形等疾病。

4. 上、下肢血压差异常   正常下肢血压高于上肢血压达 20～40mmHg，如上肢血压升高，下肢血压不高或降低，形成反常的上、下肢血压差别，临床诊断应考虑如多发性大动脉炎或胸腹主动脉型大动脉炎等疾病。

5. 脉压改变   收缩压和舒张压之差为脉压，脉压正常值在 30～40mmHg。脉压增大（≥60mmHg）常见于高血压、动脉硬化、甲状腺功能亢进、急性心功能不全等疾病。脉压降低（<30mmHg）常见于

低血压、严重二尖瓣狭窄、严重心功能不全等疾病。

三、周围血管征

（一）枪击音

若用听诊器在四肢的股动脉、肱动脉、足背动脉处听到一种与心跳一致短促如射枪的 Ta – Ta 声音称为枪击音（pistol shot sound）。

（二）Duroziez 双重杂音

将听诊器胸件置于股动脉或肱动脉处，稍加压力，可听到收缩期和舒张期双期吹风样杂音，称为 Duroziez 双重杂音。

（三）毛细血管搏动征

用手指轻压患者指甲末端或以清洁玻片轻压其口唇黏膜，若发现局部边缘有红白交替的节律性血管搏动现象，称为毛细血管搏动征（capillary pulsation sign）。

动脉枪击音、Duroziez 双重杂音、毛细血管搏动征均为周围血管征阳性。主要见于主动脉瓣重度关闭不全、甲状腺功能亢进症及严重贫血等脉压增大的疾病。

四、血管杂音

血管杂音的产生主要由于血流加速或血流紊乱形成湍流导致血管壁震动引起，包括动脉杂音和静脉杂音。

（一）动脉杂音

动脉杂音多见于周围动脉、肺动脉和冠状动脉。甲状腺功能亢进症患者肿大的甲状腺侧叶上可听到连续性血管杂音；肾动脉狭窄时，可在患者腹部或腰背部闻及收缩期动脉杂音；多发性大动脉炎的狭窄病变部位可听到收缩期杂音，累及头臂动脉在两侧锁骨上及颈后三角区可闻及收缩期动脉杂音。

（二）静脉杂音

由于静脉压力低，不易出现涡流，静脉杂音一般不明显。肝硬化门静脉高压引起腹壁静脉曲张时，可在脐周或上腹部闻及连续性静脉营营声。

第七节　腹部检查

PPT

腹部主要由腹壁、腹腔、腹腔内脏器组成，位于横膈与骨盆之间，前面和侧面为腹壁，后面为脊柱和腰肌。腹腔内有很多重要脏器，如消化、泌尿、内分泌、生殖、血液系统等，正常脏器相互重叠与异常肿块常难于辨认，因此，认真、仔细的检查非常重要。腹部检查是全身体格检查的一个重要组成部分，为了避免触诊引起胃肠蠕动增加，影响肠鸣音的听诊，腹部检查应按照视、听、叩、触的检查顺序进行，尤以触诊最为重要。

一、腹部的体表标志与分区

为了准确描写和记录腹腔脏器病变的位置，常需要借助一些腹部脏器的体表标志来对腹部进行适当的分区。

（一）体表标志

常用的体表标志如下（图 6 – 41）。

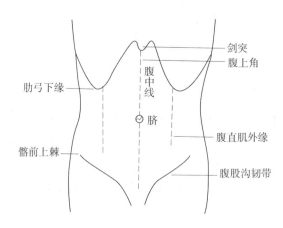

图 6 – 41　腹部前面体表标志示意图

1. 肋弓下缘（costal margin）　由 8 ~ 10 肋软骨和第 11、12 浮肋构成，其下缘是腹部体表的上界，用于腹部分区、肝脾的测量及胆囊的定位。

2. 腹上角（upper abdominal angle）　即胸骨下角，是两侧肋弓至剑突根部的夹角，用于判断体型及肝脏的测量。

3. 脐（umbilicus）　位于腹部中心，3 ~ 4 腰椎之间，是腹部四分区法、临床上判断阑尾压痛点和腰椎穿刺的标志。

4. 髂前上棘（anterior superioriliac spine）　髂嵴前方的凸出点，是腹部九分区法、阑尾压痛点的定位标志和骨髓穿刺的部位。

5. 腹中线（midabdominal line）　即腹白线，是前正中线的延续，是腹部四分区法的垂直线。

6. 腹直肌外缘（lateral border of rectus muscles）　相当于锁骨中线的延续，右侧腹直肌外缘与肋弓下缘的交界处为胆囊压痛的定位点。

7. 腹股沟韧带（inguinal ligament）　为腹外斜肌肌腱的下缘增厚卷曲，连于髂前上棘与耻骨结节（pubic tubercle）之间形成，是寻找股动静脉的标志和腹股沟疝通过的部位。

8. 耻骨联合（public symphysis）　由纤维软骨连接两侧的耻骨联合面而组成，是腹部体表的下界。

9. 肋脊角（costovertebral angle）　背部两侧第 12 肋骨与脊柱的交角，是检查肾脏叩痛、压痛的部位。

（二）腹部分区

目前常用的腹部分区法有四区分法及九区分法。

1. 四区分法　通过脐部划一水平线和垂直线，将腹部分为右上腹、右下腹、左上腹、左下腹四区。各区所包含的主要脏器如下。

（1）右上腹部（right upper quadrant）　肝右叶、胆囊、幽门、十二指肠、胰头、右肾上腺、右肾、结肠肝曲、部分横结肠、小肠、腹主动脉、大网膜。

（2）右下腹部（right lower quadrant）　盲肠、阑尾、部分升结肠、小肠、充盈的膀胱、右侧输尿管、女性右侧卵巢及输卵管、增大的子宫、男性右侧精索。

（3）左上腹部（left upper quadiant）　肝左叶、胃、脾、小肠、胰体及胰尾、左肾、左肾上腺、结肠脾曲、部分横结肠、腹主动脉、大网膜。

（4）左下腹部（left lower quadiant）　部分降结肠、乙状结肠、小肠、充盈的膀胱、左输尿管、女性左侧卵巢及输卵管、增大的子宫、男性左侧精索。

2. 九区分法　由两条水平线和两条垂直线将腹部划分为九个区。两侧肋弓下缘连线和两侧髂前上棘连线为两条水平线，左右髂前上棘至腹中线连线中点的垂直线为两条垂线，四线相交将腹部分为九个区，即左右上腹部（季肋部）、左右侧腹部（腰部）、左右下腹部（髂部）、上腹部、中腹部（脐部）、下腹部（耻骨上部）（图6-42）。各区包含的主要脏器如下。

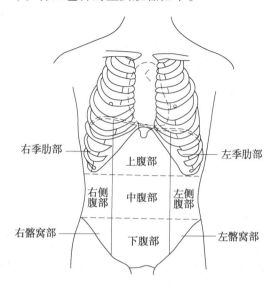

右季肋部　　　　　上腹部　　　　左季肋部
右侧腹部　　中腹部　　左侧腹部
右髂窝部　　　　　下腹部　　　　左髂窝部

图6-42　腹部体表九区法示意图

（1）右上腹部（右季肋部）　肝右叶、胆囊、结肠肝区、右肾上腺、右肾。
（2）右侧腹部（右腰部）　升结肠、空肠、右肾。
（3）右下腹部（右髂部）　盲肠、阑尾、回肠末端、淋巴结，女性右侧卵巢及输卵管、男性右侧精索。
（4）上腹部　胃、肝左叶、十二指肠、横结肠、胰头及胰体、腹主动脉、大网膜。
（5）中腹部（脐部）　十二指肠、空肠、回肠、下垂的胃、横结肠、输尿管、肠系膜及淋巴结、腹主动脉、大网膜。
（6）下腹部（耻骨上部）　回肠、乙状结肠、输尿管、充盈的膀胱、女性增大的子宫。
（7）左上腹部（左季肋部）　胃、脾、胰尾、左肾、左肾上腺、结肠脾曲。
（8）左侧腹部（左腰部）　降结肠、空肠、回肠、左肾。
（9）左下腹部（左髂部）　乙状结肠、淋巴结、女性左侧卵巢及输卵管、男性左侧精索。

二、视诊

腹部视诊前嘱患者排空膀胱，视诊时患者取仰卧位，小枕置于头下，使双腿弯曲腹肌松弛，充分暴露腹部，两手自然置于身体两侧。患者注意保暖，暴露时间不宜过长，以免腹部受凉引起不适。检查者站立于患者右侧，光线要充足而柔和，按一定顺序由上而下进行视诊，有时为了观察细小的隆起或蠕动波，检查者需俯身或蹲下，从侧面切线方向观察。视诊的主要内容有腹部外形、呼吸运动、腹壁静脉、胃肠型和蠕动波以及疝等。

（一）腹部外形

观察腹部外形是否对称、有无隆起或凹陷，有腹腔积液或腹部包块时，还应测量腹围大小。

正常成人平卧时，前腹壁大致处于肋缘与耻骨联合的平面或略低，称腹部平坦，坐位时脐以下部分稍前凸。肥胖者及小儿腹部外形较饱满，可高于肋缘与耻骨联合的平面，称腹部饱满，老年人及营养不良消瘦者皮下脂肪少，腹部凹陷低平。异常腹部外形如下。

1. 腹部膨隆 平卧时前腹壁明显高于肋缘与耻骨联合所在的平面，外观凸起，称为腹部膨隆。见于肥胖、妊娠等生理情况或腹腔积液、腹腔巨大肿瘤等病理情况。腹部膨隆又可分为全腹膨隆和局部膨隆。

（1）全腹膨隆 全腹部弥漫性膨隆，外观呈球形或扁圆形。主要见于以下几种情况。

1）腹腔积液 当腹腔内有大量积液时称腹水，患者平卧位时腹壁松弛，液体下沉于腹腔两侧，导致腹部外形扁而宽，称为蛙状腹；侧卧位或坐位时，因液体下移使下侧腹部膨隆，主要见于肝硬化门静脉高压症、低蛋白血症、心力衰竭、缩窄性心包炎、肾病综合征、腹膜转移癌。因结核性腹膜炎或肿瘤浸润引起者腹肌紧张，腹部尖凸，称为尖腹。

2）腹内积气 腹内积气多在胃肠道内，也可积气在腹腔内称为气腹。大量积气腹部外观呈球形，体位改变时外形不变，多见于肠梗阻、肠麻痹、胃肠穿孔或治疗性人工气腹。

3）腹内巨大肿块 如足月妊娠、巨大卵巢肿瘤、畸胎瘤等。

当全腹膨隆时，为观察其程度和变化，应定期测量腹围。可让患者排尿后平卧，用一软尺经脐绕腹一周，测得的周长即为腹围，通常以厘米为单位。

（2）局部膨隆 常因为脏器肿大、炎性包块、腹内肿瘤、胃肠胀气、腹壁上的肿块和疝等导致。鉴别局部肿块是在腹壁上还是在腹腔内的方法是：嘱患者仰卧位做屈颈抬肩动作，使腹壁肌肉紧张，如果肿块更清楚，说明肿块多为腹壁上的，如果肿块变得不清楚或消失，说明肿块多在腹腔内。

2. 腹部凹陷 仰卧位时前腹壁明显低于肋缘与耻骨联合的平面，称腹部凹陷。

（1）全腹凹陷 多见于明显消瘦、严重脱水患者。严重时前腹壁凹陷几乎贴近脊柱，肋弓、髂嵴和耻骨联合显露，腹部外形如舟状，称舟状腹，见于恶病质，如结核病、恶性肿瘤、甲状腺功能亢进症、神经性厌食、糖尿病等慢性消耗性疾病。

（2）局部凹陷 较少见，多见于腹壁手术后瘢痕收缩。

（二）呼吸运动

呼吸运动是由于呼吸肌的舒缩而造成胸腔有规律的扩大与缩小相交替的运动。人在各种不同条件下其呼吸型式亦不同，以肋骨运动为主者称为"胸式呼吸"；以膈和腹壁肌运动为主者称为"腹式呼吸"。正常成年男性及儿童以腹式呼吸为主，成年女性则以胸式呼吸为主。腹式呼吸减弱常因腹膜炎症、腹腔积液、急性腹痛、腹腔内巨大肿物或妊娠；腹式呼吸消失常见于胆或胃肠穿孔所引起的急性腹膜炎或膈肌麻痹等。

（三）腹壁静脉

在正常情况下腹壁皮下静脉一般不显露，在较瘦、腹壁松弛的老年人可见静脉暴露于皮肤为正常现象。门静脉高压导致血液循环障碍或上、下腔静脉回流受阻时腹壁静脉可显而易见或迂曲变粗，称为腹壁静脉曲张。腹壁静脉曲张是门静脉高压的典型表现之一，也叫脐周静脉怒张，腹壁静脉以脐部为中心向四周呈放射状，形如水母头。

通过血流方向可以判断静脉曲张的来源（图6-43）。检查方法为：选择一段无分支的曲张静脉，示指和中指并拢紧压在该段静脉上，然后一只手指固定不动，另一手指紧紧压住静脉并向外滑动，挤出该段静脉内血流，至一定距离（7.5~10cm）放松该手指，看该段静脉是否迅速充盈，再用同样的方法放松另一手

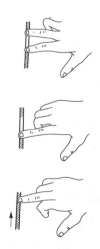

图6-43 判断静脉血流方向手法示意图

指，根据血流的充盈情况来判断曲张静脉的血流方向。不同原因导致的腹壁静脉曲张其血流方向也不相同（表 6-21）。

表 6-21 腹壁静脉血流方向

分类	腹壁静脉血流方向	
	脐水平线以上	脐水平线以下
正常人	自下向上	自上向下
门静脉高压	自下向上	自上向下
上腔静脉阻塞	自上向下	自上向下
下腔静脉阻塞	自下向上	自下向上

（四）胃肠型和蠕动波

正常人腹部一般看不到胃肠型（gastral or intestinal pattern）和蠕动波（peristalsis），有时在腹壁菲薄或松弛的老年人，极度消瘦者或经产妇可见到。

胃肠道发生梗阻时，梗阻近端的胃或肠段扩张，在腹壁上呈现出相应的各自轮廓，称为胃型或肠型，若同时伴该部位蠕动加强，呈现波浪式运动，称为蠕动波。蠕动波自左季肋部向右推进，至右腹直肌下消失，为正蠕动波，有时这种蠕动波自右向左，称逆蠕动波。小肠梗阻时蠕动波多出现于脐部，蠕动波方向不一。严重梗阻时，脐部可见横行排列呈多层梯形的肠型和较大肠蠕动波。结肠远端梗阻，肠型多出现于腹部周边。如发生肠麻痹，则蠕动波消失。

（五）腹壁其他情况

1. 皮肤 包括颜色、皮肤表面的光滑程度、水肿、皮疹、瘢痕、体毛、出血点等情况的观察。不同类型的皮疹，常提示不同的疾病。充血性或出血性皮疹常出现于发疹性高热疾病或某些传染病，如麻疹、猩红热、斑疹伤寒及药物过敏等，而紫癜或荨麻疹可能是腹痛的病因。散在点状深褐色色素沉着常为血色病。腹股沟及系腰带部位有褐色素沉着，见于肾上腺皮质功能减退（Addison 病）。急性出血性胰腺炎血液渗到皮下，左腰部皮肤呈蓝色（Grey-Turner 征）。腹腔大出血时血液渗到皮下，脐周或下腹皮肤发蓝（Gullen 征），见于宫外孕破裂或出血性胰腺炎。妇女妊娠时，在脐与耻骨之间的中线上有褐色素沉着，分娩后逐渐消退。

2. 腹部疝 是腹腔内容物经腹壁或骨盆的间隙或薄弱部分向体表突出而形成的，可分为腹内疝和腹外疝。腹内疝少见，腹外疝更为多见。经脐环脱出的疝为脐疝，多见于婴幼儿。腹腔内脏经腹白线脱出腹外称为白线疝。腹腔内脏器或组织自腹部切口突出的疝为切口疝，是剖腹手术的常见并发症。腹腔内的器官或组织连同腹膜壁层形成的疝囊通过腹股沟管内口或腹股沟三角进入腹股沟管或阴囊形成腹股沟疝。

3. 脐部 正常人脐部稍凹陷，无异常分泌物。脐明显突出见于大量腹腔积液者，腹壁肥胖者脐常呈深凹状。新生儿出生断脐后脐部易并发脐湿（脐部湿润不干）、脐疮（脐部红肿热痛，流出脓水）、脐血（血从脐中溢出）、脐突（脐部突起）等疾病，应注意消毒护理。

4. 上腹部搏动 大多由腹主动脉搏动传导而来，可见于正常人消瘦者。动脉瘤是由于动脉壁的病变或损伤，形成局限性膨出，以搏动性肿块为主要症状。如发现腹部有搏动性肿块，可能患有腹主动脉瘤和急性化脓性阑尾炎等疾病。

三、听诊

腹部听诊时应在触诊、叩诊前进行，被检查者取平卧位，检查者用耳朵或借助听诊器，按照从左至右、从下至上的顺序全面地听诊腹部各区，主要是听取肠鸣音、血管杂音、振水音、摩擦音，并根据音响强弱、音调高低、声音性质等的变化来判断脏器是否正常。

（一）肠鸣音

肠蠕动时，肠管内的气体和液体混合而产生的一种断续的咕噜声或气过水声，称为肠鸣音（bowel sound）。正常情况下，肠鸣音4~5次/分，全腹均可听到，其音响和音调变化较大，餐后频繁而明显，休息时稀疏而微弱。临床上肠鸣音异常如下。

1. 肠鸣音活跃或亢进 肠鸣音每分钟在10次以上，但音调不特别高亢，称肠鸣音活跃，主要见于急性肠炎、服泻药后和胃肠道大出血。如次数多且音调高亢、响亮，呈叮当金属声，称肠鸣音亢进，见于机械性肠梗阻。

2. 肠鸣音减弱 肠鸣音明显低于正常，甚至数分钟才听到1次。肠鸣音减弱主要见于急性便秘、腹膜炎、低钾血症等。

3. 肠鸣音消失 持续3~5分钟仍未听到一次肠鸣音。肠鸣音消失主要见于急性腹膜炎或麻痹性肠梗阻。

（二）振水音

检查时患者仰卧，检查者以一耳凑近上腹部，同时以冲击触诊法振动胃部，即可听到气、液冲撞的声音。也可将听诊器体件放于上腹部，同时用稍弯曲的手指在患者的上腹部做连续迅速的冲击动作或自一侧摇动患者，若胃内有液体积存时，可听到胃内气体与液体撞击而产生的声音，称为振水音。正常人餐后或者饮入大量液体后可出现振水音。当清晨空腹或者餐后6~8小时以上仍有振水音，提示幽门梗阻、胃扩张、胃液分泌过多等。

（三）血管杂音

正常的血管听诊时听不到杂音。血管杂音可分为动脉性杂音和静脉性杂音。

1. 动脉性杂音 常在腹中部或腹部两侧，有收缩期及舒张期的分别，主要见于腹主动脉瘤或腹主动脉狭窄以及肾动脉狭窄。

2. 静脉性杂音 呈一种柔和、连续性的嗡鸣音，常在脐周或上腹部，尤其是腹壁静脉曲张严重部位，此音提示门静脉高压时侧支循环的形成。

（四）摩擦音

正常人腹部听诊不应听到摩擦音，在脾周围炎、脾梗死、肝周围炎及胆囊炎累及局部腹膜等情况下，可于深呼吸时，于各相应部位听到摩擦音，严重时可触及摩擦感（friction rubs）。

四、叩诊

腹部叩诊主要用于了解腹部某些脏器的大小、位置及有无叩击痛，胃肠道充气情况、腹腔内有无积气、积液和肿块。腹部叩诊可以采用直接叩诊法或间接叩诊法，一般多采用较为准确的间接叩诊法。

（一）腹部叩诊音

正常情况下，腹部大部分区域的叩诊音为鼓音，在肝脾、充盈的膀胱、子宫部位、两侧腹部腰肌处为浊音。当肝脾极度肿大、腹腔内肿瘤或腹腔大量积液时，鼓音范围缩小，可出现浊音或实音。当胃肠高度胀气、胃肠穿孔致气腹时，鼓音范围明显增大或在肝浊音界内出现鼓音。

（二）肝脏与胆囊的叩诊

1. 肝界的确定 用叩诊法确定肝上界时，患者取平卧位，平静呼吸，在右锁骨中线上由肺清音区向下叩向腹部，当由清音转为浊音时，即为肝上界，此处相当于被肺遮盖的肝顶部，又称肝相对浊音界，匀称体型者在第五肋间；继续向下叩1~2肋间，浊音变为实音处为肝绝对浊音界。叩诊确定肝下界时，由腹部鼓音区沿锁骨中线或正中线向上叩诊，由鼓音变为浊音处即为肝下界。因肝下界与胃、结肠等重叠很难叩准，故多用触诊法确定。一般叩得的肝下界比触得的肝下缘要高1~2cm。正常肝上下界距离为9~11cm。矮胖体型者肝上下界均可高一个肋间，瘦长体型者可低一个肋间。

肝浊音界缩小见于急性肝坏死、胃肠胀气。肝浊音界扩大见于肝癌、病毒性肝炎、肝淤血和肝脓肿等。肝浊音界消失是急性胃肠穿孔的一个重要征象。

2. 肝脏及胆囊叩击痛　检查者将左手掌放在患者右季肋部，用右手握拳以适当强度的力量叩击左手背。正常人肝区无叩击痛，叩击部位深处疼痛或疼痛加剧主要见于病毒性肝炎、肝脓肿、肝癌等疾病。

胆囊位于深部，被肝脏遮盖，不能用叩诊法检查其大小，仅能检查有无叩击痛。胆囊叩击痛为胆囊炎的重要体征。

（三）移动性浊音的叩诊

移动性浊音（shifting dullness）是腹腔积液的主要征象，检查时先让患者仰卧，腹中部由于含气的肠管在液面浮起，叩诊呈鼓音，两侧腹部因腹腔积液积聚叩诊呈浊音。叩诊时自腹中部脐水平面开始向患者左侧叩诊，当鼓音变为浊音时，板指固定不动，嘱患者右侧卧位，再次叩诊，如浊音变为鼓音，提示浊音移动。同样方法向右侧叩诊，鼓音变为浊音后嘱患者左侧卧位，再次叩诊，如浊音变为鼓音，提示浊音移动。这种因体位不同而出现浊音区变动的现象，称为移动性浊音阳性。当腹腔积液在1000ml以上时，可查出移动性浊音。

（四）肋脊角叩击痛

主要用于检查肾脏病变。检查时，取坐位或侧卧位，护士用左手掌平放在其肋脊角处，右手握拳用由轻至中等的力量叩击左手背。正常人肋脊角处无叩击痛。肋脊角叩击痛主要见于肾小球肾炎、肾盂肾炎、肾结核和肾结石等疾病。

（五）膀胱叩诊

主要用来判断膀胱膨胀的程度。叩诊时在耻骨联合上方，由上向下叩诊。当膀胱充盈时在耻骨联合上方叩诊呈圆形浊音区。膀胱空虚时因耻骨上方有肠管存在，叩诊呈鼓音。需与妊娠子宫、子宫肌瘤和卵巢囊肿、腹腔积液等形成的浊音区相鉴别。

（六）胃泡鼓音区及脾脏叩诊

胃泡鼓音区（traube area）是在左前胸下部叩出的呈半圆形的鼓音区，为胃底穹隆含气所致。其上界为横膈及肺下缘，下界为肋弓，左界为脾脏，右界为肝左缘。正常情况下，胃泡鼓音区的大小受胃泡含气量多少及邻近器官组织病变的影响。检查时在左锁骨中线前胸下部，自上而下间接叩诊，由肺区清音变为鼓音，即为胃泡鼓音区的上界，再在水平方向叩诊鼓音区大小。此区明显扩大见于胃扩张、幽门梗阻等，明显缩小见于心包积液、左侧胸腔积液、肝左叶肿大、脾肿大等。胃泡鼓音区全转为浊音，见于急性胃扩张或溺水。

当脾脏触诊不满意或在肋下触到很少的脾缘时，宜用脾脏叩诊法进一步检查脾脏大小。一般脾脏浊音区的叩诊采用轻叩法，患者仰卧或右侧卧位，在左腋中线上轻叩诊，正常时脾脏浊音区为左腋中线第9~11肋之间，其宽度为4~7cm。前界不超过腋前线，后界与肾脏浊音区之间隔有结肠鼓音区。脾浊音区扩大见于各种原因所致的脾大。脾浊音区缩小见于左侧气胸、胃扩张和肠胀气等。

五、触诊

触诊是腹部检查的主要方法，它不仅可以进一步确定视诊所见，还可为叩诊、听诊提示重点。为了达到满意的腹部触诊效果，触诊前嘱患者排尿，触诊时患者取仰卧位，两手自然置于身体两侧，两腿屈起并稍分开，以使腹肌尽量松弛，做深而均匀的腹式呼吸。触诊肝、脾还可分别采取左、右侧卧位。检查肾脏时可采用坐位或立位。检查者应站在患者右侧，面向患者，前臂应与腹部表面处在同一水平。触诊时态度和蔼，手保持温暖，动作轻柔，一般先从左下腹部开始逆时针方向至右下腹，由下而上，先左后右，仔细触诊。有病变者从健侧开始触诊，逐步移向病变区域。检查时边触诊边观察患者的反应与表情，对精神紧张者，通过交谈转移注意力而减少其腹壁紧张，有痛苦者给予安慰和解释。

（一）腹壁紧张度

正常人腹壁有一定张力，但触之柔软，较易压陷，称为腹壁柔软。某些病理情况可使腹壁紧张度增高或减弱。

1. 腹壁紧张度增加

（1）全腹紧张度增加　由于腹腔内容物增加，如大量腹腔积液、肠胀气，触诊时腹部张力增加，但无肌痉挛；急性胃肠穿孔或脏器破裂所致的急性弥漫性腹膜炎，腹肌痉挛，腹壁常有明显紧张，硬如木板，称板状腹（rigidity）；结核性腹膜炎时，炎症发展缓慢，对腹膜的刺激缓和，且伴有腹膜增厚、肠管和肠系膜粘连，触之腹壁柔韧且有抵抗，不易压陷，称柔韧感（dough kneading sensation），此征也可见于腹膜转移癌。

（2）腹壁局部紧张度增加　常见由腹内脏器炎症波及局部腹膜而引起，如急性阑尾炎出现右下腹紧张，但还可见于胃肠穿孔；急性胆囊炎发生右上腹紧张；急性胰腺炎可有上腹或左上腹肌紧张。

2. 腹壁紧张度减低　多因腹肌张力减低或消失所致。检查时腹壁松软无力，失去弹性，全腹紧张度减低可见于慢性消耗性疾病、大量放腹腔积液后、脊髓损伤导致腹肌瘫痪和重症肌无力，也可见于严重脱水、经产妇和年老体弱患者。

（二）压痛和反跳痛

1. 压痛（tenderness）　正常腹部在浅部触诊时一般不引起疼痛。由浅入深按压腹部引起疼痛者称为腹部压痛，该部位称为压痛点，腹壁或腹腔内的病变，如脏器的炎症、肿瘤、破裂以及腹膜的炎症和出血刺激均可引起压痛，压痛最明显部位常为病变部位所在。可借抓起痛区腹壁，观察其疼痛是否加重来鉴别压痛是源于腹壁，还是源于腹内脏器。腹部常见疾病的压痛点见表6-22。

表6-22　腹部常见疾病的压痛点

腹部常见疾病	压痛点
阑尾炎	麦氏点（脐与右髂前上棘连线的外1/3处）
胆囊炎	右侧腹直肌外缘与肋弓交界处
急性肝炎	右季肋部、上腹部
胃炎或溃疡	上腹部剑突下正中线偏右或偏左
胰腺炎	左侧腰部
子宫及附件的病变	下腹部

2. 反跳痛（rebound tenderness）　检查者用手触诊腹部出现压痛后，用并拢的2~3个手指（示、中、环指）仍压于原处稍停片刻，使压痛感觉趋于稳定，然后迅速将手抬起，如此时患者感觉腹痛骤然加重，并常伴有痛苦的表情或呻吟，称为反跳痛。反跳痛是腹腔内脏器的炎症已累及腹膜壁层的征象，

当突然抬手时腹膜被牵拉而引起剧烈疼痛。腹膜炎患者常有腹肌紧张、压痛、反跳痛合称为腹膜刺激征或腹膜炎三联征。当腹内脏器炎症尚未累及壁层腹膜时，可仅有压痛而无反跳痛。

（三）脏器触诊

1. 肝脏触诊　主要了解肝下缘的位置、肝的大小、质地、形态、有无压痛及搏动等。触诊时患者取仰卧位，两膝关节屈曲，使腹壁放松，并做较深腹式呼吸，以使肝脏上下移动。可采用单手触诊法、双手触诊法和钩指触诊法、冲击触诊法。

（1）触诊方法

1）单手触诊法　较为常用，检查者将右手掌平放于患者右上腹部，右手四指并拢，掌指关节伸直，使示指的桡侧缘面向肋缘或示指与中指的指端指向肋缘，嘱患者做缓慢而深的腹式呼吸，自脐水平线或估计肝下缘下方自下而上进行触诊。呼气时手指压向腹壁深部，吸气时手指缓慢抬起朝肋缘向上迎触下移的肝脏边缘。如此反复，手指逐渐向肋缘方向移动，直到触及肝下缘或肋缘为止（图6-44）。分别在右锁骨中线和前正中线上触诊肝下缘，并测量其与肋缘或剑突根部的距离，以厘米表示。

2）双手触诊法　检查者右手位置同单手触诊法，用左手托住患者的右后腰部，左手拇指置于右季肋部，触诊时左手向上推，使肝下缘紧贴前腹壁而下移，并限制右下胸扩张，以增加膈下移的幅度，可提高触诊的效果（图6-45）。

3）钩指触诊法　主要适用于儿童和腹壁薄软者。触诊时，检查者位于患者右肩旁，面向其足部，将右手掌搭在其右前胸下部，右手第二至第五指屈曲呈钩状，嘱患者做深而慢的腹式呼吸运动，检查者手指随吸气而更进一步屈曲指关节，这样指腹容易触到下移的肝下缘。

4）冲击触诊法（沉浮触诊法）　主要用于当腹腔内有大量液体，不易触到肿大的肝脏下缘时采用。

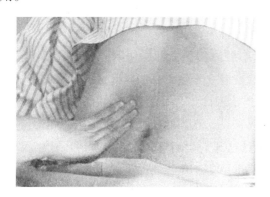

图6-44　单手法肝脏触诊示意图

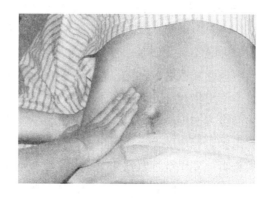

图6-45　双手法肝脏触诊示意图

（2）肝脏触诊内容

1）肝脏的大小　正常人在右锁骨中线肋缘下一般触不到肝下缘，仅少数正常人于深吸气时可触及，但在1cm以内；在剑突下可触及肝下缘，多在3～5cm以内。当肝下缘超出上述标准，肝脏质地柔软，表面光滑且无压痛，首先应考虑肝脏下移。肝上界正常或升高时，提示肝大，肝脏弥漫性增大见于各类肝炎、肝淤血、脂肪肝、早期肝硬化、白血病、血吸虫病；局限性增大见于肝脓肿、肝囊肿、肝肿瘤，常可触到局部隆起。肝脏缩小见于急性或亚急性重症肝炎、肝硬化晚期。

2）质地　一般将肝脏质地分为三级，质软、质韧和质硬。正常肝脏质地柔软，如触口唇；质韧（中等硬度）见于各类肝炎、脂肪肝，如触及鼻尖；质硬如触及前额，见于肝硬化和肝癌。

3）表面形态及边缘　触及肝脏时应注意肝脏表面是否光滑，有无结节，边缘是否整齐。正常人肝脏表面光滑，边缘整齐，厚薄一致。肝边缘圆钝常见于脂肪肝或肝淤血。肝硬化者，肝脏表面有小结节，边缘不整齐；肝癌、多囊肝者，肝脏表面呈粗大不均匀的结节状，边缘厚薄也不一致。

4）压痛　正常肝脏无压痛，当肝包膜有炎性反应或被增大的肝脏牵拉时，则有压痛。急性肝炎、肝淤血时，常有轻度弥漫性压痛；较表浅的肝脓肿有剧烈而局限性压痛。

5）搏动　正常肝脏触不到搏动，当肝大压到腹主动脉或右心室增大到向下推压肝脏时，可出现肝脏搏动。

6）肝区摩擦感　检查者将手掌轻贴于患者肝区，让其做腹式呼吸动作，此时感到一种断续而粗糙的振动感。此征见于肝周围炎时。产生机制是由于肝表面和邻近的腹膜有纤维素性渗出物，二者相互摩擦所产生。

7）肝震颤　用浮沉触诊法检查。手指压下时感到一种微细的震动感，称肝震颤。见于肝包虫病，由于包囊中的多数子囊浮动撞击囊壁而形成震颤。

2. 胆囊触诊　可用单手滑行触诊法或钩指触诊法检查。正常胆囊不能触及。当胆囊肿大超过肝缘及肋缘，可在右肋缘下腹直肌外缘处触及肿大的胆囊。肿大的胆囊一般呈梨形、卵圆形、布袋形，张力较高，常有触痛，随呼吸上下移动，见于急性胆囊炎、胆囊结石及胆囊癌等。触诊时检查者将左手拇指指腹勾压于患者右肋下胆囊点处，其余四指平放于右胸壁，然后嘱患者缓慢深吸气，在吸气过程中，发炎的胆囊下移时碰到用手按压的拇指，即可引起疼痛，此为胆囊触痛，如因剧烈疼痛而致吸气中止，称墨菲征（Murphy sign）阳性，常见于急性胆囊炎（图6-46）。

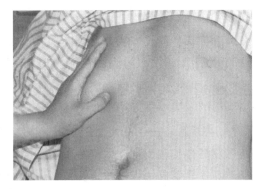

图6-46　墨菲征检查法

3. 脾脏触诊　正常情况下脾脏不能被触及。当内脏下垂、胸腔积液或积气使膈肌下降，脾脏向下移位，深吸气时可触及脾脏的边缘。

（1）触诊方法　脾脏明显肿大，位置较表浅时，用单手触诊稍用力即可触到。触诊时患者取仰卧位，双腿屈曲或取右侧卧位，右下肢伸直，左下肢屈曲。检查者立于患者右侧，将右手掌平放于其左上腹部，中间三指并拢，示指桡侧缘面向肋缘，自脐水平线开始触诊。自下而上与患者的腹式呼吸配合，手指向肋缘方向探触下移的脾脏边缘，手指逐渐向肋缘方向移动，直到触到脾下缘或肋缘为止。

如果脾脏轻度肿大，并且位置较深，则需要用双手触诊法进行。触诊时患者采取仰卧位，双腿屈曲，检查者的左手绕过患者的腹前方，手掌平放置于其后背部第7～10肋处，将脾脏由后向前托起，右手平放腹部与右肋缘弓垂直，估计在脾下缘轻按腹壁，配合深呼吸由下向上进行，直至触到脾下缘或右肋缘弓。轻度肿大，不易触及时，患者可采取右侧卧位，右下肢伸直，左下肢屈髋屈膝则较易触及。

（2）触诊内容　注意脾脏的大小、质地、表面情况、有无压痛和摩擦感等。

（3）脾脏肿大的测量方法　当触及肿大的脾脏，通常用三条线来表示，如图6-47所示。

第Ⅰ测量（又称甲乙线）指左锁骨中线与肋缘交点至脾下缘的距离，以厘米表示，一般轻度肿大时，只做第Ⅰ测量。

第Ⅱ测量（又称甲丙线）指左锁骨中线与左肋缘弓交点至脾脏最远点距离（应大于第Ⅰ测量）。

第Ⅲ测量（又称丁戊线）若脾脏大超过前正中线时，测量脾右缘至前正中线的最大距离，以"＋"表示；若未超过前正中线，则测量脾右缘

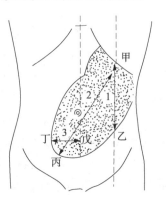

图6-47　脾脏肿大测量法

至前正中线的最短距离，以"-"表示。

脾肿大的分度及临床意义：临床上，将肿大的脾脏分为轻、中、高三度。深吸气时，脾在肋缘下不超 2cm 为轻度肿大，见于各类肝炎、伤寒、急性疟疾、感染性心内膜炎及败血症等；超过 2cm 至脐水平线以上者为中度肿大，见于肝硬化、慢性淋巴细胞白血病、淋巴瘤、慢性疟疾等；超过脐水平线或前正中线则为高度肿大，即巨脾，见于慢性粒细胞白血病、脾脏肿瘤、骨髓纤维化等。

4. 肾脏触诊 肾脏检查一般采用双手触诊法，患者可取仰卧位或站立位。仰卧时，触诊右肾，嘱其两腿屈曲，并做较深呼吸，检查者立于其右侧，以左手掌托住其右腰部，并向上推动，右手掌平放在上腹部腹直肌外缘，手指方向大致平行于右肋缘而稍横向。当患者吸气时，若能触到光滑圆钝的脏器可能为右肾下极。若用双手夹持肾下极，患者常有酸痛或类似恶心的不适感。触诊左肾时，左手越过患者前方而托住左腰部，右手掌平放于其左腹直肌外缘，依前法双手触诊左肾。如卧位未触及肾，还可让患者站立床旁，检查者位于其侧面做双手触诊。

正常人肾脏一般不易触及，身材瘦长者，肾下垂、游走肾或肾脏代偿性增大时，肾脏较易触到。触及肾脏时应注意其大小、形态、硬度、表面情况、移动度及有无压痛（肾、输尿管疾病时的特殊压痛点见表 6-23）。在深吸气时能触到 1/2 以上的肾脏即为肾下垂。如肾脏下垂明显并能在腹腔各个方向移动时称为游走肾。肾脏肿大见于肾盂积水或积脓、肾肿瘤、多囊肾等。当肾盂积水或积脓时，肾的质地柔软而富有弹性，有时有波动感，多囊肾时，一侧或两侧肾脏为不规则形增大，有囊性感。肾肿瘤则表面不平，质地坚硬。

表 6-23 肾、输尿管疾病时的特殊压痛点

压痛点	部位
肋脊点	背部第 12 肋骨与脊柱的交角（肋脊角）顶点
肋腰点	第 12 肋骨与腰肌外缘的交角（肋腰角）顶点
季肋点	第 10 肋骨前端
上输尿管点	在脐水平线上腹直肌外缘
中输尿管点	在髂前上棘水平腹直肌外缘

5. 膀胱触诊 正常膀胱空虚时，位于盆腔内，不易触及。当尿潴留膀胱充盈胀大，超过耻骨联合上缘时，方可于下腹部触及一呈圆形或扁圆形的包块，不能推移，按压时憋胀有尿意。

膀胱触诊一般采用单手滑行触诊。患者取仰卧屈膝位，检查者用右手自脐开始向耻骨联合方向触诊。触诊时需与妊娠子宫、肿瘤等鉴别。如排尿或导尿后肿物缩小或消失即为膀胱胀大。

6. 胰腺触诊 正常胰腺位于腹膜后位，位置深而柔软，正常情况下不能触及，病理情况下一般也不易触及。触诊时要注意观察皮肤颜色、有无压痛及包块。急性胰腺炎时上腹部和左季肋部常有明显横行带状压痛及肌紧张，如同时左腰部皮肤因淤血而发蓝，提示急性出血坏死性胰腺炎；如上腹包块坚硬、结节状，应考虑胰腺癌的可能；癌发生于胰头部者，可出现梗阻性黄疸及胆囊肿大而无压痛，称为 Courvoisier 征阳性。

（四）腹部包块

健康体质消瘦者在腹部触诊时，腹腔内某些器官可以被触及。常能被触及的脏器有腹主动脉、腹直肌肌腹与腱划、第 4~5 腰椎椎体、骶骨岬、乙状结肠、横结肠、右肾下极、充盈的膀胱、妊娠子宫等。

腹部触诊时还可能触及一些病理包块，包括肿大或移位的脏器、炎症包块、囊肿、肿大淋巴结以及肿瘤肿块、肠内粪块等。应注意鉴别是正常腹部可触及的脏器还是异常包块，鉴别时应注意其位置、大小、形态、质地、移动度和有无压痛、活动度及搏动等特点（不同性质疾病包块的特点见表 6-24）。

表 6 – 24　不同性质疾病包块的特点

包块性质	质地	压痛	移动度
炎性包块	质中	压痛	不移动
良性肿瘤	质中	无压痛	移动度大
恶性肿瘤	质硬	无压痛	移动度差

（五）液波震颤

当腹腔内有大量游离液体时，如用手指叩击腹部，可感到液波震颤（fluid thrill），或称为波动感。检查时患者平卧，检查者以一手掌平贴患者一侧腹壁，另一手指端叩击对侧腹壁，如有大量的液体存在，则贴于腹壁的手掌有被液体波动冲击的感觉，即波动感。为防止腹壁本身的震动传至对侧，可让另一人将手掌尺侧缘压于脐部腹中线上即可阻止，出现液波震颤，说明腹腔内有 3000 ~ 4000ml 以上游离腹腔积液。

六、腹部常见疾病的主要症状和体征

腹部的常见疾病有消化性溃疡、急性腹膜炎、肝硬化、急性阑尾炎、肠梗阻、急性胆囊炎等，其症状和体征见表 6 – 25。

表 6 – 25　腹部常见疾病的主要症状和体征

病变	主要症状	主要体征			
		视诊	触诊	叩诊	听诊
消化性溃疡	上腹部疼痛，具有节律性、慢性、周期性的特点	患者多数为瘦长体型，腹上角呈锐角	溃疡活动期多数患者有上腹部局限性轻压痛		
急性腹膜炎	突然发生的上腹部持续性剧烈疼痛，腹痛从原发病灶处迅速扩展至全腹，于咳嗽、深呼吸、变换体位时疼痛加剧	急性危重病容，表情痛苦，强迫仰卧位，双下肢屈曲，呼吸浅快、腹式呼吸减弱或消失，腹部膨隆	腹肌紧张、腹部压痛和反跳痛，重者呈板状腹	鼓音，可有移动性浊音，叩诊肝浊音界缩小或消失	肠鸣音减弱或消失
肝硬化门静脉高压	代偿期症状较轻微，常缺乏特异性，可有消化系统及全身症状，失代偿期症状加重	肝病面容，有蜘蛛痣和肝掌，男性常有乳房发育，失代偿期黄疸，腹部膨隆，腹壁静脉曲张	肝脏由肿大而变小，质地变硬，表面不光滑，脾脏轻至中度肿大，腹腔积液	早期肝浊音区轻度扩大，晚期肝浊音区缩小，大量腹腔积液时叩诊移动性浊音阳性	肠鸣音正常
急性阑尾炎	70% ~80% 患者有转移性右下腹痛病史，早期为中上腹或脐周痛，数小时后转移到右下腹疼痛	急性病容，表情痛苦	右下腹麦氏点压痛、反跳痛和腹肌紧张，有时右下腹可触及一压痛性包块		肠鸣音减弱或消失
肠梗阻	腹痛、呕吐、排便排气停止和腹胀	呈痛苦重病面容，眼球凹陷呈脱水貌，呼吸急促，腹部膨隆，小肠梗阻可见肠型和蠕动波	脉搏细速，腹肌紧张伴压痛，绞窄性肠梗阻有压痛性包块及反跳痛	腹部鼓音明显	机械性肠梗阻患者肠鸣音亢进呈金属调，麻痹性肠梗阻患者肠鸣音减弱或消失
急性胆囊炎	右上腹阵发性绞痛	急性病容，表情痛苦	右上腹肌紧张，墨菲征阳性，有时可触及一囊性包块	胆囊区可有叩击痛	

PPT

第八节　肛门、直肠和生殖器检查

一、肛门与直肠

直肠（rectum）是自肛缘起向上 15cm 的一段大肠，下连肛管。肛管下端在体表的开口为肛门（anus）。肛门与直肠检查对肛门直肠疾病的诊断有重要价值，是全身体格检查不可忽视的一部分。

（一）肛门与直肠检查时常用体位

肛门与直肠疾病检查时应根据病情和需要，协助患者采取不同的体位，以便达到检查的目的。常用体位如下。

1. 肘膝位（或胸膝位）　患者两肘关节屈曲，置于检查床上，胸部尽量接近床面，两膝关节屈曲成直角跪在检查床上，臀部抬高，头偏向一侧。肘膝位最适用于前列腺、精囊及内镜检查治疗（图 6 - 48）。

2. 左侧卧位　是体格检查最常用的体位。患者取左侧卧位，左腿伸直，右腿屈曲，臀部靠近检查床右边，检查者位于患者背后进行检查。左侧卧位适用于病重、年老体弱或女性患者。

3. 仰卧位或截石位　是妇科检查常用的体位。患者仰卧在检查台上，臀部垫高、两腿屈曲、抬高并外展。膀胱直肠窝的检查、直肠双合诊多采取此体位。

4. 蹲位　患者蹲成排大便时的姿势，并屏气向下用力。适用于检查直肠脱出、内痔及直肠息肉等。

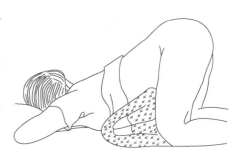

图 6 - 48　肘膝位

（二）检查方法

肛门与直肠的检查方法以视诊、触诊为主，辅以内镜检查。

1. 视诊　视诊时患者多取左侧卧位，全身放松，检查者用手分开患者臀部，观察肛门及其周围皮肤的颜色与皱褶。正常时肛门周围皮肤颜色较深，皱褶呈放射状，让患者收缩肛门括约肌时皱褶更明显，做排便动作时皱褶变浅，较容易观察周围病变。主要观察肛门周围有无脓血、黏液、肛裂、外痔、瘘管口或脓肿等。

（1）肛门闭锁与狭窄　肛门闭锁症又称锁肛、无肛门症，见于新生儿先天性消化道畸形。肛门狭窄与感染、手术及外伤等有关，可在肛周发现瘢痕。

（2）肛门周围红肿及压痛　肛门周围有红肿、压痛或有波动感，常为肛门周围脓肿。

（3）肛裂（anal fissure）　是肛管下段即齿状线以下深达皮肤全层的纵行裂口或感染性溃疡。患者自觉疼痛，尤其是排便时明显，在排出的粪便周围常附有少许鲜血。检查时肛门常可见裂口，触诊有明显触压痛。

（4）痔（hemorrhoid）　是直肠下端黏膜下或肛管边缘皮下的内痔静脉丛或外痔静脉丛扩大和曲张所致的静脉团。根据病变部位不同，痔疮包括内痔、外痔、混合痔。外痔是位于肛管齿状线以下的直肠下静脉曲张所致，表面被肛管皮肤所覆盖，在肛门外口可见紫红色柔软包块，患者常有疼痛感。内痔是位于肛管齿状线以上的直肠上静脉曲张所致，表面被直肠下段黏膜所覆盖，在肛门内口可查到柔软的紫红色包块，排便时可突出肛门外，患者常有鲜血便。混合痔是肛管齿状线上、下的静脉丛扩大、曲张所致，齿状线上、下均可发现紫红色包块，具有内痔与外痔的特点。

（5）肛门直肠瘘　简称肛瘘（archosyrinx），是直肠与肛门皮肤相通的瘘管，多见于肛管或直肠周围脓肿引流后或患有克罗恩病或结核病的患者，不易愈合。检查时可发现一个或多个瘘管的开口，或在皮肤黏膜表层下面触到瘘管，有时有脓性分泌物流出，在直肠或肛管内可见瘘管的内口或伴有硬结。

（6）直肠脱垂（proctoptosis）　又称脱肛，是指肛管、直肠或乙状结肠下端的肠壁部分或全层向外翻出而脱出于肛门之外。检查时让患者取蹲位，观察肛门外有无突出物，或让患者屏气做排便动作时，肛门外更易看见紫红色球状突出物，此即直肠部分脱垂；若突出物呈椭圆形块状物，表面有环形皱襞，即为直肠完全脱垂。

2. 触诊

（1）触诊方法　肛门和直肠触诊检查通常称为肛诊或直肠指检。触诊时患者可采取左侧卧位、肘膝位或仰卧位，检查者右手示指戴指套或手套，并涂以润滑剂，如液体石蜡、凡士林、肥皂水。先将检查的示指置于肛门外口轻轻按摩，等患者肛门括约肌适应放松后，再慢慢插入肛门、直肠内（图6-49）。先检查肛门及括约肌的紧张度，再检查肛管及直肠的内壁，注意有无压痛、黏膜是否光滑、有无肿块及搏动感。

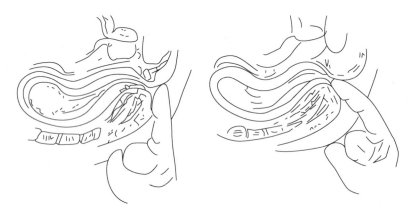

图 6 - 49　直肠指诊

（2）直肠指诊　常见异常改变及其临床意义如下。

1）剧烈触痛　见于肛裂和感染。

2）触痛伴有波动感　见于肛门、直肠周围脓肿。

3）触及柔软、光滑而有弹性的包块　多见于直肠息肉。

4）触及坚硬、凹凸不平的包块　应考虑直肠癌。

5）指检后指套表面带有黏液、脓液或血液　提示直肠炎或直肠癌，必要时应取其涂片做镜检或细菌学检查，协助诊断。

3. 内镜检查　常用的内镜检查为直肠镜与乙状结肠镜检查。正常直肠与乙状结肠黏膜完整，呈粉红色。若有黏膜充血、溃疡、出血、分泌液增多等，多为炎症所致。若见到肿块，常见为直肠息肉和癌肿，对所观察到的病变应注意其部位、大小及特点。

4. 检查结果记录　肛门与直肠检查结果及其病变部位按顺时钟方向进行。

（三）检查结果记录

记录检查结果时应注明检查时的体位，如肘膝位时肛门后正中点为12点钟位，前正中点为6点钟位，而仰卧位的时钟位则与此相反。

二、男性生殖器

男性生殖器包括内生殖器和外生殖器，阴茎、阴囊是外生殖器，内生殖器包括前列腺、精囊腺、射精管、尿道腺、精阜。检查时充分暴露下身，一般取直立位，双下肢稍外展，先检查外生殖器，随后检查内生殖器。

（一）阴茎

1. 阴茎大小　成人阴茎（penis）过小呈婴儿型阴茎见于垂体功能或性腺功能不全患者；在儿童期阴茎过大呈成人型阴茎，见于各种原因所致的性早熟。

2. 包皮　阴茎的皮肤在阴茎颈前向内翻转覆盖于阴茎表面称为包皮。成年人包皮不应掩盖尿道口，翻起后应露出阴茎头（男性尿道评估手法见图 6 - 50）。若不能翻起露出尿道外口或阴茎头称为包茎。若包皮过长超过阴茎头，但翻起后能露出阴茎头，称为包皮过长。包皮过长，特别是包茎易引起尿道外口或阴茎头感染、包皮嵌顿，甚至可诱发阴茎癌。

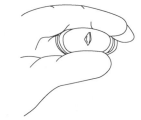

3. 阴茎头与阴茎颈　阴茎前端膨大部分为阴茎头或龟头，其后较细部称为阴茎颈。检查时应尽量将包皮上翻，暴露全部阴茎头及阴茎颈，观察

图 6 - 50　男性尿道评估手法

其表面色泽，有无充血、水肿、分泌物及结节等。正常人阴茎头红润光滑。如有硬结并伴有暗红色溃疡、易出血，或融合为菜花状，应考虑阴茎癌的可能。阴茎颈处发现单个椭圆形硬质溃疡称为下疳，常见于梅毒。阴茎头部如出现淡红色小丘疹融合重叠，呈乳头状突起，应考虑为尖锐湿疣。

4. 尿道口　检查尿道口时用示指与拇指轻轻挤压龟头使尿道张开，观察尿道口，若有红肿或脓性分泌物及触痛，多见于尿道炎症；观察尿道口有无狭窄，先天性畸形或炎症粘连常可出现尿道口狭窄；观察有无尿道口异位，尿道下裂时尿道口位于阴茎腹面。

（二）阴囊

阴囊（scrotum）是位于阴茎根部下方容纳和保护睾丸和附睾的多层结构囊袋，阴囊壁由多层组织构成，为腹壁的延续部分。皮色深暗多皱褶，阴囊内中间有一隔膜将其分为左右两个囊腔，每个囊内含有睾丸、附睾和精索。检查时患者取立位或仰卧位，两腿稍分开，检查者将双手的拇指置于阴囊前面，其余四指放在阴囊后面，双手同时触诊，检查阴囊、精索、睾丸和附睾。

1. 阴囊皮肤及外形　由于男性阴囊的位置比较特殊，正常阴囊皮肤呈深暗色，局部皮肤比较娇嫩，容易引起一些疾病的发生。视诊时注意观察阴囊皮肤有无皮疹、皮炎、湿疹，阴囊外形有无肿胀肿块。

2. 精索　是从腹股沟管深环至睾丸上端的一对柔软的圆索状结构，为睾丸、附睾、输精管提供血液供应，如精索遭受外伤或手术离断，睾丸即会萎缩丧失功能。精索在左右阴囊腔内各有一条，位于附睾上方，检查时用拇指和示指触诊精索，从附睾摸到腹股沟环。正常精索呈柔软的索条状，无压痛。若由于某种原因导致血液回流受阻，血液淤积，造成精索里的静脉丛迂曲、伸长和扩张，在阴囊里形成蚯蚓状的团块为精索静脉曲张，发生精索静脉曲张时，表现为阴囊胀大，有沉重及坠胀感，可能影响精子的生成和发育；若精索有挤压痛且局部皮肤红肿可能为急性炎症；若呈串珠样肿胀，见于输精管结核。

3. 睾丸　位于阴囊内，左右各一，呈微扁的椭圆形，表面光滑。检查时用拇指、示指和中指触及睾丸注意其形状、大小、硬度、触痛。睾丸急性肿痛，见于急性睾丸炎；慢性肿痛见于结核；一侧睾丸肿大、质硬并有结节，应考虑睾丸肿瘤、白血病细胞浸润；睾丸过小常为先天发育不良或内分泌异常；一侧或双侧睾丸萎缩，多继发于腮腺炎、外伤或先天发育异常；睾丸有时未降入阴囊而停滞于腹腔或腹股沟管内，称为隐睾，因腹股沟内温度较高，不适于精子发育，加之睾丸本身也可能发育不全，隐睾是导致不育症的原因之一。

4. 附睾 紧贴睾丸的上端和后缘，可分为头、体、尾三部。头部由输出小管盘曲而成，输出小管的末端连接一条附睾管。附睾管除贮存精子外还能分泌附睾液，有助于精子的成熟。检查时用拇指和示指、中指触诊，触诊时注意附睾的大小、有无结节和压痛。肿痛见于急性炎症；慢性炎症时附睾肿大、压痛轻；若仅肿胀而无压痛、质硬并有结节感，输精管增粗呈串珠状，则可能为附睾结核。

（三）前列腺

前列腺（prostate）如栗子，底朝上，位于膀胱下方，尖朝下，抵泌尿生殖膈，前面贴耻骨联合，后面依直肠。检查时患者可取肘膝位、右侧卧位、站立弯腰位，检查者示指戴指套或手套，涂以润滑剂，用示指缓缓插入肛门，向腹侧触诊。正常成人前列腺质韧有弹性，可触及左、右两叶及正中沟。前列腺肥大时正中沟消失。若前列腺肿大而表面光滑、质韧、无压痛，多见于老年人良性前列腺肥大；前列腺肿大且有明显压痛，多见于急性前列腺炎；前列腺肿大、质硬，并可触及坚硬结节者，多为前列腺癌。前列腺触诊时可同时做前列腺按摩，以留取前列腺液检查。

（四）精囊

精囊（seminal vesicle）又称精囊腺，是一对呈长椭圆形的囊状小体，它位于前列腺底的后上方、输精管壶腹的外侧、膀胱底与直肠之间。精囊上端游离、膨大部为精囊腺底；下端细小，为精囊腺的排泄管，与输精管壶腹末端汇合成射精管，穿过前列腺，开口于精阜。正常时肛门指检一般不易触及精囊。精囊病变常继发于前列腺，如炎症波及、结核扩散和前列腺癌的侵犯。

三、女性生殖器

女性生殖器包括外生殖器和内生殖器。外生殖器又称外阴，包括阴阜、大阴唇、小阴唇、阴蒂、阴道前庭；内生殖器包括阴道、子宫、输卵管及卵巢。一般情况下女性生殖器不做常规检查，但若怀疑全身性疾病有生殖器局部表现或怀疑有生殖系统疾病时才对生殖器官进行检查。检查时充分暴露下身，排空膀胱，取膀胱截石位。采用视诊与双合诊、三合诊、直肠–腹部诊等触诊法，并将检查结果按解剖部位先后顺序记录。

（一）外生殖器

1. 阴阜 为耻骨联合前面的皮肤隆起，皮下有丰富的脂肪组织。性成熟后，皮肤生长阴毛，是第二性征之一，进入老年期，阴毛脱落、稀少。

2. 大阴唇与小阴唇 大阴唇是外阴两侧一对隆起的皮肤皱襞，皮下富含脂肪组织和静脉丛等，局部受伤后易形成血肿。小阴唇位于大阴唇内侧，为一对纵形皮肤皱襞，表面湿润，无毛，富含神经末梢，故极敏感。检查时带手套以两指分开小阴唇，注意外阴皮肤、黏膜是否有炎症、疱疹、破损、溃疡、疣等。

3. 阴蒂 位于尿道外口的前方，为海绵体组织，阴蒂头富含神经末梢，极为敏感。注意观察阴蒂的发育，阴蒂 >2cm 或阴蒂头 >1cm 即属异常，是男性化特征，需进一步检查。

4. 阴道前庭 是位于两侧小阴唇之间的裂隙，其前部有较小的尿道外口，后部有较大的阴道口。阴道口位于尿道口下方，阴道口上覆有一层薄膜，称为处女膜。膜中央有一开口，月经期经血由此流出。检查时注意观察尿道口有无畸形、红肿、分泌物性状；观察阴道口分泌物量、色、性质、气味。

（二）内生殖器

1. 阴道 为前后略扁的肌性管道，连接子宫和外生殖器。其壁由黏膜、肌层和纤维层构成，有很多皱襞，具有较大伸展性。前壁与膀胱和尿道相邻，后壁与直肠相邻，若临近器官损伤波及阴道，可导致尿道阴道瘘、直肠阴道瘘。正常阴道黏膜光滑、柔软，幼女、绝经后妇女的阴道黏膜上皮薄，皱襞少，伸展性小，易创伤、出血。阴道检查时应注意有无阴道畸形、溃疡、囊肿，阴道内分泌物量、性质、色泽、有无臭味等。

2. 子宫　为一空腔器官，腔内覆有黏膜，为子宫内膜。成人的子宫为前后略扁的倒置梨形，在膀胱和直肠的中央，呈前倾前屈位。子宫韧带共有圆韧带、阔韧带、主韧带及子宫骶韧带 4 对，借以维持子宫于正常位置，若上述韧带、骨盆底肌和筋膜薄弱或受损伤，可导致子宫位置异常，形成不同程度的盆腔脏器脱垂。宫颈主要由结缔组织构成，阴道部为复层鳞状上皮覆盖，表面光滑。宫颈外口柱状上皮与鳞状上皮交界处是宫颈癌的好发部位。检查时注意宫颈大小、颜色、外口形状、有无出血、柱状上皮异位、撕裂、赘生物、宫颈管内有无出血及分泌物。

3. 输卵管　是一对输送卵子的弯曲管道。正常输卵管表面光滑、质韧无压痛、不易触及。若受精卵未能移入子宫而在输卵管内发育，则为输卵管妊娠；输卵管受到感染后，发生肿胀、充血、发红，易造成输卵管积水、积脓，管腔变窄或梗阻，长包块以及囊肿。

4. 卵巢　为一对扁椭圆形的性腺，可产生卵子及性激素。卵巢的形态、大小随年龄发生变化，成年妇女的卵巢约 4cm×3cm×1cm 大小，绝经后卵巢萎缩变小变硬。卵巢增大伴压痛常见于卵巢炎症；卵巢不同程度肿大常提示卵巢囊肿。

检查阴道、宫颈、宫体、输卵管、卵巢及宫旁结缔组织以及骨盆腔有无异常常用双合诊，为查清骨盆腔较后部及子宫直肠窝的情况，可用三合诊。

第九节　脊柱、四肢与关节检查

PPT

一、脊柱

脊柱位于背部正中，上端接颅骨，下端达尾骨尖，具有支持体重、维持躯体各种姿势、保护脊髓和灵活的运动等功能。检查脊柱时，应脱去上衣，双足并拢站立位，双下肢直立，双手自然下垂，从背面和侧面观察脊柱。脊柱检查通常以视诊、触诊、叩诊相互结合，其主要内容包括脊柱的弯曲度、有无畸形、脊柱的活动范围是否受限及有无压痛、叩击痛等。

（一）脊柱弯曲度

正常人脊柱有四个生理性弯曲，从侧面观察呈 S 形，即颈椎前突、胸椎后突、腰椎前突、骶椎后突。检查时让患者取站立位或坐位，双臂自然下垂，身体稍前倾，从背面观察脊柱有无侧弯，从侧面观察脊柱有无前凸和后凸。常见脊柱的病理性变形如下。

1. 脊柱侧凸　正常人脊柱无侧凸，脊柱离开后正中线向左或右偏曲称为脊柱侧凸（scoliosis），检查时用手指沿脊椎的棘突尖以适当压力往下划压，致皮肤出现一条红色充血痕，观察脊柱是否正中，有无侧弯并应记明侧凸的方向及部位。脊柱侧凸可分为姿势性侧凸和器质性侧凸两种。

（1）姿势性侧凸　无脊柱结构的异常，常见于儿童发育期坐位姿势不良、脊髓灰质炎后遗症、双下肢不等长、椎间盘脱出症等，改变体位可使侧凸得以纠正。

（2）器质性侧凸　改变体位不能使侧凸得以纠正，见于胸膜粘连、慢性胸膜肥厚、佝偻病、肩及胸部畸形等病变。

2. 脊柱后凸　脊柱过度后弯称为脊柱后凸（kyphosis），多发生于胸段，也称驼背。常见原因有佝偻病、胸椎结核、强直性脊柱炎、脊椎退行性变、脊柱外伤骨折等（表 6 - 26）。

表 6 - 26　脊柱胸段后凸的原因及表现

年龄	主要原因	表现
小儿	胸椎椎体结核	病变常发生在下胸部,由于椎体破坏,棘突向后明显突出,称为成角畸形
青少年	发育期姿势不良、脊椎骨软骨炎	胸段下部及腰段均向后凸
成年人	强直性脊柱炎	胸段成弧形或弓形后凸,脊柱强直固定,仰卧位脊柱亦不能伸平
老年人	骨质退行性变、胸椎椎体被压缩而成	多发生在胸段上半部

3. 脊柱前凸（lordosis）　脊柱过度向前弯曲,多发于腰椎。可见于晚期妊娠等生理情况,也可因大量腹腔积液、腹腔巨大肿瘤、先天性髋关节脱位等疾病所致。

（二）脊柱活动度

1. 正常活动度　正常人脊柱有一定活动度,但各部位的活动范围明显不同。颈段、腰段活动范围最大,胸椎段活动范围较小,而骶段各节融合固定几乎无活动性。

检查脊柱的活动度时,患者取坐位或站立位,头居正中,两眼平视前方,让患者依次做前屈、后伸、左右侧弯和旋转等动作,以观察脊柱的活动情况及有无变形。但是,若已有外伤性骨折或关节脱位时,应避免脊柱活动,以防止损伤脊髓。

一般颈椎前屈35°~45°,后伸35°~45°,左右侧弯45°,旋转60°~80°。腰椎前屈75°~90°,后伸30°,左右侧弯20°~35°,旋转30°。胸椎前屈30°,后伸20°,左右侧弯20°,旋转35°。全脊柱前屈128°,后伸125°,左右侧弯73.5°,旋转115°,但由于受年龄、运动训练及脊柱结构差异等因素,脊柱运动范围个体差异较大。

2. 活动受限

（1）脊柱颈椎段活动度受限　常见于颈部肌纤维组织炎及韧带劳损、结核或肿瘤所致脊椎骨质破坏、外伤所致骨折或关节脱位。

（2）脊柱腰椎段活动度受限　常见于腰部肌纤维组织炎及韧带劳损、椎间盘突出、腰椎结核或肿瘤、外伤所致骨折或脱位。

（三）脊柱压痛和叩击痛

1. 压痛　脊柱压痛的检查方法是嘱患者取坐位,身体稍向前倾,检查者以右手拇指在棘突和棘突旁自上而下逐个按压脊椎棘突及椎旁肌肉。健康成人每个棘突及椎旁肌肉均无压痛。若某一部位有压痛,提示压痛部位的脊椎或肌肉可能有病变或损伤。脊椎结核、椎间盘突出、脊椎外伤或骨折病理状态影响脊柱的承重和传递功能,可导致腰痛。若脊柱两旁肌肉有压痛,常为腰肌急慢性损伤所致。

2. 叩击痛　脊柱叩击痛的检查方法可采用直接叩击法和间接叩击法。直接叩击法是用手指或叩诊锤直接叩击各个脊椎的棘突,多用于胸椎与腰椎的检查,深部的椎体疾患如结核或脊椎炎时,叩打局部,出现深部疼痛,而压痛不明显或较轻。间接叩击时嘱患者取坐位,检查者将左手掌放在患者的头顶部,右手半握拳以小鱼际肌部位叩击左手背,观察患者有无疼痛。正常人脊椎无叩击痛,如脊椎有病变,在病变部位叩击疼痛。叩击痛阳性常见于脊柱结核、脊椎骨折及椎间盘突出等。

二、四肢与关节

四肢及其关节的检查通常使用视诊和触诊,两者相互配合,特殊情况下采用叩诊和听诊。观察四肢及其关节的形态、肢体位置、活动度或运动情况等。正常人四肢及其关节左右对称,形态正常,无肿胀及压痛,活动功能正常。

（一）肢体及关节的形态异常

1. 匙状甲 又称反甲，特点为指甲中央凹陷，边缘翘起，指甲变薄，表面粗糙有条纹（图6-51）。常见于缺铁性贫血和高原疾病，偶见于风湿热及甲癣。

2. 杵状指 手指或足趾末端增生、肥厚，指（趾）甲从根部到末端拱形隆起呈杵状膨大（图6-52）。其发生机制可能与肢体末端慢性缺氧、代谢障碍及中毒损害有关。常见于支气管扩张症、慢性肺脓肿、支气管肺癌、发绀型先天性心脏病、亚急性感染性心内膜炎、肝硬化等疾病。

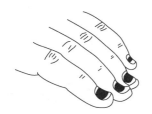

图6-51 匙状甲

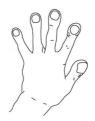

图6-52 杵状指

3. 爪形手 患者掌指关节过伸，指间关节屈曲，掌骨间隙和小鱼际明显凹陷，手指呈鸟爪样（图6-53）。见于尺神经损伤、进行性肌萎缩、脊柱空洞症和麻风等。

4. 猿掌 又称"扁平手"，为正中神经损伤所致。患者手的大鱼际肌萎缩，掌心扁平，拇指不能对掌，示指与中指常伸直不能弯曲，形如猿手（图6-54）。

5. 腕垂手 手腕和手指的伸张肌局部麻痹，腕关节不能背伸，手指不能伸直，拇指不能外展，外观手腕呈下垂状（图6-55）。主要见于桡神经干损伤后。

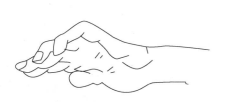

图6-53 爪形手

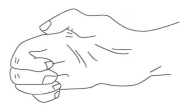

图6-54 猿掌

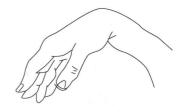

图6-55 腕垂手

6. 梭形关节 为近侧指间关节变形、肿胀呈梭状，双侧对称性病变。早期局部有红肿及疼痛，晚期明显强直、活动受限，重者手腕及手指向尺侧偏斜（图6-56）。见于类风湿关节炎。

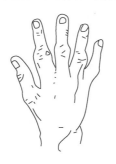
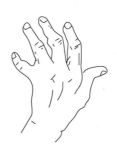

图6-56 梭形关节

7. 餐叉样畸形 即Colles骨折，桡骨下端骨折畸形。侧面观骨折部位呈餐叉样外观，故称"餐叉样畸形"。

8. 膝内、外翻畸形 正常人双脚并拢直立时，双膝及双踝均能靠拢。当双下肢自然伸直，双脚的内踝部靠拢时两膝因双侧胫骨向外弯曲而呈"O"形时，称为膝内翻或"O"形腿，行走时双足尖朝内、呈外八字表现。当双下肢自然伸直，两下肢膝关节靠近时，双侧小腿斜向外方呈"X"形弯曲，双内踝距离增大，称为膝外翻或"X"形腿。膝内翻、外翻畸形可见于佝偻病、骨骺不对称损伤、先天性骨骺发育畸形等。

9. 扁平足 正常人直立时足跟与足掌前部及足趾部位平稳着地，而足底中部内侧稍微离开地面。若足底变平，直立时足底中部内侧也能着地，称为扁平足或平脚板，多为先天性异常。平跖足者不能持久站立，并影响长途行走或行进速度。

10. 高弓足 足纵弓高起，横弓下陷，足背隆起，足趾分开。

11. 马蹄足 踝关节趾屈，前半足触地，足不能背屈，多取旋后及内收位，多与内翻足并存，称马蹄足，多见于跟腱挛缩、腓总神经麻痹。

12. 跟足畸形 足不能趾屈，伸肌牵拉使踝关节背伸，形成跟足畸形，行走和站立时用足跟着地，见于小腿三头肌麻痹。

13. 足内、外翻 足内翻是临床最常见的小儿足部畸形，常见于小儿麻痹后遗症，表现为足的前半部内收、内翻，跟骨内翻、跖屈、跟腱挛缩呈马蹄畸形等。足外翻见于胫前胫后肌麻痹，患者站立时，足固定于外展外翻的畸形位置，内踝异常隆起，且比外踝低（图 6 - 57）。

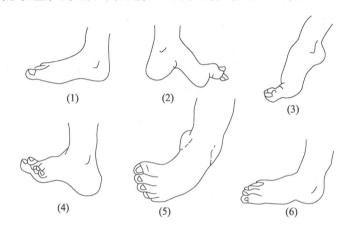

(1)　　　　(2)　　　　(3)

(4)　　　　(5)　　　　(6)

图 6 - 57　足部常见畸形

14. 下肢静脉曲张 是下肢的浅表静脉发生扩张、延长、弯曲成团状的现象，晚期可并发慢性溃疡的病变。其特点为静脉如蚯蚓状怒张、弯曲，久立位者更明显。严重时有小腿肿胀感，局部皮肤颜色暗紫红色或有色素沉着。常见于长时间负重、站立工作者或栓塞性静脉炎患者。

15. 网球肘 即肱骨外上髁炎，是指手肘外侧肌腱发炎疼痛。疼痛的产生是由于负责手腕及手指背向伸展的肌肉重复用力导致。见于网球运动员、木工等长期反复用力做肘部活动者。肱骨内上髁炎时按压疼痛，称为高尔夫球肘。

16. 方肩和肩章状肩 正常双肩对称，双肩呈弧形。肩关节结核病变时，关节边缘骨质遭到破坏，发生坏死，由于关节腔空，无肱骨头，肩峰突起，形成典型的方肩畸形。外伤性肩锁关节脱位、锁骨骨折患者患侧肩下垂，肩部突出如戴肩章状称肩章状肩。

17. 膝关节变形 膝关节红、肿、热、痛及运动障碍见于风湿性关节炎风湿活动期、结核性或外伤性关节炎、痛风等；膝关节梭形膨大，见于膝关节结核；关节间隙附近有突出物常为半月板囊肿；膝关节匀称性胀大，双侧膝眼消失并突出，见于膝关节积液，触诊有浮动感并出现浮髌现象。

浮髌试验主要用于确定膝关节损伤时是否出现关节积液。正常关节腔内有液体约5ml，当关节腔积液超过50ml时，浮髌试验为阳性。检查浮髌试验时患者平卧，患腿膝关节伸直，检查者一手固定于患膝髌骨上极，并加压压迫髌上囊，使关节液积聚于髌骨底面，另一手示指从上向下轻压髌骨并迅速抬起，按压时能感到髌骨与关节面的碰击，松压时髌骨又浮起，即为浮髌试验阳性（图6-58）。

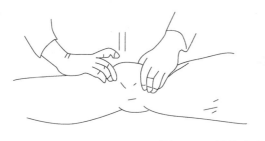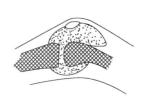

图6-58 浮髌试验

18. 腱鞘囊肿 多发生在腕关节背面或桡侧，为圆形无痛性隆起，触诊坚韧，能移动，多见于青壮年，女性多见。

19. 痛风结石 结石是由于尿酸钠结晶沉积于软组织，引起慢性炎症及纤维组织增生形成所致。痛风结石最常见于耳轮，亦多见于趾的第一跖趾关节，其次为指、腕、肘及膝关节等处。这种痛风结节也可在关节附近的滑囊膜、腱鞘与软骨内发现。痛风结石大小不一，小的如芝麻，大的如鸡蛋。

（二）关节运动功能障碍

关节运动可用主动运动和被动运动两种形式表示。主动运动指用自己力量活动，能达到的最大范围称为主动关节活动范围。被动运动指用外力使关节活动，能达到的最大范围称被动关节活动范围。检查时主要测定主动及被动运动的范围，观察活动时有无疼痛、异常活动、肌痉挛、强直或挛缩，检查关节、肌腱及其周围组织，估计关节功能、肌力及恢复情况等。

1. 各关节功能活动范围 是指每个关节从中立位运动到各方位最大角度的范围。目前采用国际上通用的中立位0°法记录关节活动范围。

（1）腕关节功能活动范围 以手与前臂成直线，掌心向下为腕关节的中立位0°。一般腕关节背伸35°~60°，掌屈50°~60°，桡侧偏斜25°~30°，尺侧偏斜30°~40°。

（2）肘关节功能活动范围 以肘关节伸直为中立位0°。一般肘关节屈曲140°，过伸5°~10°，掌心向下旋前90°，掌心向上旋后90°。

（3）肩关节功能活动范围 以上肢下垂为中立位0°。一般肩关节前屈135°，后伸45°，外展90°，内收20°~40°，外旋30°，内旋80°。

（4）髋关节功能活动范围 以髋关节伸直，髌骨向上为中立位0°。一般髋关节屈曲90°，后伸40°，外展30°~45°，内收20°~30°，外旋40°，内旋40°。

（5）膝关节功能活动范围 以膝关节伸直为中立位0°。一般膝关节屈曲145°，过伸10°。

（6）踝关节功能活动范围 以足与小腿成90°为中立位0°。一般踝关节跖屈40~50°，背伸20°~30°。

2. 关节运动功能障碍的临床意义 关节运动异常的常见病因如下。

（1）关节的退行性变、炎症、创伤、肿瘤等引起关节疼痛。

（2）肌肉痉挛。

（3）关节囊、关节腔及其周围组织的炎症、肥厚及粘连。

（4）髋关节脱位。

（5）关节积液。

（6）骨或软骨的增生、骨性关节强直、痛风石等。

另外，关节活动时出现摩擦音、弹响声或滴嗒声，要注意听诊，关节软骨磨损、膝关节半月板撕裂等关节内病变可出现关节弹响。

第十节　神经系统检查

PPT

神经系统检查主要包括脑神经、运动神经、感觉神经、神经反射以及自主神经的检查。进行神经系统检查时，首先要确定患者对外界刺激的反应状态，即意识状态，本节涉及的许多检查要求在患者意识清晰的状态下完成。

一、脑神经

脑神经共有 12 对，脑神经评估对颅脑病变的定位诊断有重要价值，评估时应按评估顺序进行，并注意两侧对比观察，脑神经功能及损伤后的临床表现见表 6 - 27。

表 6 - 27　脑神经功能及损伤后的临床表现

脑神经	功能	损伤后临床表现
嗅神经	嗅觉	嗅觉丧失
视神经	视觉	全盲
动眼神经	眼球运动，晶状体调节，瞳孔收缩	复视，上睑下垂，瞳孔散大，调节反射消失
滑车神经	眼球运动	复视
三叉神经	脸部、头皮、牙齿的感觉，咀嚼运动	脸部麻木，咀嚼肌肌力减弱
展神经	眼球运动	复视
面神经	味觉，腭、外耳感觉，泪腺、下颌下腺、舌下腺分泌，面部表情	舌前 2/3 味觉丧失，口干，泪腺丧失分泌功能，面肌瘫痪
位听神经	听觉、平衡	耳聋，耳鸣，头晕，眼球震颤
舌咽神经	味觉，咽、耳的感觉，上抬腭，腮腺的分泌	舌后 1/3 味觉丧失，咽麻痹、口发干
迷走神经	味觉，咽、喉、耳的感觉，吞咽发声、心脏、腹部器官交感神经	吞咽困难，声音嘶哑，上腭麻痹
副神经	发声，头、颈、肩的运动	声音嘶哑，头、颈、肩部肌肉无力
舌下神经	舌的运动	舌无力，萎缩

二、运动功能

运动分为自主运动和不自主运动两种。自主运动由锥体束支配，不自主运动由锥体外系和小脑支配。

（一）肌力与随意运动

肌力（muscle power）是指肌肉运动时的最大收缩力。肌力的记录方法常采用 0 ~ V 级的六级分级法（表 6 - 28）。评估时让患者做肢体伸展动作，检查者从相反方向给予阻力，评估其对阻力的克服力量。随意运动是指在意识支配下的动作，随意运动功能丧失即为瘫痪（表 6 - 29）。

表 6 - 28 肌力的分级及评价

分级	评价
0 级	完全瘫痪
Ⅰ 级	可见肌肉轻微收缩，但无肢体运动
Ⅱ 级	肢体能在床上水平运动，但不能抬离床面
Ⅲ 级	肢体可抬离床面，但不能抵抗阻力
Ⅳ 级	能抵抗部分阻力
Ⅴ 级	正常肌力

表 6 - 29 瘫痪的形式与特点

形式	特点	临床意义
偏瘫	一侧上下肢随意运动丧失，并伴有脑神经损伤	脑卒中、颅内病变
单瘫	单一肢体随意运动功能障碍	脊髓灰质炎
截瘫	四肢或双侧下肢随意运动功能障碍	脊髓肿瘤、外伤
交叉瘫	一侧上肢瘫痪及对侧脑神经损害	脑干病变

（二）肌张力

肌张力是指静息状态下的肌肉紧张度，即骨骼肌受到外力牵拉时产生的收缩反应。通过触摸肌肉的硬度以及伸屈其肢体时感知肌肉对被动伸屈的阻力来判断肌张力。

1. 肌张力增高 肌肉坚实，伸屈肢体阻力增加。肌张力增高可分为两种。

（1）痉挛状态 被动伸屈肢体时，起始阻力大，终末时阻力突然减小，也称为折刀现象。为锥体损伤的表现。

（2）铅管样强直 伸肌和屈肌的肌张力均增高，被动运动时各个方向的阻力增加时均匀一致，为锥体外系损伤的表现。

2. 肌张力减低 肌肉松弛，伸屈肢体时阻力低，关节运动范围大，见于周围神经炎、脊髓灰质炎和小脑病变等。

（三）不自主运动

不自主运动（involuntary movements）是指患者在意识清楚的情况下，随意肌不自主收缩所产生的一些无目的的异常动作，多为锥体外系损伤的表现。

1. 震颤（tremor） 为两组拮抗肌交替收缩引起的不自主动作。常见有：①静止性震颤，静止时出现，运动时减轻，睡眠时消失，常伴肌张力增高，见于帕金森病。②姿势性震颤，在身体保持某种姿势时出现，运动及休息时消失，较静止性震颤细而快。姿势性震颤包括应用肾上腺素后、甲状腺功能亢进、焦虑状态所致的震颤。检查时嘱患者两上肢平伸，可见手指出现细微的不自主震颤。③意向性震颤，又称动作性震颤，在动作时出现，动作终末愈接近目的物时愈明显，休息时消失。见于小脑疾患。

2. 手足徐动（athetosis） 为手指或足趾的一种缓慢持续的伸展扭曲动作，见于脑性瘫痪、肝豆状核变性和脑基底节变性。

3. 舞蹈样运动（choreic movement） 为面部肌肉及肢体的快速、不规则、无目的、不对称的不自主运动，表现为"做鬼脸"、转颈、耸肩、手指间断性伸屈、摆手和伸臂等舞蹈样动作，常难以维持一定的姿势，睡眠时可减轻或消失。多见于儿童期风湿性舞蹈病。

（四）共济失调

机体任何动作的完成均依赖于某组肌群协调一致的运动，称为共济运动。小脑、前庭系统、深感觉以及锥体外系共同调节运动的协调与平衡，这些部位的任何病变，尤其是小脑的病变，可使运动缺乏准确性，称为共济失调。共济失调的检查方法如下。

1. 指鼻试验 嘱患者将前臂外旋、伸直，用示指触自己的鼻尖，先慢后快，先睁眼后闭眼，重复做上述动作。正常人动作准确。小脑半球病变者同侧指鼻不准；如睁眼时指鼻准确、闭眼时出现障碍为感觉性共济失调。

2. 跟－膝－胫试验 嘱患者仰卧，先抬起一侧下肢，然后将足跟置于另一侧膝盖下端，再沿胫骨前缘徐徐滑下至足背，先睁眼后闭眼，重复进行。小脑损害时动作不稳，感觉性共济失调者闭眼时足跟难以寻到膝盖。

3. 轮替动作 嘱患者伸直手掌并以前臂反复做快速旋前旋后动作。动作失调者动作缓慢，不协调。

4. Romberg 征 又称闭目难立征。嘱患者直立，两臂前伸，双足并拢，然后闭目，如出现身体摇晃或倾斜为阳性。仅闭眼时站不稳而睁眼时能站稳提示两下肢有深感觉障碍，为感觉性共济失调。闭目睁目皆不稳提示小脑蚓部病变。

三、感觉功能

评估感觉功能应注意：患者必须意识清晰，并能与检查者配合；让患者了解评估的目的与方法；注意比较左右侧、远近端的差别；患者在闭目状态下进行评估，以免主观和暗示作用。

（一）浅感觉

浅感觉是指刺激皮肤、黏膜或角膜引起的反应。

1. 痛觉 嘱患者闭目，用大头针的针尖均匀地轻刺患者皮肤，让患者陈述感受。注意两侧对称部位的比较，判断有无感觉障碍及其类型，包括正常、过敏、减退、消失及其范围。正常人对痛觉刺激能准确回答或手示，痛觉过敏、减退或消失则分别表现为对微弱的痛觉刺激发生强烈的反应、对痛觉刺激回答模糊、对痛觉刺激无反应。痛觉障碍见于脊髓丘脑侧束病损。

2. 触觉 用棉签轻触患者的躯干及四肢皮肤或黏膜，让患者回答有无轻痒的感觉。正常人对轻触觉灵敏。触觉减退或消失者分别表现为对触觉刺激反应不灵敏或无反应。触觉障碍见于脊髓丘脑前束和后索病损。

3. 温度觉 用分别盛有热水及冷水的试管交替测试患者皮肤，让其陈述自己的感觉。正常人能明确辨别冷、热的感觉。温度觉障碍见于脊髓丘脑侧束病损。

（二）深感觉

深感觉是指刺激骨膜、肌腱引起的反应。

1. 运动觉 检查时嘱患者闭目，检查者用示指和拇指轻持患者的手指或足趾两侧做被动屈或伸的动作，让患者回答"向上"或"向下"，观察患者判断是否正确。运动觉障碍见于脊髓后索病损。

2. 位置觉 检查时嘱患者闭目，检查者将患者肢体放置在某种位置上，询问患者是否能明确回答肢体所处的位置。位置觉障碍见于脊髓后索损害。

3. 震动觉 用震动的音叉放置在患者的骨隆突处，询问患者有无震动感，注意比较两侧有无差别。正常人有共鸣性震动感，无震动感觉者属震动觉障碍。见于脊髓后索损害。

（三）复合感觉

复合感觉包括皮肤定位觉、两点辨别觉、实体觉和体表图形觉。这些感觉是大脑综合分析和判断的结果，又称皮质感觉。正常人闭目情况下可正确辨别，大脑皮质病变者复合感觉障碍。

1. 皮肤定位觉 检查者以手指或棉签轻触患者体表某处皮肤，让患者指出被触部位。皮肤定位觉障碍见于皮质病变。

2. 两点辨别觉　以分开的钝脚分规同时轻触皮肤上的两点，如患者能分辨为两点，则再逐步缩小双脚间距，直到患者感觉为一点时，测其实际间距，两侧比较。正常时全身不同部位的分辨能力不同，舌尖、鼻端、指尖敏感度最高，四肢近端和躯干最差。触觉正常而两点辨别觉障碍见于额叶病变。

3. 实体觉　嘱患者用单手触摸熟悉的物体，如钢笔、钥匙、硬币等，并说出物体的名称。先测功能差的一侧，再测另一侧。功能障碍见于大脑皮质病变。

4. 体表图形觉　患者闭目，以钝物在其皮肤上画方形、圆形、三角形等简单图形，或写一、二、十等简单的字，观察其能否辨别。如有障碍，常为丘脑水平以上病变。

四、神经反射

神经反射是由反射弧的形成而完成的，反射弧包括感受器、传入神经元、中枢、传出神经元和效应器。反射弧中任一环节病变都可使反射减弱或消失，而锥体束以上部位有病变，会使一些反射活动失去抑制而出现反射亢进。根据刺激部位不同，可将神经反射分为浅反射和深反射。

（一）浅反射

刺激皮肤或黏膜引起肌肉收缩的反射，称为浅反射（superficial reflex）。

1. 角膜反射（corneal reflex）　将一手示指置于患者眼前约30cm处，引导其向内上方注视，另一手用细棉签纤维由患者眼外侧从视野外向内接近并轻触患者的角膜，注意避免触及睫毛，正常时可见该眼睑迅速闭合，称为直接角膜反射。如刺激一侧角膜，对侧也出现眼睑闭合反应，称为间接角膜反射。

直接角膜反射消失，间接角膜反射存在，见于该侧面神经瘫痪，直接与间接角膜反射均消失见于三叉神经病变。深昏迷患者角膜反射完全消失。

2. 腹壁反射（abdominal reflex）　嘱患者仰卧，下肢稍屈以使腹壁放松，然后用棉签杆按上（肋缘下）、中（脐平）、下（腹股沟上）3个部位由外向内轻划腹壁皮肤。正常时于受刺激的部位可见腹壁肌肉收缩。

上部反射消失见于胸髓7~8节病损，中部反射消失见于胸髓9~10节病损，下部反射消失见于胸髓11~12节病损。双侧上、中、下腹壁反射均消失见于昏迷或急腹症患者。一侧腹壁反射消失见于同侧锥体束病损。肥胖、老年及经产妇因腹壁过于松弛腹壁反射也可减弱或消失。

3. 提睾反射（cremasteric reflex）　嘱患者仰卧，用棉签杆由下向上轻划股内侧上方皮肤，可引起同侧提睾肌收缩，使睾丸上提。

双侧反射消失见于腰髓1~2节病损。一侧反射减弱或消失见于锥体束损害。局部病变有腹股沟疝、阴囊水肿等也可影响提睾反射。

4. 跖反射（plantar reflex）　患者仰卧，下肢伸直，检查者手持患者踝部，用棉签杆划足底外侧，由足跟向前至近小趾跖关节处转向姆趾侧，正常反应为足跖屈曲。反射消失为骶髓1~2节病损。

（二）深反射

刺激骨膜、肌腱经深部感受器完成的反射称为深反射（deep reflex）。检查时应嘱患者完全放松受检肢体。检查者叩击力量要均等，注意两侧对比。

1. 肱二头肌反射（biceps tendon reflex）　检查者以左手扶托患者屈曲的肘部，并将拇指置于肱二头肌肌腱上，右手持叩诊锤叩击拇指。正常反应为肱二头肌收缩，前臂快速屈曲。反射中枢为颈髓5~6节，如图6-59所示。

2. 肱三头肌反射（triceps tendon reflex）　检查者以左手扶持患者的肘部，嘱其肘部屈曲，右手持叩诊锤直接叩击尺骨鹰嘴上方的肱三头肌肌腱，正常反应为肱三头肌收缩，前臂稍伸展。反射中枢为颈髓 7~8 节，如图 6-60 所示。

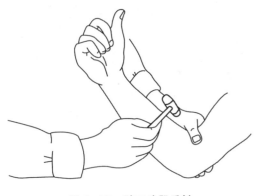

图 6-59 肱二头肌反射

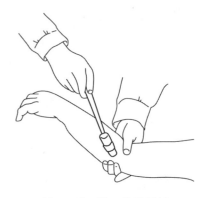

图 6-60 肱三头肌反射

3. 膝腱反射（knee jerk reflex） 患者取坐位检查时，小腿完全松弛，自然下垂；卧位时，检查者用左手在患者腘窝处托起两下肢，使髋、膝关节稍屈，然后用右手持叩诊锤叩击髌骨下方的股四头肌肌腱。正常反应为小腿伸展。反射中枢为腰髓 2~4 节，如图 6-61 所示。

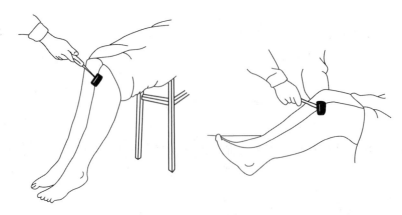

图 6-61 膝腱反射

4. 跟腱反射〔achilles tendon reflex） 嘱患者仰卧，髋及膝关节稍屈曲，下肢取外旋外展位，检查者用左手托患者的足掌，使足呈过伸位，然后以叩诊锤叩击跟腱。正常反应为腓肠肌收缩，足向跖面屈曲。如卧位不能测出时，可嘱患者跪于椅面上，双足自然下垂，然后轻叩跟腱，反应同前。反射中枢为骶髓 1~2 节，如图 6-62 所示。

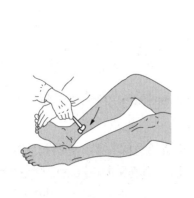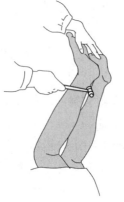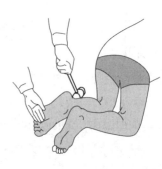

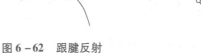

图 6-62 跟腱反射

深反射减弱或消失多为器质性病变，见于末梢神经炎、神经根炎、脊髓前角灰质炎等。骨关节病和肌营养不良深反射也可减弱或消失。深反射亢进常为上运动神经元瘫痪的表现。

5. 阵挛（clonus）　当深反射极度亢进时可以出现阵挛，即有持续的压力使所评估的肌肉保持紧张时，该肌肉可以出现节律性的收缩。

（1）踝阵挛　患者取仰卧位，髋和膝关节稍屈，检查者一手持其脚掌前端，突然用力使踝关节背屈并维持。阳性表现为腓肠肌与比目鱼肌发生连续性节律性收缩，而导致足部呈现交替性屈伸动作。

（2）髌阵挛　患者下肢伸直，检查者拇指和示指压于髌骨上缘，用力向远端快速连续推动数次后维持推力。阳性表现为股四头肌发生节律性收缩，使髌骨上下移动。

（三）病理反射

病理反射是指锥体束受损时，大脑失去了对脑干和脊髓的抑制作用而出现的异常反射，也称锥体束征。1岁半以内的婴幼儿由于神经系统发育未完善，可出现这种反射，但不属于病理性变化。依检查方法的不同，临床常见的有以下几种。

1. Babinski 征　取位与检查跖反射一样。患者仰卧，下肢伸直，检查者一手持患者踝部，另一手用棉签杆沿患者足底外侧缘，由后向前划至小趾跟部再转向内侧。正常表现为足趾向跖面屈曲。阳性反应为趾背伸，其余四趾呈扇形展开，见于锥体束损害（图6-63）。

2. Oppenheim 征　检查者用拇指和示指沿患者胫骨前缘用力由上向下滑压。正常与阳性表现同Babinski征（图6-63）。

3. Gordon 征　检查者用手以一定力量捏挤患者的腓肠肌。正常与阳性表现同Babinski征（图6-63）。

4. Chaddock 征　检查者用钝头竹签在患者外踝下方由后向前轻划至趾掌关节处。正常与阳性表现同Babinski征（图6-63）。

5. Hoffmann 征　检查者左手握住患者腕部，使腕略背屈，以右手示指、中指夹住患者中指，以拇指迅速弹刮该指指甲。阳性表现为拇指及其余三指的轻微掌屈反应（图6-64）。

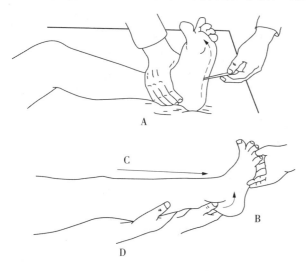

图6-63　病理反射示意图

A. Babinski 征；B. Chaddock；C. Oppenheim 征；D. Gordon 征

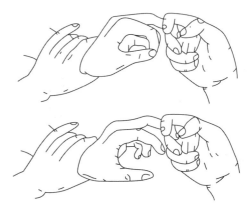

图6-64　Hoffmann 征

（四）脑膜刺激征

脑膜刺激征为脑膜受到激惹的体征，见于脑膜炎、蛛网膜下隙出血和颅压增高等，常见的脑膜刺激征有以下几种。

1. 颈强直　患者仰卧，检查者以手托扶患者枕部做被动屈颈动作以测试颈肌抵抗力，若抵抗力增强则为颈强直。除颅内、脊髓病变外，也见于颈椎或颈部肌肉局部病变。

2. Kernig 征　患者仰卧，检查者先将其一侧下肢髋、膝关节屈曲呈直角，再将其小腿尽量上抬伸膝，正常膝关节可伸达 135° 以上。阳性表现为伸膝受限并伴有疼痛与屈肌痉挛。

3. Brudzinski 征　嘱患者仰卧，下肢自然伸直。检查者一手置于患者胸前以维持胸部位置不变，另一手托其枕部使头部前屈，若出现两侧膝关节和髋关节同时屈曲为阳性。

⊕ **知识链接**

Lasegue 征

　　Lasegue 征为神经根受刺激的表现。检查时嘱患者仰卧，两下肢伸直，检查者一手置于膝关节上，使下肢维持伸直位，同时另一手将下肢尽量上抬。正常人下肢可抬高 70° 以上，如不到 30° 即出现由上而下的放射性疼痛为阳性。见于坐骨神经痛、腰椎间盘突出或腰骶神经根炎等。

五、自主神经

自主神经系统的主要功能是支配腺体、内脏平滑肌以及血管的活动，故又称为内脏神经，分为交感与副交感两个系统。临床上常用的评估方法有以下几种。

1. 眼心反射　患者取仰卧位，双眼自然闭合，计数脉率，检查者以左手中指、示指分别置于患者眼球两侧，逐渐施加压力（以不引起疼痛为限）。加压 20～30 秒后计数脉率。正常可减少 10～12 次/分，减少超过 12 次/分提示副交感（迷走）神经功能亢进，加压后脉率不但不减少反而增加提示交感神经功能亢进。

2. 卧立位试验　分别于患者卧位和直立位时计数脉率，由卧位到立位时脉率增加超过 10～12 次/分时为交感神经兴奋性增强。由立位到卧位，脉率减慢超过 10～12 次/分则为副交感（迷走）神经兴奋性增强。

3. 颈动脉窦反射　患者取仰卧位或坐位，平静后计数脉率，让患者头稍转向欲压迫的对侧，检查者位于患者身后，用手指压迫颈总动脉分支部（相当于胸锁乳突肌上 1/3 处），由前方逐渐向颈椎方向压迫，压迫时应于 5～30 秒内逐渐增加手指的压力，然后计数脉率。正常时脉率可减慢 6～10 次/分，反射增强说明副交感神经功能亢进。不可双侧同时检查。

4. 竖毛反射　将冰块置于患者的颈后或腋窝皮肤上数秒钟后，可见到竖毛肌收缩，毛囊处隆起，根据竖毛反射障碍的部位来判断交感神经功能障碍的范围。

5. 皮肤划痕试验　用钝头竹签以适当的力量在皮肤上画一条线，数秒钟后先出现白色条纹，以后变为红色条纹，此为正常反应，如果白色划痕持续时间超过 5 分钟，提示交感神经兴奋性增高，如果红色划痕迅速出现，持续时间长，明显增宽，甚至隆起，提示副交感神经兴奋性增高或交感神经麻痹。

第十一节　全身体格检查

PPT

一、全身体格检查的基本要求

全身体格检查（complete physical examination）是护士对患者进行护理评估的基本功，要求首先应分段学习和掌握各器官系统体格检查的内容和手法，然后遵循全身体格检查的基本原则和规范，在规定的时间内完成内容全面系统、顺序合理流畅的全身体格检查。

（一）以患者为中心

检查前须向患者作自我介绍，与患者进行简单交流，说明体格检查的目的和要求，消除患者的紧张情绪，以取得患者的密切配合；体格检查过程中，要关心、体贴患者，以患者为中心，手应温暖，手法应轻柔，体现人文关怀，检查过程中与患者进行适当交流；结束后应对患者的合作表示感谢，给患者及时盖好衣被。

（二）预防交叉感染

检查者进行体格检查前、后要洗手，或用消毒剂擦拭双手，注意避免交叉感染。

（三）环境合乎要求

检查患者时光线应适当，环境应温暖、安静；应充分暴露被检查部位，注意保护患者隐私。检查过程中注意患者的保暖，防止受凉。

（四）检查方法正确

全身体格检查时应全面、系统，检查者站在患者右侧，一般以右手进行检查；根据检查内容嘱患者取适当体位；动作应规范，把握检查的进度与时间，一般应尽量在 40 分钟内完成。

（五）按顺序进行全身体格检查

全身体格检查时要按一定顺序进行，避免重复和遗漏及不必要的反复要求患者更换体位。

1. 以患者取卧位为例　先取卧位进行一般情况和生命征检查→头颈部→前、侧胸部（心、肺）→（卧位改为坐位）后背部（肺、脊柱、肾区、骶部）→（坐位改为卧位）腹部→上下肢→肛门直肠→外生殖器→神经系统（最后站立位）检查。

2. 以患者取坐位为例　先取坐位进行一般情况和生命征检查→上肢→头颈部→后背部（肺、脊柱、肾区、骶部）→（坐位改为卧位）前胸部、侧胸部（心、肺）→腹部→下肢→肛门直肠→外生殖器→神经系统（最后站立位）检查。

检查过程中，应注意原则的灵活性，为了检查的方便，某些器官系统，如皮肤、淋巴结、神经系统可采取分段检查，统一记录。根据病情轻重可及时调整检查顺序，并根据病情变化及时进行复查。

二、全身体格检查基本项目

（一）一般检查及生命体征

1. 检查前准备好检查器械，洗手、并向患者作自我介绍，态度和蔼、亲切、自然，密切护患关系。

2. 观察发育、营养、面容、表情和意识等一般状态。

3. 测量体温（腋温，10 分钟）。

4. 触诊桡动脉，至少测量 30 秒。双手同时触诊双侧桡动脉，观察对称性。

5. 计数呼吸频率，至少测量 30 秒。

6. 测右上肢血压 2 次。

（二）头颈部

1. 观察头部外形、毛发分布、有无异常运动等。

2. 触诊头颅。

3. 视诊颜面部、双眼及眉毛。

4. 分别检查左右眼的近视力（用近视力表）。

5. 检查下眼睑结膜、球结膜和巩膜。

6. 翻转上睑，检查上睑、球结膜和巩膜。

7. 检查面神经运动功能（皱眉、闭目）。

8. 检查眼球运动（检查六个方向）。

9. 检查瞳孔直接对光反射、间接对光反射、聚合反射。

10. 观察双侧外耳及耳后区。

11. 触诊双侧外耳及耳后区。

12. 分别检查双耳听力（摩擦手指，或用手表音）。

13. 观察外鼻。

14. 触诊外鼻。

15. 观察鼻前庭、鼻中隔。

16. 分别检查左右鼻道通气状态。

17. 检查鼻旁窦：上颌窦、额窦、筛窦，注意肿胀、压痛、叩痛等。

18. 检查口唇、牙齿、上腭、舌质和舌苔。

19. 借助压舌板检查颊黏膜、牙齿、牙龈、口底及口咽部及扁桃体有无肿大及分度。

20. 检查舌下神经（伸舌）。

21. 检查面神经运动功能（露齿、鼓腮或吹口哨）。

22. 检查三叉神经运动支、感觉支（上、中、下三支）。

23. 暴露颈部，检查颈部外形和皮肤、颈静脉充盈和颈动脉搏动情况。

24. 检查颈椎屈曲及左右活动情况。

25. 检查副神经（耸肩及对抗头部运动）。

26. 触诊耳前淋巴结。

27. 触诊耳后淋巴结。

28. 触诊枕后淋巴结。

29. 触诊颌下淋巴结。

30. 触诊颏下淋巴结。

31. 触诊颈前三角淋巴结。

32. 触诊颈后三角淋巴结。

33. 触诊锁骨上淋巴结。

34. 触诊甲状腺峡部。

35. 触诊甲状腺侧叶。

36. 分别触诊左右颈总动脉。

37. 触诊气管位置。

38. 听诊颈部（甲状腺、血管）杂音。

（三）前、侧胸部

1. 暴露胸部，观察胸部外形、两侧对称性、皮肤和呼吸动度等。

2. 触诊左侧乳房（四个象限及乳头）。

3. 触诊右侧乳房（四个象限及乳头）。

4. 用右手触诊左侧腋窝淋巴结群。

5. 用左手触诊右侧腋窝淋巴结群。

6. 触诊胸壁弹性、有无压痛。

7. 触诊双侧呼吸动度（上、中、下，双侧对比）。

8. 触诊有无胸膜摩擦感。

9. 检查双侧触觉语颤（上、中、下，双侧对比）。

10. 叩诊双侧肺尖。

11. 叩诊双侧前胸和侧胸（自上而下，由外向内，双侧对比）。

12. 听诊双侧肺尖。

13. 听诊双侧前胸和侧胸（自上而下，由外向内，双侧对比）。

14. 检查双侧语音共振。

15. 观察心尖、心前区搏动，切线方向观察。

16. 触诊心尖搏动（两步法）。

17. 触诊心前区。

18. 叩诊心脏左、右侧相对浊音界，并分别测量各标记点距离前正中线的垂直距离。

19. 听诊二尖瓣区（频率、节律、心音、杂音、摩擦音）。

20. 听诊肺动脉瓣区（心音、杂音、摩擦音）。

21. 听诊主动脉瓣区（心音、杂音、摩擦音）。

22. 听诊主动脉瓣第二听诊区（心音、杂音、摩擦音）。

23. 听诊三尖瓣区（心音、杂音、摩擦音）。

听诊先用膜式胸件，酌情用钟式胸件补充。

（四）背部

1. 充分暴露背部，观察脊柱、胸廓外形及呼吸动度。

2. 触诊胸廓活动度及其对称性。

3. 触诊双侧触觉语颤。

4. 触诊有无胸膜摩擦感。

5. 叩诊双侧后胸部。

6. 叩诊双侧肺下界。

7. 叩诊双侧肺下界移动度（肩胛线上）。

8. 听诊双侧后胸部。

9. 听诊有无胸膜摩擦音。

10. 触诊双侧语音共振。

11. 触诊脊柱有无畸形、压痛。

12. 直接叩诊法检查脊椎有无叩击痛。

13. 触诊双侧肋脊点和肋腰点有无压痛。

14. 检查双侧肋脊角有无叩击痛。

（五）腹部

1. 正确暴露腹部，请患者屈膝、放松腹肌、双上肢置于躯干两侧，腹式呼吸，观察腹部外形、对称性、皮肤、胸及腹式呼吸等。

2. 听诊肠鸣音至少 1 分钟。

3. 听诊腹部有无血管杂音。

4. 叩诊全腹。

5. 叩诊肝上界。

6. 叩诊肝下界。

7. 检查肾脏有无叩击痛。

8. 检查移动性浊音（经脐平面先左后右）。

9. 浅触诊全腹部（自左下腹开始、逆时针触诊至脐部结束）。

10. 深触诊全腹部（自左下腹开始、逆时针触诊至脐部结束）。

11. 在右锁骨中线上单手法触诊肝脏。

12. 在右锁骨中线上双手法触诊肝脏。

13. 在前正中线上双手法触诊肝脏。

14. 检查肝颈静脉回流征。

15. 检查胆囊点有无触痛。

16. 双手法触诊脾脏。

17. 如未能触及脾脏，嘱被检查者右侧卧位，再触诊脾脏。

18. 双手法触诊双侧肾脏。

19. 检查腹部触觉（或痛觉）。

20. 检查腹壁反射。

（六）上肢

1. 正确暴露上肢，观察上肢皮肤、关节等。

2. 观察双手及指甲。

3. 触诊指间关节和掌指关节。

4. 检查指间关节运动。

5. 检查上肢远端肌力。

6. 触诊腕关节。

7. 检查腕关节运动。

8. 触诊双肘鹰嘴和肱骨髁状突。

9. 触诊滑车上淋巴结。

10. 检查肘关节运动。

11. 检查屈肘、伸肘的肌力。

12. 暴露肩部，视诊肩部外形。

13. 触诊肩关节及其周围。

14. 检查肩关节运动。

15. 检查上肢触觉（或痛觉）。

16. 检查肱二头肌反射。

17. 检查肱三头肌反射。

18. 检查桡骨膜反射。

19. 检查 Hoffmann 征。

（七）下肢

1. 正确暴露下肢，观察双下肢皮肤、外形等。

2. 触诊腹股沟区有无肿块、疝等。

3. 触诊腹股沟淋巴结横组。

4. 触诊腹股沟淋巴结纵组。

5. 触诊股动脉搏动。

6. 检查髋关节屈曲、内旋、外旋运动。

7. 检查双下肢近端肌力（屈髋）。

8. 触诊膝关节和浮髌试验。

9. 检查膝关节屈曲运动。

10. 检查髌阵挛。

11. 触诊踝关节及跟腱。

12. 检查有无凹陷性水肿。

13. 触诊双足背动脉。

14. 检查踝关节背屈、跖屈活动。

15. 检查双足背屈、跖屈肌力。

16. 检查踝关节内翻、外翻运动。

17. 检查屈趾、伸趾运动。

18. 检查下肢触觉（或痛觉）。

19. 检查膝腱反射。

20. 检查跟腱反射。

21. 检查 Babinski 征。

22. 检查 Chaddock 征。

23. 检查 Oppenheim 征。

24. 检查 Gordon 征。

25. 检查 Kernig 征。

26. 检查 Brudzinski 征。

27. 检查 Lasegue 征。

28. 检查踝阵挛。

（八）肛门直肠（仅必要时检查）

1. 嘱患者左侧卧位，左腿伸直，右腿屈曲。

2. 观察肛门、肛周、会阴区。

3. 戴上手套，示指涂以润滑剂行直肠指检，观察指套是否有分泌物。

（九）外生殖器检查（仅必要时检查）

1. 解释检查必要性，消除顾虑，保护隐私，检查前排空膀胱，患者取仰卧位。

男性：

2. 视诊阴毛、阴茎、冠状沟、龟头、包皮。

3. 视诊尿道外口。

4. 视诊阴囊，必要时作提睾反射。

5. 触诊双侧睾丸、附睾、精索。

（十）共济运动、步态与腰椎运动

1. 请被检查者站立，检查 Romberg 征（闭目难立征）。

2. 检查指鼻试验（睁眼、闭眼），双手快速轮替动作。

3. 观察步态。

4. 检查腰椎的前屈、后伸、侧弯、旋转运动。

三、重点体格检查

全面系统、井然有序的全身体格检查对于住院患者建立完整的医疗保健档案必不可少，但在面对急、危重症患者时，由于时间有限，为抢救生命，可以用较少的时间进行重点、有效的体格检查。其顺序与全身体格检查基本一致，应根据患者的病情和需要对重点体格检查的部位和内容作适当的调整，以尽量减少患者的不适，且可较快完成有需要的、有针对性的检查。

目标检测

答案解析

一、单选题

1. 某男性患者的步态为：起步后小步急速趋行，身体前倾，有难以止步之势。该步态称为（　　）

    A. 蹒跚步态　　　　　　　　B. 醉酒步态　　　　　　　　C. 跨阈步态

    D. 慌张步态　　　　　　　　E. 剪刀步态

2. 左心功能不全的临床表现是（　　）

    A. 水肿　　　　　　　　　　B. 肝大　　　　　　　　　　C. 颈静脉怒张

    D. 呼吸困难　　　　　　　　E. 气管移位

3. 正常肺下界的移动度为（　　）

    A. 2～4cm　　　　　　　　　B. 3～5cm　　　　　　　　　C. 5～7cm

    D. 6～8cm　　　　　　　　　E. 8～10cm

4. 深部滑行触诊法常用于检查（　　）

    A. 腹壁紧张度　　　　　　　　　　　　B. 阑尾压痛点、胆囊压痛点

    C. 腹腔深部包块和胃肠病变　　　　　　D. 大量腹腔积液时的肝脏检查

    E. 腹部动脉触诊

5. 下列属于急性面容特征的是（　　）

    A. 表情痛苦、躁动不安　　　　　　　　B. 面容憔悴、面色晦暗

    C. 表情惊愕、眼裂增大　　　　　　　　D. 面色苍白、颜面水肿

    E. 面如满月、皮肤发红

6. 患者呼吸逐渐由浅慢变深快，继之由深快变浅慢，直至呼吸暂停。然后再重复以上周期性变化，此患者的呼吸类型属于（　　）

    A. 正常呼吸　　　　　　　　B. 间停呼吸　　　　　　　　C. 深大呼吸

    D. 浅表呼吸　　　　　　　　E. 潮式呼吸

7. 甲状腺肿大超过胸锁乳突肌外缘者，称为（　　）

    A. Ⅰ度肿大　　　　　　　　B. Ⅱ度肿大　　　　　　　　C. Ⅲ度肿大

    D. Ⅳ度肿大　　　　　　　　E. Ⅴ度肿大

8. 患者，男，32岁，腹部剧烈阵发性绞痛3小时，伴呕吐，腹部检查发现肠鸣音8次/分，伴金属音。该患者最可能的诊断是（　　）

A. 急性腹膜炎 B. 机械性肠梗阻 C. 急性肠炎

D. 急性胃肠出血 E. 麻痹性肠梗阻

9. 检查脊柱的正确体位是（　　）

A. 仰卧位 B. 右侧卧位 C. 左侧卧位

D. 膝胸卧位 E. 站立位或坐位

10. 深反射不包括（　　）

A. 肱二头肌反射 B. 肱三头肌反射 C. 桡骨骨膜反射

D. 跖反射 E. 膝反射

11. 短绌脉见于（　　）

A. 正常人 B. 心房颤动 C. Ⅱ度房室传导阻滞

D. 窦性心律不齐 E. 窦性心动过速

12. 下列各项均属于意识障碍，除外（　　）

A. 嗜睡 B. 谵妄 C. 精神萎靡

D. 昏睡 E. 昏迷

13. 肺部叩诊时，板指的规范性手法为（　　）

A. 板指与心缘平行

B. 板指紧贴胸壁并与肋间隙、肋骨平行

C. 肩胛间区叩诊仍应保持板指与肋间隙平行

D. 板指与肋骨垂直

E. 板指与肋间隙垂直

14. 抬举性心尖搏动提示（　　）

A. 左心室肥大 B. 右心室肥大 C. 左心房增大

D. 左心房增大伴肺动脉扩张 E. 左、右心室扩大

15. 腹部移动性浊音阳性，游离腹腔积液量至少达（　　）

A. 300ml B. 500ml C. 800ml

D. 1000ml E. 1500ml

二、简答题

1. 什么是病理反射？其阳性反应是什么？

2. 胸部异常叩诊音有哪几种？其临床意义是什么？

3. 简述甲状腺肿大的临床分度。

4. 简述肺部听诊湿啰音的特点。

书网融合……

本章小结　　　微课　　　题库

第七章　实验室检查

第一节　概　述 ⓔ 微课

PPT

➡️ **案例引导**

案例　患者，女，40岁，3天前插秧时被锋利石块划伤左足底，用田间水清洗、家中清洁布条包裹止血，约3小时后疼痛难忍，用白酒擦拭伤口，当夜开始出现头痛、头晕、出冷汗，自服"去痛片"，症状无好转，遂入院。查体：T 40.5℃、P 120次/分、BP 86/50mmHg、神志淡漠。左足底伤口红肿热明显，有少许脓性渗液，其他体检未见明显异常。

讨论　1. 该患者需做哪些实验室检查？

　　　　2. 标本如何收集？

一、实验室检查概念及作用

实验室检查（laboratory examination）是运用物理学、化学和生物学等学科的实验技术，对患者的血液、体液、分泌物、排泄物及组织细胞等标本进行检验，从而获得反映疾病的病原学、组织的病理形态或器官的功能状态等资料的检查方法。多用于疾病诊断、治疗监测、预后判断。实验室检查的结果可直接或间接地反映机体功能状态或病理变化，在协助疾病诊断、推测疾病预后、制定治疗护理措施、观察病情与疗效方面等具有独特的作用，因此，实验室检查是健康评估的重要组成部分。

二、实验室检查的主要内容

1. 实验室一般检查　临床常用于筛查疾病，运用定性或定量分析的方法对血液、体液、分泌物、排泄物等标本进行理化性状、有形成分检查，如血常规、尿常规、脑脊液常规等。

2. 血液学检查　针对原发于血液系统疾病、非造血组织疾病所致的血液学变化的专门检查，如骨髓细胞学检查、贫血的实验室检查等。

3. 生物化学检查　是对血液及各种体液中生化物质以及治疗药物等浓度的定量检查。是在人体正常代谢基础上，研究疾病状态下的代谢变化，如心肝肾的临床生物化学、血浆蛋白质代谢紊乱检查、糖代谢紊乱检查、脂类代谢紊乱检查、酶学实验诊断以及治疗药物监测、血液气体分析、水电解质平衡紊乱检查等。

4. 免疫学检查　它运用免疫学的理论与技术，研究疾病的起因、发展和转归，从而明确疾病的诊断和防治，包括病原血清学检查在内的各种特异性或非特异性免疫功能的检查。如机体免疫功能检查、感染性免疫检查、自身免疫检查、肿瘤标志物检查等。

5. 临床病原学检查　主要利用微生物学或分子生物学的方法对各种病原体进行检测，其结果可为感染性疾病的诊断和治疗提供依据以及为预防和控制疾病的传播制定策略。

6. 临床遗传病检查　主要针对遗传性疾病进行生化、酶水平、染色体及 DNA 的检查。如染色体、肿瘤基因、血、尿筛查、唐氏筛查等。

三、影响实验室检查结果的主要因素

（一）标本采集前的影响因素

1. 饮食　可使血液某些化学成分改变，从而影响检验结果。为避免饮食对检测结果的影响，要求空腹 8 小时以后采集血标本，常用于大部分生化定量检测，但急诊或其他特殊原因除外，因此，护士需了解病情及检查目的，做好解释说明。

2. 精神状态、遗传、嗜好　过度紧张、恐惧或焦虑等均可使血液内多种成分发生变化，影响检验结果，尤其是肾上腺素、血气分析等项目。护士在检验前应作必要的解释、安慰和指导，使患者处于平静的情绪状态；此外，遗传因素，如黑种人乳酸脱氢酶较高；大量吸烟可致血氧饱和度较低等。

3. 运动　轻微的运动即可导致乳酸增加 2 倍，剧烈运动时甚至可增加 10 倍之多；运动还可引起细胞膜通透性增加，使天门冬氨酸氨基转移酶、乳酸脱氢酶和肌酸激酶等轻度增加，以及血胆固醇和甘油三酯持续降低数日等许多变化。因此，采集血液标本前应嘱患者注意休息，避免剧烈活动。

4. 体位　在卧位或站立位等不同体位下采集的血液标本，亦可影响某些检验结果。建议患者在接受血清清蛋白、酶、甘油三酯、胆固醇、钙和铁等易受体位影响的检验项目标本采集前不要长久站立。同一个患者最好每次都在相同的体位采集标本，以利比较。

5. 药物　激素、解热镇痛药、抗肿瘤药和抗生素等多种药物可影响检验结果。通常采集标本前 1 日起，应尽可能避免使用药物，如果患者在应用某种可影响检查结果的药物时，应提醒医生注意，作出必要的安排，如停药或推迟给药，直至完成检验。不能停用的药物应在检验申请单上注明，以供解释结果时参考。

6. 检验申请单填写　质量检验申请单填写错误可从多方面影响检验结果，必须完整和正确地填写检验申请单的内容，包括患者姓名、性别、年龄、住院号、病区病床号、医生姓名、申请日期、标本采集时间、标本类型、检验项目、临床诊断和用药情况等，目前国内大部分医院采用条形码的形式储存和阅读，并通过计算机网络来传输及确认，以提高检验的准确性及工作效率。

（二）标本采集中的影响因素

1. 标本采集错误　采集标本前必须认真做好患者的身份识别，核对腕带、身份信息、床号、姓名、年龄、性别、病历号、病房号及临床诊断等资料，在合适的标本采集容器上贴好条形码或手工标记，避免标本采集错误而导致错误的结论及后果。

2. 止血带对静脉血液标本的影响　采集血液标本时应用止血带有利采血，但结扎止血带可能引起血液成分的改变，从而影响检验结果，例如，①液体丢失：液体和小分子物质通过毛细血管而使血液相对浓缩；②细胞内含物的漏出：结扎止血带使静脉内的代谢产物如乳酸等增加，乳酸堆积，使钾从细胞中漏出，致血钾升高；此外，在采血时让患者握拳、松拳的动作因肌肉的代谢比较活跃、代谢速率增加，也可导致纤溶系统被激活、血小板活化及某些凝血因子活性增强等。结扎止血带压迫时间越长，引起血液成分的变化就越大，采血时应尽量控制止血带压迫时间在 1 分钟之内，最好采血针头进入静脉以后立即松开止血带。

3. 标本溶血　溶血的标本离心后上层液体外观呈深或浅红色，系红细胞破坏过多所致，可严重干扰检验结果。除病理性原因外，体外血液标本发生溶血的主要原因有：①采血用的注射器或试管潮湿；②静脉穿刺血流不顺利；③穿刺处消毒所用乙醇未干即采血、注射器和针头连接不紧、采血时有空气进入或产生泡沫等；④混匀含添加剂的试管时用力过猛或运输时动作过大；⑤相对于试管中的添加剂，采血量不足，导致渗透压改变；⑥皮肤穿刺时，为增加血流而挤压穿刺部位或从皮肤上直接取血；⑦盛血的试管质量粗糙，运输过程中挤压红细胞等。为了避免溶血，采血时应注意避免上述各种可致标本溶血的因素。

4. 标本污染　采集血培养标本，应严格执行无菌操作，防止污染；培养液的种类及数量应符合要求，瓶塞保持干燥；如必须检查应在输液对侧肢体采集血标本，避免采集正在输液的患者的血液标本，尤其是用于葡萄糖或电解质测定。如果双侧肢体都因静脉输液或静脉输液对侧肢体的血管太细或有血肿不适合穿刺，可自静脉输液侧肢体远端采血；对于某些患者，远离输液装置的静脉进行穿刺困难时，可考虑从足部采血。

（三）标本采集后的影响因素

标本采集当时或采集以后，应按各检验项目的特点和要求进行相应处理，以达到保持标本完整性的目的，同时，标本采集后要尽快送检，标本管道传输系统可加快标本传递速度，避免标本错误。需转运到其他中心进行分析的标本，应把标本放入试管密封再装入塑料袋置冷藏箱转运。

四、实验室检查的护理

实验室检查与临床护理密切相关，首先要求护士加强学习，具备相关知识与技能，全面掌握、熟悉标本采集原则、采集技术以及各项实验室结果的临床意义，并根据实验室检查项目适时做好对患者的相关健康教育。

（一）标本采集原则

按医嘱采集各种标本、打印检验条形码、正确贴好标签；无检验信息系统，需由医生填写检验申请单，要求目的明确、字迹清楚，并签全名。

（二）标本采集前准备

1. 采集标本前，应明确检验项目、检验目的，选择采集的方法，确定采集容器及标本量，了解注意事项。

2. 作好解释，向患者说明检验目的及注意事项，取得患者配合，消除患者对检验的焦虑恐惧情绪。

3. 根据检验目的选择适当的标本容器，并在容器外贴上条形码，标明科别、病室、床号、姓名、住院号、检验目的、送检日期等。

4. 采集标本前应仔细查对医嘱、核对检验申请单、核对患者，以防发生差错。

5. 采集方式、采集时间、采集的量均要准确，以确保标本质量。如做尿培养，需护士予以尿道口消毒后取中段尿。

6. 标本采集后，应及时送检，不应放置过久，以免影响检验结果，特殊标本还应注明采集时间。

7. 培养标本的采集，采集细菌培养标本应在患者使用抗生素之前，如果已经用药，应在血药浓度最低时采集，并在检验单上注明；采集时应严格执行无菌操作，标本应放入无菌容器内，且容器要无裂缝，瓶塞干燥，不可混入防腐剂、消毒剂或药物，培养液应足量，无浑浊、变质，以免影响检验结果的准确性。

8. 责任护士需追溯实验室检查的结果，避免报告单反馈不及时。护士根据检验结果对患者进行进一步观察，适时调整护理诊断，拟定护理计划予以整体护理。

第二节　血液一般检查

PPT

⇒ **案例引导**

　　案例　患者，女，20岁，反复四肢紫癜3年，加重2天入院。患者3年前无明显诱因出现四肢紫癜，未予重视，之后反复发作，感冒时尤甚，遂到当地医院进行治疗，效果欠佳，2天前因受凉感冒后，紫癜症状加重，遂入院。患者一般情况尚好。实验室检查结果：WBC $5.0 \times 10^9/L$，血小板计数 $30 \times 10^9/L$，Hb 100g/L，脾脏无肿大，血清IgG升高。

　　讨论　1. 该患者最可能的诊断是什么？
　　　　　　2. 为明确诊断需进行血液的哪些项目检查？

血液一般检查主要是对外周血液细胞成分的数量和质量进行检查，为临床最常用的实验室检查项目之一，通常包括红细胞计数、血红蛋白测定、红细胞形态检查、血细胞比容测定、红细胞（体积、血红蛋白及血红蛋白浓度）平均值测定、红细胞分布宽度、网织红细胞计数和红细胞沉降率测定、白细胞及分类计数和血小板计数等。

一、血液标本的采集

（一）血液标本类型

血液标本分为三种类型，即全血、血清和血浆。全血为血细胞成分检查；血清为临床生化和免疫学检查；血浆为有关凝血因子检查、部分临床生化检查（图7-1）。血液标本抗凝管种类有三种，即血清类、血浆类、全血类。

（二）血液标本采集部位

血液标本采自于毛细血管、静脉和动脉血液。过去，血液一般检查常采集耳垂或手指等部位的末梢血液作为检测标本，由于毛细血管混入组织液，末梢循环好坏亦可直接影响检验结果，所以不如静脉血标本检验结果准确和恒定。静脉血是最常用的血液标本，采血部位可选择肘部静脉、手部浅表静脉或踝部静脉等，婴幼儿可选择颈外静脉。动脉血常用于血气分析，采血可选择桡动脉、股动脉、肱动脉等。采血标本必须与空气隔绝，立即送检。

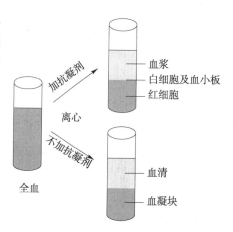

图7-1　血液标本类型

（三）采血方法及注意事项

1. 采血所用注射器及容器必须干燥，止血带不得束缚太紧、时间太长。

2. 不得从输液的同侧肢体血管抽血。

3. 采集毛细血管血时，穿刺深度要适当，切忌用手挤压，迫使血液流出。

4. 抽血后应先拔出针头，将血液沿管壁缓慢注入容器。

5. 若血标本需要抗凝，采血后立即将血液沿管壁缓慢注入有抗凝剂的试管中，充分混匀。

6. 尽快送检。

二、血液常规检查

血液常规检查是对血液中细胞成分的数量和质量进行检测。由于先进的血液学分析仪器的引入，目前血液常规检查项目比传统的常规检查多，包括红细胞计数、血红蛋白测定、白细胞计数及其分类计数、血小板计数等。

（一）红细胞与血红蛋白测定

1. 红细胞计数与血红蛋白　红细胞计数（red blood cell count，RBC）与血红蛋白（hemoglobin，Hb）测定是检查贫血的重要指标，二者临床意义相同，但在各种贫血时，由于红细胞中的血红蛋白含量不同，二者可以不一致，因此，同时测定红细胞和血红蛋白，对贫血类型的鉴别有重要意义。

【参考值】红细胞计数：成年男性为 $4.0 \times 10^{12} \sim 5.5 \times 10^{12}$/L；成年女性为 $3.5 \times 10^{12} \sim 5.0 \times 10^{12}$/L；新生儿为 $6.0 \times 10^{12} \sim 7.0 \times 10^{12}$/L。血红蛋白：成年男性为 120～160g/L；成年女性为 110～150g/L；新生儿为 170～200g/L。

【临床意义】

（1）红细胞与血红蛋白增多　单位容积血液中红细胞数及血红蛋白量高于参考值上限。生理性增多见于缺氧（新生儿、高山居民、剧烈运动）、雄性激素增多、药物影响、情绪激动等。病理性增多可分为相对性增多和绝对性增多两类。相对性增多：因血浆容量减少，红细胞容量相对增多所致，如剧烈呕吐、高热、腹泻、大量出汗、大面积烧伤、尿崩症、甲状腺功能亢进症危象、糖尿病酮症酸中毒等。绝对性增多，按发生原因包括以下两种。①原发性红细胞增多：即真性红细胞增多症，为一种原因不明的以红细胞增多为主的骨髓增殖性疾病，患者总血容量增加，白细胞和血小板也不同程度增多。②继发性红细胞增多：病理性见于阻塞性肺气肿、肺源性心脏病、发绀性先天性心脏病，也可见于肾癌、肝细胞癌、子宫肌瘤和卵巢癌等。

（2）红细胞和血红蛋白减少　即贫血（anemia）。可见于生理性贫血，婴幼儿及 15 岁以下儿童、老年人、妊娠中、后期女性；病理性见于各种原因所致的贫血。

2. 红细胞形态正常　红细胞呈双凹圆盘形，直径 6～9μm，平均 7.5μm，厚度边缘部约 2μm，中央约 1μm，瑞特染色后四周呈浅橘红色，血红蛋白充盈良好，向心性中央淡染区。中央淡染区直径约为细胞直径的 1/3～2/5。

【临床意义】

（1）红细胞大小改变　①小红细胞：直径小于 6μm，见于缺铁性贫血、珠蛋白生成障碍性贫血、遗传性球形细胞增多症。②大红细胞：直径大于 10μm，见于红细胞释放加速、溶血性贫血及巨幼细胞贫血等。③巨红细胞：直径大于 15μm，见于巨幼细胞贫血、肝病。④红细胞大小不等：红细胞之间直径相差一倍以上，溶血性贫血、慢性失血性贫血等，贫血达中度以上时可见。巨幼细胞贫血时尤为明显。

（2）红细胞内血红蛋白含量的改变 ①正常色素性：见于正常人、急性失血、再生障碍性贫血和白血病等。②低色素性：红细胞中央淡染区扩大，提示红细胞内血红蛋白量显著减少，常见于缺铁性贫血、铁粒幼细胞性贫血、珠蛋白生成障碍性贫血及某些血红蛋白病等。③高色素性：红细胞中央淡染区消失，血红蛋白增高，常见于巨幼细胞贫血、溶血性贫血。④嗜多色性：属于尚未完全成熟的红细胞，胞体较大，胞质中因存在多少不等的嗜碱性物质被染成灰蓝色。其增多反映骨髓造血功能活跃，见于增生性贫血，尤其是溶血性贫血时显著增多。对各类贫血的鉴别见表7-1。

表7-1 贫血鉴别

分类	缺铁性贫血	溶血性贫血	巨幼细胞贫血	再生障碍性贫血
按细胞形态分	小细胞低色素性贫血	正常细胞性贫血	大细胞性贫血	正常细胞性贫血
按骨髓增生分	增生性贫血	增生性贫血	增生性贫血	增生低下性贫血
按贫血原因分	缺铁导致 Hb 合成不足	RBC 破坏增多，导致溶血	缺乏维生素 B_{12} 和叶酸	骨髓造血功能障碍

（二）白细胞检查

人体外周血的白细胞起源于骨髓造血干细胞，包括中性粒细胞、嗜酸性粒细胞、嗜碱性粒细胞、淋巴细胞和单核细胞5种类型（图7-2，书后附彩图），均来自骨髓造血干细胞分化后的各系祖细胞。白细胞计数和分类计数有助于诊断感染、肿瘤、过敏或免疫抑制状态等。

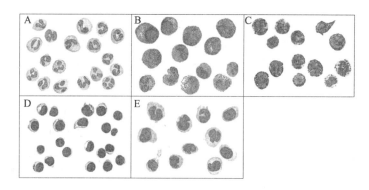

图7-2 白细胞分类

A. 中性粒细胞；B. 嗜酸性粒细胞；C. 嗜碱性粒细胞；D. 淋巴细胞；E. 单核细胞

1. 白细胞计数 白细胞计数（white blood cell count，WBC）反映单位容积的外周血液中白细胞总数。

【参考值】成人：$4.0 \times 10^9 \sim 10.0 \times 10^9/L$；6 个月至 2 岁：$11.0 \times 10^9 \sim 12.0 \times 10^9/L$；新生儿：$15.0 \times 10^9 \sim 20.0 \times 10^9/L$。

【临床意义】白细胞总数的增多或减少主要受中性粒细胞数量的影响，淋巴细胞数量上的较大改变也会引起白细胞总数改变，白细胞总数改变的临床意义详见白细胞分类计数中临床意义的有关内容。

2. 白细胞的分类计数

中性粒细胞（neutrophil，N） 在外周血液中，中性粒细胞占白细胞总数的50%～70%，其数量直接影响白细胞总数的变化。

【参考值】见表7-2。

表7-2　6种白细胞正常百分数和绝对值

细胞类型	百分数（%）	绝对值（×10⁹/L）
中性粒细胞（N）		
杆状核（st）	0~5	0.04~0.05
分叶核（sg）	50~70	2~7
嗜酸性粒细胞（E）	0.5~5	0.05~0.5
嗜碱性粒细胞（B）	0~1	0~0.1
淋巴细胞（L）	20~40	0.8~4
单核细胞（M）	3~8	0.12~0.8

【临床意义】

（1）中性粒细胞增多　生理性增多：妊娠、分娩、新生儿、活动或进食后、剧烈运动、剧痛和激动时。病理性增多：①急性感染，是最常见的原因，尤其是急性化脓性细菌感染，也常见于真菌、某些病毒、螺旋体、立克次体等。轻微感染时，白细胞总数可不增高，但中性粒细胞比例增高；中度感染时，白细胞总数常＞20×10⁹/L，中性粒细胞百分率增高，伴有明显核左移和中毒性改变，甚至出现类白血病反应；极度感染时，白细胞总数反而减低。②严重组织损伤或大量血细胞破坏，如大手术后、急性心肌梗死和急性溶血反应等。③急性大出血，特别是急性内出血，如脾破裂、宫外孕输卵管破裂。④急性中毒，化学药物、生物毒素、代谢性中毒如糖尿病酮症酸中毒、尿毒症等。⑤恶性肿瘤，如急性或慢性粒细胞白血病、肝癌、胃癌。

（2）中性粒细胞减少　①感染性疾病，如病毒感染、伤寒杆菌、流感。②血液系统疾病，如再生障碍性贫血、粒细胞减少症、粒细胞缺乏症等。③理化因素损伤，X线辐射，化学药物如氯霉素、磺胺类药及抗肿瘤药物等。④单核-吞噬细胞系统功能亢进，如脾功能亢进。⑤自身免疫性疾病，如系统性红斑狼疮等。

（3）中性粒细胞核象变化　①核左移（shift to the left），常见于细菌感染，尤其是急性化脓性感染、急性失血、急性中毒、急性溶血反应、粒细胞白血病。②核右移（shift to the right），常见于骨髓造血异常、应用抗代谢药物、炎症恢复期，若在疾病进行期突然出现核右移常提示预后不良（图7-3，书后附彩图）。

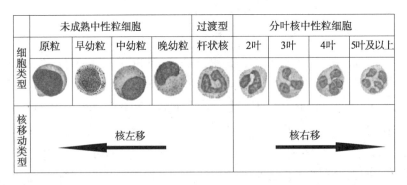

图7-3　中性粒细胞核象变化

（4）中性粒细胞形态变化　在各种化脓性感染、败血症、恶性肿瘤、中毒及大面积烧伤等情况下，中性粒细胞可发生中毒性变化，出现形态异常，包括大小不均、中毒颗粒、空泡变性、杜勒小体、核变性等（图7-4，书后附彩图）。

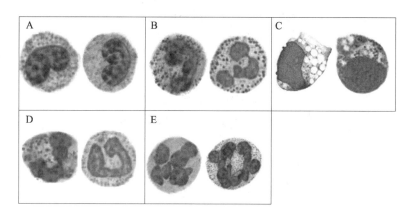

图 7 - 4 中性粒细胞毒性变化

A. Pelger hüet 畸形；B. 中毒颗粒；C. 空泡变性；D. 杜勒小体；E. 中性粒细胞分叶过多

嗜酸性粒细胞（eosinophil，E） 与免疫系统有密切的关系，其主要存在于骨髓和组织中，外周血很少，仅占外周血白细胞总数的 0.5% ~ 5%。

【临床意义】

（1）嗜酸性粒细胞增多 ①变态反应性疾病，如荨麻疹、支气管哮喘、血管神经性水肿、血清病、食物过敏等。②寄生虫病，如肺吸虫病、蛔虫病、钩虫病等，嗜酸性粒细胞可达 90% 以上，白细胞总数高达正常人的数倍以上，呈嗜酸性粒细胞型类白血病反应。③皮肤病，如天疱疮、湿疹和银屑病等。④血液系统疾病，如慢性粒细胞白血病、淋巴瘤、嗜酸性粒细胞白血病等。⑤某些传染病，如急性传染病恢复期、猩红热急性期。

（2）嗜酸性粒细胞减少 见于伤寒、副伤寒急性期，大手术、烧伤等应激状态，其临床意义不大。

嗜碱性粒细胞（basophil，B） 是髓系干细胞分化为嗜碱性粒细胞祖细胞后发育而来，主要参与超敏反应。

【临床意义】

（1）嗜碱性粒细胞增多 ①过敏性疾病，如过敏性结肠炎、药物、食物、吸入物超敏反应及类风湿关节炎等。②血液病，如慢性髓细胞白血病、嗜碱性粒细胞白血病、骨髓纤维化等。③恶性肿瘤，特别是转移癌。④其他，如糖尿病、甲状腺功能减退、传染病（如水痘、天花、结核）等。

（2）嗜碱性粒细胞减少 多无临床意义。

淋巴细胞（lymphocyte，L） 淋巴细胞可分为大淋巴细胞与小淋巴细胞，前者直径为 10 ~ 15μm，占 10%，后者直径为 6 ~ 10μm，占 90%。

【临床意义】

（1）淋巴细胞增多 指外周血淋巴细胞绝对值增多（成人 >4.0×10⁹/L、4 岁以下 >9.0×10⁹/L）。淋巴细胞增多见于：①某些细菌或病毒感染，流行性腮腺炎、传染性淋巴细胞增多症、传染性单核细胞增多症、病毒性肝炎、流行性出血热、百日咳和结核等；②移植排斥反应；③成熟淋巴细胞肿瘤，急、慢性淋巴细胞白血病，淋巴瘤；④淋巴细胞相对增多的疾病、粒细胞减少症、再生障碍性贫血。

（2）淋巴细胞减少 主要见于放射线损伤、应用肾上腺糖皮质激素、免疫缺陷性疾病等。结核病、化脓性细菌感染等可致淋巴细胞相对减少。

单核细胞（monocyte，M） 胞体大，直径为 14 ~ 20μm，为 3% ~ 8%。

【临床意义】

（1）单核细胞增多 生理性增多：出生后 2 周的婴儿单核细胞增多，儿童亦较成人稍多。病理性增多：①感染性疾病，如疟疾、黑热病、活动性结核病、亚急性感染性心内膜炎等；②血液病，如单核细胞白血病、骨髓增生异常综合征、恶性组织细胞病、淋巴瘤、多发性骨髓瘤等。

（2）单核细胞减少　无临床意义。

（三）血小板检查

血小板（platelet count，PLT）是计数单位容积外周血液中血小板的数量。

【参考值】$125 \times 10^9/L \sim 350 \times 10^9/L$。

【临床意义】

（1）血小板增多　指血小板超过 $400 \times 10^9/L$，见于血小板生成增多、反应性增多、脾切除术后。

（2）血小板减少　指血小板低于 $125 \times 10^9/L$，见于血小板生成障碍、血小板消耗或破坏过多、血小板分布异常等。

三、血液其他检查

血液的其他检查主要分为贫血性疾病的血液检查与出血性疾病的血液检查两大类。

（一）贫血性疾病的检查

1. 红细胞比容测定　红细胞比容（HCT）是指一定体积的全血中红细胞所占容积的比值。

【参考值】男性：$0.40 \sim 0.50L/L$；女性：$0.37 \sim 0.48L/L$。

【临床意义】红细胞比容除了受血浆容量影响外，主要与细胞的大小和数量有关。临床导致红细胞比容增高或降低的常见原因如下。

（1）红细胞比容增高　相对性增多见于各种原因所致的血液浓缩，如脱水、腹泻、烧伤等，临床常以此作为计算患者输液量的参考依据；绝对增多见于真性红细胞增多症。

（2）红细胞比容降低　见于各种原因所致的贫血。由于不同类型贫血时红细胞数量不同，红细胞比容的改变与红细胞数不一定成正比，故应将红细胞计数、血红蛋白量和红细胞比容三项检查结果综合分析。

2. 网织红细胞计数　网织红细胞（reticulocyte，Ret）指晚幼红细胞到成熟红细胞之间的尚未完全成熟的红细胞。

【参考值】成人百分数：$0.5\% \sim 1.5\%$；绝对值：$24 \times 10^9 \sim 84 \times 10^9/L$。

【临床意义】网织红细胞数直接反映骨髓的造血功能，临床上主要用于增生性与非增生性贫血的鉴别及贫血治疗效果的监测。

（1）网织红细胞增多　提示骨髓红细胞系增生旺盛，见于增生性贫血，如溶血性贫血，尤其是急性大量溶血时，网织红细胞计数可高达 40% 以上，失血性贫血时网织红细胞也明显增高。缺铁性贫血或巨幼细胞贫血经有效治疗 3~5 天，可见网织红细胞增高，7~10 天达高峰。

（2）网织红细胞减少　提示骨髓造血功能低下，见于再生障碍性贫血，典型病例常低于 $15 \times 10^9/L$，可作为诊断依据之一。

3. 红细胞沉降率　红细胞沉降率（erythrocyte sedimentation rate，ESR）是指红细胞在一定条件下沉降的速率，简称血沉。

【参考值】魏氏法：男性为 0~15mm/h；女性为 0~20mm/h。

【临床意义】

（1）血沉增快

1）生理性增快　12 岁以下的儿童、60 岁以上的老人、女性月经期、妊娠前 3 个月以上血沉可增快，与生理性贫血、纤维蛋白原含量增高以有关。

2）病理性增快　①各种炎症性疾病：急性细菌性炎症时，血中急性期反应物质迅速增多，血沉增快；风湿热和结核病活动期血沉明显增快，与纤维蛋白原及免疫球蛋白增加有关。②组织损伤或坏死：大面积组织损伤或手术创伤时血沉增快。急性心肌梗死常于发病后 3~4 天血沉增快，可持续 1~3 周；心绞痛时血沉正常。③恶性肿瘤：恶性肿瘤血沉常明显增快，良性肿瘤血沉多正常。④不同原因引起的高球蛋白血症：如多发性骨髓瘤、巨球蛋白血症、亚急性感染性心内膜炎、系统性红斑狼疮和黑热病等血沉常明显增快。慢性肾炎、肝硬化时由于清蛋白减少、球蛋白增高，血沉也增快。⑤其他：贫血时血沉可轻度增快；动脉粥样硬化、糖尿病、肾病综合征、黏液性水肿者，血中胆固醇含量增高，血沉增快。

（2）血沉减慢　临床意义较小，见于红细胞增对症、球形红细胞增多症、低纤维蛋白血症等。

（二）出血性与血栓性疾病的检查

出血性疾病的检查大致包括血管、血小板、凝血因子及纤维蛋白溶解四个方面。

1. 毛细血管脆性实验　毛细血管脆性实验（capillary fragility test，CFT）又称毛细血管抵抗力实验或束臂实验，通过在手臂局部加压，给毛细血管以负荷，检查一定范围内新出现的出血点数来估计血管壁的脆性。

【参考值】正常人阴性，男性少于 5 个，女性及儿童小于 10 个。

【临床意义】

（1）毛细血管壁异常　如遗传性出血性毛细血管扩张症、过敏性紫癜及其他血管性紫癜。

（2）血小板数量和功能异常　如原发性和继发性血小板减少症、遗传性和获得性血小板功能缺陷症等。

（3）其他　如血管性血友病、严重肝肾疾病、维生素 C 缺乏及服用大量抗血小板药物等。

2. 出血时间　出血时间（bleeding time，BT）指将皮肤毛细血管刺破后，血液流出到自然停止所需的时间。主要反映血小板的数量、功能以及血管壁的通透性和脆性的变化。

【参考值】测定器法（推荐使用）：（6.9±2.1）分钟，超过 9 分钟为异常。

【临床意义】

（1）出血时间延长　见于血小板减少或功能异常，如原发性或继发性血小板减少性紫癜、血小板无力症；毛细血管壁异常，如维生素 C 缺乏、遗传性出血性毛细血管扩张症；药物影响，如应用乙酰水杨酸、肝素等。

（2）出血时间缩短　本实验敏感度及特异度差，受干扰因素多，故临床价值有限。

3. 血浆凝血酶原时间　在受检血浆中加入 Ca^{2+} 和组织因子或组织凝血活酶，观察血浆凝固所需要的时间，即血浆凝血酶原时间测定（prothrombin time，PT）。它是外源性凝血系统较为灵敏和最为常用的筛选试验。

【参考值】

（1）凝血酶原时间　为 11~13 秒，超过参考值 3 秒以上有临床意义。

（2）凝血酶原时间比值（prothrombin time ratio，PTR）　被检血浆的凝血酶原时间与正常血浆的凝血酶原时间的比值。参考值为 0.85~1.15。相关凝血因子减少时，比值增大。

（3）国际标准化比值（international normalized ratio，INR）　即 PTR^{ISI}，参考值为 1.0±0.1。国际敏感度指数越小，组织凝血活酶的敏感性越高。

【临床意义】

（1）凝血酶原时间延长　见于先天性凝血因子 I、II、V、VII、X 缺乏或异常，严重肝病、维生素 K 缺乏、DIC 等。

（2）凝血酶原时间缩短　见于血液高凝状态，如 DIC 早期、脑血栓形成等。

（3）PTR 及 INR 是监测口服抗凝药的首选指标　WHO 推荐用 INR，中国人的 INR 以 2.0~2.5 为宜，一般不超过 3.0。

4. 活化部分凝血活酶时间测定　在受检血浆中加入部分凝血活酶试剂、Ca^{2+} 及接触因子的激活剂后，观察血浆凝固所需要的时间，即活化部分凝血活酶时间（activated partial thromboplastin time, APTT）。它是内源性凝血系统较为灵敏和最为常用的筛选试验。

【参考值】30～45 秒，超过正常对照 10 秒以上有临床意义。检测的仪器与试剂不同，参考值范围可有较大差异。

【临床意义】

（1）APTT 延长　①先天性凝血因子异常，如血友病 A 和 B；②后天性凝血因子缺乏，如 DIC、维生素 K 缺乏、严重肝病等；③监测普通肝素和诊断狼疮抗凝物质。

（2）APTT 缩短　见于 DIC 高凝期及其他血栓性疾病。

第三节　排泄物、分泌物及体液检查

PPT

一、尿液检查

尿液是血液经肾小球滤过、肾小管和集合管重吸收及分泌排泄所产生的终末代谢产物。它的生成和排泄依赖于泌尿系统正常功能。尿液检查的目的包括：①泌尿系统疾病的筛查、鉴别及疗效观察，泌尿系统的炎症、结石、肿瘤、结核、肾移植排斥反应等状况，会引起尿液成分发生变化，病情好转时，尿液检测相应指标有所改善，因此，尿液检查是泌尿系统疾病最常用的首选项目。②其他系统疾病的辅助诊断，凡引起血液成分改变的疾病均可引起尿液改变，如糖尿病时尿糖的改变、急性胰腺炎时尿淀粉酶检测等，均有助于该疾病的诊断。③临床安全用药的监护，引起肾功能损害的药物，在用药前及用药过程中对尿液进行检查，观察尿液的变化，以确保用药安全。

（一）尿液标本的采集与处理

1. 尿液标本的种类

（1）随机尿　指不需要做任何准备，随时留取任一时间的尿液。其优点是采集方便，缺点是易受饮食、药物、运动等因素的影响，不易检出尿中某些病理成分，不能准确反映患者疾病状态，易漏诊，适用于门诊、急诊患者的筛查。

（2）晨尿　指晨起第一次尿。尿液在膀胱内潴留时间长（6～8 小时以上），尿液浓缩程度高，尿中细胞、管型等有型成分检出率高。适用于糖尿病的筛查、早期妊娠实验、泌尿系统疾病的诊断与疗效观察等。

（3）餐后尿　指午餐后 2 小时留取的尿液。适用于对糖尿病和尿蛋白阳性、病理性尿胆原等患者做定性检测。

（4）定时尿　计时开始前嘱患者排空膀胱，收集以后一定时间的尿液，常用的有 3 小时、12 小时、

24 小时尿液。分别用于肾小管排泄实验、尿沉渣定量和尿化学成分定量测定。气温较高时需注意防腐。

（5）中段尿　留尿前先清洗外阴，在不间断排尿中，截取中间尿液做标本进行培养。多用于细菌培养和药物敏感实验，需用无菌容器收集。

2. 尿液标本采集要求　尿液标本的采集、保存及正确送检关系到检查结果的准确性，是临床护理工作的基本内容，需注意以下几点。

（1）如果由患者自行留取尿液标本，护士应口头或书面指导患者如何正确收集尿液标本及告知注意事项，包括尿液检验项目的目的及标本种类等。

（2）尿液一般检验标本应留取于清洁干燥的容器，必要时加盖。做尿细菌培养时应使用无菌容器。

（3）不能配合的婴幼儿先消毒会阴部后，将塑料采集袋黏附于尿道外口收集，避免粪便混入尿液。

（4）女性患者先清洁外阴，后留取中段尿，防止尿液混入阴道分泌物或经血。

（5）男性患者尿液中避免精液或前列腺液混入。

（6）尿标本留取后应及时送检，避免光照、细菌生长等以免造成化学物质和有形成分改变和破坏。

3. 尿液标本保存　尿液标本采集后要及时送检，应在 1 小时内完成检验，若不能及时检查可采取以下方法保存。

（1）冷藏标本　采集后到检验完成间隔的时间，夏天不超过 1 小时，冬天不超过 2 小时。不能及时送检者，以 $2\sim8℃$ 冰箱 $6\sim8$ 小时冷藏，冷藏过程因尿酸盐、磷酸盐结晶析出，会干扰有形成分的显微镜检查。

（2）化学法　根据检测要求在尿液中添加防腐剂：①甲醛，适于细胞及管型的保存（按每升尿液 40% 甲醛 $5\sim10ml$ 计算）。②甲苯或二甲苯（按每升尿液 5ml 计算），在尿液表面形成一薄膜层，阻止标本与空气接触，适用于尿肌酐、尿糖、尿蛋白、丙酮、乙酰乙酸检测的标本。③盐酸（按每升尿液 10ml 计算），用于尿 17－羟或 17－酮类固醇、肾上腺素或去甲肾上腺素、儿茶酚胺、香草扁桃酸、丙酮等化学成分定量检测的标本。④Na_2CO_3，用于卟啉检查的标本。⑤冰醋酸，用于醛固酮及 5－羟色胺测定的标本。

（二）一般性状检查

1. 尿量　正常成人 24 小时尿量为 $1000\sim2000ml$。

（1）尿量增多　成人 24 小时尿量超过 2500ml，称为多尿（polyuria）。生理性多尿：见于饮水过多、静脉输液、精神紧张、应用利尿剂或脱水剂等。病理性多尿见于：①肾脏疾病，如慢性肾盂肾炎、慢性肾炎后期、急性肾衰竭多尿期等。②代谢性疾病，如糖尿病；③内分泌疾病，如尿崩症、原发性醛固酮增多症等。

（2）尿量减少或无尿　成人 24 小时尿量低于 400ml 或每小时尿量持续低于 17ml 为少尿（oliguria）；24 小时尿量低于 100ml 称为无尿（anuria）。少尿分为：①肾前性少尿，见于各种原因所致休克、严重脱水和心力衰竭引起的肾有效血容量减少；②肾性少尿，见于急性肾小球肾炎、急性肾衰竭少尿期、慢性肾炎急性发作以及肾移植后急性排异等多种疾病导致肾实质性病变；③肾后性少尿，见于因尿路狭窄、结石、肿瘤压迫等所致尿路梗阻或排尿异常。

2. 尿液外观　正常新鲜尿液透明清澈，一般呈淡黄色至深黄色。尿液颜色受药物、食物、尿色素、尿胆原等影响。常见的病理性尿液外观可见于下列情况。

（1）血尿（hematuria）　尿色呈淡红色、红色洗肉水样或血凝块，每升尿液中血液超过 1ml 为肉眼血尿；镜检时每高倍镜视野红细胞平均 >3 个，称为镜下血尿。多见于泌尿系统炎症、结石、结核、肿瘤、外伤、急性肾小球肾炎等，也可见于血液系统疾病，如血小板减少性紫癜、血友病等。

（2）血红蛋白尿（hemoglobinuria）　尿色呈浓茶色或酱油色，隐血试验阳性，血红蛋白尿主要见于严重血管内溶血，如血型不合输血反应、急性溶血性贫血等。

（3）胆红素尿（bilirubinuria）　尿色呈深黄色或褐色，尿液振荡后的泡沫呈黄色，且不易消失，见于胆汁淤积性或肝细胞性黄疸。若尿液放置过久，胆红素被氧化成胆绿素，尿液呈棕绿色。

（4）脓尿（pyuria）和菌尿（bacteriuria）　尿液外观呈不同程度的黄白色浑浊，主要因尿液里含大量的脓细胞和细菌，见于因泌尿系统感染导致的急性肾盂肾炎、膀胱炎、尿道炎和肾多发性脓肿等。

（5）乳糜尿（chyluria）　尿液外观呈不同程度的乳白色，尿中混有淋巴液所致。因丝虫病、肿瘤、腹部创伤等致淋巴循环受阻所引起。

3. 尿液气味　正常尿液气味来自尿液中的酯类和挥发性酸。新排出的尿液即有氨臭味，见于慢性膀胱炎或尿潴留；久置后因尿素分解有氨臭味；蒜臭味见于有机磷农药中毒；烂苹果味见于糖尿病酮症酸中毒；鼠臭味见于苯丙酮尿症。

4. 尿比重（specific gravity，SG）　是指在4℃条件下尿液和同体积纯水的重量之比。尿比重可反映肾小管的浓缩和稀释功能。

【参考值】成年人为1.015~1.025，晨尿最高，新生儿为1.002~1.004。

【临床意义】

（1）尿比重增高　见于血容量不足的肾前性少尿、糖尿病、高热、脱水、大量出汗、周围循环衰竭。

（2）尿比重降低　见于慢性肾小球肾炎、慢性肾衰竭、间质性肾炎、尿崩症和大量饮水等。

（三）一般化学检查

1. 尿pH

【参考值】晨尿pH为5.5~6.5，波动在4.6~8.0。

【临床意义】

（1）尿pH降低　见于代谢性酸中毒、糖尿病、低钾血症、痛风、服用大剂量维生素C或氯化铵等。

（2）尿pH升高　见于代谢性碱中毒、膀胱炎、尿潴留、应用噻嗪类利尿剂或碱性药物以及肾小管性酸中毒等。

2. 尿蛋白定性

【参考值】尿蛋白定性检查阴性，通常采用（-）表示。定量试验：0~80mg/24h。

【临床意义】尿蛋白定性试验阳性或定量试验超过150mg/24h称为蛋白尿。通常采用阳性（+）~（++++）表示定性检查的结果。

（1）生理性蛋白尿　①功能性蛋白尿，机体因剧烈运动、发热、低温、精神紧张、交感神经兴奋等所引起的肾血管痉挛，肾小球毛细血管通透性增加出现暂时性的轻度蛋白尿。②体位性蛋白尿，又称直立性蛋白尿，指由于直立体位腰部前突时引起的蛋白尿。其特点为卧床时尿蛋白定性为阴性，起床活动后为阳性。

（2）病理性蛋白尿　①肾小球性蛋白尿（glomerular proteinuria），见于肾小球肾炎、肾病综合征等原发性肾小球疾病，以及糖尿病、高血压、系统性红斑狼疮、妊娠高血压综合征等继发性肾小球疾病。②肾小管性蛋白尿（tubular proteinuria），见于间质性肾炎、肾盂肾炎、肾小管性酸中毒、重金属中毒、某些药物及肾移植后。③混合性蛋白尿，见于影响肾小球和肾小管的疾病、慢性肾炎、糖尿病和系统性红斑狼疮等。④溢出性蛋白尿，见于多发性骨髓瘤、巨球蛋白血症、急性溶血性疾病等。⑤组织性蛋白尿，肾小管受炎症或药物刺激，分泌蛋白增加所致，以T-H糖蛋白为主。⑥假性蛋白尿：由于大量血、脓、黏液等成分混入尿中而致蛋白定性试验阳性，一般肾脏本身无病变，主要见于泌尿道炎症、尿道出血、尿道炎，或有阴道分泌物、精液混入尿液。

3. 尿糖定性　正常人尿中可有微量葡萄糖。尿糖主要指尿中出现葡萄糖，也有乳糖、半乳糖和果糖等。尿中是否出现葡萄糖取决于血糖浓度、肾血流量和肾糖阈。

【参考值】　阴性。

【临床意义】　尿糖定性试验阳性称为糖尿（glucosuria）。一般指葡萄糖尿。

（1）血糖增高性糖尿　多见于内分泌疾病，如糖尿病、库欣综合征、甲状腺功能亢进、肢端肥大症、嗜铬细胞瘤、肝硬化、胰腺炎和胰腺癌等。

（2）血糖正常性糖尿　血糖浓度正常，由于肾小管病变导致葡萄糖重吸收能力降低所致，又称为肾性糖尿，见于慢性肾小球肾炎、肾病综合征、间质性肾炎或家族性糖尿等。

（3）暂时性糖尿　①生理性糖尿，见于进食大量碳水化合物或静脉输注葡萄糖致尿糖阳性。②应激性糖尿，见于颅脑外伤、脑血管意外、大面积烧伤和急性心肌梗死等致胰高血糖素分泌过多，出现暂时性尿糖阳性。

（4）非葡萄糖性糖尿　见于哺乳期妇女的乳糖尿、肝功不全者的果糖尿和（或）半乳糖尿，以及大量进食水果后的果糖尿、戊糖尿等。由于体内糖代谢失调使血糖浓度升高，出现尿糖阳性。

4. 尿酮体定性　酮体（ketone bodies）包括丙酮、β-羟丁酸和乙酰乙酸，三者是体内脂肪代谢的中间产物。在正常人血中含量极微，因产生的酮体很快被利用，当各种原因引起糖代谢障碍、脂肪分解活跃时，肝脏产生酮体增加，血液酮体浓度超过肾阈值，可产生酮尿（ketonuria）。

【参考值】　阴性。

【临床意义】　尿酮体阳性　①糖尿病性酮尿，糖尿病出现酮血症或酮症酸中毒，服用双胍类降糖药，如降糖灵（盐酸苯乙双胍）等出现酮尿。②非糖尿病性酮尿，如发热、严重腹泻、呕吐（包括孕妇妊娠剧吐）、禁食或全身麻醉后等糖代谢障碍而出现酮尿。

5. 尿胆红素定性　胆红素在强光下易变为胆绿素，所以检测尿胆红素应该使用新鲜晨尿标本，不加防腐剂，及时检测。

【参考值】　阴性。

【临床意义】　尿胆红素阳性　①肝内、外胆管阻塞，如胆石症、胰头癌、胆管肿瘤及门脉周围炎症等。②肝细胞损害，如急性黄疸性肝炎、病毒性肝炎、酒精性肝炎、药物或中毒性肝炎。③先天性高胆红素血症。

6. 尿胆原定性

【参考值】　阴性或弱阳性。

【临床意义】

（1）尿胆原增多　①病毒性肝炎、药物或中毒性肝损伤等。②溶血性贫血或巨幼细胞贫血等红细胞破坏过多时。③肠梗阻、顽固性便秘等使肠道对尿胆原回吸收增加，尿中尿胆原排出增多。

（2）尿胆原减少　①胆道梗阻，如胆石症、胆管肿瘤、胰头癌等，完全梗阻时尿胆原缺如。②新生儿及长期服用广谱抗生素时肠道细菌缺乏，使尿胆原生成减少。

（四）显微镜检查

显微镜检查主要是对尿液有形成分包括自肾脏或尿道脱落渗出的细胞成分、尿液中的各种管型、各种生理性及病理性结晶等的检查，对于泌尿系统疾病的诊断、鉴别诊断、观察病情及判断预后有重要意义，被称之"肾的体外活检"，弥补了尿液一般性状检查和化学检查中不能发现的异常变化，从而减少漏诊、误诊的发生。

1. 尿液细胞成分检查

（1）红细胞

【参考值】玻片法 <3 个/HP。

【临床意义】每高倍镜视野红细胞超过 3 个为镜下血尿；多形性红细胞 >80% 为肾小球源性血尿，见于急、慢性肾小球肾炎，狼疮性肾炎，紫癜性肾炎等；多形性红细胞 <50% 为非肾小球源性血尿，见于肾结石、泌尿系统肿瘤、肾结核、多囊肾、肾外伤、肾盂肾炎、急性膀胱炎等。

（2）白细胞

【参考值】玻片法 <5 个/HP。

【临床意义】每高倍镜视野白细胞超过 5 个为镜下脓尿；尿液中白细胞增多主要见于泌尿系统感染，如急性肾盂肾炎、膀胱炎、尿道炎等，也可见于各种肾脏疾病、肾移植后。

（3）上皮细胞

【参考值】正常尿中可见少量鳞状上皮细胞和移行上皮细胞，肾小管上皮细胞极少见。

【临床意义】①肾小管上皮细胞：尿中出现肾小管上皮细胞表示肾小管病变，如成团出现，则多见于肾小管坏死性病变，如急性肾小管坏死、肾病综合征、肾小管间质性炎症等；肾小管上皮细胞中出现含铁血黄素颗粒，见于心力衰竭、肾梗死；肾移植后若肾小管上皮细胞持续增多或重新出现，则为排异反应的表现。②鳞状上皮细胞：又称扁平上皮细胞，来自尿道前段或女性阴道分泌物污染。生理情况下，男性尿中偶见，女性为 0~5 个/HP，多无临床意义，大量出现且伴白细胞、脓细胞，见于尿道炎。③移形上皮细胞：主要来自膀胱，尿中出现较多或成片脱落的移行上皮细胞，见于输尿管、膀胱或尿道炎症。

2. 尿液管型检查 管型（casts）是尿液中蛋白质和细胞等在肾小管、集合管内凝固而形成的圆柱体。管型形成的必要条件有：①存在蛋白质，原尿中清蛋白和肾小管分泌的 T-H 糖蛋白是形成管型的基质。②肾小管有使尿液浓缩和酸化的能力。③具有可供交替使用的肾单位，处于休息状态的肾单位尿液淤滞，有足够的时间形成管型。当该肾单位重新排尿时，已形成的管型便随尿排出。常见管型的特征及临床意义如下。

（1）透明管型 心功能不全时，尿中可出现透明管型。急、慢性肾小球肾炎，肾病综合征，肾盂肾炎，肾淤血等时尿中可见增多。

（2）细胞管型 为含有细胞成分的管型，按细胞类别可分为：①红细胞管型，提示肾单位内有出血，见于急性肾小球肾炎、慢性肾炎急性发作、急性肾小管坏死、肾出血、肾移植术后排异反应、狼疮性肾炎等；②白细胞管型，提示肾实质有活动性感染，见于急性肾盂肾炎、间质性肾炎等；③肾上皮细胞管型，提示肾小管病变，见于急性肾小管坏死及重金属、化学物质、药物中毒等；④混合管型（同时含有上皮细胞、红细胞、白细胞及颗粒物），可见于各种肾小球疾病。

（3）颗粒管型 根据颗粒的大小分为粗、细颗粒管型。见于肾实质性病变，如急、慢性肾小球肾炎及肾盂肾炎，药物中毒损伤肾小管。

（4）脂肪管型 为肾小管损伤后上皮细胞脂肪变性所致，见于慢性肾炎，尤多见于肾病综合征。

（5）蜡样管型 尿中出现多提示有严重的肾小管变性坏死，预后不良，见于肾小球肾炎晚期、肾衰竭等。

（6）肾功能不全管型 又称宽大管型，见于急性肾功能不全多尿期；慢性肾衰竭患者出现此管型，提示预后不良。

3. 尿结晶检查

【参考值】偶见磷酸盐、草酸钙、尿酸等结晶。

【临床意义】

（1）生理性尿结晶　主要有：①磷酸盐结晶，少量出现无临床意义，持续大量出现应排除甲状旁腺功能亢进、肾小管性酸中毒、骨脱钙等致磷酸盐大量丢失的病理情况，并警惕形成磷酸盐结石的可能。②碳酸钙晶体，常与磷酸盐结晶同时出现，无特殊临床意义。③尿酸盐结晶，无特殊临床意义。④尿酸结晶，正常人尤其食入富含嘌呤的食物后，尿中可偶见，若新鲜尿中持续出现尿酸结晶，应警惕形成尿酸结石。⑤草酸钙结晶，正常人尤其进食植物性食物后尿中可出现；如持续出现在新鲜尿中，应警惕形成结石。

（2）病理性结晶　指在正常人尿中不存在的结晶，主要有：①胆红素结晶，仅见于胆汁淤积性黄疸和肝细胞性黄疸。②酪氨酸和亮氨酸结晶，见于急性重型肝炎、白血病、急性磷中毒等。③胱氨酸晶体，仅出现于遗传性胱氨酸尿症患者尿中。④胆固醇晶体，多见于肾淀粉样变性、尿路感染及乳糜尿患者。⑤磺胺及其他药物晶体，见于大量服用磺胺药物、解热镇痛药及使用造影剂等。

（五）特殊化学检查

1. 24 小时尿蛋白定量　测定 24 小时尿液中蛋白质的浓度，可克服生物节律时间波动、尿量波动引起的尿蛋白含量的变异，特别有利于对已经明确诊断为蛋白尿患者治疗的监测。

【参考值】　<0.15g/24h，或 <0.1g/L。

【临床意义】24 小时尿蛋白定量分为：①轻度，尿蛋白 0.15～1.0g/24h；②中度，尿蛋白 1.0～3.5g/24h。③重度，尿蛋白 >3.5g/24h。尿蛋白定量检查的临床意义与尿蛋白定性检查的临床意义一致，但 24 小时尿蛋白定量比尿蛋白定性试验更有诊断价值。

2. 血红蛋白尿与肌红蛋白尿定性　血红蛋白和肌红蛋白分子量较小，当血液中含量增多时可从尿液中排出，分别形成血红蛋白尿和肌红蛋白尿，尿液外观呈浓茶色或酱油色。

【参考值】尿血红蛋白和肌红蛋白定性均为阴性。

【临床意义】

（1）血红蛋白尿　见于严重血管内溶血性疾病，如溶血性贫血、血型不合的输血反应、大面积烧伤、阵发性睡眠性血红蛋白尿等。

（2）肌红蛋白尿　见于挤压综合征、肌肉病变，如多发性肌炎、行军性肌红蛋白尿症、急性心肌梗死，偶见于正常人剧烈运动后。

3. 尿本周蛋白尿　本周蛋白（Bence-Jones proteinuria，BJP），又称凝溶蛋白，是骨髓瘤细胞合成的异常免疫球蛋白，其轻链和重链合成不平衡，轻链即本周蛋白产生过多，使游离免疫球蛋白轻链过剩，可自由通过肾小球滤过膜，当浓度超过近曲小管重吸收能力时，从尿液中排出，即本周蛋白尿。

【参考值】阴性。

【临床意义】本周蛋白尿阳性主要见于多发性骨髓瘤、巨球蛋白血症、肾淀粉样变性及淋巴瘤等。

4. 绒毛膜促性腺激素　绒毛膜促性腺激素（human chorionic gonadotropin，hCG）是受精卵在子宫着床形成胚胎，由胎盘合体滋养层细胞分泌的一种具有促进性腺发育的糖蛋白激素，妊娠 7～14 天尿液可测出，妊娠 60～70 天达到峰值 8000～32000IU/L，然后逐渐下降，直至分娩。

【参考值】非妊娠健康人：阴性；正常妊娠女性：阳性。

【临床意义】

（1）诊断早孕　妊娠后尿 hCG 浓度增高，一般妊娠后 22～24 天 hCG 浓度可达 1000IU/L 以上。

（2）流产诊断和监测　hCG 可作为保胎治疗和判断流产的参考依据，自然或非自然原因终止妊娠后，检测结果仍提示阳性为先兆流产和不全流产，完全流产则呈阴性。在保胎过程中 hCG 不断下降说明保胎无效，相反 hCG 不断上升说明保胎成功。

（3）协助异位妊娠诊断　正常妊娠时血清 hCG 水平随不同孕周的变化呈规律性变化，而异位妊娠时血清 hCG 浓度增高不如正常妊娠。宫外孕破裂后大部分患者 hCG 转为阴性。

（4）滋养层细胞肿瘤诊断　葡萄胎、侵蚀性葡萄胎、绒毛膜上皮细胞癌等患者尿中 hCG 含量明显高于正常；滋养层细胞肿瘤治疗后尿 hCG 明显下降，若不减低或不转阴性，提示可能有残留病灶。

（5）异源性 hCG 增高　脑垂体疾病、甲状腺功能亢进症、畸胎瘤、睾丸间质细胞癌、卵巢癌、子宫颈癌、乳腺癌等血液和尿液中 hCG 也可明显增高。

二、粪便检查

粪便是食物在体内经消化后的最终产物。粪便检查的主要目的是了解消化系统有无炎症、出血、寄生虫感染及恶性肿瘤等疾患，也可间接了解消化道、胰腺、肝胆的功能状况。

（一）粪便标本的采集及处理

正确采集和送检粪便标本直接影响检验结果的准确性，责任护士需注意以下问题。

1. 粪便标本宜采用自然排便法采集标本，经肛门指检、开塞露通便或灌肠采集的粪便不宜用作检验标本，如使用，需加以说明。

2. 取样时尽可能选取含有脓液、血液或黏液的病理性粪便成分，但不能只取脓液、黏液或血液。若无明显脓、血、黏液，则应从粪便表面、深处及粪端多处取材，采取量应至少相当于拇指大小。

3. 送检的标本量于常规检验时只需要 5～10g 或半匙量稀液便。用于血吸虫毛蚴孵化、计数寄生虫虫卵或成虫检查则需要留取全部或 24 小时粪便。

4. 必须用清洁不透水的一次性容器如玻璃瓶、塑料瓶或涂蜡纸盒采集粪便标本。做细菌学培养时，则使用经灭菌后封口的容器，采集标本后立即送检。

5. 粪便中不应混入尿液、消毒剂、污水等，以免破坏粪便中的有形成分。

6. 化学法做粪便隐血检查时，为避免食物中过氧化物的干扰，于实验前 3 天禁食肉类、动物血、铁剂或维生素 C 等；免疫法检查不必做此准备。

7. 检查蛲虫卵须用透明薄膜拭子或玻璃纸拭子于深夜 12 时或清晨排便前，自肛门周围皱襞处拭取粪便，立即送检。

8. 检查痢疾阿米巴滋养体应于排便后立即自脓血和稀软部分取样，尽快送检。寒冷季节标本送检需保温，以免滋养体因失去活动力而难以检出。

9. 孵化血吸虫毛蚴时至少留取 30g 粪便且需尽快处理。

10. 找寄生虫虫体及做虫卵计数时应采集 24 小时粪便混匀后检查。

（二）一般性状检查

1. 粪便量　正常人大多数每天排便一次，排出量随进食量、食物种类及消化器官的功能状态而异。

2. 颜色与性状

【参考值】正常成人为棕黄色成形软便；婴儿粪便呈黄色或金黄色。

【临床意义】

（1）黏液便　正常人粪便可有少量黏液均匀混合于其中。小肠炎症时黏液增多，均匀地混于粪便之中；大肠炎症时黏液不易与粪便混合；直肠炎症时黏液附着于粪便表面。单纯性黏液无色透明，细菌性痢疾、阿米巴痢疾时分泌的脓性黏液便呈黄白色不透明状。

（2）脓性及脓血便　常见于细菌性痢疾、溃疡性结肠炎、结肠或直肠癌等病变时常排脓性及脓血便；阿米巴痢疾以血为主，血中带脓，呈暗红色果酱样；细菌性痢疾以黏液及脓为主，脓中带血，多呈鲜血状。

（3）黑便及柏油样便 上消化道出血量达 50～75ml 时可出现黑便，粪便隐血试验强阳性；若出血量较大，持续 2～3 天则可为黑色发亮的柏油样便；服用铁剂、铋剂、活性炭等也可排出黑便，但无光泽，且隐血试验阴性。

（4）白陶土样便 粪便呈黄白色陶土样，为各种原因引起的胆道阻塞，进入肠道的胆红素减少或缺如，使粪胆素减少或缺如所致，见于胆汁淤积性黄疸；钡餐胃肠道造影术后粪便也可呈白色或黄白色。

（5）鲜血便 提示下消化道出血，见于直肠息肉、直肠癌、肛裂及痔疮等。痔疮时常在排便后有鲜血滴落，其他疾病鲜血附着于粪便表面。

（6）水样便 多由于肠蠕动亢进或肠黏液分泌过多所致。假膜性肠炎时常排出大量稀汁样便，并含有膜状物；艾滋病患者伴发肠道隐孢子虫感染时，可排出稀水样便；霍乱弧菌感染时可排出米泔样便；小儿肠炎时由于肠蠕动加快，粪便呈绿色稀糊状。

（7）异常形状便 细条状便、扁平带状便见于直肠或肛门狭窄；球形硬便见于便秘。

3. 气味

【参考值】 正常粪便因细菌作用产生吲哚与粪臭素、硫化氢等而有臭味，食肉者粪便有强烈臭味，食蔬菜者臭味较轻。

【临床意义】 慢性肠炎、胰腺疾病、结肠或直肠癌溃烂时粪便有恶臭；阿米巴痢疾患者粪便有血腥臭味；脂肪或糖类消化不良时呈酸臭味。

4. 寄生虫虫体

【参考值】 正常人粪便中不含寄生虫虫体。

【临床意义】 肉眼可分辨的寄生虫虫体主要有蛔虫、蛲虫、绦虫节片等。钩虫虫体常需将粪便冲洗过筛后才能看到。服驱虫剂者应检验粪便中有无虫体排出，驱绦虫后应仔细寻找绦虫头节以判断驱虫效果。

（三）显微镜检查

【参考值】 正常人粪便中无红细胞、吞噬细胞、肠黏膜上皮细胞和肿瘤细胞，白细胞无或偶见，其中主要是中性粒细胞，无寄生虫卵及原虫，偶见淀粉颗粒和脂肪颗粒，肌肉纤维、植物细胞、植物纤维等少见。

【临床意义】

（1）细胞成分 ①红细胞，肠道下段炎症或出血，如菌痢、肠炎、结肠直肠癌、直肠息肉等可见到红细胞；阿米巴痢疾时红细胞多于白细胞；细菌性痢疾时红细胞少于白细胞。②白细胞，肠道炎症时白细胞可增多，细菌性痢疾可见大量白细胞，白细胞成堆分布、结构模糊，称为脓细胞；过敏性肠炎、肠道寄生虫病患者粪便中可见嗜酸性粒细胞。③其他细胞，细菌性痢疾、直肠炎症患者粪便中可见大吞噬细胞，为吞噬了较大异物的单核细胞；假膜性肠炎患者粪便中可见较多肠黏膜上皮细胞；结肠或直肠癌患者粪便中偶可找到癌细胞。

（2）寄生虫卵及原虫 肠道寄生虫病主要依靠显微镜检查粪便中的虫卵、原虫滋养体及包囊来诊断，粪便中可检出的寄生虫卵有蛔虫卵、钩虫卵、鞭虫卵、姜片虫卵、蛲虫卵、血吸虫卵和华支睾吸虫卵等，粪便中查到寄生虫卵是诊断肠道寄生虫感染最可靠、最直接的依据。原虫主要有阿米巴滋养体及其包囊。

（3）食物残渣 腹泻者粪便中易见淀粉颗粒，慢性胰腺炎时增多；急、慢性胰腺炎及胰腺癌或因肠蠕动亢进、腹泻、消化不良综合征等时，脂肪小滴增多；肠蠕动亢进、腹泻时，肌肉纤维、植物细胞及植物纤维增多。

（四）化学检查

粪便隐血试验（fecal occult blood test，FOBT）生理状况下消化道无出血，粪便中无红细胞或血红蛋白。当消化道出血量较少，粪便外观无明显变化时，肉眼难以判断，尤其是上消化道出血，红细胞已破坏，显微镜检查也无法检出，需要用化学法或免疫学法检测才能证实的出血，称为隐血。目前检查隐血的方法主要有化学法和免疫学方法。

【参考值】 化学和免疫学方法：阴性。

【临床意义】 阳性结果对消化道出血有重要诊断价值。消化道溃疡时阳性率为40%～70%，呈间歇阳性；消化道恶性肿瘤，如胃癌、结肠癌、直肠癌等时阳性率可达95%，呈持续性阳性；其他，如急性胃黏膜病变、肠结核、Crohn病、溃疡性结肠炎、钩虫病、肠流行性出血热等，粪便隐血试验也可呈阳性。

三、痰液检查

痰液是气管、支气管和肺泡的分泌物，正常情况下分泌很少，正常人每天分泌25ml或无痰液，当呼吸系统发生病变后，分泌物增多，产生痰液。临床上为协助诊断呼吸系统的某些疾病，如肺部感染、肺结核、肺癌、支气管哮喘、支气管扩张等，常采集痰液标本做细胞、细菌、寄生虫等检查，并观察其颜色、性质、气味和量。

（一）痰液标本的采集与处理

1. 痰液标本的类型　临床上常用的痰液标本有三种：常规痰液标本、痰液培养标本和24小时痰液标本，不同标本检查目的不一。①常规痰液标本，检查痰的一般性状，涂片查细胞、细菌、虫卵等，协助诊断某些呼吸系统疾病。②痰液培养标本，检查痰液中的致病菌，以确定病菌类型或做药敏试验。③24小时痰液标本，检查24小时痰液的量及形状，协助诊断疾病。

2. 痰液标本采集要求

（1）采集标本前要了解检验的目的、患者的病情、理解能力及合作程度。

（2）检查标本容器有无破损，是否符合检验的目的和要求。

（3）采集标本操作规范，采集方法、量和时间要准确。

（4）采集痰液标本时，嘱患者勿将唾液、漱口水、鼻涕混入痰液标本中。

（5）如患者伤口疼痛无法咳嗽，可用软枕或手掌按压伤口，减轻伤口张力，减少咳嗽时的疼痛。

（6）标本采集后及时送检。

3. 痰液标本采集方法及步骤

（1）常规痰液标本　①患者能自行留取痰液者，给予相应的容器及用物，如痰盒，嘱患者清晨醒来未进食前先漱口，去除口腔中的杂质，数次深呼吸后用力咳出气管深处的痰液，将痰液收集于痰盒内，盖好盒盖。②无法咳嗽或不合作者，使用集痰器、吸痰用物（吸引器、吸痰管）、0.9%氯化钠溶液等用物，协助患者取适当卧位，叩击患者背部，集痰器分别连接吸引器和吸痰管，按吸痰法吸入2～5ml痰液于集痰器内。③如果患者留痰液查癌细胞，痰液标本用10%的甲醛或95%的乙醇固定。④核对检查单送检。

（2）痰液培养　标本给予相应的容器及用物：无菌容器、漱口溶液（复方硼酸溶液）。①患者能自行留取痰液者，嘱患者清晨未进食前先用复方硼酸溶液漱口，再清水漱口，去除口腔中的杂质；数次深呼吸后用力咳出气管深处的痰液；将痰液收集于痰盒内，盖好盒盖。②无法咳嗽或不合作者，协助其取适当卧位，叩击患者背部，使痰液松脱；戴无菌手套，将集痰器分别连接吸引器和吸痰管，按吸痰法吸入2～5ml痰液于集痰器内，加盖，及时送检。

（3）24 小时痰液标本　给予相应的容积约 500ml 的清洁广口集痰容器，在广口集痰瓶内加少量清水，请患者留取痰液。从清晨醒来（7 点）未进食前漱口后第一口痰开始留取，至次日晨（7 点）未进食前漱口后第一口痰，将 24 小时的全部痰液吐入集痰瓶内；洗手，记录痰的外观、形状及 24 小时痰液标本总量，及时送检；用物按消毒隔离要求处理。

（二）一般性状检查

1. 痰量

【参考值】健康人一般无痰或有少量泡沫状痰。

【临床意义】患者的排痰量依病种和病情而异，急性呼吸系统感染者可有少量痰液，慢性呼吸系统炎症痰量较急性呼吸系统感染者多；细菌性炎症较病毒感染者痰多；支气管扩张、慢性支气管炎、肺脓肿、空洞性肺结核和肺水肿患者的痰量可明显增多，甚至一天可达数百毫升。如果痰量减少，一般表示病情好转。

⊕ **知识链接**

如何观察痰量

在排痰通畅情况下，痰量的多少可反映支气管、肺化脓性炎症的病情发展。有气管阻塞时，痰液不能顺利排出，病情进展而痰却无增多，甚至减少，因此，排痰量的检查，对观察病情变化及疗效判定有意义。

2. 颜色

【参考值】正常痰液为无色或白色。

【临床意义】病理情况下出现的颜色可反映某些呼吸系统的疾病。

（1）黄色、黄绿色脓性痰　提示呼吸道化脓性感染，见于化脓性支气管炎；金黄色葡萄球菌肺炎、支气管扩张、肺结核等；患者被铜绿假单细胞菌感染或患有干酪样肺炎者可有黄绿色脓痰。

（2）红色或棕红色痰　见于肺癌、肺结核、支气管扩张、肺水肿等疾病。痰中带血见于肺结核早期或病灶散播；铁锈样痰见于大叶性肺炎、肺梗死；粉色痰为左心功能不全、肺淤血致毛细血管通透性增加的特征表现。

（3）烂桃样痰　见于肺组织坏死。

（4）棕褐色痰或巧克力色痰　见于阿米巴性肺囊肿、慢性充血性心力衰竭肺淤血时。

（5）灰色、黑色痰　因吸入尘埃和烟雾所致，见于锅炉工、矿工和长期吸烟者。

（6）砖红色果冻样痰　常见于克雷伯杆菌感染。

3. 气味

【参考值】正常人痰无气味。

【临床意义】血痰为血腥味，肺脓肿、晚期肺癌、支气管扩张合并感染者的痰液常有恶臭，膈下脓肿与肺相通时患者痰液伴有粪臭味。

4. 性状

【临床意义】

（1）浆液性稀薄的泡沫样痰　见于肺水肿。

（2）黏液性无色透明或灰色黏稠痰　见于急性支气管炎、支气管哮喘。

（3）脓性痰　将痰液静置后从上到下分为泡沫、黏液和脓性坏死组织三层，见于支气管扩张、肺脓肿、活动性结核。

（4）血性痰　呼吸道黏膜损伤、肺部毛细血管破损造成的出血，见于支气管扩张、肺癌、肺梗死等。

（三）显微镜检查

1. 直接涂片检测　直接涂片检测可进行红细胞、白细胞、上皮细胞、癌细胞、结晶、肺泡巨噬细胞、硫黄样颗粒寄生虫及虫卵等检查。

2. 染色涂片检测

（1）脱落细胞检测　采集要求：痰液必须是从肺部咳出，并十分新鲜，不得混入唾液、鼻咽分泌物等；送检标本应在 1 小时内涂片固定，以防细胞自溶；选取有意义的痰液标本经涂片、固定后可用巴氏（papanicolaou）染色、苏木精 - 伊红（hematoxylin - eosin，H - E）染色法进行染色。

（2）细菌学检测　①涂片检查，革兰染色，可用来检测细菌和真菌；抗酸染色，用于检测结核杆菌感染；荧光染色，用于检测真菌和支原体等。②细菌培养，根据所患疾病有目的地进行细菌、真菌和支原体的培养。痰细菌培养应争取在应用抗生素之前进行。

四、脑脊液检查

脑脊液（cerebrospinal fluid，CSF）属于细胞外液，为存在于脑室及蛛网膜下隙内的一种无色透明液体，约 70% 由脑室脉络丛主动分泌和超滤形成，30% 为来自脑和脊髓的细胞间质液。正常成人脑脊液总量为 90～150ml，在脑室和蛛网膜下隙中循环。中枢神经系统任何部位发生感染、炎症、肿瘤、外伤、水肿或阻塞等器质性病变时，血 - 脑脊液屏障的通透性发生改变，导致脑脊液的压力、性状和成分发生改变。通过对脑脊液压力、一般性状、化学成分、有形成分、微生物及免疫学的检查，可对神经系统疾病进行诊断、疗效观察和预后判断。

（一）脑脊液标本采集与处理

脑脊液标本由临床医师进行腰椎穿刺采集，必要时可行小脑延髓池或侧脑室穿刺。口头或书面告知患者或其家属标本采集的目的、采集穿刺时应采取的特殊体位及注意事项、采集方法和可能产生的不适等，要求患者配合医师采集标本。术中防止患者乱动，以免断针、软组织损伤及穿刺部位感染。穿刺后先做压力测定，任何病变使脑组织体积或脑脊液量增加时，脑脊液压力均可升高。压力测定后，将脑脊液分别收集于 3 个无菌试管中，每管 1～2ml，第一管可能含少量红细胞，宜做病原生物学检查；第二管做化学或免疫学检查；第三管做细胞计数。疑有恶性肿瘤，另留一管做脱落细胞检查。

标本采集后应立即送检，一般不能超过 1 小时，采集的脑脊液应尽量避免凝固和混入血液。术后患者应去枕俯卧，如有困难则去枕平卧 4～6 小时，要求 24 小时卧床，以免引起术后低颅压性头痛。同时观察意识、瞳孔，以及生命体征变化。

（二）一般性状检查

【参考值】正常脑脊液为无色透明的液体，清晰透明，由于不含纤维蛋白原，放置 24 小时不形成薄膜，无凝块和沉淀。成人卧位压力为 80～180mmH$_2$O（0.78～1.76kPa）。

【临床意义】

（1）颜色

1）红色　提示脑脊液中混有一定量的血液，首先要排除穿刺损伤所致出血，此时第 1 管为血性，第 2 管和第 3 管依次因 RBC 数量减少而颜色变浅或消失，离心后 RBC 全部沉至管底，上清液无色透明。蛛网膜下隙或脑室出血时 3 管脑脊液呈均匀血性，离心后上清液可呈淡红色或黄色。

2）黄色　多因脑脊液中含有变性血红蛋白、胆红素或蛋白质异常增高所致，见于脑及蛛网膜下隙陈旧性出血、蛛网膜下隙梗阻、重症黄疸。

3）乳白色或灰白色　多因白细胞增加所致，见于各种化脓性脑膜炎。

4）微绿色　见于铜绿假单胞菌、肺炎链球菌、甲型链球菌感染所致脑膜炎。

（2）透明度　当脑脊液因中枢神经系统病变而含较多细胞或细菌时可变得浑浊，浑浊的程度因细胞量或性质不同而异。病毒性脑膜炎、流行性乙型脑炎或神经梅毒者脑脊液可清晰或微浑；结核性脑膜炎者脑脊液呈毛玻璃样浑浊；化脓性脑膜炎时脑脊液明显浑浊。

（3）凝固性　当脑脊液中炎症渗出物纤维蛋白原增多时可形成凝块。结核性脑膜炎时，脑脊液放置12～24小时后，可见液面形成纤细的网状薄膜，取此膜涂片查结核分枝杆菌，阳性率较高；急性化脓性脑膜炎时，脑脊液静置1～2小时后即可出现凝块或沉淀；蛛网膜下隙阻塞时，脑脊液因蛋白质含量显著增高，常呈黄色胶冻状。

（4）压力　脑脊液压力增高见于化脓性脑膜炎、结核性脑膜炎、脑肿瘤、脑出血、脑积水等颅内病变，也可见于高血压、动脉硬化等；压力降低主要见于脑脊液循环受阻、脑脊液流失过多等。

（三）化学检查

1. 蛋白质　正常脑脊液中蛋白质含量极微，其中绝大部分为清蛋白；病理情况下脑脊液中蛋白质呈不同程度增加，且多为球蛋白。

【参考值】

（1）蛋白质定量测定　脑脊液蛋白质的参考值因年龄、穿刺部位、实验室检测方法不同而有差异，成人腰椎穿刺蛋白质为0.20～0.40g/L；小脑延髓池穿刺蛋白质为0.10～0.25g/L；脑室穿刺蛋白质为0.05～0.15g/L。新生儿因血－脑脊液屏障尚不完善，脑脊液蛋白质含量相对较高，6个月后接近成人水平。

（2）蛋白质定性试验（Pandy试验）　阴性。

【临床意义】脑脊液蛋白质含量增高可见于：①中枢神经系统炎症，化脓性脑膜炎时明显增加，严重者定性达＋＋＋＋以上，定量可达5～10g/L；结核性脑膜炎时中度增加，定量常为2～3g/L；病毒性脑膜炎、流行性乙型脑炎时仅轻度增加。②脑出血或蛛网膜下隙出血，蛋白质仅轻度增加。③脑脊液循环障碍，如脑肿瘤、脊髓肿瘤、蛛网膜下隙粘连等时显著增加。

2. 葡萄糖　脑脊液中葡萄糖含量约为血糖的60%，其含量受血糖浓度、血－脑脊液屏障通透性及脑脊液中葡萄糖酵解速度的影响。

【参考值】成人：2.5～4.5mmol/L；儿童：2.8～4.5mmol/L。

【临床意义】脑脊液葡萄糖浓度降低：中枢神经系统细菌感染时，病原体大量分解葡萄糖，细胞破坏后释放的酶也可降解葡萄糖从而使脑脊液中葡萄糖降低，尤以化脓性脑膜炎最为显著；结核性脑膜炎、隐球菌性脑膜炎脑脊液中葡萄糖亦可轻度降低；颅内肿瘤也可致脑脊液葡萄糖含量减少。

3. 氯化物　因脑脊液中蛋白质含量较少，为维持脑脊液和血浆之间的渗透压平衡，脑脊液中氯化物含量较血清中为高。病理状况下脑脊液氯化物含量随血氯水平、血－脑脊液屏障通透性及脑脊液中蛋白质含量的变化而变化。

【参考值】120～130mmol/L。

【临床意义】脑脊液氯化物降低：细菌或真菌感染，尤以结核性脑膜炎时降低明显；呕吐、脱水、腹泻等大量丢失氯化物使血氯减少时，脑脊液氯化物也可减少。脑脊液氯化物增高见于尿毒症、肾炎、病毒性脑膜炎患者。

（四）显微镜检查

1. 细胞计数和细胞分类

【参考值】正常脑脊液中无红细胞，仅有少量白细胞。成年人：$(0～8)×10^6$/L；儿童：$(0～15)×$

$10^6/L$。细胞分类多为淋巴细胞和单核细胞，两者之比约为7:3。

【临床意义】脑脊液中细胞增多，见于以下情况。

（1）化脓性脑膜炎　可达（1000~20000）×$10^6/L$，主要为中性粒细胞。

（2）结核性脑膜炎　脑脊液细胞数增高，但很少超过500×$10^6/L$。发病初期以中性粒细胞为主，但很快下降，以后淋巴细胞增多。

（3）病毒性脑炎及脑膜炎　脑脊液细胞数轻度增加，一般不超过1000×$10^6/L$，以淋巴细胞为主。

（4）新型隐球菌性脑膜炎　脑脊液细胞数中度增加，以淋巴细胞为主。

（5）急性脑膜白血病　细胞数增加，分类时可见相应的白血病细胞。中枢神经系统肿瘤者脑脊液中细胞总数正常或稍高，以淋巴细胞为主。

（6）脑及蛛网膜下隙出血　为血性脑脊液，除了红细胞增多外，可见外周血中的白细胞，以中性粒细胞为主。

（7）寄生虫性脑病　可见嗜酸性粒细胞增多。

2. 肿瘤细胞检查

【参考值】正常脑脊液中无肿瘤细胞。

【临床意义】脑部肿瘤时脑脊液中肿瘤细胞检测的阳性率为15%~40%，转移性肿瘤的阳性率高于原发性肿瘤。

（五）病原生物学检查

将脑脊液直接涂片或离心沉淀后取沉淀物涂片，经革兰染色后显微镜检查；或经抗酸染色查找结核分枝杆菌、用墨汁染色查找隐球菌，还可用培养法检查。

【参考值】阴性。

【临床意义】阳性可确诊中枢神经系统病原生物感染。

第四节　临床生物化学检查

PPT

⇒ **案例引导**

　　案例　患者，男，58岁，乏力、腹胀伴少尿3个月，慢性肝病史17年。查体：巩膜轻度黄染、肝掌（＋），肝肋下未触及，脾肋下4cm，移动性浊音阳性。实验室检查：ALT 50U/L，白蛋白28g/L，甲胎蛋白10μg/L，HbsAg（＋），抗HCV-Ab（-）。

　　讨论　1. 该患者最可能的病因是什么？
　　　　　　2. 反映肝脏功能的临床生化指标有哪些？

一、肝脏疾病实验室检查

肝脏是人体含酶最丰富的脏器，当肝细胞膜受损或坏死时，细胞内各种酶释放入血；有些由肝细胞合成的血浆酶活性可能下降；有些酶在病变的情况下生成增加。根据血清中肝脏酶的种类及其活性的升高或降低，可了解肝脏病变的性质和程度。但有些酶并非肝细胞所特有，血清总酶活性检查的特异性偏低，通过检测肝细胞酶的同工酶价值更大。

（一）血清酶学检查

1. 血清转氨酶及同工酶　用于检测肝细胞损伤的主要有丙氨酸氨基转移酶（alanine aminotransferase，ALT）和天门冬氨酸氨基转移酶（aspartate aminotransferase，AST）。ALT 广泛存在于多种器官中，按含量多少顺序为肝脏、肾脏、心脏和骨骼肌等。在肝细胞中的 ALT 主要存在于细胞质中，只有少量在线粒体。AST 也广泛存在于多种器官中，按含量多少顺序为心脏、肝脏、骨骼肌和肾脏等。肝中 AST 大部分（70% 左右）存在于肝细胞线粒体中，少部分（30% 左右）存在于细胞质中。

【标本采集】常用血清检测，黄色或红色管帽真空采血管采血，由于红细胞内 ALT 和 AST 分别为血清含量的 7 倍与 15 倍，注意标本切勿溶血。

【参考值】ALT：男性 9～50U/L（37℃），女性 7～40U/L。AST：男性 15～40U/L，女性 13～35U/L（37℃）。AST/ALT 比值为 1：1.15。

【临床意义】ALT 和 AST 能敏感地反映肝细胞受损及其程度，反映急性肝细胞损伤以 ALT 最敏感，AST 则能较为敏感地反映肝损伤的程度。

（1）急性肝炎 各种原因导致急性肝损伤时，血清 ALT 和 AST 均升高 2 倍以上，其中以 ALT 升高显著，血清 ALT 升高幅度与肝细胞损伤程度相关。急性重症肝炎时，ALT 明显增高，随病情进展，因大量肝细胞坏死，致血中 ALT 下降，甚至回到正常范围内，与此同时胆红素却进行性升高，呈现"酶胆红素分离"现象，提示预后极差。急性肝炎恢复期 AST 先于 ALT 恢复正常。

（2）慢性肝炎和脂肪肝 慢性迁延性肝炎患者 ALT、AST 轻至中度升高，慢性活动性肝炎时，ALT 多数升高至参考值 3～5 倍以上，且长期维持在较高水平；脂肪肝时 ALT 可持续轻度升高并伴有高脂血症。

（3）病毒性肝炎 AST/ALT＞1，是诊断病毒性肝炎的重要检测手段。

（4）肝硬化 肝硬化代偿期 ALT 可轻度增高或正常，失代偿期 ALT 可持续升高；肝硬化病变累及线粒体时，多数 AST 升高程度超过 ALT。

（5）原发性肝细胞癌 ALT 与 AST 可正常或轻、中度升高。

（6）胆道疾病 各种原因引起胆道梗阻时，血清 ALT 与 AST 可中度升高，梗阻缓解后 1～2 周即可恢复正常。

（7）其他疾病 急性心肌梗死、急性肾盂肾炎、传染性单核细胞增多症、细菌性或阿米巴性肝脓肿、手术等均可导致血清 ALT 与 AST 增高；某些化学药物，如异烟肼、氯丙嗪、利福平、环磷酰胺和某些抗生素等也可引起血清 ALT 增高，所以 ALT 单项增高，需结合临床实际情况。

🌐 **知识链接**

转氨酶升高的意义

正常人休息不充分、劳累、饮食不当、饮酒等都可以引起转氨酶升高，故若转氨酶在正常参考值上限 3 倍以内，并不代表病态，建议复查。并嘱咐患者忌烟酒、刺激性食物、油腻食物，加强营养，不熬夜，忌疲劳。

2. 血清碱性磷酸酶及同工酶 碱性磷酸酶（alkaline phosphatase，ALP）是一组催化有机磷酸酯水解的酶。血清中的 ALP 主要来源于肝脏和骨骼，少部分来自小肠和妊娠期胎盘组织，极少量来自肾脏。肝细胞产生的 ALP 一般自胆道排入小肠。

【参考值】成人男性：45～125U/L（37℃）。女性：20～49 岁为 35～100U/L（37℃），50～79 岁为 50～135U/L（37℃）。

【临床意义】

（1）生理性增高 见于妊娠、新生儿骨质生成和正在发育的儿童。

（2）病理性增高　见于：①肝胆系统疾病，各种胆管阻塞如胰头癌或胆道结石等引起的胆管阻塞、原发性胆汁性肝硬化、肝内胆汁淤积等，血中 ALP 浓度呈明显持续性升高，梗阻消除后恢复正常；肝炎或肝硬化时，ALP 可轻度增高，很少超过正常上限的 3 倍。②骨骼系统疾病，如成骨细胞瘤、骨折恢复期、佝偻病和转移性骨肿瘤等，成骨细胞增生和功能旺盛，产生过多的 ALP，血清 ALP 可有程度不同的升高。③ALP 同工酶检测，对肝外胆汁淤积性黄疸与肝内胆汁淤积性黄疸、原发与继发性肝癌具有鉴别意义。

3. 血清 γ-谷氨酰转移酶　γ-谷氨酰转移酶（γ-glutamyl transferase，GGT）是参与氨基酸代谢 γ-谷氨酰基循环的重要的酶，该酶在体内分布较广，血清中的 GGT 主要来自肝脏，少量来自肾脏和胰腺。GGT 属于膜结合性糖蛋白酶类，当肝内合成亢进或胆汁排出受阻时，血清中 GGT 增高。

【参考值】男性：11～50U/L（37℃）；女性：7～32U/L（37℃）。

【临床意义】

（1）胆道阻塞性疾病　由于各种原因引起肝内、外梗阻，GGT 排泄受阻逆流入血，血中 GGT 可明显升高。肝癌时癌细胞合成 GGT 增多、肿瘤组织或周围炎症刺激、肿瘤压迫引起的局部胆道梗阻，以及胆汁排泄受阻致使酶逆流入血，均可使血中 GGT 明显增高。GGT 是反映肝内占位性病变、胆汁淤积及胆道梗阻敏感的酶学指标之一。

（2）急、慢性酒精性肝炎　乙醇能诱导微粒体生物转化系统，血清 GGT 可明显升高，检查血清 GGT 活性是反映酒精性肝损伤和观察戒酒的良好指标。

（3）急、慢性病毒性肝炎及肝硬化　急性肝炎时，GGT 呈中度升高，慢性肝炎、肝硬化非活动期，GGT 可正常，若 GGT 持续升高，提示病情活动或病情恶化。

（4）其他　如系统性红斑狼疮、脂肪肝、胰腺炎等 GGT 可轻度升高。某些药物，如抗癫痫药、苯妥英钠、三环类抗抑郁药、对乙酰氨基酚或其他能诱导肝微粒体生物转化系统的药物均可导致 GGT 升高，停药后血中 GGT 水平降至正常。同时测定 ALP 与 GGT 有助于鉴别 ALP 的来源：GGT 与 ALP 同时增高常源于肝脏疾患；GGT 正常、ALP 升高源于肝外疾患，如骨骼系统疾病等。

（二）血清蛋白质检查

肝脏是机体蛋白质代谢的主要器官，肝脏合成的蛋白质约占体内每天合成蛋白质总量的 40% 以上，肝脏病变时合成蛋白质的功能降低，主要表现为白蛋白减少、球蛋白增高、纤维蛋白原减少等，所以测定血清蛋白质的含量及各种蛋白质的比例有助于了解肝脏合成蛋白质的功能状况，对肝脏疾病的诊断和预后判断有重要意义。

1. 血清总蛋白和白蛋白、球蛋白比值　血清总蛋白（serum total protein，STP）是血清白蛋白（albumin，Alb）和球蛋白（globulin，G）的总和。白蛋白由肝实质细胞合成，在血浆中的半衰期约为 20 天，约占血浆总蛋白的 60%，是血浆中重要的运输蛋白，许多非水溶性的物质需与白蛋白结合后被运输。白蛋白具有维持血浆胶体渗透压和缓冲血液酸碱的能力，血清白蛋白的浓度也能反映肝损伤的程度，有助于对疗效的观察及预后的判断。

【参考值】血清总蛋白：65～85g/L；血清白蛋白：40～55g/L；血清球蛋白：20～40g/L；白蛋白/球蛋白比值（A/G）：（1.5～2.5）：1。

【临床意义】

STP 降低与 Alb 减少相对应，STP 升高常同时有 G 的升高。由于肝脏具有很强的代偿能力及 Alb 半衰期较长，因此肝脏病变往往达到一定程度和一定病程后，才能出现 STP 和 Alb 含量改变；急性肝损伤时，STP、Alb、G 和 A/G 多为正常。因此它用于检测慢性肝损害，并可反映肝实质细胞储备功能。

（1）慢性肝脏疾病　如慢性肝炎、肝硬化及肝癌时，G 增高程度与肝脏疾病严重程度相关。随病情加重出现 A/G 比值倒置，提示肝功能严重损害。Alb 持续下降者多提示预后不良；治疗后 Alb 上升，提示治疗有效。Alb 减少到 30g/L 以下，易发生腹腔积液。

（2）肝外疾病　STP 或 Alb 减少可见于蛋白质丢失过多，如肾病综合征、大面积烧伤等；蛋白质分解过剩，如恶性肿瘤、甲状腺功能亢进等；蛋白质摄入不足，如慢性营养障碍等。G 增加可见于系统性红斑狼疮、多发性骨髓瘤、黑热病和血吸虫病等。

2. 血清蛋白电泳　在碱性环境中，血清白蛋白带负电，球蛋白带正电，各种蛋白分子量不同，电泳后产生 5 个区带。

【参考值】醋酸纤维膜法：白蛋白为 62%～71%；α_1-球蛋白为 3%～4%；α_2-球蛋白为 6%～10%；β-球蛋白为 7%～11%；γ-球蛋白为 9%～18%。

【临床意义】

（1）肝炎　急性肝炎早期或病变较轻时，电泳结果多无异常。随病情加重和时间延长，电泳谱形可改变，白蛋白、α-球蛋白及 β-球蛋白减少，γ-球蛋白增高。γ-球蛋白增高的程度与肝炎的严重程度成正比。

（2）肝硬化　白蛋白中度或高度减少，α_1-球蛋白和 α_2-球蛋白和 β-球蛋白也有降低倾向，γ-球蛋白明显增加，并可出现 β-γ 桥，即电泳图谱上从 β 区到 γ 区带连成一片难以分开，或两区间仅见一浅凹，如同时有 α_1-球蛋白、α_2-球蛋白减少，首先要考虑肝硬化。肝硬化时常有多克隆免疫球蛋白升高，特别当 IgA 明显升高时，也使 β 区与 γ 区融合一片。

（3）肝癌　α_1-球蛋白、α_2-球蛋白明显增高，有时可见在白蛋白和 α_1-球蛋白的区带之间出现一条甲胎蛋白区带，具有诊断意义。

（4）肝外疾患　①肾病综合征者由于尿中排出大量白蛋白而使血液中白蛋白水平明显下降。②多发性骨髓瘤、巨球蛋白血症、良性单克隆免疫球蛋白增生症者血清蛋白电泳图谱 β 至 γ 区带处出现一特殊单克隆区带，称为 M 蛋白。③系统性红斑狼疮、风湿性关节炎等可有不同程度的白蛋白下降及 γ-球蛋白升高。

（三）胆红素代谢检查

胆红素主要来源于血红蛋白代谢及衰老的红细胞，占 80%～85%，少量来自肌蛋白、游离血红素等。血清总胆红素（serum total bilirubin，STB）正常情况下是非结合胆红素（UCB）和结合胆红素（CB）的总和。胆红素生成过多或肝细胞对胆红素的摄取、结合与排泄障碍，可使血液中胆红素浓度增加，出现高胆红素血症或黄疸。检测血清总胆红素、结合胆红素及非结合胆红素浓度，对了解肝功能、鉴别黄疸类型和判断病情有重要意义。

1. 血清胆红素

【参考值】STB：1.7～17.1μmol/L；CB：0～6.8μmol/L；UCB：1.7～10.2μmol/L。

【临床意义】血清胆红素测定主要用于黄疸的诊断及其类型的鉴别（表 7-3）。

（1）判断黄疸及其程度　隐性黄疸或亚临床黄疸，STB 为 17.1～34.2μmol/L；轻度黄疸，STB 为 34.2～171μmol/L；中度黄疸，STB 为 171～342μmol/L；重度黄疸，STB >342μmol/L。

（2）推断黄疸原因　溶血性黄疸多为轻度黄疸，肝细胞性黄疸多为轻、中度黄疸，不完全阻塞性黄疸常为中度黄疸，完全阻塞性黄疸多为重度黄疸。

（3）判断黄疸的类型　溶血性黄疸以 UCB 增高为主，CB/STB <0.2；阻塞性黄疸以 CB 增高为主，CB/STB >0.5；肝细胞性黄疸 CB 与 UCB 均增加，CB/STB 比值为 0.2～0.5。

2. 尿内胆红素与尿胆原　见体液检查中尿液检查相关内容。

表 7 – 3　黄疸类型的实验室检查鉴别要点

类型	血液		尿液		粪便颜色
	非结合胆红素	结合胆红素	胆红素	胆素原	
正常	有	无或极微	阴性	阳性	棕黄色
溶血性黄疸	高度增加	正常或微增	阴性	显著增加	加深
肝细胞性黄疸	增加	增加	阳性	不定	变浅
梗阻性黄疸	不变或微增	高度增加	强阳性	减少或消失	变浅或陶土色

（四）血清总胆汁酸检查

总胆汁酸（total bile acid，TBA）在脂肪的吸收、转运、分泌和调节胆固醇代谢方面起重要作用。肝细胞分泌的初级胆汁酸大部分以结合形式分泌入胆汁，再排入小肠，约 95% 的胆汁酸在回肠末端被重吸收经门静脉至肝，肝细胞将 90%～95% 所摄取的胆汁酸经过肝细胞转变为结合胆汁酸后，连同新合成的初级胆汁酸一起再分泌至胆汁中，这种由肠至肝的过程，称为肠肝循环。血清 TBA 测定可反映肝细胞合成、摄取和排泌功能，是较其他指标更敏感的肝功能检测指标，又因肠道、胆道和门脉系统疾病时也可引起胆汁酸代谢紊乱，所以 TBA 测定也可用于肠道、胆道和门脉系统病变的诊断。

【参考值】TBA：0～10μmol/L；胆酸（CA）/鹅脱氧胆酸（CDCA）比值：0.5～1.0。

【临床意义】

（1）血清 TBA 增高　主要见于：①肝脏疾病，如急性肝炎、慢性活动性肝炎、肝硬化和肝癌等，TBA 显著增高，因餐后血清 TBA 水平及异常率均比空腹时高，故对肝病的诊断餐后 TBA 测定比空腹时测定更灵敏。②胆道阻塞性疾病，如胆石症、胆道肿瘤等肝内、肝外胆管阻塞。③其他疾病，如门脉分流、肠道疾病、胆结石。

（2）CA/CADA 比值　有助于判断肝损害类型。肝胆疾病肝细胞损害为主者 CA/CADA 比值常 < 1.0；以胆汁淤积为主者 CA/CADA 比值常 > 1.0。

（五）肝脏纤维化检查

1. 单胺氧化酶　单胺氧化酶（monoamine oxidase，MAO）是一组作用于单胺类化合物，在有氧条件下催化其氧化脱氨反应的酶。体内 MAO 以肝脏、肾脏和脑组织中含量较多，主要存在于线粒体中。MAO 能促进结缔组织的成熟。因此测定 MAO 能反映肝脏纤维化的程度。

【参考值】10～3U/L（37℃）。

【临床意义】MAO 增高　见于：①肝脏疾病，如重症肝硬化及肝硬化伴肝癌时，MAO 活性明显增高；早期肝硬化 MAO 增高不明显；急性重型肝炎时 MAO 增高，中、重度慢性肝炎近半数 MAO 增高；MAO 增高程度与肝纤维化程度成正比，故临床用于肝硬化的辅助诊断。②其他疾病，如甲状腺功能亢进症、糖尿病、肢端肥大症、结缔组织病、慢性充血性心力衰竭时 MAO 也可增高。

2. Ⅳ型胶原　Ⅳ型胶原（collagen Ⅳ，CⅣ）分布于肝窦内皮细胞下，是构成基膜的主要成分，在肝纤维化过度增生时，CⅣ 的合成与降解均处于较高水平。血清 CⅣ 及其产物的增加是肝纤维化早期的表现，故 CⅣ 成为目前临床上主要用于观察肝硬化的指标。

【参考值】RIA 法：血清 CⅣ NCI 片段为（5.3±1.3）μg/ml。

【临床意义】急性肝炎时，虽然有大量肝细胞损害，但无明显结缔组织增生，血清Ⅳ型胶原浓度无显著增加；慢性肝炎、肝硬化、原发性肝细胞肝癌时血清Ⅳ型胶原浓度依次增加。

二、肾脏疾病实验室检查

肾脏由肾小球、肾小管和集合管组成，其主要生理功能是产生尿液，排泄体内代谢产物，调节水、电解质和酸碱平衡，对维持生命系统的稳态，保证机体的新陈代谢平衡至关重要。肾脏还能分泌一些生物活性物质，如肾素、促红细胞生成素等，参与血压调节和造血功能。通过肾小球滤过和肾小管重吸收的实验室检查，可了解肾脏的功能是否受到损害。

（一）肾小球功能检查

1. 内生肌酐清除率（Ccr） 血浆肌酐包括直接来自鱼、肉等食物中摄取的外源性肌酐，以及由体内磷酸肌酸去磷酸基并环化生成的内生肌酐，内生肌酐的生成恒定。肌酐的相对分子质量小，又不与血浆蛋白结合，除少量肌酐由肾小管排泌外，绝大部分由肾小球滤过进入原尿，并且不被肾小管重吸收，最后完全从终尿中排出。若能控制饮食等外源性肌酐的摄取，内生肌酐则能准确地反映肾小球的滤过功能。

【标本采集】

（1）连续3天禁食肉类不饮咖啡和茶，停用利尿剂，实验前避免剧烈运动，饮足够的水，使尿量不少于1ml/min。

（2）准确收集24小时或4小时尿液，混匀计量。

（3）于收集尿样的同时，抽静脉血3ml送检。

【参考值】成人80~120ml/min；40岁以后每10年平均下降4ml/min。

【临床意义】

（1）判断肾小球滤过功能损害的敏感指标 肾脏功能损害，GFR降至正常值的50%时，因为肾脏强大的储备能力，血清肌酐和尿素氮仍在正常范围时，而Ccr可降至50ml/min，显示Ccr的高敏感性。

（2）评估肾小球滤过功能损害程度 慢性肾衰竭患者Ccr 51~70ml/min为轻度肾功能损害；50~31ml/min为中度肾功能损害；<30ml/min为重度肾功能损伤；<20ml/min为肾衰竭；<10ml/min为终末期肾衰竭。

（3）指导临床治疗和用药 当Ccr<40ml/min时，应限制蛋白质的摄入；<30ml/min时，使用噻嗪类等中效利尿剂常无效；<10ml/min时，可作为血液透析治疗的指征，此时患者对呋塞米等利尿药物的疗效明显减低。此外，肾衰竭时对经肾小球排泄的药物的排除能力降低，应根据Ccr降低的程度调节用药剂量和用药间隔。

（4）监测肾移植术后排异反应 若移植物存活Ccr会逐步回升，否则提示失败；Ccr升后又下降，提示发生排异反应。

2. 血清肌酐 血清肌酐（serum creatinine，Scr）是肌酸代谢的终产物。在控制外源性肌酐、未进行剧烈运动的情况下，血清肌酐浓度主要取决于肾小球滤过率。肾功能受损时，血清肌酐浓度可上升。

【参考值】成年男性为44~132μmol/L；成年女性为70~106μmol/L。

【临床意义】肾脏的储备能力很大，当肾小球滤过率（glomerular filtration rate，GRF）降低到正常的50%时，Scr仍可正常，降至正常水平1/3时，Scr明显上升，且上升曲线斜率会陡然变大，所以Scr增高提示肾脏病变较重。肾功能衰竭期，GFR<25ml/min，Scr为451~707μmol/L；尿毒症期，GFR<10ml/min，Scr>707μmol/L。Scr增高常作为氮质血症、肾衰竭等病情观察和疗效判断的有效指征。

3. 血尿素氮 血尿素氮（blood urea nitrogen，BUN）是体内蛋白质分解代谢的终产物之一，主要经肾小球滤过后随尿排出。当肾功能受损时，血中尿素浓度升高；高蛋白饮食，应用解热镇痛类药、头孢类或氨基糖苷类抗生素等亦可影响检查结果。

【参考值】成人为3.2~7.1mmol/L；儿童为1.8~6.5mmol/L。

【临床意义】血尿素氮增高见于以下几种情况。

（1）肾小球滤过功能损害 由于尿素氮只在有效肾单位受损约50%以上时才开始上升，因此，

BUN 为反映肾小球滤过功能损害的中晚期指标，见于各种原因引起的肾功能不全。BUN 20~28mmol/L 提示肾功能衰竭期；BUN >28.6mmol/L 提示尿毒症期。

（2）蛋白质分解旺盛或摄入过多　如上消化道出血、甲状腺功能亢进症、大面积烧伤、高热、应用大剂量肾上腺糖皮质激素以及摄入大量蛋白性食物等时，血清肌酐及其他肾实质损害的指标可正常。

（3）肾前性肾衰竭　如严重脱水、大量腹腔积液、心力衰竭、肝脏综合征等导致血容量不足、肾血流量减少引起少尿，尿素氮排出减少，血中浓度上升，但血清肌酐升高不明显。

4. 血清胱抑素 C　胱抑素 C（cystatin C，cyc C）又称半胱氨酸蛋白酶抑制剂 C，分子量较小，体内有核细胞均能产生，且量较恒定。胱抑素 C 可自由通过肾小球，原尿中胱抑素 C 全部被肾小管重吸收，在肾小管上皮细胞内分解，并且不回到血液中。因此，血液中胱抑素 C 的水平是反映肾小球滤过功能的可靠指标。

【参考值】成人为 0.6~2.5mg/L。

【临床意义】同血尿素氮、肌酐和内生肌酐清除率，但与肾小球滤过率（GFR）线性关系显著，为反应 GFR 的敏感指标。所以，在判断肾小球滤过功能的早期损害方面，以血清胱抑素 C 水平更为敏感。

（二）肾小管功能检查

1. 尿浓缩稀释试验

【标本采集】

（1）昼夜尿比密试验　又称莫氏试验，受试日患者正常饮食，每餐含水量控制在 500~600ml，晨 8 时完全排空膀胱后至晚 8 时止，每 2 小时留尿 1 次共 6 次昼尿，晚上 8 时至次日晨 8 时 1 次，共 7 个标本，分别测定尿量和尿比密。排尿间隔时间准确，每次尿须排尽。

（2）3 小时尿比密试验　又称齐氏试验，受试日患者正常饮食与活动，晨 8 时排尿弃去后，每 3 小时留尿 1 次至次晨 8 时，分装 8 个容器，分别测定尿量和尿比密。排尿间隔时间准确，每次尿须排尽。

【参考值】

（1）昼夜尿比密　夜尿量 <750ml。昼尿量：夜尿量为（3~4）：1，至少 1 次尿比密 >1.020，最高与最低比密之差 ≥0.009。

（2）3 小时尿比密　昼尿量：夜尿量为（3~4）：1，至少一次尿比密 >1.025，另一次尿比密 <1.003。

【临床意义】

（1）夜尿 >750ml 或昼/夜尿量比值降低，尿比密值及变化率正常，为肾浓缩功能减退的早期改变，见于间质性肾炎、慢性肾小球肾炎、高血压肾病和痛风性肾病早期损害肾小管时；若同时出现夜尿量增多及尿比密无 1 次 >1.018，或昼尿比密差 <0.009，提示上述疾病所致肾脏浓缩 – 稀释功能严重受损；若尿比密固定在 1.010~1.012，表明肾脏浓缩 – 稀释功能完全丧失。

（2）尿量超过 4L/24h，尿比密均低于 1.006，见于尿崩症。

2. 尿渗量　尿渗量（urine osmolality，Uosm）是指尿内全部溶质的微粒总数，单位为 mOsm/（kg·H_2O）。尿渗量和尿比密均反映尿中溶质的含量，但尿蛋白、葡萄糖等对尿比密的影响较尿渗量大，所以在判断肾脏浓缩 – 稀释功能上，测定尿渗量较尿比密更有意义。

【标本采集】

（1）禁饮尿渗量测定　用于尿量基本正常的患者，晚饭后禁饮 8 小时，清晨 1 次性送尿液检查，同时空腹采集静脉血测血浆渗量。

（2）随机尿尿渗量测定　常用于尿量减少患者，同时空腹采集静脉血测血浆渗量。

【参考值】尿渗量（Uosm）：600~1000mOsm/（kg·H_2O），平均 800mOsm/（kg·H_2O）。血浆：275~

305mOsm/（kg·H$_2$O），平均 300mOsm/（kg·H$_2$O）。尿渗量/血浆渗量（Uosm/Posm）为（3~4.5）∶1。

【临床意义】

（1）判断肾浓缩功能 Uosm 及 Uosm/Posm 的比值正常，表明肾浓缩功能正常；Uosm 及 Uosm/Posm 的比值降低，提示肾浓缩功能受损；Uosm/Posm 的比值等于或接近 1，称为等渗尿，提示肾脏浓缩功能障碍，见于慢性肾小球肾炎、多囊肾及慢性肾盂肾炎晚期；Uosm < 300mOsm/（kg·H$_2$O），或 Uosm/Posm 的比值 <1，称低渗尿，提示肾浓缩功能丧失而稀释功能仍存在，见于尿崩症。

（2）鉴别肾前性和肾性少尿 肾前性少尿肾小管浓缩功能完好，Uosm 较高，常大于 450mOsm/（kg·H$_2$O）；肾小管坏死至肾性少尿者 Uosm 较低，常小于 350mOsm/（kg·H$_2$O）。

3. α$_1$ - 微球蛋白 α$_1$ - 微球蛋白（α$_1$ - microglobulin，α$_1$ - MG）分子量仅 27kDa。血浆中 α$_1$ - MG 以游离或与 TgG 和白蛋白结合两种形式存在。游离的 α$_1$ - MG 可自由透过肾小球，但原尿中 α$_1$ - MG 约 99% 被近曲小管上皮细胞重吸收并分解，仅微量自尿中排泄。由于 α$_1$ - MG 尿中的浓度也远高于其他低分子量蛋白组分，目前已成为检测尿中低分子量蛋白质的首选指标，正逐渐取代长期沿用的尿 β$_2$ - 微球蛋白测定。

【标本采集】血 α$_1$ - 微球蛋白测定标本采集：血清，黄色或红色管帽真空采血管空腹采血。尿 α$_1$ - 微球蛋白测定标本采集：4 小时、8 小时、12 小时和 24 小时定时尿或随机尿，随机尿测定时需要同时测定尿液肌酐进行校正。

【参考值】血清游离 α$_1$ - MG：10~30mg/L；成人尿液 α$_1$ - MG <15mg/24h。

【临床意义】尿 α$_1$ - MG 增高提示近端肾小管功能受损；血清 α$_1$ - MG 增高提示肾小球滤过率降低；尿 α$_1$ - MG 和血清 α$_1$ - MG 增高提示肾小球滤过功能和肾小管重吸收功能均受损。α$_1$ - 微球蛋白降低提示重度肝功能受损。

4. β$_2$ - 微球蛋白 β$_2$ - 微球蛋白（β$_2$ - microglobulin，β$_2$ - MG）是除了成熟红细胞和胎盘滋养层细胞外几乎所有有核细胞都能产生的小分子量蛋白（11.8kD）。正常人体每日生成 β$_2$ - MG 100~200mg，其血中浓度相当稳定（约为 2mg/L）。β$_2$ - MG 可自由滤过肾小球，但绝大部分（99%）在近端肾小管被重吸收并降解，仅有微量随尿液排出。因此，测定尿 β$_2$ - MG 和血清游离 β2 - MG 含量可用于监测肾小管重吸收和肾小球滤过功能。

【参考值】血清 β$_2$ - MG 1~2mg/L，成人：尿 β$_2$ - MG <0.3mg/L。

【临床意义】

（1）尿 β$_2$ - MG 升高 提示近曲小管受损，可见于肾小管 - 间质性疾病、药物或毒物所致早期肾小管损伤，以及肾移植后早期急性排斥反应。

（2）血 β$_2$ - MG 升高 提示肾小球滤过功能受损，且比 Ccr 更灵敏。但肺癌、肝癌、鼻咽癌、白血病等恶性肿瘤时，由于 β$_2$ - MG 合成增加，可见血 β$_2$ - MG 升高；若生成过多，超过肾小管重吸收阈值，可见尿 β$_2$ - MG 升高。

（3）肾移植术后监测 肾移植成功后血和尿的 β$_2$ - MG 会很快下降；但当发生排斥反应时，由于排异引起的淋巴细胞增多，β$_2$ - MG 合成增多及肾功能下降，血 β$_2$ - MG 常升高，应用抗 β$_2$ - MG 抑制药后尿 β$_2$ - MG 仍升高，提示排斥反应未能有效控制。

（三）血清尿酸监测

尿酸（uric acid，UA）为核蛋白和核酸中嘌呤的代谢产物，肝是 UA 主要生成场所，除小部分 UA 可在肝脏进一步分解或随胆汁排出外，大部分从肾排泄。血中 UA 可自由透过肾小球，在近端肾小管几乎被完全重吸收。因此血清 UA 受肾小球滤过功能和肾小管重吸收功能的影响。

【标本采集】血清，黄色或红色管帽真空采血管空腹采血。采血前严格禁食含嘌呤丰富的食物3天，避免过度肌肉运动。

【参考值】男性：150～416μmol/L；女性：89～357μmol/L。

【临床意义】

（1）血尿酸增高　见于：①肾小球滤过功能损害，在反映早期肾小球滤过功能方面，若与血清肌酐和血尿素测定相比，尿酸测定较敏感。②体内尿酸生成异常增多，如痛风、多种血液病、恶性肿瘤、长期使用利尿剂、慢性铅中毒及长期禁食者。

（2）血尿酸减低　见于各种原因所致肾小管重吸收尿酸功能损害，尿中大量丢失；肝功能损害所致尿酸生成减少，如急性重型肝炎、肝豆状核变性等；应用抑制嘌呤合成的抗肿瘤药物6－巯基嘌呤及大剂量肾上腺糖皮质激素等。

三、血糖及其代谢物检查

血糖是指血液中的葡萄糖，正常人血糖浓度相对恒定在一定范围内，依赖于神经、内分泌及某些体液调节因子对血糖的调节作用。参与血糖调节的激素包括胰岛素、胰岛素样生长因子等降低血糖的激素，以及胰高血糖素、肾上腺激素、生长激素、皮质醇等升高血糖的激素。检测血糖、糖代谢中间产物以及调节糖代谢的有关激素可以诊断或协助诊断糖代谢紊乱的相关疾病。

（一）空腹血糖测定

空腹血糖测定（fasting blood glucose，FBG）是目前诊断糖尿病的主要依据，也是判断糖尿病病情和控制程度的主要指标。

【标本采集】以空腹血浆葡萄糖检测较为方便，结果也最可靠。推荐采用含氟化钠的灰色管帽真空采血管采血，可抑制糖酵解途径中酶活性。采血前12～14小时内禁止进食、吸烟，停用胰岛素和降血糖药物，避免精神紧张和剧烈运动等。标本采集过程中防止标本溶血，采集后尽快送检。

【参考值】葡萄糖氧化酶法：3.9～6.1mmol/L。

【临床意义】

（1）空腹血糖增高　空腹血糖增高而又未达到诊断糖尿病标准时，称为空腹血糖受损；空腹血糖增高超过7.0mmol/L时称为高血糖症。根据空腹血糖水平将高血糖症分为3度：①轻度增高，血糖7.0～8.4mmol/L。②中度增高，血糖8.4～10.1mmol/L。③重度增高，血糖>10.1mmol/L。当空腹血糖水平超过肾糖阈值（9mmol/L）时则出现尿糖阳性。

1）生理性增高　见于餐后1～2小时、高糖饮食、剧烈运动或情绪激动等。

2）病理性增高　见于：①各型糖尿病；②内分泌疾病，如甲状腺功能亢进症、巨人症、肢端肥大症、皮质醇增多症、嗜铬细胞瘤和胰高血糖素瘤等；③应激性高血糖，如颅内压增高、颅脑损伤、中枢神经系统感染、心肌梗死、大面积烧伤、急性脑血管病等；④药物影响，如噻嗪类利尿剂、口服避孕药、肾上腺糖皮质激素等；⑤肝脏或胰腺疾病，如严重的肝病、坏死性胰腺炎、胰腺癌等；⑥其他，如高热、呕吐、腹泻、脱水、麻醉和缺氧等。

（2）空腹血糖降低　空腹血糖低于3.9mmol/L为空腹血糖降低；空腹血糖低于2.8mmol/L时称为低血糖症，低血糖症的典型表现（Whipple三联征）：①低血糖症状；②发作时血糖低于2.8mmol/L；③供糖后低血糖症状迅速缓解。

1）生理性降低　见于饥饿、长期剧烈运动和妊娠期。

2）病理性降低　见于：①胰岛素过多，如胰岛素用量过大、口服降糖药、胰岛B细胞增生或肿瘤等；②对抗胰岛素的激素分泌不足，如肾上腺皮质激素、生长激素缺乏；③肝糖原储存缺乏，如重型肝炎、肝硬化、肝癌、肝淤血等；④急性乙醇中毒；⑤先天性糖原代谢酶缺乏，如Ⅰ、Ⅲ型糖原累积病等；⑥消耗性疾病，如严重营养不良、恶病质等；⑦非降糖药物影响，如磺胺药、水杨酸、吲哚美辛等；⑧特发性低血糖。

（二）口服葡萄糖耐量试验

正常人服用定量葡萄糖后，血糖浓度暂时增高，由于刺激胰岛分泌胰岛素增多，促使大量葡萄糖合成肝糖原贮存，使血糖在短时间内即恢复至空腹腔积液平，此为正常人葡萄糖耐受性。病理状态下，口服或注射一定量葡萄糖后，血糖急剧增高，短时间内不能恢复至原有水平，此即糖耐量降低。口服或注射一定量葡萄糖后间隔一定时间测定血糖浓度称为糖耐量试验，为葡萄糖代谢功能试验，主要用于诊断症状不明显或血糖升高不明显的可疑糖尿病。临床常用口服葡萄糖耐量试验（oral glucose tolerance test, OGTT）。

【标本采集】试验前3天应有足够的碳水化合物饮食，每天食物中含糖量不得少于200g，同时停服所有影响试验的药物，可维持正常的活动。受试前晚餐后禁食10~16小时。试验日于清晨采集空腹血糖标本后，将75g葡萄糖溶于300ml水中，5分钟内饮完，其后30分钟、1小时和2小时、3小时各采集静脉血标本1次，采血的同时留取尿标本，分别测定血糖和尿糖。采血时取坐位姿势，整个试验过程不能吸烟、饮茶或咖啡。

【参考值】空腹血糖<6.1mmol/L；服糖后30分钟~1小时血糖达峰值，峰值<11.1mmol/L（一般为7.8~9.0mmol/L）；服糖后2小时血糖<7.8mmol/L，服糖后3小时应恢复至空腹血糖水平。各检测时间点尿糖均为阴性。

【临床意义】

（1）诊断糖尿病 临床上有以下情况者，即可诊断为糖尿病：①有糖尿病症状，空腹血糖≥7.0mmol/L。②OGTT血糖峰值≥11.1mmol/L，2小时血糖≥11.1mmol/L。③有糖尿病症状，随机血糖≥11.1mmol/L，且伴有尿糖阳性者。妊娠期发生的不同程度糖耐量异常为妊娠期糖尿病。

（2）判断糖耐量降低 指空腹血糖<7.0mmol/L，服糖后2小时血糖为7.8~11.1mmol/L，且血糖达到高峰的时间可延至1小时以后，血糖恢复正常的时间延至2~3小时以后，同时伴有尿糖阳性。多见于2型糖尿病、肥胖症、甲状腺功能亢进症、肢端肥大症及皮质醇增多症等。

（3）葡萄糖耐量曲线低平 指糖耐量曲线较空腹血糖水平低，服糖后血糖水平增高不明显，2小时血糖仍处于低水平。见于胰岛B细胞瘤、腺垂体功能减退症、肾上腺皮质功能减退症等。

（4）鉴别低血糖

1）功能性低血糖 表现为空腹血糖正常，服糖后血糖高峰时间及峰值在正常范围内，但服糖后2~3小时出现低血糖，见于特发性餐后低血糖症等。

2）病理性低血糖 表现为空腹血糖低于正常，服糖后血糖峰值提前并超过正常水平，2小时血糖仍不能降至正常水平，尿糖阳性。见于暴发性病毒性肝炎、中毒性肝炎、肝肿瘤等肝脏疾病。

（5）慢性肾脏疾病 糖耐量轻度降低，尿糖可阳性。

（三）糖化血红蛋白测定

糖化血红蛋白（glycosylated hemoglobin, GHb）是在红细胞生存期间HbA与己糖（主要是葡萄糖）缓慢、连续的非酶促反应的产物。由于HbA所结合的成分不同，又分为HbA_1a、HbA_1b和HbA_1c，其中HbA_1c含量最高，占60%~80%，是目前临床最常检测的指标。由于糖化过程非常缓慢，一旦生成不再解离，因此，HbA_1c对高血糖，特别是血糖和尿糖波动较大时有特殊诊断价值。

【参考值】HbA_1c：4%~6%（不同测定方法其参考值有差异）。

【临床意义】

（1）作为糖尿病诊断和长期监控的指标　血红蛋白糖基化速度主要取决于血糖浓度及血糖与 Hb 的接触时间，可以反映监测前 1~2 个月内平均水平，是监测糖尿病患者血糖控制情况的指标之一。

（2）鉴别糖尿病性高血糖及应激性高血糖　前者 HbA_1c 水平多增高，后者正常。

（四）血清胰岛素测定和胰岛素释放试验

胰岛素为胰岛 B 细胞所分泌的蛋白激素，其生理作用主要为促进肝脏和外周组织摄取和利用葡萄糖使血糖降低。血胰岛素水平受血糖浓度调控，血糖浓度高，可刺激胰岛 B 细胞分泌胰岛素。糖尿病时，胰岛 B 细胞分泌功能障碍或有胰岛素抵抗现象，从而产生高血糖症，也可伴有高胰岛素血症。胰岛素释放试验（insulin releasing test）是反映胰岛 B 细胞贮备功能的试验。

【标本采集】

（1）血清胰岛素测定　血清，黄色或红色管帽真空采血管采血。

（2）胰岛素释放试验　于空腹及服糖后 0.5 小时、1 小时、2 小时和 3 小时分别采集静脉血测定胰岛素和 C 肽。

【参考值】空腹胰岛素 10~20mU/L；胰岛素（μU/L）/血糖（mg/dl）<0.3；释放试验：口服葡萄糖后胰岛素高峰在 30 分钟~1 小时，峰值为空腹胰岛素的 5~10 倍，2 小时胰岛素 <30mU/L，3 小时后达到空腹腔积液平。

【临床意义】

（1）鉴别糖尿病类型　1 型糖尿病，空腹胰岛素明显减低，服糖后仍很低；2 型糖尿病，空腹胰岛素水平可正常、稍高或稍低，服糖后胰岛素呈延迟性释放反应。

（2）高胰岛素血症或胰岛 B 细胞瘤　空腹血糖降低，糖耐量曲线低平，胰岛素 C 肽释放曲线相对较高。

（3）其他　胰岛素增高见于肥胖，肝、肾衰竭，肢端肥大症，巨人症等；胰岛素降低见于腺垂体功能低下、肾上腺功能不全或饥饿状态等。

（五）血清 C-肽测定

C-肽（C-peptide）不受肝脏和肾脏胰岛素酶的灭活，仅在肾脏中降解和代谢。C-肽与外源性胰岛素无抗原交叉，其生成量不受外源性胰岛素的影响，检测 C-肽也不受胰岛素抗体的干扰。因此，检测空腹 C-肽水平、C-肽释放试验可更好地评价胰岛 B 细胞的分泌和贮备功能。

【参考值】空腹 C-肽：0.3~1.3nmol/L；C-肽释放试验：口服葡萄糖后 30 分钟~1 小时出现高峰，其峰值为空腹 C-肽的 5~6 倍。

【临床意义】C-肽检测常用于糖尿病的分型诊断，由于其可真实地反映实际胰岛素水平，也可用于指导胰岛素用量的调整。

（1）C-肽水平增高　空腹血清 C-肽增高、C-肽释放试验呈高水平曲线见于胰岛 B 细胞瘤；血清 C-肽增高，C-肽/胰岛素比值降低见于肝硬化。

（2）C-肽水平降低

1）空腹血清 C-肽降低见于糖尿病。

2）C-肽释放试验　口服葡萄糖后 1 小时血清 C-肽水平降低提示胰岛 B 细胞贮备功能不足；释放曲线低平提示 1 型糖尿病；释放延迟或呈低水平见于 2 型糖尿病。

3）C-肽水平不升高，而胰岛素增高，提示为外源性高胰岛素血症，如胰岛素用量过多等。

四、血清脂质与脂蛋白检查

（一）血清脂质检测

血液中所有脂质总称为血脂，包括胆固醇（TC）、甘油三酯（TG）、磷脂（PL）和游离脂肪酸（FFA）。血清脂质检测可作为脂质代谢紊乱及有关疾病的诊断指标，还能协助诊断原发性胆汁性肝硬化、肾病综合征、肝硬化及吸收不良综合征等。

血脂检测时，注意标本采集需在患者素食或低脂饮食3天后，采集空腹静脉血，采血过程中止血带结扎时间不可过长，防止标本溶血；采血前24小时内禁酒、避免剧烈运动。

1. 血清总胆固醇

【参考值】合适范围：<5.20mmol/L，边缘升高：5.20~6.20mmol/L，升高：≥6.22mmol/L。

【临床意义】

（1）胆固醇升高 见于：①生理性，主要取决于饮食性质、体力劳动量、环境因素、性别和年龄等。同样生活条件中青年男性高于女性；女性绝经后会明显上升；新生儿胆固醇很低，哺乳后很快接近成人水平；胆固醇水平随年龄增长有增高的趋势，但70岁后降低，男性似稍明显。②病理性，见于冠状动脉硬化症、高脂血症、甲状腺功能减退症、糖尿病、肾病综合征、类脂性肾病、胆总管阻塞等。

（2）胆固醇降低 见于急性重型肝炎、肝硬化、甲状腺功能亢进症、严重营养不良和严重贫血等。

（3）对已经诊断为冠心病的患者，要求血清胆固醇控制在4.66mmol/L以下。

2. 血清甘油三酯

【参考值】合适范围：0.56~1.70mmol/L，边缘升高：1.70~2.25mmol/L，升高：≥2.26mmol/L。

【临床意义】

（1）TG升高 见于：①生理性，如高脂肪饮食，一般餐后2~4小时达高峰，8小时后基本恢复空腹腔积液平；运动不足和肥胖可使TG升高。②病理性，如高脂血症、动脉硬化症、肥胖症、胆汁淤积性黄疸、糖尿病、脂肪肝、肾病综合征、高脂饮食和酗酒等。

（2）TG降低 见于低脂蛋白血症、严重肝脏疾病、甲状腺功能亢进症、肾上腺皮质功能减退症等、癌症晚期、恶病质及肝素等药物的应用。

⊕ **知识链接**

甘油三酯

人体内的甘油三酯主要在肝脏和脂肪组织中合成，也可经小肠黏膜从食物中吸收合成。血清中甘油三酯主要存在于极低密度脂蛋白（VLDL）和乳糜微粒（CM）中，高甘油三酯血症是心血管疾病的危险因素之一，临床检测血清甘油三酯浓度主要用于高脂血症、胰腺炎、肝肾疾病、动脉粥样硬化症和营养学评价。但甘油三酯波动范围较大，随年龄、性别、饮食结构和生活习惯等不同而有差异。

（二）血清脂蛋白测定

1. 血清高密度脂蛋白 高密度脂蛋白（high density lipoprotein，HDL）是血清中颗粒最小、密度最大的一组脂蛋白，一般检测高密度脂蛋白胆固醇（HDL-C）的含量来反映HDL的水平，用于动脉粥样硬化的早期识别以及降脂药物的治疗反应评价。

【参考值】合适范围：≥1.04mmol/L，减低：≤1.0mmol/L。

【临床意义】

（1）判断发生冠心病的危险性　HDL－C 值低的个体患冠心病的危险性增加；HDL－C 水平高者，患冠心病的可能性小。对冠心病患者要求治疗目标为 HDL－C 水平大于 1.00mmol/L。

（2）HDL－C 增高　生理性增高见于饮酒、长期足量运动；病理性增高见于原发性胆汁性肝硬化。

（3）HDL－C 降低　生理性降低见于高糖及素食饮食、肥胖、吸烟和运动不足；病理性降低见于动脉粥样硬化、糖尿病、肾病综合征、急性心肌梗死、肝损害等。

2. 血清低密度脂蛋白　血清低密度脂蛋白（low density lipoprotein，LDL）是富含胆固醇的脂蛋白，是动脉粥样硬化的危险因素之一。临床上以 LDL 胆固醇（LDL－C）的含量反映 LDL 的水平，为动脉粥样硬化的早期发现及降脂药物的治疗反应提供依据。

【参考值】 合适范围：<3.4mmol/L，边缘升高：3.4~4.1mmol/L，升高：>4.1mmol/L。

【临床意义】

（1）LDL－C 增高　LDL 水平增高与冠心病发病呈正相关，因此可用于判断发生冠心病的危险性。此外，甲状腺功能减退症、肾病综合征、胆汁淤积性黄疸、肥胖症、糖尿病、慢性肾衰竭等 LDL－C 可增高。

（2）LDL－C 降低　见于甲状腺功能亢进症和肝硬化等。

3. 血清脂蛋白（a）　脂蛋白（a）[lipoprotein（a），Lp（a）]是一种特殊的脂蛋白，其结构在蛋白质方面与 LDL 很相似，但带有一个富含碳水化合物和高度亲水性称为 Apo（a）的蛋白。Apo（a）和纤溶酶原有同源性，可以黏附于纤维蛋白，一方面 Apo（a）和纤溶酶原竞争，可以延缓纤维蛋白的溶解；另一方面，Lp（a）促进 LDL 在血管壁上聚集，故 Lp（a）有增加动脉粥样硬化和动脉血栓形成的危险性。

【参考值】 0~300mg/L。

【临床意义】 Lp（a）浓度明显升高是冠心病的一个独立危险因素，其浓度随年龄的增加而增加。此外 Lp（a）浓度升高还可见 1 型糖尿病、肾脏疾病、炎症、手术或创伤、血液透析后以及除肝癌以外的恶性肿瘤等。

（三）血清载脂蛋白测定

载脂蛋白 A（apo－lipoprotein A，ApoA）有 ApoA－Ⅰ、A－Ⅱ、A－Ⅳ 3 种，ApoA－Ⅰ 和 ApoA－Ⅱ 主要分布在 HDL 中，是 HDL 的主要载脂蛋白，其中 ApoA－Ⅰ 的意义最明确，在组织中的浓度也最高，为临床常用的检测指标。检查时要求患者检查前禁止服用某些药物，如避孕药、甲状腺激素、甾体激素等，近期有急性疾病、损伤或外科手术史时亦可影响血脂水平。

1. 血清载脂蛋白 A－Ⅰ

【参考值】 ApoA－Ⅰ：男性（1.42±0.17）g/L；女性（1.45±0.14）g/L。

【临床意义】 ApoA－Ⅰ 与 HDL 一样，可以预测和评价冠心病的危险性。

2. 血清载脂蛋白 B　载脂蛋白 B（apo－lipoprotein B，ApoB）有 ApoB48 和 ApoB100 两种，前者主要存在于乳糜微粒中，后者存在于 LDL 中。ApoB100 是 LDL 含量最高的蛋白质，90% 以上的 ApoB100 存在于 LDL 中，其余的在 VLDL 中，实验室通常测定 ApoB100。

【参考值】 ApoB100：男性（1.01±0.21）g/L；女性（1.07±0.23）g/L。

【临床意义】 ApoB 增高与动脉粥样硬化、冠心病的发病率呈正相关，也是冠心病的危险因素，可用于评价冠心病的危险性和降脂治疗的效果。糖尿病、甲状腺功能减退症、肾病综合征和肾衰竭等也可见 ApoB 增高；ApoB 降低见于无 β－脂蛋白血症、低 β－脂蛋白血症、恶性肿瘤、甲状腺功能亢进症和营养不良等。

五、血清电解质检查

人体体液中有无机物和有机物，无机物与部分以离子形式存在的有机物统称为电解质。电解质具有维持体液渗透压及保持水正常分布的作用，临床上通过电解质检测，及时了解机体的内环境情况。测定电解质常用静脉血清（浆）测定，也有采用全血标本进行检测。

（一）血钾测定

细胞内钾占总钾量的98%，细胞外液钾仅占2%，血浆钾占总钾的0.3%。钾的主要生理功能是维持细胞代谢、细胞内渗透压、酸碱平衡、神经肌肉应激性和心肌的节律性。

【参考值】3.5～5.5mmol/L。

【临床意义】

（1）血钾降低　血清钾<3.5mmol/L为低钾血症。见于：①摄入不足，如胃肠功能紊乱、长期无钾饮食、手术后长期禁食等未及时补钾，而肾照常排钾；②丢失过度，如严重呕吐或腹泻、肾上腺皮质功能亢进症、长期使用强利尿剂、肾小管功能障碍、大面积烫伤、大量出汗等；③分布异常，细胞外钾进入细胞内，如代谢性碱中毒、胰岛素治疗、肌无力症、甲状腺功能亢进症等。

（2）血钾增高　血清钾>5.5mmol/L称为高钾血症。见于：①摄入过多，如输入大量库存血液，补钾过多过快，过度应用含钾药物如注射大剂量青霉素钾等；②钾排泄障碍，如急性肾衰竭少尿或无尿期、慢性肾衰竭、肾上腺皮质功能减退症、长期大量使用潴钾利尿剂和长期低钠饮食等；③细胞内钾移出，见于重度溶血、挤压综合征、组织破坏、大面积烧伤、运动过度以及呼吸障碍所致组织缺氧和酸中毒等；休克、组织损伤、中毒、化疗以及注射高渗氯化钠溶液或甘露醇等均可引起血钾增高。

（二）血钠测定

钠是细胞外液的主要阳离子，约44%分布在细胞外液，9%存在于细胞内液，其余分布在骨骼中。钠的主要功能是维持体液的正常渗透压、酸碱平衡以及肌肉和神经的应激作用。

【参考值】135～145mmol/L。

【临床意义】

（1）血钠减低　血清钠<135mmol/L为低钠血症。见于：①摄取不足，如长期低盐饮食、饥饿、营养不良、低盐疗法及不适当的输液；②胃肠道失钠，如幽门梗阻、呕吐、腹泻及胃肠造瘘等；③肾失钠，如肾小管病变、反复使用利尿剂、慢性肾衰竭、肾上腺皮质功能减退症、糖尿病酮症酸中毒；④皮肤性失钠，如大面积烧伤、大量出汗只补充水不补充钠；⑤大量引流浆膜腔积液；⑥低渗性脱水。

（2）血钠增高　血钠>145mmol/L为高钠血症。见于：①摄入过多，如进食过量钠盐或注射高渗氯化钠溶液且伴有肾功能障碍、心脏复苏时输入过多碳酸氢钠、透析液比例失调等；②体内水分摄入过少或丢失过多，如渗透性利尿或肾小管浓缩功能不全、出汗过多、甲状腺功能亢进症等；③肾上腺皮质功能亢进症，如库欣综合征、原发性醛固酮增多症等使肾小管对钠的重吸收增加；④脑性高钠血症，如脑外伤、脑血管意外、垂体肿瘤等；⑤高渗性脱水。

（三）血氯测定

人体细胞内氯的含量仅为细胞外的一半，其主要功能为调节体内水、电解质、酸碱平衡以及渗透压，参与胃液中胃酸的生成。

【参考值】95～105mmol/L。

【临床意义】

（1）血氯降低　血清氯<95mmol/L为低氯血症。血清氯降低大多为稀释性，不伴酸碱平衡失调的

低氯血症一般无重要的临床意义。见于：①摄入不足，如饥饿、营养不良、出汗过多或低盐治疗后；②丢失过多，如严重呕吐、腹泻、胃肠道引流、反复应用利尿剂、肾上腺皮质功能减退症、糖尿病酮症酸中毒；③氯向组织内转移过多，如急性肾炎、肾小管疾病、酸中毒等；④水摄入过多，如尿崩症；⑤呼吸性酸中毒。

（2）血氯增高　血清氯 > 105mmol/L 为高氯血症。见于：①摄入过多，如摄入或静脉输入过量生理氯化钠溶液。②排泄减少，如急性肾小球肾炎无尿者、肾血流量减少（如充血性心力衰竭）。③脱水，如腹泻、呕吐、出汗等致血氯浓缩性增高。④换气过度，如呼吸性碱中毒。⑤肾上腺皮质功能亢进症，如肾小管对氯化钠重吸收增加。

（四）血钙测定

人体内约 99% 以上的钙以磷酸钙的形式存在于骨骼及牙齿中，血液中钙含量不及总钙的 1%，主要存在于血浆中。钙离子的主要生理功能为降低神经肌肉的兴奋性、维持心肌传导系统的兴奋性和节律性、参与肌肉收缩及神经传导、激活酯酶及三磷酸腺苷，并参与凝血过程。

【参考值】血清总钙：2.25 ~ 2.58mmol/L；离子钙：1.10 ~ 1.34mmol/L。

【临床意义】

（1）血钙增高　总钙高于 2.58mmol/L 为高钙血症。见于：①摄入过多，如静脉用钙过量、大量饮用牛奶等；②钙吸收作用增强，如维生素 A 或维生素 D 摄入过多；③溶骨作用增强，如原发性甲状旁腺功能亢进症、甲状腺功能亢进症、转移性骨癌、急性白血病、多发性骨髓瘤和淋巴瘤等；④肾脏功能损害，如急性肾衰竭。

（2）血钙降低　总钙低于 2.25mmol/L 为低钙血症。见于：①摄入不足或吸收不良，如长期低钙饮食、腹泻、胆汁淤积性黄疸、急性坏死性胰腺炎、妊娠后期等；②钙吸收作用减弱，如佝偻病、软骨病；③成骨作用增强，如甲状旁腺功能减退症、恶性肿瘤骨转移；④肾脏疾病，如急、慢性肾衰竭，肾病综合征，肾小管性酸中毒。

（五）血磷测定

体内磷的 70% ~ 80% 存在于骨骼以及软组织和细胞内，小部分存在于体液中，血液中的磷以有机磷和无机磷两种形式存在。血清磷测定通常指测定无机磷。正常人血磷和血钙浓度的乘积为一常数（以 mg/dl 浓度计算，乘积等于 40）。磷的生理功能主要为调节酸碱平衡，参与多种酶促反应和糖、脂类及氨基酸代谢，构成生物膜和维持膜的功能，参与骨骼组成。

【参考值】0.97 ~ 1.61mmol/L。

【临床意义】

（1）血磷降低　血清磷低于 0.97mmol/L 为低磷血症。见于：①摄入不足或吸收不良，如佝偻病、脂肪泻、长期服用含铝的制酸剂、饥饿或恶病质、维生素 D 缺乏。②丢失过多，如呕吐和腹泻、血液透析、肾小管性酸中毒、急性痛风。③磷转入细胞内，如静脉注射葡萄糖或胰岛素、过度换气综合征、妊娠、急性心肌梗死、甲状腺功能减退症。④其他，如乙醇中毒、糖尿病酮症酸中毒、甲状旁腺功能亢进症、维生素 D 抵抗性佝偻病等。

（2）血磷增高　血清磷高于 1.61mmol/L 为高磷血症。见于：①内分泌疾病，如甲状旁腺功能减退症、甲状腺功能减退症；②肾排泄受阻，如慢性肾衰竭；③维生素 D 过多；④其他，如肢端肥大症、多发性骨髓瘤、骨折愈合期、Addison 病、急性重型肝炎、粒细胞性白血病等。

六、心肌损伤生物标志物检查

冠状动脉粥样硬化性心脏病、心肌疾病和心力衰竭等心脏疾病时，均存在心肌组织的损伤，实验室可通过检测血液中的心肌酶学指标和心肌损伤相关的特异蛋白指标为临床医师对心脏疾病的诊断、预后估计以及危险性分类提供重要和有价值的信息，已成为心血管疾病诊断的重要组成部分。

（一）心肌酶学检查

1. 肌酸激酶及同工酶 肌酸激酶（creatine kinase，CK）主要存在于胞质和线粒体中，以骨骼肌、心肌含量最高，其次为脑组织和平滑肌。CK有CK-MM、CK-MB和CK-BB 3种同工酶。

【标本采集】血清，黄色或红色管帽真空采血管采血。红细胞中虽不含CK，但含大量腺苷酸激酶（AK）能催化ADP转化为ATP，使CK增高，所以标本不能溶血。

【参考值】

（1）血清CK速测法：男性50~310U/L，女性40~200U/L。

（2）肌酸激酶同工酶 ①CK-MM，94%~96%；②CK-MB，<5%；③CK-BB，极少或无。

【临床意义】

（1）血清CK升高 见于：①急性心肌梗死（AMI），发生AMI时，CK活性在3~8小时升高，24小时达高峰，3~4天后恢复至正常水平。AMI时CK升高一般为参考值的数倍，为AMI早期诊断的较敏感指标。②心肌炎和肌肉疾病，病毒性心肌炎时CK明显增高；挫伤、手术、肌内注射、癫痫发作等肌肉损伤、多发性肌炎、横纹肌溶解症、进行性肌营养不良、重症肌无力等肌肉疾病，以及甲状腺功能减退出现黏液性水肿时CK可有不同程度升高，其活性甚至可高于参考值数十至数百倍。③急性脑外伤、脑恶性肿瘤者CK也可增高。

临床上还可根据血清CK的变化判断AMI溶栓治疗后的效果，如峰值时间提前，即在发病4小时内CK即达峰值，提示冠状动脉再通的能力为40%~60%。此外，CK在不同年龄、性别和种族间存在差异，男性高于女性；新生儿出生时由于短暂缺氧和肌肉损伤，CK活性高于成年人的2~3倍；老年人和长期卧床者CK活性降低；剧烈运动后CK活性增高。

（2）血清CK同工酶升高 见于：①AMI，AMI时CK-MB升高早于CK总酶升高，AMI发生2~8小时后CK-MB开始升高，血清CK-MB大幅度升高提示梗死面积大，预后差；若CK-MB一直升高不下降，说明心肌梗死在继续。②正常时CK-MB/CK常<6%，若比值>6%常为心肌损伤引起。在CK-MB活性和质量两种参考值的表达中，以后者更为准确。

2. 乳酸脱氢酶及同工酶 乳酸脱氢酶（lactic dehydrogenase，LD）是一种糖酵解酶，广泛存在于人体组织内，以于心肌、骨骼肌和肾脏含量最丰富，其次为肝、脾、胰、肺和肿瘤组织，红细胞内含量极为丰富，为健康人血清含量的280倍。有5种同工酶，即LD_1（H_4）、LD_2（H_3M）、LD_3（H_2M_2）、LD_4（H_3M）和LD_5（M_4）。LD_1和LD_2主要存在于心肌中，可占总酶的50%，也存在于红细胞内；LD_3存在于肺和脾；LD_5存在于横纹肌和肝脏。

【参考值】LD总酶：120~250U/L（37℃）。LD同工酶比例：$LD_2 > LD_1 > LD_3 > LD_4 > LD_5$。

【临床意义】

（1）血清LD总酶活性测定 主要用于AMI的辅助诊断。

（2）血清LD同工酶测定的意义 ①通常在AMI后6小时LD_1开始升高，总LD活性升高略为滞后，LD和LD_1 24~72小时达峰值。②当AMI患者的LD_1/LD_2倒置且伴有LD_5增高时，提示患者心力衰竭并伴有肝脏淤血或肝功能衰竭。③LD_1活性大于LD_2也可出现在心肌炎、巨幼细胞贫血和溶血性贫血患者。④在肝实质病变，如病毒性肝炎、肝硬化或原发性肝癌时，可出现$LD_5 > LD_4$的情况。⑤骨骼肌疾病时$LD_5 > LD_4$，各型肌萎缩早期LD_5升高，晚期可出现LD_1和LD_2升高。⑥肺部疾患可有LD_3升高，白血病时常有LD_3和LD_4的升高。

3. 天门冬氨酸氨基转移酶 天门冬氨酸氨基转移酶（aspartate aminotransferase，AST）广泛分布于人体肝脏、骨骼肌、肾脏、心肌和红细胞中。AST 由 2 条多肽链构成，分子量约为 100kDa。细胞中胞质 AST 约占 40%，线粒体 AST 占 60% 左右。实验室采用速率法测定血液标本中 AST 的酶活性浓度。

【参考值】男性：15~40U/L（37℃）；女性：13~35U/L（37℃）。

【临床意义】AST 在 AMI 发生后 6~12 小时升高，24~48 小时达峰值，可持续 5~7 天，随后降低。AST 因组织分布广泛，诊断特异性不高，对诊断 AMI 的灵敏度为 77%、特异性为 53%，仅作为诊断的参考，不建议用于 AMI 的诊断。

（二）心肌蛋白检测

1. 心肌肌钙蛋白 T 或 I 心肌中的肌钙蛋白称为心肌肌钙蛋白（cardiac troponin，cTn），包括心肌肌钙蛋白 C（cTnC）、心肌肌钙蛋白 I（cTnI）和心肌肌钙蛋白 T（cTnT），它们对心肌的收缩起重要的作用。心肌损伤时，肌钙蛋白从心肌细胞释放入血，测定血清中肌钙蛋白的浓度可了解心肌损伤的程度。不同标志物半衰期不同，其中血清中 cTnT 的半衰期为 120 分钟，在心肌损伤后开始升高的时间、峰值的时间和恢复的时间也不同，应理解不同时相的改变特点。

【参考值】cTnT < 0.1μg/ml；cTnI < 0.24μg/ml（数值因方法不同而异）。

【临床意义】

（1）AMI 时 cTnI 和 cTnT 明显升高，AMI 发病后 3~8 小时开始升高，且具有较宽的诊断窗：cTnT 为 10~24 小时达高峰，10~15 天降至正常；cTnI 为 14~20 小时达高峰，5~7 天降至正常。

（2）不稳定型心绞痛患者血清 cTnI 相比 cTnT 也可升高，提示小范围心肌梗死的可能。

（3）用于溶栓疗效的判断，溶栓治疗后 90 分钟 cTn 明显升高，提示再灌注成功。

（4）其他微小心肌损伤，如钝性心肌外伤、心肌挫伤、甲状腺功能减退患者的心肌损伤、药物的心肌毒性、严重脓毒血症导致的左心衰竭时 cTn 也可升高。

（5）疑为 AMI 的患者，建议入院时、入院 6 小时和 12 小时各测定一次 cTn。

⊕ **知识链接**

> **病毒性心肌炎与急性心肌梗死的鉴别**
>
> 病毒性心肌炎与急性心肌梗死两者均有心肺症状、心律失常、病理性 Q 波、血清肌钙蛋白增高、CK - MB 增高。但病毒性心肌炎有"上呼吸道感染"病史、病程长；急性心肌梗死无"上呼吸道感染"史，病程短。

2. 肌红蛋白 肌红蛋白（myoglobin，Mb）是一种氧结合蛋白，和血红蛋白一样含有亚铁血红素，能结合和释放氧分子，因而有贮氧和运输氧的功能。Mb 存在于心肌和骨骼肌中，分子量小，易从坏死的肌细胞中释放。正常时血清中含量甚微，由肾脏排泄。当心肌或骨骼肌受损时，血中和尿中 Mb 水平升高，故测定 Mb 对心肌梗死和某些骨骼肌损害的诊断有意义。

【参考值】ELISA 法 50~85μg/L，RIA 法 6~85μg/L（不同测定方法的参考值有差异）。

【临床意义】

（1）由于 Mb 的分子量小，可以很快从受损的细胞中释放出来，在 AMI 发病后 1~3 小时血中浓度迅速上升，6~12 小时达峰值，18~30 小时内可完全恢复到正常水平。若胸痛发作后 6~12 小时不升高，有助于排除 AMI 的可能，所以血清 Mb 是早期诊断 AMI 的标志物，但特异性不强，而 cTnI 和 cTnT 是诊断急性心肌梗死的确定性标志物。

（2）骨骼肌损伤（挤压综合征）、肾功能不全时 Mb 也升高。

（3）Mb 是溶栓治疗中判断有无再灌注的较敏感而准确的指标。

七、胰腺疾病相关酶学检查

胰腺是一个具有内分泌和外分泌双重功能的器官，其外分泌物总称为胰液，含有丰富的消化酶，如胰淀粉酶、脂肪酶和蛋白酶等。正常情况下，胰液分泌的酶几乎全部进入十二指肠，只有很少一部分进入血液。胰液中的蛋白酶原无活性，不会损伤胰腺自身，但在急性胰腺炎时，胰液中胰蛋白酶和磷脂酶被激活，可致胰腺组织被消化性破坏，同时，胰液中的酶进入血液循环，导致血液中酶活性升高。检测血液中的胰液特异酶活性浓度，有助于对急性胰腺炎的诊断。目前临床上常检测的指标有血、尿淀粉酶和血液胰脂肪酶。

（一）血清淀粉酶与尿淀粉酶测定

淀粉酶（amylase，AMS）是最重要的水解碳水化合物的酶，可通过肾小球滤过，自尿液中排出。血液中的淀粉酶主要来自胰腺和唾液腺，尿液中淀粉酶则来自于血液。测定淀粉酶同工酶有助于对胰腺疾病的鉴别诊断。

【标本采集】①血清淀粉酶：采用血清或肝素抗凝血浆，黄色、红色或绿色管帽真空采血管采血。②尿液淀粉酶：随机尿或24小时尿。

【参考值】酶偶联法：血清淀粉酶35～135U/L（37℃）；尿淀粉酶<1200U/L（37℃）（测定方法不同参考值有差异）。

【临床意义】

（1）血清淀粉酶增高

1）胰腺炎　最多见于急性胰腺炎，是急性胰腺炎的重要诊断指标之一，在发病后6～12小时活性开始升高，12～72小时达峰值，3～4天后恢复正常。淀粉酶活性升高的程度虽不一定和胰腺损伤程度相关，但其升高的程度越大，患急性胰腺炎的可能性也越大。而重症胰腺炎时血清淀粉酶可升高、正常，甚至降低。慢性胰腺炎、胰腺囊肿、胰腺管阻塞时淀粉酶活性可轻度增高。

2）胰腺癌　早期可见淀粉酶活性增高。其原因为：①肿瘤压迫造成胰腺导管阻塞，使其压力增高，AMS逸入血液中。②短时间内大量胰腺组织破坏，组织中的AMS进入血液中。

3）非胰腺疾病　淀粉酶活性中度或轻度升高可见于：①腮腺炎；②急性腹部疾病，如消化性溃疡穿孔、上腹部手术后、机械性肠梗阻、肠系膜血管病变、胆道梗阻及急性胆囊炎等；③服用镇痛剂，如吗啡；④乙醇中毒；⑤肾功能不全等。

（2）血清淀粉酶降低　多由于胰腺组织严重破坏，或肿瘤压迫时间过久，胰体组织纤维化导致胰腺分泌功能障碍所致。常见于慢性胰腺炎、胰腺癌等。

（3）尿淀粉酶增高　主要见于：①急性胰腺炎，尿淀粉酶在急性胰腺炎发病后增高维持2周左右，但由于尿淀粉酶浓度的测定受肾脏浓缩稀释功能的影响较大，临床应用价值不如血淀粉酶浓度的测定。②腮腺炎、肠梗阻和胰腺囊肿等。

（二）血清脂肪酶测定

脂肪酶（lipase，LPS）是一种能水解长链脂肪酸甘油酯的酶，主要由胰腺分泌，少量由胃和小肠产生。LPS经肾小球滤过后，全部被肾小管重吸收，所以尿液中无LPS。

【参考值】酶法：<220U/dl（37℃）。

【临床意义】

（1）LPS增高

1）胰腺疾病　LPS活性增高常见于胰腺疾病，特别是急性胰腺炎。LPS于急性胰腺炎发病后4～8小时开始升高，24小时达到峰值，可持续10～15天，其增高可与AMS平行，但有时增高的时间更早，持续的时间更长，增高的程度更明显。LPS 诊断急性胰腺炎的灵敏度可达 82% ~ 100%，AMS 与 LPS 联合检测的灵敏度可达 95%。由于 LPS 组织来源较少，所以其特异性较 AMS 为高。由于 LPS 增高持续时间较长，在病程后期检测 LPS 更有利于观察病情变化和判断预后。另外，慢性胰腺炎 LPS 也可增高，但增高的程度较急性胰腺炎为低。

2）非胰腺疾病　消化性溃疡穿孔、肠梗阻、急性胆囊炎等时 LPS 也可增高。

（2）LPS 活性降低　胰腺癌或胰腺结石所致胰腺导管阻塞时，LPS 活性可减低。LPS 降低的程度与梗阻部位、梗阻程度和剩余胰腺组织的功能有关。LPS 活性降低也可见于胰腺囊性纤维化。

八、血清铁及其代谢物检查

（一）血清铁测定

血液中的铁一部分与转铁蛋白结合，另一部分为游离状态，检测血清游离铁含量即为血清铁（serum iron，SI）测定。

【参考值】血清铁：男性为 10.6 ~ 36.7μmol/L，女性为 7.8 ~ 32.2μmol/L。

【临床意义】

（1）生理性　增高见于 6 周内的新生儿；降低见于女性、1 岁内婴儿、老年人、铁需要量增加的婴儿、青少年以及月经期、妊娠期和哺乳期的妇女。

（2）病理性　增高见于：①红细胞生成或成熟障碍，如再生障碍性贫血、巨幼细胞贫血；②铁利用降低，如铅中毒、维生素 B_6 缺乏等；③红细胞破坏增加，如血管内溶血等；④铁吸收增加，如白血病、含铁血黄素沉着症、反复输血；⑤肝脏贮存铁释放和转铁蛋白合成障碍，如急性病毒性肝炎、慢性活动性肝炎和肝硬化等。降低见于缺铁性贫血、慢性失血、感染或炎症、真性红细胞增多症等。

（二）血清总铁结合力测定

正常血液中仅 1/3 的转铁蛋白与铁结合，血浆中未被铁结合的转铁蛋白在体外可与加入的铁完全结合而呈饱和状态，这种最大的铁结合量称为总铁结合力（total iron binding capacity，TIBC），可反映血清中游离转铁蛋白的含量。

【参考值】男性：44.57 ~ 69.27μmol/L，女性：36.51 ~ 76.79μmol/L。

【临床意义】

（1）生理性　血清总铁结合力降低见于新生儿；增高见于青年女性和妊娠期。

（2）病理性　血清总铁结合力降低见于：①铁蛋白减少，如肝硬化、血色病；②转铁蛋白丢失，如肾病、脓毒血症；③转铁蛋白合成不足，如遗传性转铁蛋白缺乏症；④其他，如肿瘤、非缺铁性贫血、珠蛋白生成障碍性贫血、慢性感染等。血清总铁结合力增高见于：①转铁蛋白合成增加，如缺铁性贫血、妊娠后期；②铁蛋白释放增加，如急性肝炎、肝细胞坏死。

（三）血清转铁蛋白饱和度测定

血清铁与总铁结合力的百分比值称为转铁蛋白饱和度（transferrin saturation，Tfs）。

【参考值】20% ~ 50%。

【临床意义】

（1）血清转铁蛋白饱和度降低　血清转铁蛋白饱和度小于 15%，结合病史可诊断为缺铁，其准确性仅次于铁蛋白，较血清总铁结合力和血清铁测定敏感。

（2）血清转铁蛋白饱和度增高　见于血色病、摄入过量铁、珠蛋白生成障碍性贫血等。

⊕ **知识链接** ---

缺铁性贫血患者的铁剂治疗

缺铁性贫血患者铁剂治疗后，首先是外周网织红细胞计数增高，一般在治疗 3～4 天开始升高，5～10 天达高峰；2 周后血红蛋白升高，2 个月左右恢复正常。待血红蛋白正常后，还需继续服用铁剂 4～6 个月，待铁蛋白正常后才能停药，以补足贮备铁。

（四）血清铁蛋白测定

铁蛋白（serum ferritin，SF）是去铁蛋白和铁核心 Fe^{3+} 形成的复合物，血清铁蛋白是铁的储存形式，铁核心具有强大的结合铁和储备铁的能力，以维持体内铁的供应和血红蛋白的相对稳定。血清铁蛋白含量较低，其变化可作为判断机体是否缺铁或铁负荷过多的指标。

【参考值】男性：15～200μg/L，女性：12～150μg/L。

【临床意义】

（1）生理性　SF 在出生后 1 个月最高，3 个月后开始降低，9 个月时最低，10 多岁时开始女性低于男性。

（2）病理性　血清铁蛋白增高见于：①体内贮存铁增加，如原发性血色病、依赖输血的贫血患者；②铁蛋白合成增加，如炎症、急性粒细胞白血病、肝肿瘤、胰腺癌、甲状腺功能亢进症；③组织铁蛋白释放增加，如重型肝炎、慢性肝病等。血清铁蛋白降低见于：①体内贮存铁减少，如缺铁性贫血、妊娠；②铁蛋白合成减少、维生素 C 缺乏等。

（五）红细胞游离原卟啉测定

红细胞内主要用于运载氧的物质是血红蛋白，而血红蛋白内发挥主要作用的则是血红素，原卟啉则是构成血红素的重要组分，通过测定血液中游离原卟啉（free erythrocyte protoporphyrin，FEP）的含量来检测血中血红蛋白合成情况。

【参考值】男性：（36±16.1）mg/L，女性：（51±17.1）mg/L。

【临床意义】

（1）红细胞游离原卟啉增多　见于缺铁性贫血及铅中毒。

（2）红细胞游离原卟啉减少　见于巨幼细胞贫血、恶性贫血、红白血病。

九、内分泌激素检查

内分泌系统（endocrine system）由垂体、甲状腺、胰腺、肾上腺和性腺等内分泌腺，以及散在某些组织器官（胃肠道、心肌和神经等）中的内分泌细胞组成，由内分泌腺和散在的内分泌细胞合成并分泌的具有生物活性的物质称为激素（hormone）。体内激素的合成与分泌受神经系统的支配，其复杂而精细的调节机制是以反馈调节为主要方式，即下丘脑 – 垂体 – 内分泌腺/内分泌细胞 – 激素的调节轴。通过调节使激素的分泌水平相对稳定，这对于人体内环境和生理功能的相对稳定十分重要。检测人体内激素水平是临床了解机体内环境和相关组织（器官）功能状态的重要方法，对于临床诊断、治疗效果观察和病情判断具有重要意义。

（一）甲状腺激素检查

甲状腺是人体最大的内分泌腺，由甲状腺分泌的激素包括甲状腺素（thyroxine，T_4）和三碘甲状腺原氨酸（3,5,3′ – triiodothyronine，T_3），两者为酪氨酸含碘衍生物，T_3 的由 T_4 脱碘产生，血液中 T_4 占

90%，T_3仅占2%，但是T_3生理活性远强于T_4，T_3发挥了正常甲状腺激素功能的2/3。血中T_3和T_4绝大部分与血浆中甲状腺素结合球蛋白（thyroxine binding globulin，TBG）结合，少部分为有生理活性的游离形式，即游离型T_3（FT_3）、T_4（FT_4）两型可互相转化，游离型和结合型之和为血清总T_3（TT_3）和总T_4（TT_4）。结合型T_3、T_4不能进入外周组织、垂体及下丘脑，只有转变成FT_3及FT_4后才能进入细胞内发挥其生理作用，故测定FT_3、FT_4比测定TT_3、TT_4意义更大。在正常生理情况下，几乎所有的T_4都与血中蛋白质结合成结合型，游离型甚少；T_3则与蛋白质的亲和力较小，主要以游离型为主。

1. 血清总T_4和总T_3

【参考值】成人：TT_4为77～142nmol/L；TT_3为1.4～2.2nmol/L。

【临床意义】血清TT_4增高见于甲状腺功能亢进症和先天性甲状腺素结合球蛋白增多症；降低见于甲状腺功能减退症、低甲状腺素结合球蛋白血症，服用糖皮质激素、水杨酸、苯妥英钠等药物时血清TT_4也降低。血清TT_3增高见于甲状腺功能亢进症、T_3型甲状腺功能亢进症和先天性甲状腺素结合球蛋白增多症，诊断灵敏度较TT_4高；降低见于低T_3综合征。

2. 血清游离T_4和游离T_3 血清FT_4和FT_3能真实反映甲状腺功能状况，对甲状腺功能紊乱的诊断有重要价值。

【参考值】成人：FT_4为10～23pmol/L；FT_3为5.4～8.8pmol/L。

【临床意义】FT_4降低见于甲状腺功能减退症；FT_3增高见于甲状腺功能亢进症，FT_3、FT_4是判定甲状腺功能的首选指标。FT_3、FT_4与TSH同时测定，价值更大，TSH是诊断甲状腺功能亢进症最敏感的指标。

3. 反三碘甲状腺原氨酸 反三碘甲状腺原氨酸（reverse triiodothyronine，rT_3）由T_4在外周组织脱碘而生成。生理情况下，rT_3含量极少，其活性仅为T_4的10%，但也是反映甲状腺功能的一个指标。

【参考值】0.2～0.8nmol/L。

【临床意义】

（1）rT_3增高 见于：①甲状腺功能亢进，rT_3增高诊断甲状腺功能亢进的符合率为100%；②非甲状腺疾病，如急性心肌梗死、肝硬化、尿毒症、糖尿病、脑血管病、心力衰竭等rT_3可增高；③药物影响，如普萘洛尔、地塞米松、丙硫嘧啶等可致rT_3增高。当甲状腺功能减退应用甲状腺激素替代治疗时，rT_3、T_3正常说明用药量合适；若rT_3、T_3增高，而T_4正常或偏高，提示用药量过大。

（2）rT_3降低 见于：①甲状腺功能减退，甲状腺功能减退时rT_3明显降低；②慢性淋巴细胞性甲状腺炎，rT_3降低常提示发生甲状腺功能减退；③药物影响，应用抗甲状腺药物治疗时，rT_3降低较T_3缓慢，当rT_3、T_4低于参考值时，提示用药过量。

（二）肾上腺激素检查

1. 血清皮质醇和尿液游离皮质醇 皮质醇（cortisol）主要由肾上腺皮质束状带细胞分泌，进入血液后大部分与皮质醇结合蛋白及白蛋白结合，游离状态的皮质醇极少。血循环中5%～10%的游离皮质醇（free cortisol，FC）从尿中排出。由于皮质醇的分泌有昼夜节律性变化，一般检测上午8时和午夜2时的血清皮质醇浓度分别代表峰浓度和谷浓度。因血清皮质醇反映肾上腺皮质激素分泌的情况，尿液皮质醇主要反映血液中有活性的游离皮质醇水平，故临床上常以血清皮质醇和24小时尿液游离皮质醇作为筛检肾上腺皮质功能异常的首选指标，也可作为ACTH、CRH兴奋试验的观察指标。

【标本采集】一般在被测者处于正常睡眠规律时进行，于午夜2时和上午8时分别采血，同时留取24小时尿液，及时送检。标本采集必须标注采集时间，因为皮质醇存在显著的昼夜变化。

【参考值】血清皮质醇：早晨8～10时为165.5～441.6nmol/L；午夜为55.2～165.6nmol/L；峰谷比>2。尿液游离皮质醇：55～248nmol/24h。

【临床意义】血清皮质醇和 24 小时尿液 FC 增高见于 Cushing 病、双侧肾上腺皮质肿瘤、垂体肿瘤、长期应激状态或长期服用糖皮质激素；降低见于 Addison 病、腺垂体功能减退等。

2. 17－酮皮质类固醇和尿液 17－羟皮质类固醇　尿液中皮质类固醇激素的代谢产物主要分为 17－羟皮质类固醇（17－hydroxycorticosteroids，17－OHCS）和 17－酮皮质类固醇（17－ketosteroid，17－KS）。17－OHCS 主要是皮质醇的代谢产物，尿液中其含量高低可反映肾上腺皮质的功能；17－KS 主要是雄激素的代谢产物。女性和儿童尿液中的 17－KS 主要来自肾上腺皮质，男性约 1/3 来自睾丸，2/3 来自肾上腺皮质。因此，女性和儿童尿液 17－KS 含量的高低可反映肾上腺皮质功能，男性尿液 17－KS 含量则反映肾上腺和睾丸的功能。

【参考值】①17－OHCS：成人男性为 8.33～27.6μmol/24h，成年女性为 5.5～22.1μmol/24h，儿童为 2.8～15.5μmol/24h。②17－KS：男性为 28.5～47.2μmol/24h；女性为 20.8～34.7μmol/24h。

【临床意义】①17－OHCS 增高，见于肾上腺皮质功能亢进症，如 Cushing 病、原发性肾上腺皮质肿瘤等，另外，甲状腺功能亢进症、腺垂体功能亢进症等尿中 17－OHCS 也可增高。②17－OHCS 降低，常见于原发性肾上腺皮质功能减退症、腺垂体功能减退症等；甲状腺功能减退症、肝硬化等 17－OHCS 也可降低。③17－KS 增高，见于肾上腺皮质功能亢进症、睾丸癌、腺垂体功能亢进症、女性多毛症等。④17－KS 降低，多见于肾上腺皮质功能减退症、腺垂体功能减退症、睾丸功能减退症等，也可见于肝硬化、糖尿病等慢性消耗性疾病。

3. 血浆和尿液醛固酮　醛固酮（aldosterone，ALD）是肾上腺皮质球状带细胞分泌的一种盐皮质激素，作用于肾脏远曲小管，具有保钠排钾、调节水电解质平衡的作用。ALD 的浓度有昼夜变化规律，并受体位、饮食及肾素水平的影响。

【标本采集】通常采用平衡饮食：每日钠、钾离子摄入量分别为 160mmol、60mmol，5～7 天测定血和尿液的醛固酮水平。静脉采血，同时留取 24 小时尿液。

【参考值】

血浆　普通饮食：卧位（238.6±104.0）pmol/L，立位（418.9±245.0）pmol/L。低钠饮食：卧位（646.6±333.4）pmol/L，立位（945.6+491.0）pmol/L。

尿液　普通饮食：9.4～35.2nmol/24h。

【临床意义】①ALD 增高，常见于肾上腺皮质肿瘤或增生引起的原发性醛固酮增多症，也可见于有效血容量降低、肾血流量减少所致的继发性醛固酮增多症，如心力衰竭、肾病综合征、肝硬化腹腔积液、高血压及长期低钠饮食等；长期服用避孕药等也可使 ALD 增高。②ALD 降低，见于肾上腺皮质功能减退症、垂体功能减退症、高钠饮食、妊娠高血压综合征、原发性单一性醛固酮减少症等，应用普萘洛尔、利血平、甲基多巴、甘草等也可使 ALD 降低。

（三）性激素检查

1. 孕酮　孕酮（progesterone）由黄体和卵巢所分泌，是类固醇激素合成的中间代谢产物。孕酮的生理作用是使经雌激素作用的、已处于增殖期的子宫内膜继续发育增殖、增厚肥大、松软和分泌黏液，为受精着床做准备，这对维持正常月经周期及正常妊娠有重要的作用。

【标本采集】于末次月经后或妊娠第 3 月起，上午 8 时静脉采血（使用黄色或红色管帽真空采血管采血）。

【参考值】男性：0.2～1.4ng/ml。

女性：卵泡期为 0.2～1.5ng/ml；排卵期为 0.8～3.0ng/ml；黄体期为 1.7～27ng/ml；停经后为 0.1～0.8ng/ml；怀孕早期为 16.4～49ng/ml；怀孕中期为 19.7～52ng/ml；怀孕晚期为 25.3～93ng/ml。

【临床意义】孕酮增高，见于高血压、卵巢肿瘤多胎妊娠、先天性肾上腺皮质增生等。孕酮降低，主要见于黄体功能不全、多囊卵巢综合征、胎儿发育迟缓、死胎、原发性或继发性闭经、无排卵性子宫功能型出血等。

2. 雌二醇 雌二醇（estradiol，E_2）是雌激素的主要成分，由睾丸、卵巢和胎盘分泌，或由雌激素转化而来。血浆中70% E_2 与清蛋白结合，其余为游离型。E_2 随月经周期和年龄而变化，其生理功能是促进女性生殖器官的发育和副性征的出现。E_2 对代谢也有明显的影响。

【参考值】男性：1~10岁为 5.00~20.0pg/ml；成人为 7.63~42.6pg/ml。

女性：1~10岁为 6.00~27.0pg/ml；卵泡期为 12.5~166pg/ml；排卵期为 85.8~498pg/ml；黄体期为 43.8~211pg/ml；停经后为 5.00~54.7pg/ml；怀孕早期为 215~4300pg/ml；怀孕中期为 810~5760pg/ml；怀孕晚期为 1810~13900pg/ml。

【临床意义】①E_2 增高，常见于女性性早熟、男性女性化、卵巢肿瘤以及性腺母细胞瘤、垂体瘤等，也可见于肝硬化、妊娠期。男性随年龄增长，E_2 水平也逐渐增高。②E_2 降低，常见于各种原因所致的原发性性腺功能减退，如卵巢发育不全，也可见于下丘脑和垂体病变所致的继发性性腺功能减退等。卵巢切除、青春期延迟、原发性或继发性闭经、绝经、口服避孕药等也可使 E_2 降低。

3. 睾酮 睾酮（testosterone）是男性最重要的雄激素，脱氢异雄酮和雄烯二酮是女性主要的雄性激素。血浆睾酮浓度反映睾丸的分泌功能，血液循环中具有活性的游离睾酮仅为2%。睾酮分泌具有昼夜节律性变化，上午8时为分泌高峰，因此，测定上午8时的睾酮浓度对评价男性睾丸分泌功能具有重要价值。

【参考值】<1岁：0.12~0.21ng/ml；1~6岁：0.03~0.32ng/ml；7~12岁：0.03~0.68ng/ml；13~17岁：0.28~1.11ng/ml；成年女性：0.06~0.82ng/ml；成年男性：2.8~8.0ng/ml。

【临床意义】①睾酮增高，主要见于睾丸间质细胞瘤、男性性早熟、先天性肾上腺皮质增生症、肾上腺皮质功能亢进症、多囊卵巢综合征等；也可见于女性肥胖症、中晚期妊娠及应用雄激素等。②睾酮降低，主要见于 Klinefelter 综合征（原发性小睾丸症）、睾丸不发育症、Kallmann 综合征（嗅神经-性发育不全综合征）、男性 Turner 综合征等。也可见于睾丸炎症、肿瘤、外伤、放射性损伤等。

4. 人类绒毛膜促性腺激素 妊娠早期绒毛组织形成后，合体滋养层细胞就开始大量合成分泌人类绒毛膜促性腺激素（human chorionic gonadotropin，HCG），妊娠8~10周时达到高峰。孕12周开始，由于胎儿肾上腺抑制滋养细胞，HCG 呈特征性下降，至妊娠20周时降至较低水平，并维持到妊娠末。产后血清 HCG 以半衰期 24~36 小时的速度下降，2 周左右可降到测不出。

【参考值】女性：非怀孕期≤4mIU/ml；孕4周 0.04~4.48mIU/ml；孕5周 0.27~28.7mIU/ml；孕6周 3.70~84.9mIU/ml；孕7周 9.70~120mIU/ml；孕8周 31.1~184mIU/ml；孕9周 61.2~152mIU/ml；孕10周 22.0~143mIU/ml；孕14周 14.3~75.8mIU/ml；孕15周 12.3~60.3mIU/ml；孕16周 8.8~54.5mIU/ml；孕17周 8.1~51.3mIU/ml；孕18周 3.9~49.4mIU/ml；孕19周 3.6~56.6mIU/ml；更年期后≤10mIU/ml。男性：≤3mIU/ml。

【临床意义】用于妊娠早期诊断，于月经期过后 2~3 天即可测出。妊娠前3个月测定 HCG 特别重要，此期间 HCG 升高提示绒毛膜癌、葡萄胎或多胎妊娠；HCG 升高还可见于生殖细胞、卵巢、膀胱、胰腺、胃、肺和肝脏等肿瘤患者。HCG 含量降低提示流产、宫外孕、妊娠中毒症或死胎。

（四）下丘脑-垂体激素检查

1. 促甲状腺激素 促甲状腺激素（thyroid stimulating hormone，TSH）为腺垂体合成分泌的糖蛋白，由 α、β 两个亚基组成，β 亚基为功能亚基，α 亚基与绒毛膜促性腺激素（hCG）、黄体生成素（LH）、卵泡刺激素（FSH）同源。在反映甲状腺功能紊乱方面，血清 TSH 较甲状腺激素更为敏感。目前国际上推荐以血清 TSH 作为甲状腺功能紊乱的首选筛查指标。

【参考值】成人 $0.4 \sim 5.0 \mathrm{mIU/L}$。

【临床意义】因甲状腺病变所致的原发性甲状腺功能亢进，T_4 和 T_3 增高，TSH 降低；因下丘脑或垂体病变所致的继发性甲状腺功能亢进，T_4 和 T_3 增高，TSH 也增高。原发性甲状腺功能减退，T_4 和 T_3 降低，TSH 增高；继发性甲状腺功能减退，T_4 和 T_3 降低，TSH 也降低。长期服用含碘药物、居住在缺碘地区或 Addison 病，血清 TSH 增高。所谓亚临床甲状腺功能亢进是 T_4 和 T_3 正常、TSH 降低，而亚临床甲状腺功能减退是 T_4 和 T_3 正常、TSH 增高。

2. 促肾上腺皮质激素　促肾上腺皮质激素（adrenocorticotropic hormone，ACTH）是腺垂体分泌的多肽激素，与皮质醇具有相同的生理昼夜变化。在皮质功能紊乱时，ACTH 和皮质醇的昼夜变化分泌节律消失。ACTH 检测可用于皮质醇增多症、肾上腺皮质功能减退症的诊断以及疑有异位 ACTH 分泌的鉴别诊断。

> ⊕ **知识链接**
>
> ### ACTH 兴奋试验检查方法
>
> 　　肾上腺皮质功能亢进症可用二日静滴法：试验前 1、2 日留 24 小时尿测定 17－OHS、17－KS，或抽静脉血测皮质醇、测外周血嗜酸性粒细胞计数作为对照，试验日 8：00 排空膀胱，然后静脉滴注 ACTH，25U，溶于 5% 葡萄糖 $500 \sim 1000 \mathrm{ml}$ 中，于 8 小时滴完，连续 2 日。收集 24 小时尿测 17－OHS、17－KS，或于滴注完抽血测皮质醇、嗜酸性粒细胞。此法可鉴别原发性与继发性肾上腺皮质功能亢进与减退，对女性男性化可鉴别病变部位是在肾上腺还是在性腺。

【标本采集】肝素抗凝血浆，绿色管帽真空采血管采血，于上午 8~9 时或午夜抽取，及时送检。标本采集必须按标准采集时间，因为 ACTH 存在显著的昼夜变化。

【参考值】早晨 8~9 时：$1.1 \sim 13.3 \mathrm{pmol/L}$；午夜：$< 2.2 \mathrm{pmol/L}$。

【临床意义】午夜血浆 ACTH 增高见于下丘脑－垂体性皮质醇增多症；早晨血浆 ACTH 降低见于下丘脑－垂体性皮质醇减退症、原发性皮质醇增多症，两者均存在昼夜节律消失的情况。

3. 生长激素　生长激素（growth hormone，GH）由腺垂体分泌，其生理功能是刺激长骨和各种软组织生长，促进蛋白质合成、糖原异生、脂肪分解和钙磷吸收。GH 分泌受下丘脑生长激素释放激素（growth hormone releasing hormone，GHRH）和生长激素释放抑制激素（growth hormone releasing inhibitory hormone，GHIH）的控制。由于 GH 分泌具有脉冲式节律，白天在餐后 3 小时分泌，夜间熟睡后 1 小时多次脉冲式分泌，因而宜在午夜采血测定 GH，且单项测定意义有限，应同时进行动态检测。

【参考值】婴幼儿：$15 \sim 40 \mu\mathrm{g/L}$；4 岁以上及成人：$0 \sim 5 \mu\mathrm{g/L}$。

【临床意义】

（1）GH 增高　最常见于垂体肿瘤所致的巨人症或肢端肥大症，也可见于异源性 GHRH 或 GH 综合征，外科手术、灼伤、低血糖症、糖尿病、肾功能不全等 GH 也可增高。摄入胰岛素、左旋多巴、烟酸可使生长激素升高；GH 增高还见于剧烈活动、睡眠、体育锻炼、长时间禁食者。

（2）GH 降低　主要见于垂体性侏儒症、垂体功能减退症、遗传性 GH 缺乏症、继发性 GH 缺乏症等。高血糖、皮质醇增多症、应用肾上腺糖皮质激素也可使 GH 降低。摄入皮质激素和葡萄糖可使生长激素降低。肥胖者可使血清生长激素降低。

4. 催乳素　催乳素（prolactin，PRL）也称泌乳素，由腺垂体呈脉冲式分泌。腺垂体分泌 PRL 主要受下丘脑催乳素抑制激素的调节，具有昼夜节律变化。PRL 的主要生理功能是促进乳腺发育和泌乳，也可促进性腺的发育。

【参考值】男性：<20μg/L；非妊娠及哺乳期女性：<40μg/L。

【临床意义】孕妇血液中 PRL 的水平随孕期升高，可 >400μg/L；哺乳期血液中 PRL 也升高。非妊娠及哺乳期女性，血浆 PRL >300μg/L 时，可诊断为催乳素瘤，催乳素瘤是最常见的有分泌功能的垂体肿瘤，良性多见；当 PRL 介于 100~300μg/L 时，应进行催乳素瘤与功能性高催乳素血症的鉴别。

第五节　临床常用免疫学检查

PPT

⇒ 案例引导

案例　患者，女，8 岁。3 周前无明显诱因出现皮肤多处脓疱，予以静脉用头孢类药物及外用百多邦抗感染，脓疱渐好，3 天前开始出现颜面部水肿、肉眼血尿、少尿，遂入院。入院检查：颜面部水肿、肉眼血尿，BP 150/105mmHg。尿常规示：尿蛋白（+），大量红细胞，管型 1~2/HP。ASO 升高，血沉增快，血补体 C3 下降。

讨论　1. 该患儿的实验室检查结果说明什么问题？

2. 如何依据实验室检查指标判断病情好转？

临床免疫学是将基础免疫学与临床医学相结合的边缘学科，主要应用免疫学理论和技术研究疾病的病因、发病机制、诊断及治疗。临床免疫学检查常用于感染性疾病、自身免疫性疾病、变态反应性疾病、免疫缺陷病和肿瘤等疾病的诊断及疗效观察。

一、免疫球蛋白检查

免疫球蛋白（immunoglobulin，Ig）是一组具有抗体活性的球蛋白，由浆细胞合成与分泌，存在于机体的血液、体液及部分细胞的表面。Ig 可分为 IgG、IgA、IgM、IgD 和 IgE 五类。

（一）IgG、IgA、IgM、IgD 测定

【参考值】IgG 5.65~17.65g/L；IgM 0.5~3.0g/L；IgA 0.4~3.5g/L；IgD 0.001~0.004g/L。

【临床意义】

（1）高免疫球蛋白血症　多细胞株蛋白血症可见于慢性感染、肝病、自身免疫病、恶性肿瘤等。单细胞株蛋白血症主要见于浆细胞恶性病变，包括各类 Ig 多发性骨髓瘤、原发性巨球蛋白血症和浆细胞瘤。

1）IgG 增高　能通过胎盘，在新生儿抗感染免疫中起重要作用，常见于各种感染性疾病的晚期和自身免疫性疾病，如慢性活动性肝炎、传染性单核细胞增多症、结核病、全身念珠菌感染、系统性红斑狼疮、类风湿关节炎等。

2）IgA 增高　能通过乳汁获得，在婴儿抗感染免疫中起重要作用，主要为黏膜炎症和皮肤病变，如溃疡性结肠炎、酒精性肝炎、曲菌病、过敏性紫癜、皮肌炎等。

3）IgM 增高　多见于毒血症和感染性疾病的早期，如原发性胆汁性肝硬化和急性肝炎的发病初期、传染性单核细胞增多症、曲菌病、类风湿关节炎等。

4）IgD 增高　主要见于 IgD 型骨髓瘤、慢性骨髓炎、皮肤感染、流行性出血热等。

（2）低免疫球蛋白血症　见于各种先天性和获得性体液免疫缺陷病、联合免疫缺陷病、重链病、轻链病、肾病综合征、病毒感染及服用免疫抑制剂的患者。还可见于代谢性疾病，如甲状腺功能亢进症和肌营养不良等。

（二）IgE 测定

IgE 主要由鼻咽部、扁桃体、支气管、胃肠道等黏膜固有层的浆细胞分泌，血清含量低，仅为血清中总免疫球蛋白的 0.002%，在个体发育中合成较晚，IgE 为亲细胞抗体，能与肥大细胞、嗜碱性粒细胞膜结合，在 I 型变态反应性疾病的发病中具有重要作用。

【参考值】0.1~0.9mg/L。

【临床意义】

（1）IgE 增高 见于过敏性支气管炎、特异性皮炎、过敏性鼻炎、荨麻疹、IgE 型骨髓瘤、寄生虫感染、系统性红斑狼疮、类风湿关节炎等疾病。另外，检测血清总 IgE 水平是针对各种变应原 IgE 的总和，作为过敏反应性疾病的初筛试验，不能说明对何种物质过敏，但在鉴别过敏与非过敏方面有一定价值。特异性 IgE 检测是针对某一种变应原的 IgE 测定，有助于寻找和确定变应原。

（2）IgE 降低 见于先天性或获得性丙种球蛋白缺乏症、恶性肿瘤、长期使用免疫抑制剂等。

二、血清补体检查

补体（complement）是存在于新鲜血清中具有潜在酶活力的一种不耐热球蛋白，与其调节因子和相关膜蛋白共同组成补体系统。补体具有溶解靶细胞、促进吞噬、参与炎症反应等功能，还在免疫调节、清除免疫复合物、稳定机体内环境、参与变态反应及自身免疫性疾病等方面起重要作用。

（一）总补体溶血活性测定

总补体溶血活性（complement hemolysis，CH）反映的主要是补体 9 种成分的综合水平，一般以 50% 的溶血率（CH50）作为判别点。

【标本采集】血清，黄色或红色管帽真空采血管采血。标本必须新鲜，如室温放置 2 小时以上则补体活性明显下降。防止标本溶血。

【参考值】50000~100000U/L。

【临床意义】

（1）CH50 活性增高 常见于各种急性期反应，如急性炎症、急性组织损伤、恶性肿瘤等。

（2）CH50 活性降低 可由先天性和获得性因素引起，先天性补体缺乏症较少见，可由补体基因缺损或突变引起，主要导致补体成分或调解成分缺陷；获得性因素主要由消耗过多、合成减少等因素引起，见于急性肾小球肾炎、系统性红斑狼疮、严重烧伤、冷球蛋白血症、严重感染、肝硬化等。

（二）血清补体 C3 测定

血清补体 C3 是血清中含量最高的补体成分，分子量为 195000，主要由吞噬细胞和肝脏合成。

【参考值】免疫比浊法：0.85~1.50g/L。

【临床意义】

（1）血清 C3 增高 C3 作为一种急性时相反应蛋白，在急性炎症或传染病早期、急性组织损伤、恶性肿瘤、移植物排斥反应时增高。

（2）血清 C3 降低 见于：①补体合成能力降低，如慢性肝炎、肝硬化、肝坏死；②补体消耗或丢失过多，如活动性红斑狼疮活动期、急性肾小球肾炎急性期、冷球蛋白血症、严重类风湿关节炎、严重烧伤等；③补体合成原料不足，如儿童营养不良性疾病；④先天性补体缺乏，如遗传性 C3 缺乏症。

（三）血清补体 C4 测定

补体 C4 由吞噬细胞和肝脏合成，相对分子量为 210000，C4 是补体经典激活途径的一个重要组分，其临床意义与 C3 基本相似。

【参考值】 免疫比浊法：0.20 ~ 0.60g/L。

【临床意义】 与 C3 相似，C4 降低还见于多发性骨髓瘤、IgA 肾病、遗传性血管性水肿、遗传性 C4 缺乏等。

三、感染免疫检测

感染是病原体与人体在一定条件下相互作用的病理过程。感染的病原体包括各种细菌、病毒、寄生虫、真菌、支原体、衣原体、螺旋体等。感染性疾病的实验室检查主要包括病原体的检查和血清学试验，本部分介绍病原体感染的血清学试验，即通过免疫学诊断试验来诊断感染性疾病。病原体感染后，机体免疫系统活化，产生针对病原体抗原的特异性抗体，感染初期产生的抗体主要为 IgM，后期以 IgG 为主，特异性抗体的产生是病原体感染免疫学诊断的重要依据，但一部分血清学试验所用的抗原为病原体的共同抗原，其阳性结果为非特异性。

（一）甲型肝炎病毒标志物检测

甲型肝炎病毒（hepatitis A virus，HAV），主要通过粪口途径传播，在体内，HAV 主要在肝细胞内进行复制，通过胆汁从粪便排出。HAV 感染后，机体在急性期和恢复早期出现抗 - HAV IgM 抗体，抗 - HAV IgM 型抗体阳性，可诊断为急性甲型肝炎。在恢复后期出现抗 - HAV IgG 抗体，几乎可维持终身，对 HAV 的再感染有免疫防御能力。目前主要通过 ELISA 法检测抗 - HAV IgM 和抗 - HAV IgG 两种血清标志物。

【参考值】 阴性。

【临床意义】

（1）抗 - HAV IgM 阳性是甲型肝炎病毒急性感染早期诊断的主要标志物，可作为临床确诊依据；抗 - HAV IgG 阳性表示曾感染过 HAV，主要用于甲型肝炎的流行病学调查。

（2）有下列任意一项者可确诊为甲型肝炎：抗 - HAV IgM 阳性；抗 - HAV IgG 急性期阴性，恢复期阳性；粪便中检出 HAV 颗粒、抗原或 HAV - RNA。

（二）乙型肝炎病毒标志物检测

乙型肝炎病毒（hepatitis B virus，HBV）主要经血液传播，机体感染 HBV 后产生相应的 3 种不同的抗原抗体系统，即 HBsAg 和抗 - HBs、HBeAg 和抗 - HBe、HBcAg 和抗 - HBc，这些血清学标志物可通过 ELISA、化学发光等方法检测。血液中的 HBV - DNA 的存在是 HBV 感染最直接、最灵敏和最特异的检测指标，常用聚合酶链反应（PCR）、荧光定量 PCR 等方法进行检测。

【参考值】 均为阴性。

【临床意义】

（1）HBsAg　感染 HBV 后 1 ~ 2 个月在血清中出现，可维持数周、数月至数年，也可能长期存在。HBsAg 本身不具有传染性，但因其常与 HBV 同时存在，常被用来作为传染性的标志之一，HBsAg 阳性见于：①乙型肝炎潜伏期和急性期；②慢性乙型肝炎、肝硬化、肝癌；③慢性 HBsAg 携带者。

（2）抗 - HBs　是针对 HBsAg 产生的中和抗体，它是一种保护性抗体，一般于 HBsAg 转阴后出现，可持续多年，其滴度与保护作用相平行。抗 - HBs 阳性见于：①既往曾感染 HBV，现已有一定的免疫力；②接种乙肝疫苗后，一般只出现抗 - HBs 单项阳性；③被动性获得抗 - HBs 抗体，如接受免疫球蛋白或输血治疗的患者。

（3）HBeAg　由感染的肝细胞分泌入血，在血液中可游离存在，HBeAg 阳性见于 HBsAg 阳性的患者，是病毒复制、传染性强的指标，HBeAg 持续阳性的乙型肝炎，易转变为慢性肝炎。

（4）抗 - HBe　是 HBeAg 的对应抗体，但不是中和抗体，出现于急性感染的恢复期，持续时间较长，抗 – HBe 和 HBeAg 一般不会同时阳性，抗 – HBe 阳性见于：①HBeAg 转阴的急性乙型肝炎患者，提示病毒复制减少、传染性降低；②部分慢性乙型肝炎、肝硬化、肝癌患者。

（5）HBcAg 和抗 – HBc　HBcAg 主要存在于受感染的肝细胞核内，不游离于血清中，检测较麻烦，因此临床上不做常规检查。抗 – HBc 是 HBcAg 的对应抗体，为反映肝细胞受到 HBV 侵害的指标，主要包括 IgM、IgG 和 IgA 等三型，可检测总抗 – HBc，也可分别检测抗 – HBc IgM、抗 – HBc IgG 或 IgA。抗 – HBc IgM 是感染 HBV 后血液中最早出现的特异性抗体，急性期滴度高，是诊断急性乙型肝炎和判断病毒复制、传染性强的重要指标，阳性还见于慢性活动性肝炎。抗 – HBc IgG 高滴度表明患者正在感染，低滴度表示既往感染过 HBV，在体内持续时间长，具有流行病学意义。

（6）HBV – DNA 定性或定量　HBV – DNA 阳性是急性乙型肝炎病毒感染可靠的诊断指标，还用于乙型肝炎抗病毒药物治疗效果评价、献血员筛检、监测血液制品的传染性、乙型肝炎疫苗的安全性等。

（三）丙型肝炎病毒标志物检测

丙型肝炎病毒（hepatitis C virus，HCV）主要通过血液传播，是引起输血后肝炎的病原体之一。丙型肝炎病毒易发生变异，病情较乙型肝炎轻，但更易转为慢性。主要的实验室检查指标有抗 – HCV IgM、抗 – HCV IgG 和 HCV – RNA 测定。

1. 丙型肝炎病毒抗体

【参考值】阴性。

【临床意义】

（1）抗 – HCV 为非保护性抗体，测定阳性是诊断 HCV 感染的重要依据。

（2）抗 – HCV IgM 阳性见于急性 HCV 感染，为诊断丙型肝炎的早期敏感指标。

（3）抗 – HCV IgG 出现晚于抗 – HCV IgM，阳性表明体内有 HCV 感染，但不能作为 HCV 感染的早期诊断指标，阴性不能完全排除 HCV 感染。

2. 丙型肝炎病毒 RNA 定性和定量

【标本采集】静脉血液，置于经 RNA 酶灭活的无菌试管内送检，严重溶血标本可影响检验结果。

【参考值】阴性。

【临床意义】

（1）HCV – RNA 定性　阳性提示 HCV 复制活跃，传染性强。

（2）HCV – RNA 定量　可连续观察 HCV – RNA 的动态变化，对判断病情、预测并监测药物治疗效果及血液制品的安全性有重要意义。

（四）伤寒和副伤寒沙门菌免疫测定

伤寒沙门菌感染后，菌体 "O" 抗原和鞭毛 "H" 抗原可刺激人体产生相应抗体；副伤寒杆菌的甲、乙、丙各型菌体抗原和鞭毛抗原也可产生相应的抗体。

肥达反应（Widal reaction，WR）是以伤寒和副伤寒沙门菌菌液为抗原，检测患者血液中有无相应抗体的一种凝集试验。

【参考值】直接凝集法：伤寒 O < 1∶80，H < 1∶160；副伤寒甲、乙和丙 < 1∶80。

【临床意义】单份血清抗体效价 O > 1∶80 及 H > 1∶160 者有诊断意义，若持续超过参考值或较原效价升高 4 倍以上更有价值。

（1）O、H 均升高　提示伤寒可能性大，多数患者在病程第 2 周出现阳性。

（2）O 不高、H 升高　可能是预防接种或是非特异性回忆反应。

（3）O 升高、H 不高　可能是感染早期或与伤寒沙门菌 O 抗原有交叉反应的其他沙门菌感染。

（五）人获得性免疫缺陷病毒感染检测

人类免疫缺陷病毒（human immunodeficiency virus，HIV）也称为艾滋病病毒，为单链 RNA 病毒，分为 1 型和 2 型，主要攻击和破坏辅助性 T 细胞（Th）。HIV 感染的实验室检查主要包括抗 - HIV 抗体检测、病毒培养、核酸检测和抗原检测，其中抗 - HIV 抗体检测为最常规使用的方法，不仅因为这类检测特异性、敏感性较高，方法相对简便、成熟，还因为 HIV 抗体在病毒感染后除早期短暂的窗口期外长期稳定地存在于整个生命期间并可被检测到。HIV 抗体一般在人感染后几周逐渐出现，可延续终生，血清学检查分为初筛试验和确认试验，初筛试验敏感性很高，初筛阳性的标本再用特异性强的方法进行确认。最常用的初筛试验是酶联免疫吸附试验（ELISA），确认试验常用免疫印迹试验（Western blot，WB）。

【标本采集】静脉血液，RNA 检测标本需置于经 RNA 酶灭活的无菌试管内送检。

【参考值】阴性。

【临床意义】主要用于 HIV 感染的诊断。初筛试验第 1 次阳性必须用不同试剂做第 2 次试验，以免出现假阳性。免疫印迹试验阳性可确诊 HIV 感染。

（六）TORCH 血清学检查

"TORCH" 是指一组引起宫内感染的病原微生物英文名称缩写，T 即弓形虫（toxoplasma）；O 即其他微生物（others），包括乙肝病毒、柯萨奇病毒、梅毒螺旋体等；R 即风疹病毒（rubella virus）；C 即巨细胞病毒（cytomegalovirus）；H 即单纯疱疹病毒（herpes simplex virus）。

1. 风疹病毒抗体 风疹病毒（rubella virus）属披膜病毒科风疹病毒属，孕妇若在怀孕 1～6 周时发生风疹病毒感染，约 50% 可致流产或死胎，若胎儿存活出生，则可能发生先天性风疹综合征，表现为先天性白内障、神经性耳聋、先天性心脏病、小头畸形和智力障碍等。

【参考值】风疹病毒抗体 IgM 及 IgG 均阴性。

【临床意义】风疹病毒 IgM 抗体阳性提示有近期感染，应做产科咨询以决定是否采取治疗性流产或继续妊娠；风疹病毒 IgG 抗体阳性表示已感染风疹病毒，具有免疫力。

2. 巨细胞病毒抗体 人巨细胞病毒（cytomegalovirus，CMV）属人类疱疹病毒科，CMV 围产期感染是导致胎儿畸形的主要原因之一，还可引起早产、胎儿宫内发育迟缓等。

【参考值】巨细胞病毒抗体 IgM 及 IgG 为阴性。

【临床意义】抗 - CMV 测定，双份血清抗体水平呈 4 倍或 4 倍以上增长时，有诊断意义。特异性抗 - CMV IgM 阳性为 CMV 近期感染的指标。

3. 弓形虫抗体 弓形虫病是一种人畜共患的寄生原虫病，猫和其他宠物为主要传染源。妊娠期初次感染者，弓形虫可通过胎盘感染胎儿，孕早期感染者可引起流产、死胎、胚胎发育障碍；妊娠中、晚期感染者可引起宫内胎儿生长迟缓和中枢神经系统损害、眼损害及内脏损害，严重威胁胎儿健康。

【参考值】弓形虫抗体 IgM 及 IgG 均阴性。

【临床意义】IgM 抗体阳性提示现症感染，IgG 抗体阳性一般提示既往感染。

4. 单纯疱疹病毒抗体 单纯疱疹病毒（herpes simplex virus，HSV）是一种双链 DNA 病毒，分为 HSV - 1 和 HSV - 2 两个亚型。HSV 主要引起疱疹性口腔炎、疱疹性角膜结膜炎、疱疹性脑膜炎、新生儿疱疹等。孕早期感染 HSV 可致流产，孕中、晚期感染可引起胎儿和新生儿发病。

【参考值】单纯疱疹病毒抗体 IgM 及 IgG 均阴性。

【临床意义】单纯疱疹病毒抗体 IgM 阳性提示近期感染，单纯疱疹病毒抗体 IgG 阳性多为既往感染。

四、自身免疫检测

自身免疫性疾病（autoimmune disease，AID）或免疫性疾病是指由于某些原因造成免疫系统对自身成分的免疫耐受减低或破坏，致使自身抗体和（或）致敏淋巴细胞损伤含有相应自身抗原的组织器官而引起的疾病，表现为相应组织器官的功能障碍。自身抗体是诊断自身免疫性疾病的重要指标，但有些自身抗体缺乏疾病诊断的特异性和敏感性，在选择和应用自身抗体检查时应予以注意。对于自身免疫性疾病患者，应同时做抗核抗体和器官特异性自身抗体检测，自身抗体阳性者，应继续做滴度或定量检测，有助于对疾病进程和疗效进行观察。

（一）类风湿因子检测

类风湿因子（rheumatoid factor，RF）是变性 IgG 刺激机体产生的一种自身抗体，主要为 IgM 型，也可见 IgG、IgA、IgD 和 IgE 型。RF 主要存在于类风湿关节炎患者的血清及关节腔液中。临床上主要测定 IgM 型类风湿因子，测定方法有乳胶凝集法、酶联免疫吸附法以及免疫比浊法，以免疫比浊法最常用。

【参考值】免疫比浊法：<20U/ml。

【临床意义】RF 阳性主要见于类风湿关节炎，约 90% 类风湿关节炎患者 RF 阳性，其中尤以病变广泛、病情严重、病程长、活动期及有关节外病变者的阳性率高，滴度高，动态观察 RF 可评价病变活动性及药物治疗的疗效。其他结缔组织性疾病，如系统性红斑狼疮的阳性率约 60%，硬皮病、多发性肌炎等也可检出 RF，但滴度较低。此外，正常人尤其是老年人阳性率也可达 5% ~10%。

（二）抗核抗体检测

抗核抗体（antinuclear antibody，ANA）是以细胞的核成分为靶抗原的自身抗体的总称。抗核抗体主要存在于血清中，也可存在于滑膜液、胸腔积液和尿液等体液中。

1. 抗核抗体　应用间接免疫荧光法作为总的抗核抗体的筛选试验。

【参考值】<1∶40（因所用试剂不同参考值可有较大差异）。

【临床意义】现已证实抗核抗体对很多自身免疫性疾病有诊断价值。抗核抗体阳性（高滴度）标志了自身免疫性疾病的可能性，抗核抗体的检测对风湿性疾病的诊断和鉴别具有重要意义。

2. 抗脱氧核糖核酸抗体　抗脱氧核糖核酸抗体（anti - DNA antibody，抗 DNA）分为两大类：①抗天然 DNA 抗体（nDNA），或称抗双链 DNA（dsDNA）抗体；②抗变性 DNA 抗体，或称抗单链 DNA（ssDNA）抗体。

【参考值】<1∶10（所用试剂不同参考值有较大差异）

【临床意义】抗 dsDNA 抗体阳性见于活动期系统性红斑狼疮（SLE），阳性率 70% ~90%。本试验特异性较高，达 95%，但敏感性较低。抗 ssDNA 抗体可见于多种疾病，特异性较差。

3. 抗可提取性核抗原抗体　可提取性核抗原是核物质中一类蛋白的总称，因这类核蛋白的共同特点是不含组蛋白，均能溶解于生理氯化钠溶液和磷酸盐缓冲液，故称可提取性核抗原（ENA），ENA 抗原主要包括 Sm（Smith）、干燥综合征 A 抗原（sjogren syndrome A，SS - A）、干燥综合征 B 抗原（sjogren syndrome B，SS - B）、硬化病 - 70（scleroderma - 70，Scl - 70）、Jo - 1（John - 1）、多发性肌炎 - 1（polymyositis - 1，PM - 1）等，针对这些抗原产生的抗体统称为抗 ENA。

【参考值】阴性。

【临床意义】

（1）抗 Sm 抗体　抗 Sm 抗体阳性对 SLE 诊断有高度的特异性，达 99%，属于 SLE 血清标志性抗体之一，但阳性率较低，平均为 20%，若与抗 dsDNA 抗体同时检测，可提高 SLE 的诊断率。

（2）抗 SS - A 抗体和抗 SS - B 抗体　抗 SS - A 抗体主要见于干燥综合征，也可见于其他自身免疫性疾病，如 SLE。13% 的 SLE 及 30% 的干燥综合征患者有抗 SS－B 抗体。

（3）抗 Scl－70 抗体　见于 25%～75% 的进行性系统性硬化症（播散性）的患者。

（4）抗 Jo－1 抗体　主要见于多发性肌炎或皮肌炎、间质性肺纤维化的患者。

（三）抗组织细胞抗体检测

1. 血清抗线粒体抗体　抗线粒体抗体（antimitochondrial antibody，AMA）是一组以线粒体内膜和外膜蛋白为靶抗原，具有非器官特异性和非种属特异性特点的自身抗体。

【参考值】阴性。

【临床意义】AMA 阳性主要见于肝脏疾病，如原发性胆汁性肝硬化；胆总管阻塞性肝硬化、肝外胆管阻塞和继发性胆汁性肝硬化时 AMA 为阴性。

2. 血清抗中性粒细胞胞质抗体　抗中性粒细胞胞质抗体（anti-neutrophilcytoplasmic antibodies，ANCA）是一组针对中性粒细胞许多胞质抗原所产生的自身抗体，其靶抗原为中性粒细胞胞质中的颗粒蛋白酶，如蛋白酶 3、髓过氧化物酶、人白细胞弹性蛋白酶、乳铁蛋白、组织蛋白酶 G 等，ANCA 与临床多种小血管炎性疾病的发生密切相关。

【参考值】阴性。

【临床意义】ANCA 阳性见于韦格纳肉芽肿（Wegener's granulomatosis）、显微镜下多血管炎、变应性肉芽肿性血管炎，统称为 ANCA 相关性血管炎。

3. 抗甲状腺球蛋白抗体　甲状腺球蛋白是由甲状腺滤泡细胞合成的一种糖蛋白，抗甲状腺球蛋白抗体（anti-thyroid globulin antibody，TGAb）是自身抗体之一，主要是 IgG。

【参考值】＜60IU/ml（不同方法参考值差异较大）。

【临床意义】血清 TGAb 升高多见于甲状腺功能亢进症、桥本甲状腺炎等。

4. 抗甲状腺过氧化物酶抗体　抗甲状腺过氧化物酶抗体（anti－thyroid peroxidase antibody，TPOAb）的靶抗原为甲状腺过氧化酶，是甲状腺自身抗体之一。

【参考值】＜60IU/ml（不同方法参考值差异较大）。

【临床意义】血清 TPOAb 升高多见于甲状腺功能亢进症、桥本甲状腺炎、甲状腺肿瘤、单纯性甲状腺肿、亚急性甲状腺炎等。

五、肿瘤标志物检测

肿瘤标志物（tumor marker，TM）是由肿瘤细胞本身合成、释放，或是机体对肿瘤细胞反应而产生或升高的，反映肿瘤存在和生长的一类物质，可存在于细胞胞质、细胞核中或细胞表面，也可见于血液、组织或体液中。

（一）血清甲胎蛋白测定

甲胎蛋白（alpha－fetoprotein，AFP）是胎儿发育早期，由肝脏和卵黄囊合成的一种血清糖蛋白，出生后 AFP 的合成很快受到抑制。当肝细胞或生殖腺胚胎组织发生恶性病变时，有关基因重新被激活，使原来已丧失合成 AFP 能力的细胞又重新具有合成能力，导致血中 AFP 含量明显增高。

【参考值】＜25μg/L（不同方法参考值不同）。

【临床意义】

（1）AFP 是诊断原发性肝细胞癌较敏感和特异的肿瘤标志物，AFP＞300μg/L 有诊断意义。

（2）AFP 是肝癌治疗效果和预后判断的一项敏感指标，AFP 在一定程度上反映肿瘤的大小，其动态变化与病情有一定的关系。

（3）其他肿瘤，如睾丸癌、卵巢癌、畸胎瘤、胃癌、胰腺癌等 AFP 也可升高。

（4）病毒性肝炎及肝硬化患者血 AFP 有不同程度升高，但其水平常 <300μg/L。

（5）妇女妊娠 3 个月后，血清 AFP 开始升高，分娩后 3 周恢复正常。

⊕ 知识链接 ┄┄┄┄┄┄┄┄┄┄┄┄┄┄┄┄┄┄┄┄┄┄┄┄┄┄┄┄┄┄┄┄┄┄┄┄┄┄┄

肝癌诊断条件

在排除妊娠、生殖腺胚胎瘤的基础上，AFP >400μg/L，为诊断肝癌的条件之一。对于 AFP 逐渐升高不降或 >200μg/L，持续 8 周，应结合影像学及肝功能变化做综合分析或动态观察。

（二）血清癌胚抗原测定

癌胚抗原（carcinoembryonic antigen，CEA）是一种多糖蛋白复合物。正常情况下，CEA 由胎儿胃肠道上皮组织、胰和肝的细胞合成。妊娠前 6 个月内 CEA 含量增高，出生后血中含量极低。细胞发生恶性变时，肿瘤细胞合成 CEA 异常，血清 CEA 浓度增高。

【参考值】 <5μg/L（不同方法参考值不同）。

【临床意义】CEA 是一种广谱肿瘤标志物，虽然不能作为诊断某种恶性肿瘤的特异性指标，但在恶性肿瘤的鉴别诊断、病情监测、疗效评价等方面有重要价值。①消化系统恶性肿瘤的诊断：CEA 是一种重要的非器官特异性肿瘤相关抗原，分泌 CEA 的肿瘤大多位于空腔脏器，如胃肠道、呼吸道、泌尿道等，故结肠癌、直肠癌、肺癌、胃癌、乳腺癌、胰腺癌、卵巢癌及子宫癌等 CEA 增高。②肿瘤的连续随访检测：可用于恶性肿瘤手术后的疗效观察及预后判断，也可用于对化疗患者的疗效观察。一般情况下，病情好转时血清 CEA 浓度下降，病情恶化时升高。③其他疾病，如肝硬化、肺部疾病、直肠息肉、肠胃炎症等 CEA 可轻度升高。值得注意的是：吸烟、妊娠期和心血管疾病、糖尿病、非特异性结肠炎等疾病，15%～53%的患者血清 CEA 也会升高，所以 CEA 不是恶性肿瘤的特异性标志，诊断上只有辅助价值。

（三）血清糖类抗原 125 测定

糖类抗原 125（carbohydrate antigen 125，CA125）是很重要的卵巢癌相关抗原，存在于上皮性卵巢癌组织和患者的血清中，主要用于辅助诊断恶性浆液性卵巢癌、上皮性卵巢癌。

【参考值】 <35U/ml（不同方法参考值不同）。

【临床意义】CA125 是上皮性卵巢癌和子宫内膜癌的首选标志物，90% 患者血清 CA125 与上皮性卵巢癌病程进展相关，故多用于卵巢癌的早期诊断、疗效观察、预后判断、复发及转移的监测和疗效评估。其他疾病，如乳腺癌、胰腺癌、胃癌、肺癌、结肠癌、直肠癌、子宫内膜异位症、盆腔炎、卵巢囊肿、肝炎、肝硬化等 CA125 也可升高。黏液性卵巢肿瘤中不存在 CA125。

（四）血清糖类抗原 15-3 测定

糖类抗原 15-3（carbohydrate antigen 15-3，CA15-3）是一种糖蛋白，存在于乳腺、肺、卵巢、胰腺等恶性或正常的上皮细胞膜上，对乳腺癌的诊断和术后随访监测有一定的价值。

【参考值】 <25U/ml（不同方法参考值不同）

【临床意义】CA15-3 是乳腺癌最重要的标志物，30%～50%乳腺癌患者的 CA15-3 明显升高，其含量的变化与治疗效果相关。肺癌、胃肠癌、子宫内膜癌、卵巢癌、宫颈癌等患者血清 CA15-3 也升高，少数良性乳腺疾病、肝硬化患者也可轻度升高，应予以鉴别。

（五）血清前列腺特异性抗原测定

前列腺特异性抗原（prostate specific antigen，PSA）是一种由前列腺分泌的单链糖蛋白，存在于前列腺管的上皮细胞中，正常人血清中 PSA 含量极微。血中的 PSA 以两种形式存在：约 20% 为游离的 PSA（f-PSA），约 80% 为与蛋白质结合的复合 PSA（c-PSA）。临床测定的主要是总 PSA（t-PSA）和 f-PSA，计算两者的比值。

【标本采集】 血清，黄色或红色管帽真空采血管采血，2~8℃ 保存，应于 24 小时内测定，否则 -20℃ 冻存。应于肛诊前取血检查，避免使用溶血或脂血标本。

【参考值】 t-PSA <4μg/L；f-PSA <0.8μg/L；f-PSA/t-PSA >0.25（不同方法参考值不同）。

【临床意义】 PSA 可作为前列腺癌筛查的标志物，也可作为监测前列腺癌病情变化和疗效的重要指标。在前列腺肥大、前列腺炎、肾脏和泌尿生殖系统疾病时 PSA 也可轻度升高。临床上一般用 f-PSA/t-PSA 比值来鉴别诊断，比值 <0.15 为前列腺癌的可能性大；比值 >0.25 提示可能为良性病变。

第六节　血液气体分析

PPT

⇒ 案例引导

案例 患者，男，40 岁，因吞咽困难 30 天，不能进水 2 天入院。病程中伴口渴、尿少、体重下降。查体：神志清楚，烦躁，T 36.5℃，P 96 次/分，R 26 次/分，BP 80/50mmHg。实验室检查：血 Na^+ 152mmol/L，血 K^+ 3.2mmol/L，HCO_3^- 18mmol/L，$PaCO_2$ 38mmHg。

讨论 1. 上述实验室检查结果提示什么？

2. 如何进行血液气体分析？

血液气体和酸碱平衡正常是体液内环境稳定，机体赖以正常生存的重要条件之一。血液气体分析（analysis of blood gas）简称"血气分析"，是了解人体内环境状态的重要方法之一，其主要项目包括血液 pH、血氧分压、血二氧化碳分压及经计算得到的二氧化碳总量、实际碳酸氢和剩余碱及其他酸碱平衡指标。血液气体分析普遍应用于危重患者的抢救、各种疾病引起的急性或慢性呼吸功能衰竭的诊断和治疗、心肺复苏和体外循环监测等。血气分析的标本有采自于动脉血和静脉血两种，但临床上常用动脉血。目前多采用离子选择性电极法测定血液气体，血液气体测定仪已发展为床旁监测（point of care testing，POCT）设备，自动化程度高，可同时测定多项参数，包括血液气体、电解质、糖、尿素和乳酸等。仪器通常可以自动校准，操作简单、方便。

一、动脉血液气体分析标本采集要求

动脉血气分析标本采集有特殊要求：①采集前患者要处于自然状态，活动后应休息 15 分钟，抽血前 30 分钟应停止吸氧。②使用机械通气或吸氧者如病情许可，可终止呼吸机或停止吸氧后 10~30 分钟采血，危重且不能停用呼吸机或吸氧时，应在申请单上特别注明，以利结果分析。③采血时间宜在清晨空腹或餐后 2 小时进行。④采血前应测定患者的体温及血红蛋白浓度。⑤婴儿取足跟、大趾或头皮等部位采血，采血前局部应先用热毛巾敷或轻轻按摩，使毛细血管血充分动脉化。⑥若局部血液循环不好、局部水肿或休克等情况下采血，所取血液不能代表动脉血。⑦采血结束后，穿刺处必须压迫止血至少 3~5 分钟，以防血肿，如患者凝血时间异常或正在口服抗凝剂，则压迫止血时间延长至 15 分钟。

二、常用血液气体分析指标检测

（一）血液酸碱度

血液的酸碱度用 pH 表示，正常人血液 pH 相对恒定，其变化取决于血液中 $[HCO_3^-]/[H_2CO_3]$ 缓冲体系，该体系的比值为 20 : 1，当 $[HCO_3^-]$ 或 $[H_2CO_3]$ 其中任一因素发生改变即可影响血液 pH，两者同时增高或降低，若比值不变则血液的 pH 不变，血液 pH 是判断碱平衡调节中机体代偿程度最重要的指标。

【参考值】成人：动脉血 pH 为 7.35 ~ 7.45，静脉血 pH 为 7.31 ~ 7.41；新生儿：pH 为 7.32 ~ 7.49。

【临床意义】pH < 7.35 为失代偿性酸中毒，pH > 7.45 为失代偿性碱中毒，但 pH 测定只能确定是否有酸中毒或碱中毒，pH 正常不能排除无酸碱失衡，亦不能区别是代谢性还是呼吸性酸碱失调，应结合其他酸碱平衡检测指标进行综合判断。

（二）血浆二氧化碳总量

血浆二氧化碳总量（total CO_2，$T-CO_2$）指存在于血浆中各种形式的二氧化碳的总和。其中 95% 是结合形式的 HCO_3^-，少量为物理溶解的二氧化碳，还有少量以碳酸、氨基甲酸酯化合物等形式存在。$T-CO_2$ 在体内主要受呼吸因素影响。

【参考值】成人：23 ~ 29mmol/L；新生儿：20 ~ 28mmol/L（毛细血管血）。

【临床意义】CO_2 潴留或代谢性碱中毒，体内 HCO_3^- 增多时，$T-CO_2$ 升高；当通气过度致 CO_2 或 HCO_3^- 减少时，$T-CO_2$ 降低。

（三）碳酸氢盐

碳酸氢盐（HCO_3^-）为体内主要的碱储备成分，对酸有较强的缓冲能力，反映代谢性因素，是判断酸碱平衡的主要指标。实际碳酸氢盐（actual bicarbonate，AB）是血中 HCO_3^- 的真实含量；AB 的增减可直接影响 pH 的稳定。标准碳酸氢盐（standard bicarbonate，SB）是指在体温 38℃、血红蛋白在 100% 氧饱和条件下、经 $PaCO_2$ 为 5.32kPa（40mmHg）的标准状态下所测得的血浆 HCO_3^- 的含量。

【参考值】AB：动脉血 22 ~ 27mmol/L，静脉血 22 ~ 28mmol/L。SB：22 ~ 27mmol/L。

【临床意义】AB 反映酸碱平衡中的代谢性因素，与 SB 不同之处在于 AB 在一定程度上受呼吸因素的影响。AB 与 SB 的差数，反映呼吸因素对血浆 HCO_3^- 影响的程度。临床上常将 AB 与 SB 两个指标结合起来分析和判断有否血液酸碱失衡。当 AB = SB，属于正常时，判断为酸碱平衡；AB = SB < 22mmol/L，为代谢性酸中毒；AB = SB > 27mmol/L，为代谢性碱中毒；AB > SB，为呼吸性酸中毒，提示 CO_2 潴留，通气不足；AB < SB，为呼吸性碱中毒，提示 CO_2 排出过多，通气过度。

（四）缓冲碱

血液缓冲碱（buffer base，BB）是指血液中所有具有缓冲作用的阴离子总和，包括 HCO_3^-、血浆蛋白（Pr^-）及血红蛋白（Hb^-）阴离子等。这是判断代谢性酸中毒、碱中毒的指标之一。

【参考值】血浆缓冲碱（BBp）：41 ~ 43mmol/L。全血缓冲碱（BBb）：45 ~ 55mmol/L。

【临床意义】BB 指标受血浆蛋白和血红蛋白影响明显，因此，不能确切反映代谢性酸碱平衡情况。BB 降低提示代谢性酸中毒或呼吸性碱中毒；BB 升高提示代谢性碱中毒或呼吸性酸中毒。

（五）剩余碱

剩余碱（base excess，BE）是指在 38℃、血红蛋白完全饱和、经 $PaCO_2$ 为 40mmHg 的气体平衡后的标准条件下，将 1L 血液滴定到 pH 等于 7.4 所需的酸或碱的量，血液偏碱性时，用酸滴定，BE 为正值；血液偏酸性时，用碱滴定，BE 为负值。BE 可反映血液中碱储备增加或减少的情况。

【参考值】 $-2.3 \sim +2.3 mmol/L$。

【临床意义】 BE > 3mmol/L，代谢性碱中毒；BE < -3mmol/L，代谢性酸中毒。

🌐 **知识链接** ————————————————————

碱潮

碱潮：正常人进餐后迷走神经兴奋，胃黏膜壁细胞碳酸酐酶作用增强，催化 CO_2 和 H_2O 生成 H_2CO_3。H_2CO_3 解离为 H^+ 和 HCO_3^-，H^+ 与来自血浆中 Cl^- 形成 HCl，分泌到胃腔中，而 HCO_3^- 则返回血液，造成血浆中 HCO_3^- 一过性增高，称为餐后"碱潮"，此时采血会导致 HCO_3^- 结果的可信度下降。

（六）二氧化碳分压

二氧化碳分压（partial pressure of carbon dioxide，$PaCO_2$）是指溶解在血液中的二氧化碳分子产生的压力。二氧化碳分压的高低直接受呼吸作用的调节，是反映呼吸性酸碱平衡的重要指标，因此，测定二氧化碳分压可反映呼吸功能对酸碱平衡的调节能力。通常取动脉血在 37℃ 不接触空气的情况下用血液气体分析仪直接测定 $PaCO_2$。

【参考值】成人：$35 \sim 45 mmHg$（$4.67 \sim 6.0 kPa$）；儿童：$26 \sim 41 mmHg$（$3.5 \sim 5.5 kPa$）。

【临床意义】$PaCO_2$ 可用于：①判断有否呼吸性酸、碱失衡及其代偿反应，$PaCO_2 < 35 mmHg$（$4.76 kPa$）提示通气过度，存在呼吸性碱中毒；$PaCO_2 > 50 mmHg$（$6.65 kPa$）提示存在呼吸性酸中毒。②判断代谢性酸碱失衡的代偿情况，代谢性酸中毒时 $PaCO_2$ 减低，或代谢性碱中毒时 $PaCO_2$ 增高，均提示已通过呼吸进行代偿。③判断肺泡通气状况，因二氧化碳弥散能力很强，$PaCO_2$ 与肺泡二氧化碳分压（$PACO_2$）接近，可反映 $PACO_2$ 的平均值。$PACO_2$ 增高提示肺泡通气不足，CO_2 潴留；$PACO_2$ 减低提示肺泡通气过度，CO_2 排出过多。④判断呼吸衰竭及其类型，$PaCO_2 > 50 mmHg$（$6.65 kPa$），表明呼吸衰竭，肺心病呼吸衰竭患者 $PaCO_2 > 70 \sim 80 mmHg$（$9.31 \sim 10.64 kPa$），肺性脑病的发生率明显上升。

（七）动脉血氧分压

动脉血氧分压（partial pressure of oxygen，PaO_2）指动脉血液中物理溶解的 O_2 产生的压力。PaO_2 升高，有利于氧合血红蛋白（HbO_2）的生成，PaO_2 降低，有利于 HbO_2 的解离。

【参考值】成人：动脉血 $95 \sim 100 mmHg$（$12.6 \sim 13.3 kPa$）；新生儿：$60 \sim 70 mmHg$（$8.0 \sim 8.3 kPa$）。

【临床意义】PaO_2 测定的主要临床意义是判断机体有无缺氧及其程度。PaO_2 $60 \sim 80 mmHg$（$8.0 \sim 10.64 kPa$），提示轻度缺氧；PaO_2 $40 \sim 60 mmHg$（$5.3 \sim 8.0 kPa$），提示中度缺氧；$PaO_2 < 40 mmHg$（$5.3 kPa$），提示重度缺氧；$PaO_2 < 60 mmHg$（$8.0 kPa$），提示呼吸衰竭；$PaO_2 < 30 mmHg$（$4.0 kPa$），生命难以维持，提示有生命危险。PaO_2 升高见于输氧治疗过度。（表 7 - 4）。

表 7 - 4 动脉血和混合静脉血的血液气体值

	动脉血的血液气体值	混合静脉血的血液气体值	新生儿的血液气体值
pH	7.4 ± 0.05	7.35 ± 0.05	$7.32 \sim 7.45$
$PaCO_2$	40（35~45）mmHg	46（41~51）mmHg	26~41mmHg
PaO_2	95~105mmHg	35~40mmHg	60~70mmHg
HCO_3^-	22~27mmol/L	22~28mmol/L	21~27mmol/L

续表

	动脉血的血液气体值	混合静脉血的血液气体值	新生儿的血液气体值
SaO_2	95%～98%	75（70～75）%	85%～95%
BE	±3mmol/L	±3mmol/L	-5～0mmol/L

（八）氧饱和度

氧饱和度（O_2 saturation，SaO_2）指血液中实际含氧量与氧容量的比值。SaO_2反映的是 Hb 结合氧的能力，该能力与PaO_2有关，以 PaO_2值为横坐标，相应的 SaO_2为纵坐标，所作的曲线称为氧解离曲线（oxygen dissociation curve），简称氧离曲线。

【参考值】95%～98%。

【临床意义】PaO_2与PaO_2测定的意义相同，均是反映机体有无缺氧的指标。不同的是前者受血液血红蛋白量的影响，如贫血、红细胞增多等，后者则不受影响。SaO_2与PaO_2成正比例关系，当PaO_2降低时SaO_2降低、PaO_2升高SaO_2也随之升高。$SaO_2 < 90\%$表示呼吸衰竭，$SaO_2 < 80\%$表示严重缺氧。

三、血液气体分析的原则及方法

1. 在评价患者酸碱平衡状态时，除以血液气体分析的主要指标如血液 pH、$PaCO_2$、PaO_2、BE 等为依据外，同时应结合患者的病史、目前的症状和体征、给氧与通气状况、用药情况、血浆电解质、酮体和乳酸检测结果以及肺和肾脏功能的情况。责任护士需认真观察病情，及时向主管医师提供有效信息。

2. 分析血液气体分析结果是否存在误差，责任护士正确采集标本，误抽静脉血或实验误差均可根据公式判断，即 $[H^+] = (24 \times PaCO_2) / [HCO_3^-]$，或 $pH = 6.1 + \log([HCO_3^-] / 0.03 \times PaCO_2)$。若测定值与计算值一致，或两者相比 $< 2mmol/L$，说明测定准确。

3. 判断组织氧合情况：从动脉血氧分压判定有无低氧血症，用 $P(A-a)O_2$ 差值明确肺泡水平气体交换情况。

4. 评价酸碱平衡包括：①依据 pH 确定总的酸碱状况。②依据动脉血二氧化碳分压和碳酸氢盐值确定是呼吸性还是代谢性酸碱失衡。③依据动脉血二氧化碳分压和碳酸氢盐代偿范围来判断是原发性还是代偿性酸碱失衡及代偿限度，如果代偿不是预计的那样，是否有其他基础疾病。④确定酸-碱紊乱的性质，是急性亦或慢性紊乱、是单纯性还是复合性紊乱，或是几种紊乱并存。

⊕ 知识链接

动脉血气结果解读

解读动脉血气结果分析的三步法：①看 pH，判断是酸中毒还是碱中毒：$pH \leqslant 7.35$ 为酸中毒，$\geqslant 7.45$ 为碱中毒。②看 pH 和 $PaCO_2$ 改变的方向，判断是代谢性中毒还是呼吸性中毒：同向（$PaCO_2$ 增加时 pH 也升高）改变为代谢性中毒；异向改变为呼吸性中毒。③如果是呼吸性的，再看 pH 和 $PaCO_2$ 改变的比例：单纯呼吸性酸/碱中毒，$PaCO_2$ 每改变 10mmHg，则 pH 反方向改变 0.08（±0.02）。如果不符合这一比例，表明还存在第二种因素，即代谢因素。

答案解析

目标检测

单选题

1. 血小板增多，是指血小板计数多于（　　）
    A. $100 \times 10^9/L$　　　　　B. $200 \times 10^9/L$　　　　　C. $300 \times 10^9/L$
    D. $400 \times 10^9/L$　　　　　E. $50 \times 10^9/L$

2. 甲醛作为尿液防腐剂，一般每升尿加入（　　）
    A. 50% 甲醛液 5ml　　　　B. 40% 甲醛液 5ml　　　　C. 30% 甲醛液 5ml
    D. 20% 甲醛液 5ml　　　　E. 10% 甲醛液 5ml

3. 粪便镜检有大量白细胞常见于（　　）
    A. 肠炎　　　　　　　　B. 细菌性痢疾　　　　　C. 阿米巴痢疾
    D. 溃疡性结肠炎　　　　E. 克隆病

4. 患者，女，30 岁。月经量多，2 年余。Hb 90g/L。骨髓象示红细胞系增生活跃，幼红细胞 35%，以中幼及晚幼红细胞为主。骨髓铁染色示细胞外铁（－），铁粒幼红细胞 15%。最可能的诊断是（　　）
    A. 铁粒幼细胞贫血　　　B. 缺铁性贫血　　　　　C. 巨幼细胞贫血
    D. 珠蛋白生成障碍性贫血　　E. 溶血性贫血

5. 慢性肾脏病 5 期，肾小球滤过率至少小于（　　）
    A. 20ml/min　　　　　　B. 15ml/min　　　　　　C. 25ml/min
    D. 10ml/min　　　　　　E. 30ml/min

6. 空腹血糖及糖耐量正常，尿糖阳性，应考虑为（　　）
    A. 药物性糖尿　　　　　B. 甲状腺功能亢进症　　C. 肝病性糖尿
    D. 应激性糖尿　　　　　E. 肾性糖尿

7. 诊断急性肝炎最敏感的指标是（　　）
    A. 血清总蛋白　　　　　B. 血清总胆红素　　　　C. 血清蛋白电泳
    D. 碱性磷酸酶　　　　　E. 丙氨酸氨基转移酶

书网融合……

本章小结　　　　　　微课　　　　　　题库

第八章 心电图检查

第一节 心电图的基本知识

PPT

⇒ **案例引导**

案例 患者，男，58岁。近1年来感活动后胸闷、心悸，未引起重视。3小时前因情绪激动，出现胸骨后压榨性疼痛，并向左肩背放射，持续不缓解，伴大汗、恶心、呕吐，呕吐物为胃内容物。有高血压病史6年。查体：T 36.8℃，P 95次/分，R 22次/分，BP 150/90mmHg，神志清楚，痛苦貌。双肺呼吸音清，心率95次/分，心音低。腹软，双下肢无水肿。初步诊断为"急性心肌梗死"，拟行心电图检查。

讨论 1. 如何进行心电图的描记？

2. 该患者的心电图会有哪些异常？

一、心电图产生原理

心脏的窦房结P细胞自动产生动作电位，并由此产生激动，通过心脏的传导系统按一定的顺序传到心房和心室的每个心肌细胞，也能同时传到体表，利用心电图机从体表记录心脏每一心动周期所产生的电活动变化，即得到心电图（electrocardiogram，ECG）。

（一）心肌细胞的静息电位和极化状态

心肌细胞在静息状态下，细胞膜外带正电荷，膜内带等量负电荷，这种膜内外电荷稳定的分布状态称为极化状态，此状态下细胞膜内外的电位差称为静息电位（resting membrance potentiol，RMP）。此时细胞膜表面和内外均无电流活动。

（二）心肌细胞的动作电位、除极与复极

当心肌细胞某部位的细胞膜受到一定程度的刺激（阈刺激）时，该部位细胞膜对离子的通透性发生变化，引起膜内外阴、阳离子流动，使细胞膜内外正、负离子的分布发生逆转，此过程称为心肌细胞的除极和复极过程（图 8-1）。心肌细胞在兴奋时所发生的膜电位变化称为动作电位（action potential，AP）。以心室肌细胞为例，按发生时间的顺序其除极、复极、电位变化与心电图的关系如图 8-2 所示。

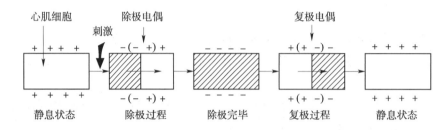

图 8-1 单个心肌细胞的除极和复极过程以及所产生的电偶变化

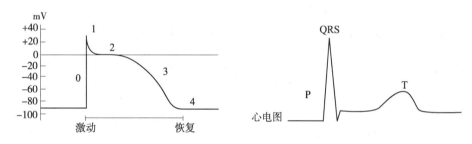

图 8-2 心肌细胞跨膜动作电位与体表心电图关系示意图

1. 0 相即除极期 主要由大量 Na^+ 快速进入细胞内产生 Na^+ 电流所引起。细胞处于收缩早期，相当于心电图的 QRS 波群。

2. 1 相即快速复极初期 此相 Na^+ 内流已失去作用，因瞬时性钾离子通道激活导致 K^+ 快速外流引起。

3. 2 相即缓慢复极期 又称平台期。主要由 Ca^{2+} 内流与 K^+ 外渗引起，二者的电流方向相反，流速相近，使动作电位近乎平线。相当于心电图的 ST 段，1、2 相交界点，相当于心电图的 J 点。

4. 3 相即快速复极末期 主要由大量的 K^+ 快速外流引起。相当于心电图的 T 波。

5. 4 相即静息期 复极完毕，细胞处于舒张状态，相当于心电图的 TP 段。

（三）心电波的形成

1. 除极波的产生 当心肌细胞的某一部分受到刺激后，受刺激部位的细胞膜出现除极化，该处细胞膜外正电荷消失，而其前面尚未除极的细胞膜外仍带正电荷，从而形成一对电偶（dipole），产生动作电流。面对正电荷处的电极即可描记出一向上的画线，这种现象称为除极（depolarized）。因除极过程非常迅速，因而描记出高而窄的波形。在除极进行时，电源（正电荷）在前，电穴（负电荷）在后，电流自电源流向电穴，探查电极若对向电源（即面对除极方向）则产生向上的波形，背向电源（即背离除极方向）产生向下的波形，在细胞中部则记录出双向波形（图 8-3）。整个心肌细胞除极完毕后，细胞膜外均带负电荷，无电位差，电流曲线回至等电位线。

2. 复极波的产生 心肌细胞除极后，再经过多种离子的后续移动及离子泵的耗能调整，使细胞膜逐渐恢复到静息时的极化状态，这个过程称为复极（repolarization）。一般情况下，先除极部位先复极，复极过程与除极过程方向一致，但复极的电偶是电穴（负电荷）在前，电源（正电荷）在后，缓慢向

前推进，直至整个细胞全部复极完成。因复极进行较除极缓慢，因而描记出的曲线较圆钝。就单个细胞而言，虽然复极过程与除极过程方向一致，但因复极的电偶是电穴（负电荷）在前，电源（正电荷）在后，故描记的复极波方向与除极波相反（图8-3）。

在正常人心电图中，记录到的复极波方向常与除极波主波方向一致，与单个心肌细胞不同。这是因为正常人心室的除极从心内膜开始向心外膜扩布，而复极则从心外膜开始，向心内膜方向推进，其机制尚不清楚，可能与供血状态有关。

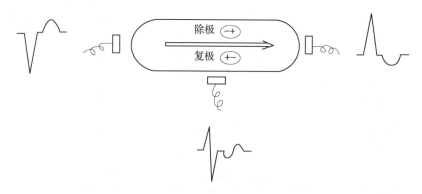

图8-3 单个心室肌细胞探查电极位置与除极、复极波形方向的关系

3. 影响心脏电位强度、心电图波形大小的因素

（1）与心肌细胞数量（心肌厚度）呈正比关系。

（2）与探查电极位置和心肌细胞之间的距离呈反比关系。

（3）与探查电极的方位和心肌除极方向所构成的角度有关，夹角越大，心电位在导联上的投影越小，电位越弱。

（四）心肌细胞的电位变化与心电向量

在心脏的电激动过程中产生了许多既有强度又具有方向的电位幅度，称心电向量（cardiac vector）。通常用箭头表示其方向，箭杆长度表示其电位强度。每个瞬间都有不同的心肌部分在除极和复极，形成瞬间心电向量。按照平行四边法将各瞬间心电向量合成所形成的向量称为瞬间综合向量。临床上在体表采集到的心电变化，是全部参与电活动心肌细胞的电位变化按上述的原理所综合的结果。

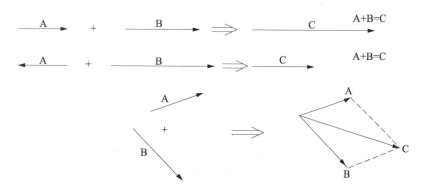

图8-4 心电向量综合法示意图

二、心电图导联体系

在人体不同部位放置电极，并通过导联线与心电图机电流计的正负极相连，这种记录心电图的电路连接方法称为心电图导联。电极位置和连接方法不同，可组成不同的导联。目前，国际广泛采用由

Einthoven 创设的国际通用的常规 12 导联体系。

（一）常规心电图导联

1. 肢体导联（limb leads） 反映心电活动额面向量环在不同肢体导联轴上的投影情况。包括标准肢体导联Ⅰ、Ⅱ、Ⅲ和加压肢体导联 aVR、aVL、aVF。导联电极放置在左臂（L）、右臂（R）和左腿（F），并由此构成的三角，称 Einthoven 三角。

（1）**标准肢体导联** 双极肢体导联，反映两个电极间的电位差。其连接方法：①Ⅰ导联，左上肢（正极）与右上肢（负极）相连。②Ⅱ导联，左下肢（正极）与右上肢（负极）相连。③Ⅲ导联，左下肢（正极）与左上肢（负极）相连（图 8 - 5）。

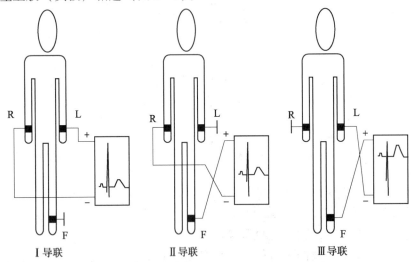

Ⅰ导联　　　　　Ⅱ导联　　　　　Ⅲ导联

图 8 - 5　标准双极导联的电极位置及正负极连接方式

（2）**加压单极肢体导联** 把左上肢、右上肢和左下肢的三个电位各通过 5000Ω 高电阻，用导联线连接在一点，称为中心电端。中心电端的电位在整个心脏激动过程中的每一瞬间始终稳定，接近于零。把探查电极（正极）分别放置在右上肢（R）、左上肢（L）和左下肢（F），负极连接于中心电端上，这种导联方式称为单极导联。根据探查电极放置的位置命名，如探查电极在右上肢，即为加压单极右上肢导联（aVR），在左上肢则为加压单极左上肢导联（aVL），在左下肢则为加压单极左下肢导联（aVF）（图 8 - 6）。

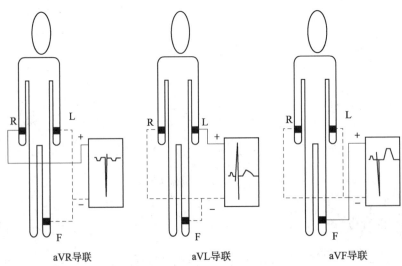

aVR导联　　　　　aVL导联　　　　　aVF导联

图 8 - 6　加压单极肢体导联的电极位置及电极连接方式

实线表示 aVR、aVL、aVF 导联检测电极与正极连接，虚线表示其余二肢体电极同时与负极连接构成中心电端。

2. 胸导联（chest leads）　为单极导联，反映检测部位的电位变化，包括 V₁ ~ V₆ 导联，又称心前区导联。胸导联的正极置于心前区固定部位，其负极为肢导联 3 个电极各串联 5000Ω 电阻后并联起来构成的中心电端上，该处的电位接近零电位且较稳定（图 8-7）。

胸导联探查电极安放位置如下：①V₁ 位于胸骨右缘第 4 肋间。②V₂ 位于胸骨左缘第 4 肋间。③V₃ 位于 V₂ ~ V₄ 导联连线的中点。④V₄ 位于第五肋间与左锁骨中线交界处。⑤V₅ 位于左腋前线平 V₄ 导联处。⑥V₆ 位于左腋中线平 V₄ 导联处（图 8-8）。

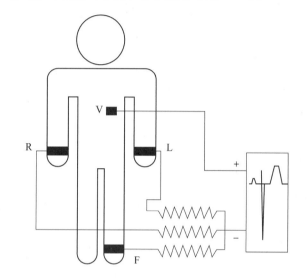

图 8-7　胸导联电极的连接方式

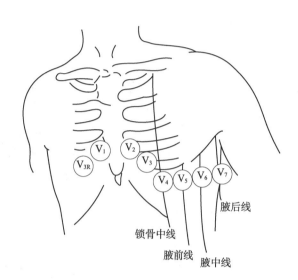

图 8-8　胸导联探查电极安放位置

（二）其他心电图导联

常规 12 导联心电图检查基本能满足心电图诊断的需要，但在特殊情况下，可选用其他心电图导联。

1. 监护导联　多在重症监护病房、心脏监护病房使用。正极可置于 V₁、V₅、V₆ 等胸导联的部位上，负极多置于左肩部，每次可按需要选择 1~2 个导联使用。

2. 附加导联

（1）临床上遇有后壁心肌梗死、左心室肥大或心脏移位可疑者，一般加做 V₇ ~ V₉ 导联：V₇ 位于左腋后线平 V₄ 水平处；V₈ 位于左肩胛骨线平 V₄ 水平处；V₉ 位于左脊柱旁线平 V₄ 水平处。

（2）小儿心电图或诊断右心病变有时选用 V₃R ~ V₆R 导联，电极放置于右胸部与 V₃ ~ V₆ 对称处。

三、导联轴

每一个标准导联正负两极之间的假想连线，称为该导联的导联轴，包括肢体导联轴和胸导联轴。肢体导联轴又称额面导联轴或额面六轴系统，由 3 个标准肢体导联和 3 个加压单极肢体导联的导联轴共同构成，主要用于判断肢体导联心电图波形与测量额面心电轴；胸导联轴又称横面导联轴，由 V₁ ~ V₆ 导联轴在人体水平面上的投影构成，主要用于判断胸导联心电图波形及心电轴的钟向转位。

四、心电向量环与心电图

心脏是立体器官，它产生的瞬间综合向量在空间朝向不同方向，从除极开始到结束，随时间的推移，每一瞬间综合心电向量的尖端各点连接起来的环形轨迹就构成空间心电向量环。每个心动周期包括

3个空间心电向量环：心房除极的P环、心室除极的QRS环及心室复极的T环。但空间向量环是一个立体环，不可能用一张纸记录，通常研究的是平面心向量图，即心电向量图，是空间向量环在某一平面上的投影。P、QRS、T三个主要的立体心电向量环可以通过投影的方式在额面、膈面及侧面上获得三个相应的平面向量环，即立体心电向量环的第一次投影。如果要获得临床的心电图波形，平面向量环还必须向导联轴进行第二次投影，额面向量环在肢体导联的六轴系统投影，形成肢体导联心电图（图8 - 9），而膈面的向量环在心前区导联轴系统投影，形成胸导联心电图（图8 - 10）。这第二次投影的结果就是经心电图机记录的心电图波形（图8 - 11）。投影在导联轴的正侧得向上的波，投影在导联轴的负侧得向下的波。

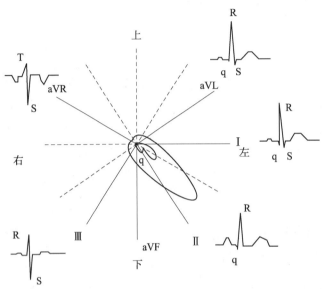

图8 - 9　额面心向量环与肢体导联心电图的关系

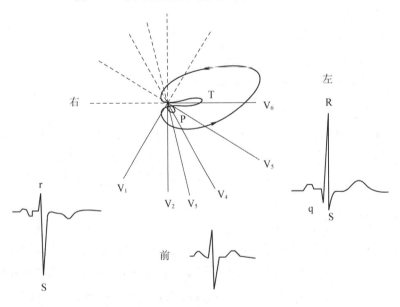

图8 - 10　横面心向量环与胸导联心电图的关系

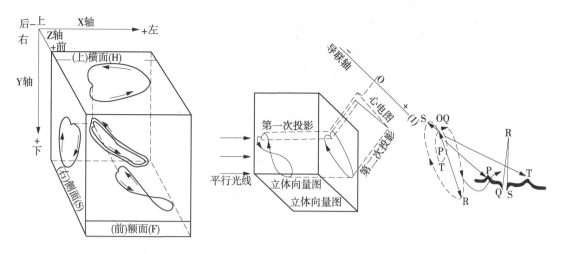

图 8 - 11　空间心电向量环与心电图的关系示意图

从左到右依次为：空间心电向量环在三个平面上的投影；空间心电向量环两次投影后形成的心电图波形；3 个向量环分别形成的心电图波形。

五、心电图各波段的形成与命名

（一）正常心电图图形组成

正常心电图图形主要由 P 波、PR 间期、QRS 波群、ST 段、T 波、QT 间期及 U 波组成（图 8 - 12）。

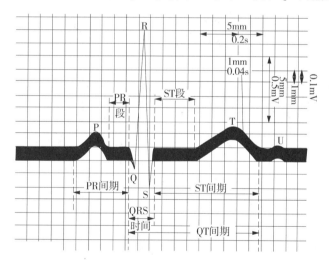

图 8 - 12　正常心电图各波段、间期示意图

（二）正常心电图各波段、间期的命名及意义

1. P 波　心房除极波，代表左右心房除极时的电位变化。

2. PR 间期　从 P 波的起点至 QRS 波群的起点，代表心房开始除极至心室开始除极的一段时间。

3. QRS 波群　代表心室除极过程的电位变化。QRS 波群因探查电极的位置不同而呈多种形态，其命名方法如下：第一个出现的正向波称为 R 波；R 波之前的负向波称为 Q 波；R 波之后的负向波称为 S 波；S 波之后的正向波称为 R′波；R′波后再出现的负向波称为 S′波；如果 QRS 波群均呈负向波称为 QS 波。各波幅度的大小用英文大小写字母表示，即大写表示较大的波，小写表示较小的波。同一导联中，若波幅小于最高波幅的 1/2，记为小写（图 8 - 13）。

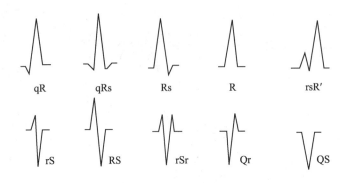

图 8 – 13　QRS 波群命名

4. ST 段　从 QRS 波群的终点至 T 波的起点，代表心室缓慢复极过程的电位变化。

5. T 波　代表快速心室复极时的电位变化，T 波的方向常与 QRS 波群的主波方向一致。

6. QT 间期　自 QRS 波群的起点至 T 波的终点，代表心室除极和复极全过程所需的时间。

7. U 波　心动周期中最后一个小波，其方向一般与 T 波方向一致，代表心室的后继电位。

第二节　正常心电图

PPT

一、心电图测量

　　心电图直接描记在特殊的记录纸上（图 8 – 14）。心电图记录纸是一种由间距各为 1mm 的纵线和横线组成的特殊条状纸。横线表示时间，纵线表示电压。当走纸速度为 25mm/s 时，每两条纵线间（1mm）表示 0.04 秒（即 40ms）；当标准电压 1mV = 10mm 时，每两条横线间（1mm）表示 0.1mV。

图 8 – 14　心电图记录纸示意图

（一）心率的测量

1. 计算法　若心律规则，只需测量一个 PP（或 RR）间期的秒数，然后被 60 除。如测得 RR 间期为 0.8 秒，则心率为 60/0.8 = 75 次/分。若心律不规则，可数出 6 秒内的 QRS 波群或 P 波数，乘以 10，即得到每分钟的心室率或心房率。

2. 查表法　测量 PP 或 RR 间期，通过查表得出结果。

3. 直接读数法　使用专门的心率尺直接读出相应的心率数。

⊕ 知识链接

脉搏短绌

　　正常情况下，人的心率与脉率是相等的，即测量出的心率就是脉率。心房颤动发生时，心房内各部分肌纤维出现极不协调的乱颤，失去有效的收缩，患者的脉率和心率不一致，脉率比心率小，这种现象称为脉搏短绌。脉搏短绌的患者应由两名护士同时测量，一人听心率，另一人测脉率，由听心率者发出"始""停"口令，计数 1 分钟，以分数式记录：心率/脉率。例如：100 次/85 次/分。

（二）各波段的测量

1. 各波段振幅的测量　测量 P 波振幅的参考水平应以 P 波起始前的水平线为准；测 QRS 波群、J 点、ST 段、T 波和 U 波的振幅时统一采用 QRS 波群起始部水平线作为参考水平。如果 QRS 波群起始部为一斜线（例如受心房复极波影响、预激综合征等情况），应以 QRS 波群起点作为测量点。测量正向波形的高度时，应从参考水平线的上缘垂直测量至波的顶端；测量负向波形的深度时，应从参考水平线的下缘垂直测量至波的底端。

2. 各波段时间的测量　测量各波段时间应从波形起点的内缘测至波形终点的内缘。12 导联同步心电图仪描记的心电图，测量 P 波和 QRS 波，应分别从 12 导联同步记录中最早的 P 波起点测量至最晚的 P 波终点，以及从最早的 QRS 波起点测量至最晚的 QRS 波终点；PR 间期应从 12 导联同步心电图中最早的 P 波起点测量至最早的 QRS 波起点；QT 间期应是 12 导联同步心电图中最早的 QRS 波起点至最晚的 T 波终点的间距。室壁激动时间（VAT）为从 QRS 波群起点到 R 波顶峰垂直线的水平距离，如有 R′波，应测量至 R′峰，如 R 波有切迹，则应测量至切迹第二峰（图 8 – 15）。

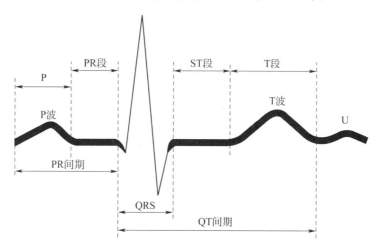

图 8 – 15　心电图各波段振幅及时间的测量示意图

3. ST 段移位的测量　ST 段是指 J 点（为 QRS 波群终点与 ST 段起始的交接点）到 T 波起点之间的距离。测量时取 QRS 波群起始部为参考水平线，常取 J 点后 40ms、60ms 或 80ms 处作为测量点。当 ST 段抬高时，应测量该点 ST 段上缘距参考水平线上缘的垂直距离；当 ST 段压低时，应测量该点 ST 段下缘距参考水平线下缘的垂直距离（图 8 – 16）。记录 ST 段测量结果时，最好用 ST_{40}、ST_{60} 或 ST_{80} 表示测量点，并注明 ST 段移位的幅度和形态。ST 段移位的常见形态有水平型、下垂型和上斜型。

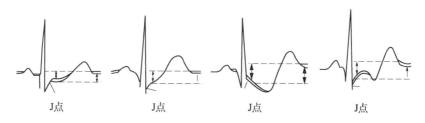

| J点 | J点 | J点 | J点 |

图 8 – 16　ST 段移位的测量示意图

（三）心电轴的测量

心电轴（cardiac electric axis）一般指的是平均 QRS 电轴，是心室除极过程中全部瞬间向量的综合，代表整个心室在除极过程这一总时间内的平均向量的方向与大小。心电轴是空间性的，但心电图学中所指的心电轴是平均 QRS 电轴在额面上的投影。一般采用平均心电轴与 Ⅰ 导联正侧段之间的角度来表示平均心电轴的偏移方向。临床上除了测定 QRS 波群的电轴外，在特殊需要的情况下，也可测量 P 波或 T 波的平均心电轴。

1. 测量方法 常用的心电轴测量方法有作图法、目测法及查表法等。

（1）作图法（振幅法） 先分别测算 Ⅰ、Ⅲ 导联的 QRS 波群振幅的代数和，然后将这两个数值分别在 Ⅰ 导联及 Ⅲ 导联上画出垂直线，求得两垂直线的交叉点。电偶中心"O"点与该交叉点相连即为心电轴，该轴与 Ⅰ 导联轴正侧的夹角即为心电轴的角度。如 Ⅰ 导联 QRS 波群代数和为 +9，Ⅲ 导联 QRS 波群代数和为 +5，则平均电轴为 +51°（图 8 - 17）。

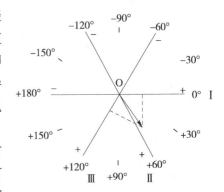

图 8 - 17　三轴系统坐标图法

（2）目测法 根据 Ⅰ、Ⅲ 导联的 QRS 波群的主波方向来判别有无电轴的偏移。如 Ⅰ 导联与 Ⅲ 导联 QRS 波群的主波方向均向上，可推测电轴不偏；若 Ⅰ 导联主波向上，Ⅲ 导联出现较深的负向波，则属电轴左偏；Ⅰ 导联主波向下，Ⅲ 导联主波为正向波或负向波，则属电轴右偏（图 8 - 18）。

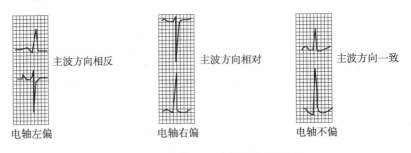

主波方向相反　　主波方向相对　　主波方向一致

电轴左偏　　　　电轴右偏　　　　电轴不偏

图 8 - 18　平均 QRS 电轴简单目测法

（3）查表法 先分别测算出 Ⅰ 导联和 Ⅲ 导联 QRS 波群振幅的代数，再进行查表直接得出心电轴（图 8 - 19）。

2. 临床意义 心电轴的偏移受心脏在胸腔内的解剖位置、两侧心室的质量比例、心室内传导系统的功能、激动在室内传导状态以及年龄、体型等因素影响。正常心电轴范围在 -30° ~ +90°。电轴位于 -30° ~ -90° 范围为电轴左偏，多见于左前分支阻滞和左心室肥大；位于 +90° ~ +180° 范围为电轴右偏，多见于右心室肥大、右束支传导阻滞、左后分支阻滞等；位于 -90° ~ -180° 范围，传统上称电轴极度右偏，近年来有人主张定义为"不确定电轴"，也可发生在正常人的正常变异，多见于重度的右心室肥大、肺源性心脏病、原发性高血压、冠状动脉粥样硬化性心脏病（简称冠心病）。

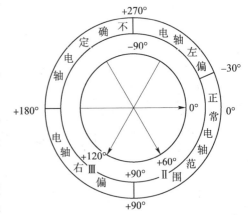

图 8 - 19　正常电轴及偏移

（四）钟向转位

由心尖部朝心底部方向观察，设想心脏可循长轴发生顺时针或逆时针转位，可通过心前区导联中过渡区波形（指 V_3 或 V_4 导联的 R/S 大致相等）出现的位置来判断（图 8 - 20）。

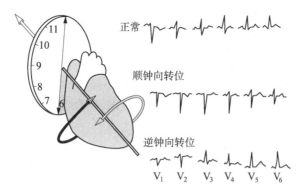

图 8 – 20　心脏钟向转位示意图

1. 顺钟向转位　右心室向左、前转动，左心室向后推移，过渡区波形出现在 V_5、V_6 导联，常见于右心室肥大。

2. 逆钟向转位　左心室向右、前转动，过渡区波形出现在 V_1、V_2 导联，常见于左心室肥大。

但需指出，心电图上的这种钟向转位只提示心脏电位的转位变化并非都是心脏在解剖上转位的结果。

二、正常心电图波形特点与正常值

1. P 波　最早出现的振幅较小的波，为左右心房除极的综合波。P 波起始部代表右心房除极，终末部代表左心房除极，中间部代表右、左心房除极。因 P 波综合向量平行于 Ⅱ 导联，所以 Ⅱ 导联 P 波最清楚，一般选择 Ⅱ 导联进行测量，V_1 导联亦为分析 P 波较好的导联之一。

（1）位置与形态　正常窦性 P 波一定出现在 QRS 波群之前。在多数导联呈钝圆形，有时可有轻微切迹，但切迹双峰之间的距离 <0.04 秒。

（2）方向　心脏激动起源于窦房结，心房除极的综合向量是指向左、前、下方，所以 P 波方向在 Ⅰ、Ⅱ、aVF、V_4 ~ V_6 导联中均直立，aVR 导联倒置，则称为窦性 P 波，其余导联呈直立、双向、倒置或低平。若 Ⅱ、Ⅲ、aVF 导联 P 波倒置，aVR 导联 P 波直立，则称为逆行 P 波，表示激动起源于房室交界区。

（3）时间（宽度）　一般 <0.12 秒。

（4）振幅（电压）　在肢体导联 <0.25mV，胸导联 <0.2mV。若 V_1 导联 P 波呈正负双向波，其负向波称为 V_1 导联 P 波终末电势（P terminal force），即 $PtfV_1$，以其波幅与时间的乘积表示强度（图 8 – 21），正常人 $PtfV_1$ 绝对值 ≤0.04mm·s。

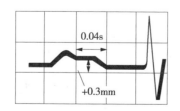

0.04s × (+0.3mm) = +0.01mm·s

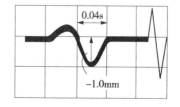

0.04s × (−1.0mm) = −0.04mm·s

图 8 – 21　$PtfV_1$ 的测量示意图

2. PR 间期　也称房室传导时间。PR 间期与年龄及心率有关，心率在正常范围时，成年人的 PR 间期为 0.12 ~ 0.20 秒。在幼儿及心动过速的情况下，PR 间期相应缩短；在老年人及心动过缓的情况下，PR 间期可略延长，但不超过 0.22 秒。

3. QRS 波群　代表心室肌除极的电位变化。

（1）形态与方向　①肢体导联：Ⅰ、Ⅱ、Ⅲ导联的 QRS 波群在电轴不偏的情况下主波一般向上；aVR 导联一般向下，可呈 QS、Qr、rS、rSr′型；aVL 与 aVF 导联的 QRS 波群常呈 qR、Rs 或 R 型，也可呈 rs 型。②胸导联：正常人的胸导联 R 波自 V_1 至 V_6 逐渐增高，S 波逐渐变浅；V_1、V_2 导联主波向下多呈 rS 型，R/S < 1；V_5、V_6 导联主波向上多呈 qR、qRs、Rs 或 R 型，R/S > 1；V_3、V_4 导联呈过渡区波形，R/S ≈ 1。

（2）时间　正常成人 QRS 波群一般不超过 0.11 秒，多数在 0.06 ~ 0.10 秒。

（3）R 峰时间　又称室壁激动时间（VAT），表示心室壁从内膜开始激动到外膜的时间，指 QRS 波起点至 R 波顶端垂直线的间距，可用于判断心室是否肥厚。如有 R′波，则应测量至 R′峰；如 R 峰呈切迹，则应测量至切迹第二峰。正常成人 R 峰时间在 V_1、V_2 导联一般不超过 0.04 秒，在 V_5、V_6 导联一般不超过 0.05 秒（图 8 - 22）。

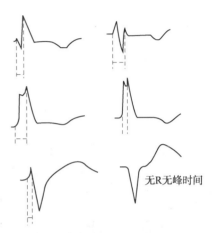

无R无峰时间

图 8 - 22　各种波形 R 峰时间测量方法

（4）电压　①肢导联，R 波在 Ⅰ 导联一般不超过 1.5mV，aVL 导联不超过 1.2mV，aVF 导联不超过 2.0mV，aVR 导联不超过 0.5mV，$R_Ⅰ + R_Ⅲ ≤ 2.5mV$，$R_Ⅱ + R_Ⅲ ≤ 4.0mV$。②胸导联，V_1 导联的 R 波一般不超过 1.0mV，$R_{V1} + S_{V5} ≤ 1.2mV$，V_5 导联的 R 波一般不超过 2.5mV，$R_{V5} + S_{V1} ≤ 4.0mV$（男性）或 3.5mV（女性）。③低电压，指六个肢体导联的 QRS 波群振幅（正向波和负向波振幅的绝对值之和）都 < 0.5mV，或六个胸导联的 QRS 波群振幅（正向波和负向波振幅的绝对值之和）都 < 0.8mV。多见于肺源性心脏病、冠心病、风湿性心脏病、心肌炎、心肌病、广泛心肌梗死、心包积液、胸腔积液、肺气肿、过度肥胖等。

（5）Q 波　除 aVR 导联外，其他导联 Q 波的振幅均应小于同导联 R 波的 1/4，时间应小于 0.04 秒，且无切迹。V_1、V_2 导联不应有 Q 波，但偶可呈 QS 型。

4. ST 段　正常的 ST 段为一等电位线，也可有轻微偏移，但 ST 段下移在任一导联一般不应超过 0.05mV；ST 段上移，在肢体导联和 $V_4 ~ V_6$ 导联不超过 0.1mV，V_1、V_2 导联不超过 0.3mV，V_3 导联不超过 0.5mV。

5. T 波　代表心室快速复极的电位变化。

（1）形态与方向　正常 T 波呈钝圆形，平滑而宽大，一般无切迹，双支不对称，升支缓慢而降支较快。其方向大多与 QRS 波群的主波方向一致。T 波在 Ⅰ、Ⅱ、$V_4 ~ V_6$ 导联向上，aVR 导联向下，在其他导联可直立、倒置或双向。若 V_1 的 T 波直立，则 $V_2 ~ V_6$ 导联就不应倒置。

（2）振幅　在 R 波为主的导联中，T 波的振幅一般不应低于同导联 R 波的 1/10，否则称为 T 波低平。T 波在胸导联有时可高达 1.2 ~ 1.5mV 仍属正常。

6. QT 间期　为 QRS 波群起点至 T 波终点的时间。心率在 60 ~ 100 次/分时，QT 间期的正常范围为 0.32 ~ 0.44 秒。其长短与心率的快慢密切相关，心率越快，QT 间期越短，反之则越长。由于 QT 间期受心率的影响很大，所以常用校正的 QT 间期，即 QTc。通常用 Bazett 公式计算：$QTc = QT / \sqrt{R - R}$，其正常上限值为 0.44 秒；超过此时限即为延长。QT 间期延长最常见于心肌病、心肌梗死、低血钾、低血钙及其他某些药物影响。

7. U 波　是在 T 波后 0.02 ~ 0.04 秒出现的一个振幅很小的波，多见于 Ⅰ、Ⅱ 导联及胸导联，尤以 V_3 导联较明显。其产生原理有人认为是浦肯野纤维的复极波，因发生 U 波的时间恰为心动周期的超常期，凡使 U 波振幅增大的因素均可使心肌应激性提高，故在 U 波上发生的刺激容易诱发快速的室性心律失常。

（1）方向 应与 T 波一致。U 波倒置或双向，V_4 导联最清楚，常见于心肌劳损，如原发性高血压、冠心病、急性心肌梗死。

（2）振幅 U 波一般在胸导联（尤其在 V_3）较清楚，可达 0.2～0.3mV，肢导联一般小于 0.05mV。U 波幅度增高常见于低血钾，其次为洋地黄、奎尼丁等药物作用。

第三节　异常心电图

PPT

一、心房肥大

心房肥大多表现为心房扩大而较少出现心房肌肥厚，其心电图主要表现为 P 波的振幅增高、时间延长及形态改变。

（一）右心房肥大

正常情况下右心房除极先于左心房，当右心房扩大，右心房除极时间延长，但不应延长到左心房除极完毕，故总的心房的延长时间未延长。因此，心电图主要表现 P 波振幅增高，但时间仍在正常范围。

1. 心电图特征 ①P 波高尖，肢体导联电压 ≥0.25mV，尤其以 Ⅱ、Ⅲ、aVF 导联明显；V_1、V_2 导联 P 波直立 ≥0.15mV，如 P 波呈双向时，其振幅的算术和 ≥0.20mV。②P 波时间正常，<0.12 秒（图 8-23）。

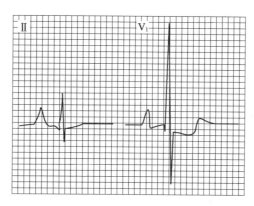

图 8-23　右心房肥大

2. 临床意义 常见于慢性肺源性心脏病，所以又称"肺型 P 波"。

（二）左心房肥大

由于左心房最后除极，左心房肥大使左心房的除极延迟，进而延长了整个心房的除极时间。因此，心电图主要表现为 P 波时间延长。

1. 心电图特征 ①P 波时间延长 ≥0.12 秒，并且常呈双峰型，第二波峰大于第一波峰，峰间距离 ≥0.04 秒，尤其以 Ⅰ、Ⅱ、aVL 导联改变明显。②PR 段缩短，P 波时间与 PR 段时间之比 >1.6。③V_1 导联 P 波常呈正负双向，其 P 波终末电势 $PtfV_1$ 绝对值 ≥0.04mm·s（图 8-24）。

2. 临床意义 多见于风湿性心脏病尤其是二尖瓣狭窄，所以又称"二尖瓣型 P 波"。心房梗死、扩张型心肌病、慢性左心衰竭也可出现。

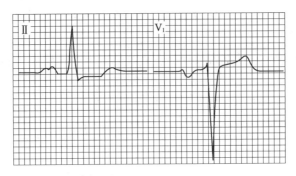

图 8 - 24 左心房肥大

（三）双侧心房肥大

1. 心电图特征 ①P 波高大、增宽，呈双峰型，肢体导联电压≥0.25mV，时间≥0.12 秒。②V_1 导联 P 波高大双向，上下振幅均超过正常范围（图 8 - 25）。

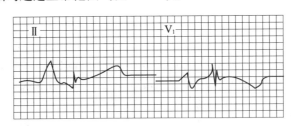

图 8 - 25 双侧心房肥大

2. 临床意义 多见于较严重的器质性心脏病，如风心病联合瓣膜病、左向右分流的先心病并发肺动脉高压，致使双侧心房肥大。

二、心室肥大

心室肥大（ventricular hypertrophy）是心室肥厚和心室腔扩大的统称，为器质性心脏病的常见后果。其心电图主要表现为 QRS 波群电压增高、心电轴偏移、QRS 时间轻度延长以及 ST - T 改变。心电图对诊断心室肥大存在一定程度的假阴性和假阳性。例如，轻度心室肥大时心电图表现可在正常范围；双侧心室肥大时，由于左右心室方向相反的除极相互抵消，心电图也可正常；部分心电图特点符合心室肥大诊断标准者，事实上室壁、室腔并无异常。因此，诊断心室肥大时，需要紧密结合其他影像学临床资料，以便得出正确结论。

（一）左心室肥大

正常左心室位于心脏的左后方，且正常成人左心室壁明显厚于右心室壁，故正常心室综合向量以左心室占优势。左心室肥大（left ventricular hypertrophy，LVH）进一步突出了"左心室占优势"的图形特点，心电图表现为相应导联 QRS 波群电压增高、时间延长，可因心肌供血不足等因素而出现 ST - T 及 U 波改变。

1. 心电图特征

（1）QRS 波群电压增高或左心室高电压 ①肢体导联 $R_{aVL} > 1.2mV$ 或 $R_{aVF} > 2.0mV$ 或 $R_I > 1.5mV$ 或 $R_I + S_{III} > 2.5mV$。②R_{V_5}、$R_{V_6} > 2.5mV$ 或 $R_{V_5} + S_{V_1} > 3.5mV$（女），$R_{V_5} + S_{V_1} > 4.0mV$（男）。

（2）可出现额面心电轴左偏一般不超过 -30°。

（3）QRS 波群时间延长 QRS 时限达 0.10 ~ 0.11 秒，但一般 < 0.12 秒。

（4）ST-T 改变在 R 波为主的导联（如 V₅、V₆、aVL、aVF），出现 ST 段下移 >0.05mV，T 波低平、双向或倒置；以 S 波为主的导联上出现直立的 T 波。此类 ST-T 改变多为继发改变。当 QRS 波群电压增高同时伴有 ST-T 改变者，称为左心室肥大伴劳损，心电图如图 8-26 所示。

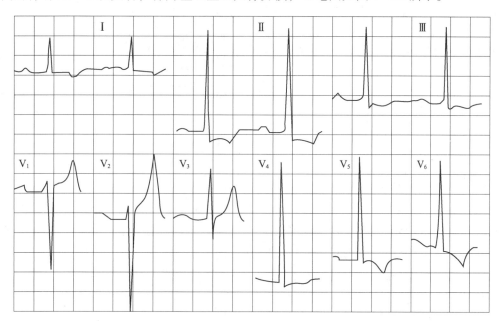

图 8-26 左心室肥大

在左心室肥厚的心电图诊断中，QRS 波群电压增高，是左心室肥大的一个重要特征。QRS 波群电压增高结合其他阳性指标之一，可诊断左心室肥厚。符合条件越多及超过正常范围越大者，诊断的可靠性越大。如仅有 QRS 波群电压增高，而无其他任何阳性指标者，应诊断为左心室高电压。

2. 临床意义 多见于高血压性心脏病、主动脉瓣狭窄或关闭不全、二尖瓣关闭不全、冠状动脉粥样硬化性心脏病及动脉导管未闭等。

（二）右心室肥大

正常右心室壁厚度仅为左心室壁的 1/3，其除极产生的向右前的 QRS 向量基本上被左心室除极产生的向左后的 QRS 向量所抵消，轻度右心室肥大（right ventricular hypertrophy，RVH）所产生的心电向量不能抵消占优势的左心室所产生的心电向量，只有当右心室肥大达到一定程度时，才能影响或改变正常的心室除极特征，心电图上表现出特异的 QRS 波群及 ST-T 的变化。因此，心电图对右心室肥大的诊断并不敏感。

1. 心电图特征

（1）QRS 波群形态及电压的改变或右心室高电压 ①V₁ 导联 R/S≥1，V₅ 导联 R/S≤1 或 S 波比正常加深。②R_{V_1} >1.0mV 或 R_{V_1} +S_{V_5} >1.2mV。③R_{aVR} >0.5mV 或 R/S≥1。

（2）额面心电轴右偏 ≥ +90°，显著肥大者可 ≥ +110°。

（3）QRS 波群时限多正常，V₁ 导联 VAT >0.03 秒。

（4）ST-T 改变 V₁~V₃ 导联 ST 段下移，伴 T 波双向或倒置（图 8-27）。

当右心室高电压同时伴有 ST-T 改变者，称为右心室肥大伴劳损。

右心室肥大的心电图特征中 QRS 波群电压的改变和心电轴右偏是诊断右心室肥大的可靠指标，其他各项指标仅供参考。一旦出现典型的右心室肥大心电图表现，则表示右心室肥大已相当明显。

2. 临床意义 多见于慢性肺源性心脏病、风湿性心脏瓣膜病（如二尖瓣狭窄）、先天性心脏病等。

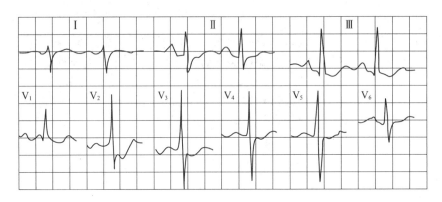

图 8 - 27　右心室肥大心电图

（三）双侧心室肥大

双侧心室肥大（bilateral ventricular hypertrophy）多见于各种心脏病晚期。心电图诊断双侧心室肥大的敏感性差，左、右心室同时肥大时，肥大的左、右心室产生的向量可相互抵消，使心电图无特殊改变，或者仅表现为占优势的心室一侧改变，可表现为以下情况。

1. "正常"心电图　是由于双侧心室电压同时增高，互相抵消所致。心电图表现为正常。

2. 单侧心室肥大心电图　只反映一侧心室肥大，而另一侧心室肥大的图形被掩盖。由于左心室壁较右心室壁厚，因此，双侧心室肥大时显示左心室肥大多见。

3. 双侧心室肥大心电图　常以一侧心室肥大心电图改变为主，另一侧心室肥大的诊断条件较少（图 8 - 28）。

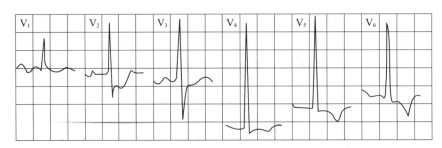

图 8 - 28　双侧心室肥大

三、心肌缺血

心肌缺血（myocardial ischemia）是指冠状动脉的供血不能满足心肌代谢需要，通常发生在冠状动脉硬化基础上。心肌缺血使心室复极受影响，心电图上主要表现为缺血区相关导联 ST - T 的异常改变。心电图改变类型取决于缺血的严重程度、持续时间和缺血发生部位。

（一）心肌缺血的心电图类型

1. 缺血型心电图改变　主要表现为 T 波改变。正常情况下，心外膜的动作电位较心内膜的时程短，心外膜复极早于心内膜，因此心室复极过程从心外膜开始向心内膜方向推进。发生心肌缺血时，复极过程发生改变，心电图上出现 T 波改变（图 8 - 29）。

（1）心内膜下心肌缺血　当心内膜下心肌缺血时，该处心肌复极速度延迟，使原来存在的与心外膜复极向量相抗衡的心内膜复极向量减小或消失，致使 T 波向量增加，因此，在相应的导联上常表现出高大直立的 T 波。

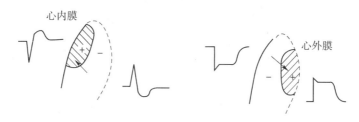

图 8-29 心肌缺血心电图

（2）心外膜下心肌缺血 当心外膜下心肌缺血时（包括透壁性心肌缺血），该处心肌复极速度延迟，引起复极顺序的逆转，即心肌复极先从心内膜下心肌开始，再向心外膜下心肌扩布，从而使复极方向与正常时相反，此时面向缺血区的导联表现出 T 波倒置，甚至对称或倒置逐渐加深。由于这种倒置深尖、双肢对称的 T 波多在冠状动脉供血不足时出现，又被称为"冠状 T 波"。

（3）心脏双侧对应部位心内膜下心肌均缺血，或心内膜和心外膜下心肌同时缺血时，心肌上述两种心电向量的改变可部分相互抵消，心电图上可以表现为 T 波低平或双向等。

2. 损伤型心电图改变 心肌缺血除了可出现 T 波改变外，还可出现损伤型 ST 段改变。心肌损伤时，ST 段向量从正常心肌指向损伤心肌。损伤型 ST 段偏移可表现为 ST 段压低及 ST 段抬高两种类型。心内膜下心肌损伤时，ST 向量背离心外膜面指向心内膜，使位于心外膜面的导联出现 ST 段压低；心外膜下心肌损伤时（包括透壁性心肌缺血），ST 向量指向心外膜面导联，引起 ST 段抬高。发生损伤型 ST 段改变时，对侧部位的导联常可记录到相反的 ST 段改变。当发生透壁性心肌缺血时，心电图常表现为心外膜下缺血（T 波深倒置）或心外膜下损伤（ST 段抬高）类型。

（二）临床意义

心肌缺血的心电图可表现为 ST 段改变或者 T 波改变，也可同时出现 ST-T 改变。临床上约50% 冠状动脉粥样硬化性心脏病患者未发作心绞痛时心电图可以正常，而仅于心绞痛发作时记录到 ST-T 改变；约10% 的冠状动脉粥样硬化性心脏病患者在心绞痛发作时心电图可以正常或仅有轻度 ST-T 改变。

急性冠状动脉供血不足时，临床上多有心绞痛，可出现一过性心肌缺血或心律失常。心电图表现：缺血部位导联显示一过性损伤型 ST 段移位（水平型、下斜型或低垂型下移 >0.10mV，持续时间 >1 分钟）和（或）缺血型 T 波改变。变异型心绞痛多引起暂时性 ST 段抬高并常伴有高耸 T 波和对应导联的 ST 段压低，这是急性严重心肌缺血的表现；如 ST 段持续抬高，提示将可能发生心肌梗死。

慢性冠状动脉供血不足时，心电图表现为长期的慢性改变，常显示持续且较恒定的 ST 段轻度压低（水平型或下斜型压低 0.10~0.30mV，一般不超过 0.30mV）和（或）缺血型 T 波改变。

在此必须强调，心电图上 ST-T 改变只是非特异性心肌复极异常的表现，除了冠状动脉粥样硬化性心脏病外，心肌炎、心包炎、心肌损害或其他器质性心脏病，也可出现类似的 ST-T 改变；低钾、高钾等电解质紊乱、药物影响、心室肥大、束支传导阻滞、预激综合征等也可引起继发性 ST-T 改变。因此，心电图诊断"心肌缺血"或"冠状动脉供血不足"时，必须结合临床资料进行鉴别诊断。

四、心肌梗死

心肌梗死绝大多数是在冠状动脉粥样硬化的基础上出现完全或不完全性血管闭塞，导致严重而持久的缺血所引起的心肌坏死，属于冠状动脉粥样硬化性心脏病的严重类型。心电图的特征性改变及演变是诊断心肌梗死、判断病情的重要依据。

（一）基本图形

1. "缺血型"改变 当冠状动脉急性闭塞后，立即产生心肌缺血，心电图主要表现为缺血性 T 波改变，其改变与心肌缺血的心电图特征相似。

2. "损伤型" 改变   如果缺血比较严重或持续时间较长，则会造成心肌损伤。由于心肌的除极过程仍无明显改变，心电图表现为 ST 段逐渐抬高，并与 T 波融合，形成弓背向上高于基线的单向曲线。

3. "坏死型" 改变   当心肌长时间严重缺血时，导致心肌变性、坏死，心电图表现为面向坏死区的导联出现异常 Q 波（时间≥0.04 秒，振幅≥同导联 R 波 1/4）或 QS 波。由于坏死的心肌细胞丧失了电活动，但其余健康心肌仍照常除极，故产生一个与梗死部位相反的心电综合向量，方向与坏死区域相反，于是在面向梗死区的导联上即出现 Q 波（图 8 - 30）。

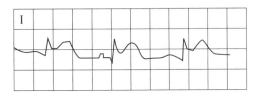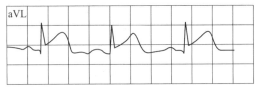

图 8 - 30   急性心肌梗死后心电图上特征性改变

在临床上不可能将电极直接放在受损程度不同的心肌表面，而是放在胸壁或肢体上来描记，因此，记录到的往往是三种改变的混合图形，即异常 Q 波、ST 段抬高及 T 波倒置。其中，缺血型 T 波改变对诊断心肌梗死的特异性较差，ST 段弓背向上抬高、异常 Q 波是急性心肌梗死特征性的表现，尤其是 ST 段弓背向上抬高是急性心肌梗死最具诊断价值的心电图改变。若以上三种改变同时出现，则心肌梗死的诊断基本确立。

（二）心肌梗死的图形演变及分期

急性心肌梗死发生后，心电图的变化随着心肌缺血、损伤、坏死的发展和恢复而呈现一定的演变规律。根据心电图图形的演变过程和演变时间可分为超急性期、急性期、近期（亚急性期）、陈旧期（愈合期）。

1. 超急性期（也称超急性损伤期）   急性心肌梗死发病数分钟后，心内膜下首先出现心肌缺血，心电图上产生高大的 T 波，然后迅速出现 ST 段上斜型或者弓背向上型抬高，与高耸的 T 波相连，不出现坏死型 Q 波。这种表现一般持续数小时，若治疗及时有效，有可能避免发展为心肌梗死或使心肌梗死的范围缩小。

2. 急性期   发生在梗死后数小时至数日，此期一般持续数周。心电图呈现一个动态演变过程：ST 段呈弓背向上抬高，抬高显著者可呈单向曲线，继而逐渐下降至基线或接近基线；面向坏死区域导联 R 波降低或者消失，出现异常 Q 波或 QS 波，T 波由直立开始倒置，并逐渐加深。

3. 近期（亚急性期）   发生在梗死后数周至数月。心电图以坏死及缺血图形为主要特征，抬高的 ST 段逐渐下降至基线，缺血性 T 波倒置由较深逐渐变浅，坏死型 Q 波持续存在。

4. 陈旧期（愈合期）   发生在心肌梗死 3~6 个月之后或更久。ST 段或 T 波逐渐恢复正常，或者 T 波持续倒置、低平，一般梗死后患者的异常 Q 波将持续存在，但也有部分病例因各种原因使坏死型 Q 波变小甚至消失（图 8 - 31）。

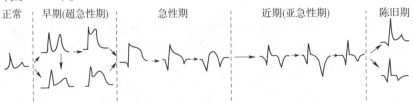

图 8 - 31   急性心肌梗死心电图的演变过程

（三）心肌梗死的定位诊断

心肌梗死的定位诊断，一般主要根据特征性改变的图形（异常 Q 波或 QS 波、ST 段移位）出现在代表心脏不同部位的相应导联来决定。心肌梗死部位多与冠状动脉分支的供血区域有关，因此，心电图的定位基本与病理改变一致（表 8 - 1）。

表 8 - 1　常见心肌梗死的定位诊断

梗死部位	I	II	III	aVR	aVL	aVF	V_1	V_2	V_3	V_4	V_5	V_6	V_7	V_8	V_9
前间壁							+	+	+						
前壁									+	+	±				
前侧壁										±	+	+			
高侧壁	+				+										
广泛前壁	±				±		+	+	+	+	+	±			
后壁													+	+	+
下壁		+	+			+									

注：+ 表示该导联中出现坏死型 Q 波或 ST 段移位，± 表示该导联中可能出现坏死型 Q 波或 ST 段移位。

五、心律失常

正常心脏激动起源于窦房结，并按正常传导系统顺序激动心房和心室。当各种原因使心脏激动的起源或（和）传导出现异常，称为心律失常（cardiac arrhythmia）。

（一）心律失常的分类

1. 根据发生机制分类

（1）冲动形成异常

1）窦性心律失常　窦房结起搏点本身激动的程序与规律异常，如窦性心动过速、窦性心动过缓、窦性心律不齐、窦性停搏等。

2）异位心律失常　指心脏激动全部或部分起源于窦房结以外的部位。包括：①主动性异位心律，如期前收缩（房性、房室交界区性、室性）、心动过速（房性、房室交界区性、室性）、扑动和颤动（房性、室性）。②被动性异位心律，如逸搏与逸搏心律（房性、房室交界区性、室性）。

（2）激动传导异常　最多见的一类为传导阻滞，包括传导延迟或传导中断，另一类为激动传导通过房室之间的附加异常旁路，使心肌某一部分提前激动，属传导途径异常。激动起源异常和激动传导异常可同时存在、相互作用，引起复杂的心律失常表现。

2. 按心律失常发生时心率的快慢分类

（1）快速型心律失常　包括期前收缩、心动过速、扑动或颤动等。

（2）缓慢型心律失常　包括窦性心动过缓、房室传导阻滞等。

（二）临床上常见心律失常的心电图特征

1. 窦性心律失常（sinus arrhythmia）　窦房结为正常心脏的起搏点，凡是起源于窦房结的心律称为窦性心律（sinus arrhythmia）。窦性心律的心电图特征为：①P 波呈钝圆形，I 、II 、aVF、$V_4 \sim V_6$ 导联直立，aVR 导联倒置；②P 波规律出现，频率为 60 ~ 100 次/分；③PR 间期 0.12 ~ 0.20 秒；④同一导联上 PP 间距差值 < 0.12 秒。

（1）窦性心动过速（sinus tachycardia）　①心电图特征：具有窦性心律的特点；心率 > 100 次/分（成人），频率大多在 100 ~ 150 次/分；通常逐渐开始和终止（图 8 - 32）。②病因：常见于运动、精神紧张、饮酒等生理情况；或发热、贫血、急性失血、甲状腺功能亢进、休克、心肌炎以及应用阿托品、拟肾上腺素类药物等病理情况。

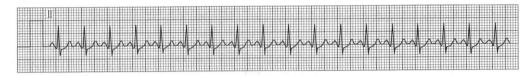

图 8-32　窦性心动过速心电图

（2）窦性心动过缓（sinus bradycardia）　①心电图特征：具有窦性心律的特点；心率 <60 次/分；常同时伴窦性心律不齐（图 8-33）。②病因：常见于老人、运动员、睡眠等生理情况；或窦房结功能障碍、颅内压增高、梗阻性黄疸、甲状腺功能低下、洋地黄过量以及应用 β 受体阻滞剂等病理情况。

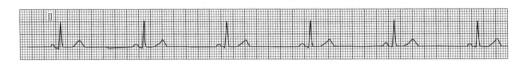

图 8-33　窦性心动过缓心电图

（3）窦性心律不齐（sinus arrhythmia）　①心电图特征：具有窦性心律的特点；同一导联上，两个 PP 间距相差 >0.12 秒（图 8-34）。②病因：常见于儿童和青少年，多数窦性心律不齐与呼吸有关，表现为吸气时心率较快，呼气时变慢；深呼吸时更明显，屏气时消失，称为呼吸性窦性心律不齐。另有一些比较少见的窦性心律不齐与呼吸无关，如自主神经功能失调、更年期综合征等生理情况，或器质性心脏病及洋地黄中毒等病理情况。

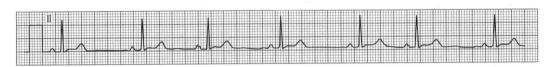

图 8-34　窦性心律不齐心电图

（4）窦性停搏（sinus arrest）　①心电图特征：具有窦性心律的特点；规律的 PP 间距中突然出现 P 波脱落，形成长 PP 间距，且长 PP 间距与正常 PP 间距不成倍数关系（图 8-35）。②病因：可见于迷走神经张力亢进、颈动脉窦过敏等生理情况；病理情况可见于急性心肌梗死、急性心肌炎、窦房结病变及应用洋地黄等药物。

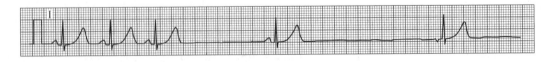

图 8-35　窦性停搏心电图

（5）病态窦房结综合征（sick sinus syndrome, SSS）　①心电图特征：持续的窦性心动过缓，心率 <50 次/分，且不易被阿托品等药物纠正；多发的窦性停搏或严重的窦房阻滞；慢-快综合征（在窦性心动过缓、窦性停搏等基础上，反复出现室上性快速心律失常，如房性心动过速、心房扑动、心房颤动等）；双结病变（若病变同时累及房室交界区，则窦性停搏时可长时间不出现交界性逸搏，或伴有房室传导阻滞）（图 8-36）。②病因：常见于起搏传导系统退行性病变以及冠心病、心肌炎、心肌病等。

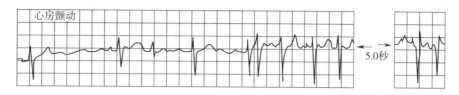

图8-36 病态窦房结综合征心电图

2. 异位心律

（1）期前收缩（extrasystole） 是临床上最常见的心律失常，指起源于窦房结以外的异位起搏点提前发出的激动引起心脏搏动。根据异位起搏点的位置可分为房性、交界性及室性三种，其中以室性期前收缩最为常见。

期前收缩与其前正常搏动的时距称为联律间期或配对间期（coupling interval），期前收缩之后的长间歇称为代偿间歇（compensatory pause）。室性期前收缩由于异位节律点距离窦房结较远，异位激动不易逆行侵入窦房结，故不干扰窦房结固有节律，联律间期与代偿间歇之和恰好等于正常心动周期的两倍，称为代偿间歇完全或完全性代偿间歇；房性期前收缩由于异位节律点距离窦房结接近，异位激动常常可逆传侵入窦房结，干扰窦房结固有节律，使窦房结以此时为起点提前发出激动，其联律间期与代偿间歇小于正常心动周期的两倍，称为代偿间歇不完全或不完全性代偿间歇。交界性期前收缩的代偿间歇多完全。

期前收缩≤5个/分，称为偶发期前收缩；如果＞5个/分，称为频发期前收缩。若每个窦性搏动后跟随一个期前收缩，称为期前收缩二联律；若每2个窦性搏动后跟随1个期前收缩，称期前收缩三联律。当期前收缩连发2次，称为成对的期前收缩；当连发≥3次，则成为短阵性心动过速。在同一导联上出现联律间期不等，且形态不一致的期前收缩，称为多源性期前收缩，说明起搏部位不一样；若联律间期相等，形态各异，则称为多形性期前收缩，其临床意义与多源性期前收缩相似。

1）心电图特征

①室性期前收缩（premature ventricular contraction） QRS波群提早出现，其前无相关P波；QRS波群宽大畸形，时间＞0.12秒，T波方向常与QRS主波方向相反；代偿间歇完全。若在两次正常窦性搏动之间插入一个室性过早搏动，其后没有代偿性间歇，称为间位性室性期前收缩（interpolated extrasystole）或插入性室性期前收缩（图8-37）。

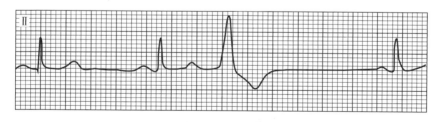

图8-37 室性期前收缩图形

②房性期前收缩（premature atrial contraction） 提前出现的P'波，形态与窦性P波略不同；P'R间期＞0.12秒；提前出现的QRS波群形态多正常；代偿间歇多不完全（图8-38）。

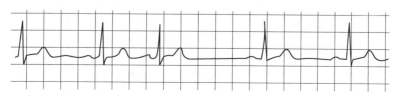

图8-38 房性期前收缩图形

③交界性期前收缩（premature junctional contraction） 提前出现的 QRS 波群，形态多为正常；逆行 P′波可出现于 QRS 波群之前（P′R 间期 <0.12 秒）、之后（RP′间期 <0.20 秒）或者与 QRS 相重叠不易辨认；代偿间歇多完全（图 8 −39）。

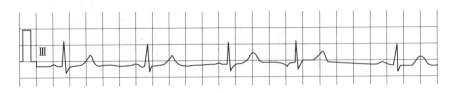

图 8 −39　交界性期前收缩图形

④房性期前收缩与交界性期前收缩 如在下传至左、右束支时出现不同步现象，可因室内差异性传导而产生 QRS 波群增宽变形，其余心电图特征不变。

2）临床意义 期前收缩可见于情绪激动、饱餐、劳累、过量饮酒及咖啡等生理情况，但多见于器质性心脏病，如急性心肌梗死、心肌炎、风湿性心脏病等病理情况。此外，感染、心脏手术、麻醉、低温、体外循环、低血钾、洋地黄过量等情况亦可发生。风心病、冠心病、甲状腺功能亢进症患者出现房性期前收缩，多预示要发生心房颤动；急性心肌梗死、心肌炎患者出现期前收缩，是发生严重心律失常的先兆；心功能不全者出现期前收缩，可增加猝死的危险。频发、成联律、成对室性期前收缩、多源（形）性室性期前收缩或 R on T 性期前收缩出现在器质性心脏病中多为病理性，且多为更严重心律失常的先兆。

（2）异位性心动过速 其特点是突发突止、频率快，常有复发的倾向；每次发作一般持续数秒、数分钟至数小时，少数可持续数天、数周。根据异位节律起源部位的不同，可分为房性、交界性和室性三种。其中房性和交界性阵发性心动过速在心电图上常难以区别，且异位起搏点均位于希氏束以上，故统称为阵发性室上性心动过速（paroxysmal supraventricular tachycardia，PSVT）。

①阵发性室上性心动过速 简称室上速。大部分室上速由折返机制引起，折返可发生在窦房结、房室结、心房。无器质性心脏病者发生的室上性阵发性心动过速，一般不引起严重后果。但持久发作、频率过快或原有心脏病的患者，可出现血压下降、眩晕、心绞痛、晕厥、心力衰竭等。①心电图特征：连续 3 个或 3 个以上快速均齐的 QRS 波群，形态及时限正常，当伴有室内差异传导时，QRS 波群变宽；心率 160 ~ 250 次/分，节律绝对规则；P 波为逆行性，往往不易辨认；常伴有继发性 ST − T 改变（图 8 −40）。②病因：阵发性室上性心动过速可发生在健康人或原有预激综合征心电图表现者，亦可见于风湿性心脏病、心肌梗死或甲状腺功能亢进者。

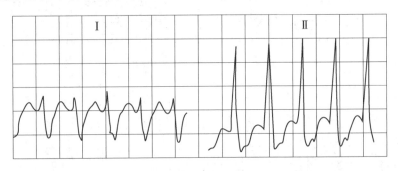

图 8 −40　室上性心动过速心电图

②阵发性室性心动过速（paroxysmal ventricular tachycardia，PVT） ①心电图特征：3 个或 3 个室性期前收缩连续出现；宽大畸形的 QRS 波群，时限常大于 0.12 秒，ST − T 波方向与 QRS 波主波方向相

反；心室率140~200次/分；多无P波，如能发现P波，则P波频率慢于QRS波频率，PR无固定关系，形成房室分离（图8-41）；偶有心室夺获和室性融合波。心室夺获和室性融合波存在对于确立室性心动过速有重要依据。②病因：室性心动过速是一种严重的心律失常，多见于严重器质性心脏病患者，如冠心病、心肌病、心力衰竭、心瓣膜病、洋地黄中毒、电解质紊乱等，偶尔发生于无器质性心脏病者。PVT与PSVT伴有室内差异传导的心电图表现酷似，但两者临床意义与处理截然不同，因此鉴别两者很重要。

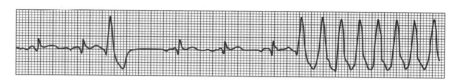

图8-41　阵发性室性心动过速心电图

③扭转型室性心动过速（torsade de points，TDP）　①心电图特征：呈室性心动过速特征，表现为一系列宽大畸形的QRS波群围绕基线不断扭转其主波的正负方向，呈周期性改变，频率为200~250次/分（图8-42）。②病因：常见病因有先天性长QT间期综合征、严重的房室传导阻滞、严重低血钾、药物毒性反应（如奎尼丁、胺碘酮）。扭转型室性心动过速是一种严重的室性心律失常，常反复发作，预后凶险，易转为心室颤动。临床上表现为反复发作的心源性晕厥或阿-斯综合征，甚至猝死。

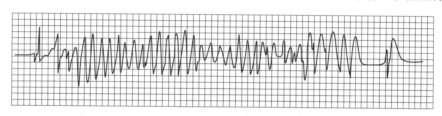

图8-42　尖端扭转型室性心动过速

（3）扑动与颤动（flutter and fibrillation）　是一种频率比阵发性心动过速更为快速的异位心律。扑动与颤动可出现于心房或心室。

1）心房扑动（atrial flutter）与颤动（atrial fibrillation）

①心电图特征

心房扑动：P波消失，代之以形态、间距及振幅规整呈锯齿样的扑动波（F波），多数在Ⅱ、Ⅲ、aVF中清晰可见；F波之间的等电位线消失频率常为250~300次/分；房室传导比例多为2∶1、3∶1或4∶1，心室律规则（有时传导比例不固定，此时心室律可不规则）；QRS波群形态和时限正常（图8-43）。

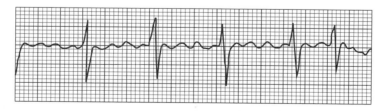

图8-43　心房扑动心电图

心房颤动：P波消失，代之以大小、形态各异的颤动波（f波），频率350~600次/分；心室律绝对不规则；QRS波群形态和时限正常（图8-44）。

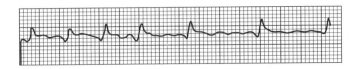

图 8-44　心房颤动心电图

②临床意义　主要见于器质性心脏病，常见于风湿性心脏病、冠心病和甲状腺功能亢进症等。少数心房颤动无原因可寻，称为特发性心房颤动。心房颤动对心排血量的影响较心房扑动严重。

2）心室扑动（ventricular flutter）及颤动（ventricular fibrillation）

①心电图特征

心室扑动：P、QRS 与 T 波不能分辨，代以均齐、宽大、连续出现的正弦波，频率在 200～250 次/分（图 8-45）。

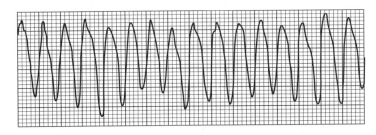

图 8-45　心室扑动心电图

心室颤动：P、QRS 与 T 波消失，代以形态、频率及振幅均完全不规则的连续波动（图 8-46）。

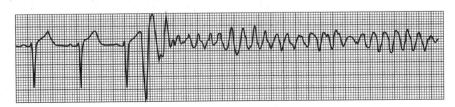

图 8-46　心室颤动心电图

②临床意义　心室扑动和心室颤动均是极严重的致死性心律失常，常见于冠心病（尤其是急性心肌梗死）。此外，严重缺氧、缺血、预激综合征合并房颤、电击伤以及引起 QT 间期延长的抗心律失常药物也可引起。

（4）逸搏与逸搏心律　属于被动性异位心律。当高位起搏点出现自律性降低，或激动因传导障碍不能下传时，作为一种保护性措施，下级起搏点被迫发放冲动，激动心房或心室，从而减轻或避免由于心室长时间停搏造成的不良后果。仅发生 1～2 个称为逸搏（escape）；若连续出现 3 次或 3 次以上逸搏，称为逸搏心律（escape rhythm）。按发生的部位分为房性、交界性和室性三种。

1）心电图特征　①房性逸搏与逸搏心律：心电图表现为长间歇后出现的 P′-QRS-T 波群，符合房性期前收缩的特点。房性逸搏心律频率一般为 50～60 次/分。②交界性逸搏与逸搏心律：心电图表现为长间歇后出现的 P′-QRS-T 波群，符合交界性期前收缩的特点。交界性逸搏心律频率一般为 40～50 次/分。③室性逸搏与逸搏心律：心电图表现为长间歇后出现的 QRS-T 波群，符合室性期前收缩的特点。室性逸搏心律频率一般为 20～40 次/分。

2）临床意义　临床上房室交界性逸搏最为多见，房性逸搏最少见。逸搏与逸搏心律一般不会单独存在，多与严重窦性心动过缓、窦性心律不齐、二度以上的窦房或房室传导阻滞、期前收缩的长间歇后或连续房性期前收缩未下传等伴发。

3. 传导阻滞 冲动在心脏传导系统的任何部位的传导均可减慢或阻滞。心脏传导阻滞按发生的部位分为窦房阻滞、房内阻滞、房室传导阻滞和室内阻滞，其中以房室传导阻滞最常见。

（1）房室传导阻滞（atrioventricular block，AVB） 指激动从心房向心室传导过程中发生障碍，造成传导延缓或中断。根据阻滞程度不同，可将房室传导阻滞分为三度。

1）心电图特征

①一度房室传导阻滞 表现为 PR 间期延长，成人 PR 间期 >0.20 秒（老年人 >0.22 秒），且无 QRS 波群脱落（图 8 –47）。

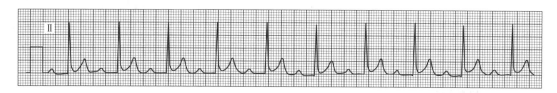

图 8 –47 一度房室传导阻滞心电图

②二度房室传导阻滞 部分室上性节律不能下传心室，按脱落特点分为两种类型。①二度Ⅰ型房室传导阻滞，亦称莫氏Ⅰ型（Mobitz Ⅰ）：表现为 P 波规律出现，但 PR 间期逐渐延长，直至一个 P 波后脱漏一个 QRS 波群，漏波后传导阻滞得到一定恢复，PR 间期渐趋缩短，之后又逐渐延长，直至再次 QRS 波群脱落，如此周而复始，又称为文氏现象（Wenckebach phenomenon）（图 8 –48）。通常以 P 波个数与下传数的比例来表示房室传导阻滞的程度，如 3：2 传导表示 3 个 P 波中下传了 2 个 P 波到心室，有一个 P 波不能下传。②二度Ⅱ型房室传导阻滞，亦称莫氏Ⅱ型（Mobitz Ⅱ）：表现为 PR 间期固定不变（可正常也可延长），部分 P 波后有 QRS 波群脱漏，可形成 2：1、3：2、3：1、4：3、5：4 等房室传导。凡连续出现两次或两次以上的 QRS 波群脱漏者（如 3：1、4：1 传导的房室传导阻滞），称为高度房室传导阻滞，易发展成完全性房室传导阻滞（图 8 –49）。

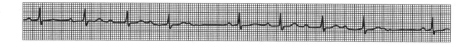

图 8 –48 二度Ⅰ型房室传导阻滞心电图

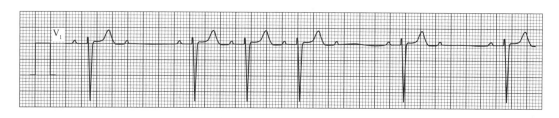

图 8 –49 二度Ⅱ型房室传导阻滞心电图

③三度房室传导阻滞 又称为完全性房室传导阻滞。表现为 P 波与 QRS 波群互不相关，但 PP 间距和 RR 间距各自保持一定的节律；P 波频率大于 QRS 波群频率；QRS 波群的形态、时限与频率取决于起搏点的位置。若阻滞部位在希氏束以上，潜在起搏点多在房室交界区内，形成交界性逸搏心律，即 QRS 波群形态、时限正常，频率在 40~60 次/分；如阻滞部位在希氏束以下，潜在起搏点位于心室，形成室性逸搏心律，即 QRS 波群宽大畸形，频率常在 40 次/分以下（图 8 –50）。

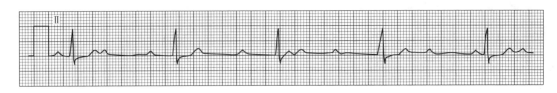

图 8-50　三度房室传导阻滞心电图

2）临床意义　房室传导阻滞多见于冠心病、心肌炎、心肌病、药物中毒（如洋地黄、奎尼丁等）、电解质紊乱及传导系统退行性变等。

（2）室内阻滞　当左束支或右束支因病变影响（炎症、缺血、变性）或功能障碍而使激动传导发生阻滞时，称为束支阻滞（bundle branch block，BBB）。当一侧束支传导发生阻滞时，激动须自健侧经心肌传向患侧使之除极，因此除极顺序发生变化，传导速度亦变慢，故 QRS 波群形态和时间发生异常改变。此外，复极过程也受到影响，而产生继发性的 ST-T 变化。根据阻滞部位的不同分为左束支、右束支、左束支分支阻滞等。

1）心电图特征

①右束支传导阻滞（right bundle branch block，RBBB）　QRS 波群时间≥0.12 秒；V_1、V_2 导联 QRS 波群呈 rsR'型或 M 型，此为最有特征性的改变；V_5、V_6 导联呈 S 波宽大有切迹；T 波与 QRS 主波相反（图 8-51）。若图形符合上述特征，但 QRS 波群时间 <0.12 秒，称为不完全性右束支传导阻滞。

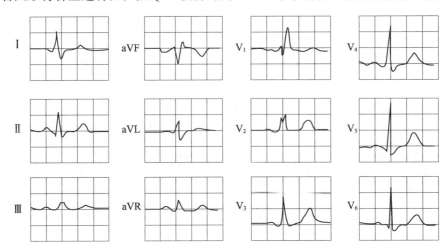

图 8-51　完全性右束支传导阻滞心电图

②左束支传导阻滞（left bundle branch block，LBBB）　QRS 波群时间≥0.12 秒，V_5、V_6 导联 R 波宽大，顶部有切迹或粗钝，前方无 Q 波；V_1、V_2 导联呈宽而深的 QS 或 rS 波；V_5、V_6 导联 T 波与 QRS 波群主波方向相反（图 8-52）。

若图形符合上述特征，但 QRS 波群时间 <0.12 秒，称为不完全性左束支传导阻滞。

③左前分支传导阻滞（left anterior fascicular block，LAFB）　心电轴显著左偏，左偏可达 -45°~ -90°；Ⅱ、Ⅲ、aVF 导联 QRS 波群呈 rS 型；Ⅰ、aVL 导联 QRS 波群呈 qR 型；QRS 时间正常或稍长，一般不超过 0.11 秒（图 8-53）。

④左后分支传导阻滞（left posterior fascicular block，RAFB）　心电轴右偏在 +90°~ +180°；Ⅰ、aVL 导联 QRS 波群呈 rS 型，Ⅲ、aVF 导联 QRS 波群呈 qR 型；QRS 时间正常或稍长，一般不超过 0.11 秒（图 8-54）。

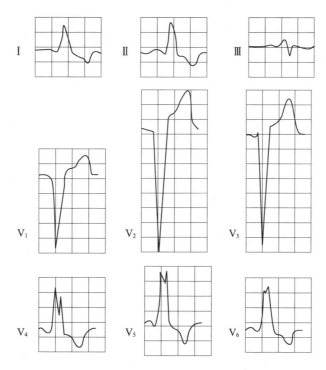

图 8-52 完全性左束支传导阻滞心电图

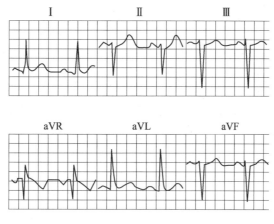

图 8-53 左前分支传导阻滞心电图

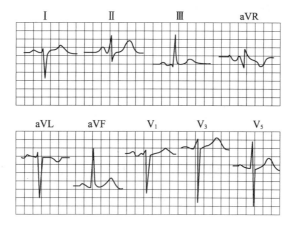

图 8-54 左后分支传导阻滞心电图

2) 临床意义　右束支传导阻滞主要原因有冠心病、高血压性心脏病、心肌病等，少数健康人也可出现。左束支发生传导阻滞多为器质性心脏病所致，常见于冠心病、高血压性心脏病、心肌病、风湿性心脏病等。左前分支阻滞较为常见，左后分支阻滞比较少见。分支阻滞多发生于器质性心脏病患者。

4. 预激综合征（pre‑excitation syndrome）　是指在正常房室传导途径之外，心房和心室之间还存在着一支或多支的附加旁路或旁道（tract），使室上性激动提前抵达心室并提前激动一部分心室肌。常见附加旁道有 3 条，由此可引起不同的心电图表现。

（1）心电图特征

1）WPW 综合征（Wolff‑Parkinson‑White syndrome）　其解剖学基础为 Kent 束，又称房室旁道，是存在于心房、心室之间的旁路肌束。心电图特征：PR 间期缩短 <0.12 秒；QRS 波群增宽，时限 ≥0.12 秒，QRS 波群起始部有粗钝的预激波（delta 波）；有继发性 ST‑T 改变（图 8‑55）。

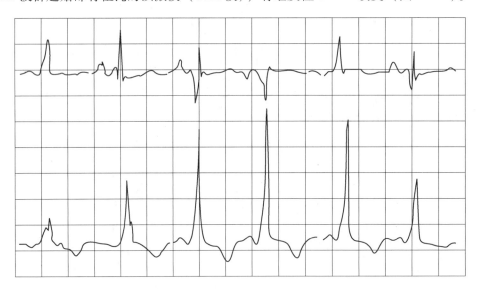

图 8‑55　WPW 综合征

2）LGL 综合征（Lown‑Ganon‑Levine syndrome）　又称短 PR 综合征。目前认为其解剖学基础有 James 束或房室结内旁道（即房室结内特殊的传导快速的纤维）。心电图特征：PR 间期 <0.12 秒；QRS 波群时限正常，起始部无预激波。

3）Mahaim 型预激综合征　此种类型少见。其解剖学基础为 Mahaim 束，是一种特殊的房室旁路，具有类房室结样特征。传导缓慢，并呈递减性传导。心电图特征：PR 间期正常或延长；QRS 波群增宽，时限 ≥0.12 秒，起始部有预激波。

（2）临床意义　预激综合征多发生于健康人。

5. 起搏心电图　人工心脏起搏术（简称心脏起搏），是利用低能量的电脉冲临时或长久地刺激心脏，使其产生激动，不仅能治疗严重心动过缓，防止在缓慢心率基础上出现或反复出现快速心律失常，而且随着医学发展，心脏起搏可治疗室上性、室性心律失常。识别和分析起搏心电图的第一步是辨认起搏电信号（脉冲信号）。心电图表现为一条垂直于基线的急陡的电位偏移（有人称为"钉状"信号），它的时限短，振幅和形态随电极种类差别很大，其后紧跟着心房或心室的相应起动波（图 8‑56）。

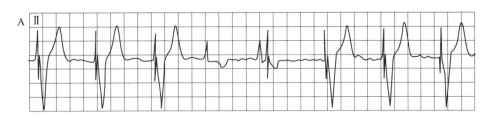

图 8-56 起搏心电图

六、电解质紊乱和药物对心电图的影响

（一）电解质紊乱

电解质紊乱可影响心肌的除极、复极及激动的传导，并可反映在心电图上。心电图虽有助于对电解质紊乱的诊断，由于受其他因素的影响，心电图改变与血清中电解质水平并不完全一致。故需密切结合病史和临床表现进行判断。

1. 低钾血症 当血清钾浓度 <3.5mmol/L 时，称为低钾血症。临床上低钾血症较高钾血症多见。

（1）心电图特征 ①ST 段压低，T 波低平或倒置。②U 波改变，U 波增高，可达 0.1mV 或超过同一导联上 T 波的振幅，出现 T-U 融合呈双峰状，甚至 U 波与 T 波融合，二者难以区分，同时 QT 间期或 QT-U 间期明显延长。③严重低钾导致的各种心律失常，如频发室性期前收缩、室性心动过速、心室颤动、室内传导阻滞、房室传导阻滞等（图 8-57）。

（2）临床意义 钾盐摄入不足，如长期禁食、偏食、厌食；钾盐丢失过多，如呕吐、腹泻、胃肠胆道引流造瘘、长期使用利尿剂、大量放腹腔积液；钾离子的转移，包括酸碱失衡、使用胰岛素及葡萄糖、家族性周期性瘫痪等。

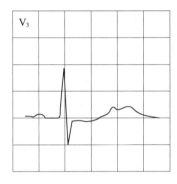

图 8-57 低钾血症心电图

2. 高钾血症 血清钾浓度 >5.5mmol/L 时，称为高钾血症。

（1）心电图特征 ①血清钾 >5.5mmol/L 时，QT 间期缩短，T 波高尖，基底变窄，两肢对称，呈"帐篷状"，在 Ⅱ、Ⅲ、V_2、V_3、V_4 最为明显，此为高钾血症时最早出现和最常见的心电图变化。②血清钾 >6.5mmol/L 时，QRS 波群时限增宽，PR 及 QT 间期延长，ST 段压低。③血清钾 >7.0mmol/L，QRS 波群继续增宽，PR 及 QT 间期进一步延长；P 波增宽、振幅减低甚至消失，出现窦-室传导。④高钾血症的最后阶段，宽大的 QRS 波群与 T 波融合呈正弦波。高钾血症可引起室性心动过速、心室扑动、心室颤动，甚至心脏骤停（图 8-58）。

（2）临床意义 钾的排泄障碍，如肾功能衰竭；钾摄入过多，如输入过多库存血或输液补钾；转移性高钾血症，如大面积烧伤、挤压综合征、脱水、代谢性酸中毒、缺氧状态等。

3. 低钙血症 当血清钙浓度低于 2.25mmol/L 时，称低钙血症。

（1）心电图特征 ①ST 段平坦、延长，致使 QT 间期显著延长。②直立 T 波变窄、低平或倒置。③心律失常少见。

（2）临床意义 钙摄入不足或吸收减少，如维生素 D 缺乏、吸收不良综合征、钙盐饮食不足；丢失较多，如严重呕吐、腹泻；内分泌疾病，如甲状腺功能减退症、甲状旁腺术后等。

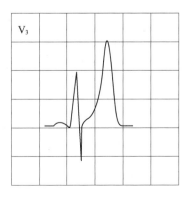

图 8-58 高钾血症心电图

4. 高钙血症 当血清钙浓度高于 2.58mmol/L 时，称高钙血症。

（1）心电图特征　①ST 段缩短或消失。②QT 间期缩短，可伴有 U 波增高。③心律失常少见（图 8-59）。

（2）临床意义　钙摄入增加或吸收增高，如静脉注射或滴注钙剂过多、过快，维生素 D 过量；原发或继发性甲状旁腺功能亢进；骨转移癌、多发性骨髓瘤等产生甲状旁腺样肽。

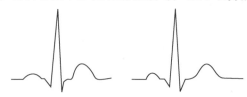

高钙血症　　　　　正常血钙

图 8-59　高钙血症与正常血钙心电图

（二）药物对心电图的影响

许多药物可影响心肌的除极和复极过程，因而使心电图发生相应改变。当药物对心肌发生毒性作用而临床上又无明显表现时，心电图能够较早反映出来。

1. 洋地黄类药物　安全范围窄，治疗剂量与中毒剂量十分接近，且个体差异很大，用药后容易出现中毒反应。洋地黄类药物引起的心电图改变，有治疗剂量和中毒剂量之分，前者引起的心电图改变称为洋地黄效应或洋地黄作用心电图，后者则称为洋地黄中毒或洋地黄过量心电图。

（1）洋地黄效应（digitalis effect）的心电图特征　①ST-T 改变：在以 R 波为主的导联上，先出现 T 波低平、负正双向或倒置，伴有 ST 段下斜型压低，ST 段与 T 波融合呈"鱼钩型"；②QT 间期缩短（图 8-60）。

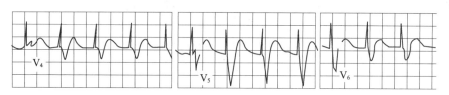

图 8-60　洋地黄效应心电图

使用洋地黄后心电图出现的"鱼钩型"ST-T 改变仅说明患者在接受洋地黄治疗，并不代表洋地黄过量或中毒。类似洋地黄效应的 ST-T 改变，亦可见于未接受洋地黄治疗的冠状动脉供血不足、心室肥大、心肌炎或心肌病患者。为避免诊断发生混淆，在使用洋地黄之前应描记一次心电图，以便前后对照。

（2）洋地黄中毒（digitalis toxicity）的心电图特征　洋地黄过量可过度兴奋迷走神经，同时异位兴奋灶兴奋性增强，从而出现各种心律失常。包括频发性期前收缩（二联律或三联律）、多源性室性期前收缩、室性心动过速、心室颤动、交界性心动过速、房性心动过速、房室传导阻滞等。

2. 奎尼丁　属于 I_A 类抗心律失常药物，对心电图有明显作用。

（1）奎尼丁治疗剂量时的心电图特征　①QT 间期延长；②T 波低平或倒置；③U 波增高；④P 波稍宽可有切迹，PR 间期稍延长。

（2）奎尼丁中毒的心电图特征　①QT 间期明显延长；②QRS 时限明显延长；③出现房室传导阻滞、窦性心动过缓、窦性静止或窦房阻滞，严重者可发生扭转型室性心动过速，甚至心室颤动。

3. 胺碘酮　心电图可表现为窦性心律减慢，PR 间期及 QT 间期延长。

PPT

第四节　心电图描记、分析与临床应用

一、常规心电图描记 e 微课

1. 环境要求　室内保持温度不低于18℃，以避免因寒冷而引起的肌电干扰。心电图机旁不要摆放其他电器，以免引起干扰。

2. 准备工作

（1）检查前确保心电图机性能合格。

（2）使用交流电源的心电图机必须接可靠的地线。

（3）检查床的宽度不小于80cm，以免肢体紧张而引起肌电干扰。

（4）对初次接受心电图检查者，做好解释工作，以消除紧张心理。

（5）除急症外，一般情况下要求受检者平静休息5分钟后接受检查，避免饱餐或吸烟后检查。

（6）嘱受检者解开上衣，取仰卧位，四肢放松，平稳呼吸。

（7）受检者的四肢不要接触铁床、墙壁或地面，避免与他人发生皮肤接触。

3. 皮肤处理

（1）若放置电极部位的皮肤有污垢或毛发过多，应预先清洁皮肤或剃毛。可用乙醇擦净皮肤上的油脂，以消除皮肤阻力，减少伪差。

（2）在人体放置电极处涂抹导电膏或氯化钠溶液、乙醇、清水。但尽可能避免用氯化钠溶液、乙醇或清水代替导电膏，因为这三种处理方法使皮肤接触阻抗较大，极化电位很不稳定，易引起基线漂移或其他伪差。

4. 电极放置　按常规心电图连接方式放置电极，连接导联。

（1）肢体导联　上肢电极板固定于腕关节内侧上方3cm处；下肢电极板固定于内踝上方7cm处。肢体导联线较长，末端接电极板处有颜色标记或英文缩写：红色（R）端电极接右上肢；黄色（L）端电极接左上肢；绿色（F）端电极接左下肢；黑色（N）端电极接右下肢。

（2）胸导联　导联线末端接电极处有不同颜色以区别各导联。颜色排列依次为红（V_1）、黄（V_2）、绿（V_3）、褐（V_4）、黑（V_5）、紫（V_6），分别代表C_1、C_2、C_3、C_4、C_5、C_6导联，$C_1 \sim C_6$通常代表$V_1 \sim V_6$导联，亦可代表任意胸前导联，关键取决于其电极安放的位置。

5. 描记心电图

（1）接通电源及地线（使用蓄电池或充电电源时，可不用地线）。如有交流电干扰，可按下抗交流电干扰键（HUM），尽量避免使用该键或同时使用去肌颤滤波（EMG），因可使心电图波幅下降15%以上，导致心电图波形失真。

（2）常规记录走纸速度一般选择25mm/s，标准灵敏度1mV=10mm（即增益，指输入1mV电压时，描笔偏转幅度10mm）。记录过程中，若发现某些导联心电图电压太高或太低，可通过调整灵敏度来记录合格的心电图（如选择灵敏度1mV=5mm，可降低电压；灵敏度1mV=20mm，可增加电压）。

（3）常规记录12导联。若怀疑右位心或急性心肌梗死等病变者应加做相应导联。

（4）用手动方式记录心电图时，每次切换导联后，必须等到基线稳定后再启动记录纸，一般每导联描记3～5个心动周期，每人次大约记录1分钟。

（5）有心律失常时可按需要延长记录时间，一般选Ⅱ、V_1导联。

（6）记录过程中遇基线不稳及干扰时，应检查导联线与心电图机的连接或电极是否松脱。

（7）描记结束后，关闭电源开关。

（8）在描记好的心电图纸上注明受检者的姓名、性别、年龄及记录时间（年、月、日、小时，甚至分钟）等，同时标记各导联。

二、心电图的分析方法与步骤

1. 一般浏览　将各导联按 Ⅰ、Ⅱ、Ⅲ、aVR、aVL、aVF 及 $V_1 \sim V_6$ 的顺序排列，确认定标电压、走纸速度，有无导联记录或标记错误，判别和排除伪差与干扰。

2. 确定主导心律　根据 P 波的有无、形态、顺序及与 QRS 波群的关系，确定基本心律是窦性心律或异位心律，并分别测量 PP 间距或 RR 间距，计算心房率或心室率。

分析心律，首先要认出 P 波，应将 P 波清晰的导联如 Ⅱ（或 V_1）导联描记得相应长一些，然后根据 P 波的特点，确定基本心律。例如，P 波符合窦性条件，诊断为窦性心律；P 波是逆行的，$P'R <$ 0.12 秒，为交界性心律；P 波消失，代之以一系列不规则的"f"波，是心房颤动。

3. 分析 P 波与 QRS 波群及其相互关系　注意 P 波与 QRS 波群的形态、时间、电压变化，并通过 P 波与 QRS 波群的出现顺序，PR 间期的时间及其是否固定，QT 间期，必要时测定 V_1、V_5 的室壁激动时间等判断有无心脏电位变化或心律异常。

4. 观察 ST – T 改变及改变类型　主要确定 ST 段有无移位及移位形态、T 波的形态改变以及出现改变的导联及导联数。

5. 判断心脏的位置　通过心电轴偏移的度数及是否有钟向转位大致判断心脏在胸腔中的位置。

6. 得出结论　根据分析的结果，并结合患者的年龄、性别、病史、临床表现、其他检查资料、用药情况以及既往心电图检查资料等，判定心电图是否正常，作出心电图诊断。

三、心电图的临床应用

1. 对各种心律失常的诊断具有重要价值。

2. 判断有无急性心肌缺血和心肌梗死，明确心肌梗死的性质、部位和分期。

3. 了解心房、心室肥大的情况，有助于各类心脏疾病（如高血压性心脏损害、肺源性心脏病等）的诊断。

4. 客观评价某些药物对心脏的影响以及对心律失常治疗的效果，为临床用药的决策提供依据。

5. 对其他疾病（如心包炎）和电解质紊乱（如血钾和血钙过低或过高等）的诊断提供依据。

6. 心电图和心电监护还广泛应用于手术麻醉及各种危重患者的病情监测。

第五节　动态心电图与心电图运动负荷试验

PPT

一、动态心电图

动态心电图（ambulatory electrocardiogram，AECG）是指连续记录 24 小时或更长时间的心电图。于 19 世纪 60 年代由美国学者 Holter 首先应用于临床，故又称为"Holter"。受检者随身携带一个小型心电监测仪，能连续不断地记录人体 24 小时、48 小时或更长时间的心电信息，以提高对非持续性心律失常，尤其是一过性心律失常及短暂心肌缺血发作的检出率。动态心电图较常规心电图而言，记录的信息量大且可记录患者不同状况下的心电图，能为疾病的诊断提供重要依据，已成为一种重要的无创性心血管疾病检查技术。

（一）适应证

1. 与心律失常有关症状（如心悸、眩晕等）的评价。
2. 了解心律失常发生的类型、规律性及严重程度。
3. 评价抗心律失常和心肌缺血药物的疗效。
4. 评估心肌缺血的程度、持续时间和规律性。
5. 评估起搏器植入适应证、心脏起搏器功能。
6. 评价心脏病患者的预后。
7. 评定心脏病患者日常生活能力。

（二）禁忌证

1. 胸部大面积皮肤病变无法放置电极者。
2. 躁动型精神病患者。

（三）基本结构

1. 记录系统　包括导联线和记录器。导联线一端与固定在受检者身上的电极相连，另一端与记录器连接。记录器佩戴在受检者身上，有磁带式和固态式两种类型。

2. 回放分析系统　主要由计算机系统和心电分析软件组成。回放系统能自动对记录器记录到的心电信号进行分析。分析人员通过人机对话对计算机分析的心电图资料进行检查、判定、修改和编辑，打印出异常心电图图例以及有关的数据和图表，作出诊断报告。

（四）临床应用及注意事项

1. 临床应用

（1）诊断和辅助诊断心律失常、心肌缺血及心源性晕厥。

（2）判断心悸、眩晕、气促、胸闷、胸痛等症状的性质。

（3）评估心脏性猝死风险。

（4）管理起搏器和植入型心律转复除颤器（ICD）。

（5）进行科研和流行病学调查。

2. 注意事项

（1）放置电极片时，应避开伤口、瘢痕、起搏器、中心静脉插管及电除颤部位。

（2）固定好电极片和导联线，定期更换电极片及粘贴位置。

（3）要求患者在佩戴记录器检测过程中写好日志，按时间记录其活动状态和有关症状。

（4）记录分析时需首先排除肌电干扰、接触不良等影响因素。并结合患者日志记录的情况与心电记录进行比对。

（5）AECG 常受监测过程中患者体位、活动、情绪、睡眠等因素的影响，对检测到的某些异常结果，还应结合病史、症状和其他临床资料综合分析，从而作出正确的诊断。

二、心电图运动负荷试验

心电图运动负荷试验（ECG exercise test）是指通过分级运动增加心脏负荷，使心肌耗氧量增加，超过病变冠状动脉供血贮备能力时出现心肌缺血，引起心电图缺血型 ST 段及 T 波改变，用于冠心病的辅助诊断及预后评价，是抗心律失常药物疗效和心功能评价的一种检查方法。

（一）适应证

1. 对不典型胸痛或可疑冠心病患者进行鉴别诊断。

2. 冠心病患者进行药物或手术治疗（如冠状动脉搭桥术或经皮冠状动脉腔内成形术等）后效果观察。

3. 评估冠心病患者的心脏负荷能力及活动耐量。

4. 进行冠心病易患人群流行病学调查筛选试验。

（二）禁忌证

1. 不稳定型心绞痛。

2. 急性心肌梗死的急性期（2 周内）。

3. 急性或严重的充血性心力衰竭。

4. 急性心肌炎、心包炎、风湿热或感染性心内膜炎。

5. 急性肺动脉栓塞或肺梗死。

6. 严重心律失常。

7. 严重主动脉瓣狭窄。

8. 冠状动脉主干狭窄。

9. 严重高血压未经控制（收缩压超过 200mmHg）。

10. 运动能力严重障碍。

（三）分类

1. 活动平板运动试验　是目前应用最广泛的运动负荷试验方法。让受检者在活动的平板上走动，按预先设定的运动方案，仪器自动分级依次递增平板速度及坡度以调节负荷量，直到心率达到受检者的预期心率。分析运动前、运动中、运动后的心电图变化以判断结果。满意的运动方案应维持 6～12 分钟运动时间，方案应个体化。目前最常用的运动方案是 Bruce 方案，老年人和冠心病患者可采用修订的 Bruce 方案。

2. 踏车运动试验　让患者在装有功率计的踏车上做踏车运动，以速度和阻力调节负荷大小，负荷量分级依次递增，负荷量以 kpm 计算，每级运动 3 分钟。男性由 300kpm 开始，每级递增 300kpm，女性由 200kpm 开始，每级递增 200kpm，直至心率达到受检者的预期。在运动前、运动中及运动后多次进行心电图记录，逐次分析作出判断。踏车运动试验具有价格便宜、占地面积小、噪声小、方便血压测量和心电图记录等优点。

（四）阳性的判断标准

符合下列情况之一者诊断为阳性。

1. 运动中或运动后出现典型心绞痛症状。

2. 运动中诱发血压急剧下降。

3. 运动中或运动后出现心电图 ST 段下斜型或水平型下移≥0.1mV，持续时间≥1 分钟。

4. 如运动前已有 ST 段下降，则运动中或运动后在原有基础上再下移≥0.1mV，且持续≥1 分钟。

5. 运动中或运动后在 R 波占优势的导联上 ST 段缺血性弓背向上型上移≥0.1mV。

6. 运动诱发 T 波高尖或运动及运动后发生急性心肌梗死。

答案解析

目标检测

单选题

1. 胸前导联电极的安放，下列正确的是（　　）
   A. V_1位于胸骨左缘第 4 肋间
   B. V_2位于胸骨右缘第 4 肋间
   C. V_3位于胸骨左缘第 5 肋间
   D. V_4位于左锁骨中线与第 5 肋间相交处
   E. V_6位于左腋前线与第 5 肋间相交处

2. 心电图的（　　）代表心室的除极过程
   A. P 波 　　　　　　　　B. QRS 波 　　　　　　　　C. T 波
   D. ST 段 　　　　　　　　E. U 波

3. 在心电图上计算心率，如 PP（RR）间距为 0.8，其心率是（　　）
   A. 75 次/分 　　　　　　B. 80 次/分 　　　　　　C. 78 次/分
   D. 85 次/分 　　　　　　E. 84 次/分

4. 正常情况下，ST 段下移范围不应超过（　　）
   A. 0.01mV 　　　　　　B. 0.02mV 　　　　　　C. 0.05mV
   D. 0.08mV 　　　　　　E. 0.1mV

5. 心电图检查发现 P 波增宽，P 波呈双峰样，峰距≥0.04 秒，多见于（　　）
   A. 慢性肺源性心脏病 　　　　　　　B. 风湿性心脏病二尖瓣狭窄
   C. 高血压性心脏病 　　　　　　　　D. 冠状动脉粥样硬化性心脏病
   E. 甲状腺功能亢进性心脏病

6. 心肌梗死的"损伤型"心电图改变主要表现为（　　）
   A. R 波电压降低 　　　　　B. 异常 Q 波 　　　　　C. T 波直立高耸
   D. ST 段抬高 　　　　　　　E. T 波对称性

7. P 波与 QRS 波群无关，心房率大于心室率见于（　　）
   A. 一度房室传导阻滞 　　　B. 二度Ⅰ型房室传导阻滞 　　　C. 二度Ⅱ型房室传导阻滞
   D. 三度房室传导阻滞 　　　E. 右束支传导阻滞

8. 患者，男，60 岁，突然出现心前区疼痛伴大汗 3 小时，急诊查心电图示下壁心肌梗死。该患者出现典型梗死波形的导联是（　　）
   A. Ⅰ、aVL 　　　　　　　B. Ⅱ、Ⅲ、aVF 　　　　　C. V_1、V_2
   D. V_3、V_4 　　　　　　E. V_1、V_2、V_3、V_4

9. 患者，女，26 岁，因上腹部不适、呕吐 1 周入院。心电图示 U 波明显增高，可能的原因是（　　）
   A. 高血钾 　　　　　　　　B. 高血钙 　　　　　　　　C. 低血钙
   D. 低血镁 　　　　　　　　E. 低血钾

10. 患者，女，50岁。自述心悸、气促，有风心病病史20年。心电图是窦性P波消失，代之以间距、振幅不等的锯齿状f波，频率350次/分，QRS波形态正常，心律绝对不规则。该患者的心电图诊断为（　　）

A. 阵发性室上性心动过速　　B. 阵发性室性心动过速　　C. 心房颤动

D. 心房扑动　　E. 心室颤动

书网融合……

本章小结　　　　微课　　　　题库

第九章 影像学检查

影像学检查是通过借助不同的成像手段，使人体内部的组织器官和结构显现影像，从而了解人体的解剖结构、生理功能与病理变化状况，以达到健康评估、诊断和治疗疾病的目的。它是一种特殊的"视诊"，包括 X 线、CT、磁共振、超声及核素检查。了解不同影像学检查方法的特点、应用原理、诊断效果、临床应用价值以及检查前的准备及护理，是护士必备的基本技能。📱微课

第一节　X 线检查

PPT

➡ **案例引导**

案例 患者，男，34 岁，4 天前因受凉后出现发热、流鼻涕、咽喉部疼痛，伴咳嗽、咳痰、胸痛，服用感冒药和止咳药无明显好转，以"上呼吸道感染"入院。查体：T 39℃，P 110 次/分，R 28次/分，BP 114/70mmHg，神志清楚，急性病容，面色潮红，左下肺叩诊浊音，听诊闻及呼吸音增强、粗糙。病后进食和睡眠不佳，大、小便正常，既往身体健康。初步考虑上呼吸道感染，拟行胸部 X 线检查。

讨论 如何指导该患者进行检查前的准备？

一、概述

X 线检查（X - ray examination）是利用 X 线穿透人体后，使人体内部结构在荧光屏上或胶片上显影，从而判断人体组织器官解剖与功能状态的一种检查方法。

（一）X 线的特性

1. 穿透性 X 线是波长很短的电磁波，穿透力强，能穿透普通光线不能穿透的物质（包括人体），这是 X 线成像的基础。

2. 荧光效应　X线能激发荧光物质产生肉眼可见的荧光，这是X线透视的基础。

3. 感光效应　X线可使胶片感光，形成从黑至白不同灰度的影像，这是X线摄影的基础。

4. 电离与生物效应　X线进入人体，组织也可产生电离，使人体产生生物学方面的改变，即生物效应，它是放射防护和放射治疗的基础。

（二）X线成像的基本原理

X线能使人体在荧光屏或胶片上显影成像，一是因为X线具有穿透性、荧光效应和感光效应的特性；二是因为人体组织具有密度和厚度的差别，当X线穿过人体各种不同组织结构时，密度高、组织厚的部分吸收X线多，密度低、组织薄的部分吸收X线少，因此X线到达荧光屏或胶片上的量存在差异，从而就形成了黑白明暗对比不同的影像。按人体组织结构密度的高低可以分为高密度（骨骼和钙化）、中等密度（肌肉、实质器官、液体和软骨等）和低密度（气体和脂肪）三类。

（三）X线检查方法

X线检查方法分为普通检查、特殊检查和造影检查三类。

1. 普通检查　包括透视和X线摄片。透视（fluoroscopy）是利用透过人体被检查部位的X线在荧光屏上形成影像的检查方法。其优点是简单易行、可随意转动被检查者的体位、多方位不同角度观察器官的动态变化和功能变化及病变的形态，并立即得出结论。主要缺点是影像对比度和清晰度较差，受器官密度和厚度的影响，且不能留下永久记录，不便于随访与追踪观察。现临床多用于胸部检查和胃肠道钡剂造影检查。摄片（radiography）是利用透过人体被检查部位的X线使胶片感光形成影像的检查方法。其优点是对比度和清晰度较好，可作为客观记录留存，便于随访。接受X线照射时间短，机体发生损害的可能性小。缺点是常需做互相垂直的两个方位或更多方位的摄片。对于功能方面的观察不如透视直观和方便。

2. 特殊检查　包括荧光摄影、软X线摄影、体层摄影和放大摄影等。临床自CT等现代成像技术应用以来，只有软X线摄影还在应用。软X线摄影是指采用能发射软X线（即波长长的X线）的钼靶管球来检查软组织（主要是乳腺）的检查方法。

3. 造影检查　是将对比剂引入缺乏自然对比的器官内或其周围，使之产生对比以显影。对比剂按影像密度高低分为两类，即高密度（阳性）对比剂和低密度（阴性）对比剂。临床上常用的高密度（阳性）对比剂有碘剂和钡剂；低密度（阴性）对比剂主要有二氧化碳、氧气、空气等。根据对比剂导入的途径不同，造影方法有两种：①直接引入法，通过口服、灌注或穿刺将对比剂直接引入组织器官内或其周围，如胃肠道钡餐、支气管造影、心血管造影等；②间接引入法，经静脉注入或口服使对比剂进入体内，然后经脏器吸收并聚集于器官内，从而使之显影，如口服胆道造影、静脉肾盂造影等，多用于脏器功能检查。

4. 数字化的X线摄影检查　医学影像的数字化主要是指医学影像以数字方式输出，直接利用计算机对影像数据进行存储、处理、传输和显示。目前数字化的X线摄影检查主要有计算机X线摄影（CR）和数字X线摄影（DR）。

（1）**CR系统**　可将X线影像信息记录在成像板上，构成潜影。用激光束对成像板进行扫描读取，再经计算机图像处理系统进行处理，将影像的特征信息图像显示在计算机荧屏上或做成胶片，也可以储存到各类储存媒介长期保存，并可直接进入网络系统。CR系统具有协调处理、空间频率处理和减影处理等强大的后处理功能，能大大提高诊断的准确率。CR可应用于胸部、头颈、骨关节系统、胃肠道及泌尿系统等部位的检查，明显优于传统的X线平片。

（2）**DR系统**　由平板探测器、扫描控制器、系统控制器、影像监视器等组成，可直接将X线通过电子暗盒转换为数字化图像。其输入计算机的数字信号同样可以作多种图像处理和贮存，但获得的模拟影像具有更高的空间分辨率。DR 系统既可用作 X 线平片显示，也可实施血管、胃肠和其他系统的造影检查。

（四）X 线检查中的防护

X 线穿透人体将产生一定的生物效应，因此，要注意工作人员和被检查者的防护，尤其重视对孕妇、患儿和放射工作人员的防护。可采用屏蔽防护和距离防护，常用铅或含铅的物质作为屏障以吸收不必要的 X 线或通过增加 X 线源与人体间距以减少曝射量。对于被检查者应选择恰当的 X 线检查方法，控制照射次数和范围；屏蔽与检查无关的部位和敏感部位，如甲状腺、男性的阴囊等。放射工作者应遵照国家有关放射防护卫生标准的规定，制定必要的防护措施，避免直接暴露在 X 线之中；增加与 X 线源的距离，尽量采用隔离室操作、X 线电视系统等。

二、X 线检查前患者的准备

（一）普通 X 线检查前的准备

应向患者说明检查部位、检查目的、检查方法及注意事项，消除患者紧张心理；指导患者采用正确的检查体位，嘱患者去除受检部位的金属饰品、厚层衣物、膏药等可能影响 X 线穿透的物品。

（二）乳腺钼靶软 X 线检查前的准备

应向患者说明检查体位及检查过程；嘱患者去除上身衣物包括内衣；告知患者检查过程中因设备压迫板的压迫局部可有不适感，但并无大碍。

（三）造影检查前的准备

由于造影检查的部位、用于检查的造影剂种类及造影方法不同，所需要的准备及注意事项也不完全相同。护士应熟悉各种造影的具体要求，协助患者做好各项准备，随时处理检查中可能出现的问题。

1. 常规准备

（1）造影检查前　首先应了解被检查者有无造影检查的禁忌证，询问既往有无碘过敏反应，有无严重慢性病，心、肝、肾功能情况以及精神状况。患者在紧张、恐惧的心理状态下进行检查易发生反应。造影检查前向被检查者介绍检查的目的、方法、不良反应和注意事项，从身心两方面提高其对检查的承受力，使检查得以顺利进行，同时备齐各种急救药品和器械。

（2）碘过敏试验及处理　凡需用碘造影剂进行造影时，应提前做碘过敏试验，常用方法有口服试验、皮内试验、静脉注射试验。

（3）碘过敏反应的处理　①轻度反应：当患者出现全身灼热感、头晕、面部潮红、胸闷、气急、恶心、呕吐、皮疹等轻度碘过敏反应时，一般经吸氧或短时休息可好转，必要时可给予肾上腺素 1mg 皮下注射。②重度反应：若患者出现喉头水肿、支气管痉挛、呼吸困难、心律失常，甚至心跳骤停等严重碘过敏反应时，应立即停止检查，采取吸氧、抗过敏和对症治疗等抢救措施。

2. 心血管造影术准备

（1）心血管造影比较复杂且有一定痛苦和危险，检查前务必对患者做好解释工作，争取使患者能够较好的配合。

（2）术前 1 日备皮、行碘过敏试验。

（3）禁食 6 小时以上。

（4）训练深吸气、憋气和强有力的咳嗽动作以配合检查。

3. 上消化道气钡双重对比造影准备

（1）检查前 3 天禁服不透 X 线（如钙、镁、铁、铋剂等）的药物。

（2）检查前12小时禁食、禁饮。

（3）有幽门梗阻者检查前应先抽出胃内滞留物。

（4）上消化道出血者一般在出血停止和病情稳定数天后方可检查。

（5）如需显示黏膜面的细微结构及微小病变，肌内注射抗胆碱药如山莨菪碱等以降低胃肠张力。青光眼、前列腺增生患者禁用。

（6）如需在较短时间内观察小肠，可肌内注射新斯的明或口服甲氧氯普胺以增加胃肠道张力，促进蠕动。

（7）疑有胃肠穿孔、肠梗阻等患者，禁止检查。

4. 结肠气钡双重对比造影准备　检查前连续2天无渣饮食，检查前一晚口服缓泻剂如番泻叶等将肠内容物排空，忌用清洁剂洗肠，检查当日禁早餐。

5. 脑血管造影准备

（1）造影前检测出血和凝血时间。

（2）造影前1天分别进行碘过敏试验和普鲁卡因过敏试验。

（3）造影前禁食6小时。

（4）穿刺部位常规备皮。

6. 静脉性（排泄性）尿路造影准备

（1）造影前必须了解患者的心、肝、肾功能情况，全身情况极度衰竭者，肝、肾功能严重不良者和心血管疾病者不进行该项检查；尿路感染者禁做该项检查。

（2）进行碘过敏试验。

（3）检查前1日除按腹部平片要求准备外，检查前6～12小时限制饮水。

7. 子宫输卵管造影准备

（1）选择月经后5～7天进行造影，造影前3天不宜有性生活。

（2）检查前1日内做碘过敏试验。

（3）检查前1日晚服缓泻剂导泻，必要时进行清洁灌肠。

（4）造影前备皮，冲洗阴道。

（5）有生殖器急性感染、近期发生过宫内大出血者暂不能行此项造影检查。

三、呼吸系统 X 线检查

X线检查是诊断肺部病变的主要方法，因胸部具有良好的自然对比性，可以清楚地显示病灶部位、形状、大小及密度情况，对于胸部疾病的早期诊断、随访观察及群体普查等是必不可少的检查手段。

（一）正常胸部 X 线表现

正常胸部 X 线影像是胸腔内、外各种组织和器官重叠的综合投影。

1. 胸廓　由软组织和骨骼构成，胸片上能够看到的软组织有胸锁乳突肌及锁骨上皮肤皱褶、胸大肌、女性乳房及乳头等。构成胸廓的骨结构包括肋骨、肩胛骨、锁骨、胸骨和胸椎（图 9-1）。

2. 纵隔　位于两肺之间，其中有心脏、大血管、气管、食管、主支气管、淋巴组织、胸腺、神经及脂肪等器官和组织，除气管及主支气管，其余组织间无明显对比，只能观察其与肺部邻近的轮廓。正常时纵隔位置居中，卧位或呼气时短而宽，立位及吸气时窄而长。病理情况下，纵隔可出现移位，或在呼吸时纵隔左右摆动。

3. 膈　正常呈圆顶状，左右两叶。膈在外侧及前、后方与胸壁相交形成肋膈角，在内侧与心脏形成心膈角。呼吸时两膈上下呈对称运动，活动范围为1～3cm，深呼吸时可达3～6cm。

4. **胸膜**　分为脏层和壁层，正常时不显影。

5. **气管、支气管**　气管位于纵隔内，在正位胸片上呈柱状透亮影。胸片可显示两侧主支气管，但主支气管以下分支不能显示。

6. **肺**　含有空气的肺在胸片上显示为透明区域，称为肺野。肺门影是肺动静脉、支气管和淋巴组织的总合投影，肺动脉和肺静脉的大分支为主要组成部分。肺纹理主要由肺动脉、肺静脉组成，支气管、淋巴管及少量间质组织也参与肺纹理的形成，在胸片上表现为起自肺门向肺野呈放射状分布的树枝状影。

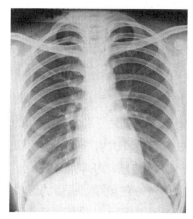

图 9-1　正常胸部正位片

（二）基本病变的 X 线表现

1. **支气管阻塞**　依阻塞程度不同分为支气管不完全阻塞引起的阻塞性肺气肿和完全阻塞引起的阻塞性肺不张。

（1）**阻塞性肺气肿**　X 线主要表现为肺野透明度增加，呼、吸气相时肺野透明度变化不大，肺野内可见肺大泡；肺纹理稀疏、变细、变直，肋间隙增宽；胸廓前后径增宽，呈桶状胸；膈肌位置低平，活动度明显减弱；心影狭长呈垂位心型。

（2）**阻塞性肺不张**　因阻塞部位不同，X 线表现也不同。其共同的特征是阻塞远端的肺组织体积缩小，密度增高，周围结构呈向心性移位，邻近肺组织可出现代偿性肺气肿。

2. **肺部病变**

（1）**渗出和实变**　急性炎症在肺实质内表现为渗出。X 线表现为密度略高、较均匀的小片云絮状影，边缘模糊，病变进展时则为大片实变影像，在大片实变区中可见管状透亮的支气管分支影，称支气管气像。常见于各种急性肺炎、渗出性肺结核、肺出血和肺水肿等。

（2）**钙化**　呈高密度、边缘锐利、形状不一的斑点状、团块状或球形影。多见于肺或淋巴结干酪性结核病灶的愈合阶段，某些肺内肿瘤组织或囊肿壁也可发生钙化。

（3）**结节和肿块**　肺内球形病灶，直径≤3cm 者称为结节，直径 >3cm 者称为肿块。肺内良性肿瘤及恶性肿瘤均以形成结节或肿块为特征，依据病灶的大小、形态、密度、有无空洞或钙化、周边肺野的改变等可大致区分为良性肿瘤或恶性肿瘤。

（4）**空洞与空腔**　空洞为肺内病变组织发生坏死、液化后经引流支气管排出并吸入气体后形成。空洞内坏死缓慢液化可形成液平面，多见于肺脓肿。空腔为肺内生理性腔隙病理性扩大，如肺大泡、肺囊肿及肺气囊等均属空腔。

3. **胸膜病变**

（1）**胸腔积液**　少量胸腔积液时液体最先积累在后肋膈角，正位胸片难以发现。当积液量达约300ml 以上，X 线表现为患侧肋膈角变钝、变平；液体量增多，表现为患侧中下肺野呈均匀致密影，其上缘呈外高内低的弧线影；大量积液时，同侧肋间隙增宽，横膈下降，纵隔向健侧移位。

（2）**气胸与液气胸**　气胸是指空气进入胸腔，使原有负压消失，肺组织被压向肺门，被压缩的肺与胸壁间出现无肺纹理的透亮区。胸腔内液体和气体并存为液气胸。明显的液气胸立位检查时可见横贯胸腔的液面，液面上方为空气和压缩的肺。气体较少时，则只见液面而不易看到气腔。

（三）常见疾病的 X 线表现

1. **大叶性肺炎**　早期，即充血期，X 线可无阳性发现，或仅表现为病变区肺纹理增多，透亮度略低。实变期表现为密度均匀的致密影，病变累及肺段表现为片状或三角形致密影，边缘清楚或模糊（图

9 - 2）。由于实变的肺组织与含气的支气管相衬托，有时在实变的肺组织中可见透明的支气管影，即支气管气像。消散期表现为高密度致密影中出现散在、大小不等、分布不规则的密度减低区。

2. 支气管肺炎 又称小叶性肺炎，是发生在细支气管及肺小叶的炎症性改变。X线表现为两肺中下野的内中带肺纹理增多、增粗且模糊，并可见沿肺纹理分布的斑片状模糊致密影，密度不均；病灶可融合表现为大片状模糊阴影。

3. 肺结核 基本病理变化为渗出、增殖与变质。机体免疫力和细菌致病力直接影响病变的性质和转归。

（1）原发性肺结核（Ⅰ型） 为初次感染所发生的结核。多见于儿童及青少年。X线表现为原发综合征和胸内淋巴结结核。①原发浸润灶：肺实质内的急性渗出性炎症性改变，X线表现为大小不一的斑片状阴影，多位于中上肺野，其周边较淡而模糊。②淋巴管炎：原发病灶内的结核杆菌经淋巴管向局部淋巴结蔓延，引起结核性淋巴管炎，X线表现为走向肺门的索条状致密影。③肺门和纵隔淋巴结肿大：X线表现为肺门增大或纵隔淋巴结突向肺野。肺部原发浸润灶、淋巴管炎和肿大的肺门淋巴结连接在一起，形成哑铃状，称为原发综合征（图9 - 3）。

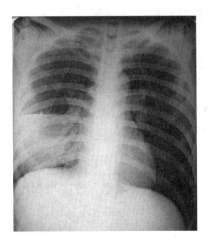

图9 - 2　右肺中叶大叶性肺炎

（2）血行播散型肺结核（Ⅱ型） 根据结核杆菌进入血循环的途径、数量、次数以及机体反应，可分为急性粟粒型肺结核（图9 - 4）、亚急性或慢性血行播散型肺结核。急性粟粒型肺结核X线征象为两肺野出现分布均匀、大小一致（1.5～2mm）、密度相同的粟粒病灶，正常肺纹理不能显示。亚急性或慢性血行播散型肺结核病灶多以增殖为主，X线表现为两肺中上野分布不均、大小不等、密度不同的病灶。

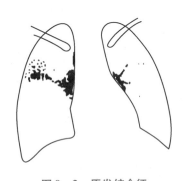

图9 - 3　原发综合征

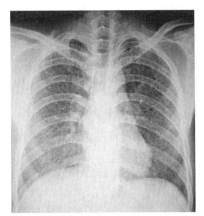

图9 - 4　急性粟粒型肺结核

（3）继发性肺结核（Ⅲ型） 为成年结核中最常见的类型。X线表现多种多样。多在锁骨上、下区或下叶背段出现中心密度较高而边缘模糊的致密影或小片云絮状影，病灶范围可呈现肺段或肺叶性浸润（图9 - 5）。病变发展过程较为复杂，可有渗出、增殖、播散、纤维和空洞等多种性质的病灶同时存在。可出现结核球和干酪性肺炎。

（4）结核性胸膜炎（Ⅳ型） 多见于儿童与青少年。病变可单独发生，亦可与肺结核同时出现。X线表现为胸腔积液或胸膜增厚、粘连和钙化。

4. 原发性支气管肺癌 起源于支气管上皮、腺体、细支气管或肺泡上皮。其发病率有逐年增长的趋势。根据肺癌的发生部位可将其分为3类：①中心型肺癌，系发生于肺段以上支气管的肺癌；②周围型肺癌，系发生于肺段以下支气管直到细支气管以上的肺癌；③细支气管肺泡癌，系发生于细支气管或肺泡上皮的肺癌。

（1）中心型肺癌 多见于鳞癌，其次为小细胞癌和腺癌。X线表现为肺门影增大或肺门区肿块阴影为其直接征象，同时可出现阻塞性肺气肿、阻塞性肺不张、阻塞性肺炎等间接征象（图9-6）。发生于右上叶支气管的肺癌，肺门部的包块和右肺上叶不张组成的致密影可形成横行的"S"状的下缘。

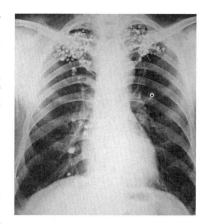

图9-5 继发性肺结核

（2）周围型肺癌 多见于腺癌，其次为鳞癌或腺鳞癌。X表现为肺内密度较高、轮廓模糊的结节状或球形肿块影，边缘毛糙，可见分叶、短细毛刺及癌性空洞形成（图9-7）。

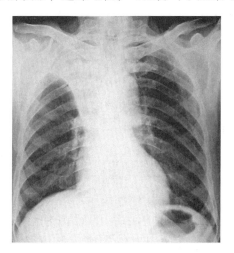

图9-6 中心型肺癌

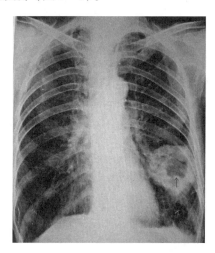

图9-7 周围型肺癌

四、循环系统 X 线检查

（一）正常心脏、大血管的 X 线表现

后前位（图9-8）有左右两个边缘，心右缘分上下两段，上段略平直，为上腔静脉与升主动脉复合投影；下段由右心房所组成。心左缘可分为三段，上段为主动脉结，呈半球形突出，由主动脉弓与降主动脉起始部所构成；中段为肺动脉段，此段弧度最小，可稍平直或稍凹陷，主要由肺动脉主干构成；下段为左心室，此段最长，呈明显的弧形突出影，由左心室构成。左心室的下部形成心尖，向左下方突出。

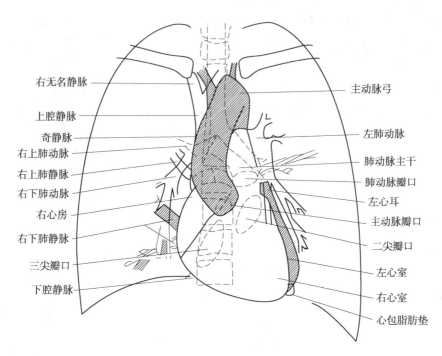

图9-8 胸部后前位示意图

右无名静脉
上腔静脉
奇静脉
右上肺动脉
右上肺静脉
右下肺动脉
右心房
右下肺静脉
三尖瓣口
下腔静脉

主动脉弓
左肺动脉
肺动脉主干
肺动脉瓣口
左心耳
主动脉瓣口
二尖瓣口
左心室
右心室
心包脂肪垫

（二）常见疾病 X 线表现

1. 冠状动脉硬化性心脏病　X 线平片上冠状动脉钙化表现为两条平行线状影，与血管外径一致，其切面呈小环状钙化影。冠状动脉造影，目前是冠心病诊断的金标准。病变段有狭窄或闭塞，管腔不规则或有瘤样扩张。侧支循环形成发生于较大分支的严重狭窄或阻塞。

2. 风湿性心瓣膜病　是常见的器质性心脏病之一。各瓣膜病变中以二尖瓣病变最多见。二尖瓣狭窄时，X 线表现为：心脏呈二尖瓣型；左心房和右心室增大，伴有三尖瓣关闭不全时右心房亦有增大；左心室及主动脉结缩小；肺淤血和间质性肺水肿。

3. 肺源性心脏病　是由长期肺部原发病变或严重胸廓畸形所引起的心脏病。X 线表现为：①肺部慢性病变，常见慢性支气管炎、广泛肺组织纤维化及肺气肿表现；②肺动脉高压表现，常出现在心影形态改变之前，表现为肺动脉段凸出，右下肺动脉主干超过 15mm；③右心室增大以肥厚为主，心影不大，心胸比率不大。

4. 高血压性心脏病　指由于长期动脉血压过高引起的心脏病。早期 X 线无心脏形态的变化；长期血压增高可使左心室肥厚，心腰凹陷，主动脉增宽延长，心脏呈主动脉型。左心衰竭时，心影可明显增大。

5. 心包疾病　心包积液在300ml 以下者，心影大小和形态可无明显改变。中等量积液从心包腔最下部分向两侧扩展，心影普遍增大，正常弧度消失，呈烧瓶状至球状，上纵隔影变短变宽，心尖搏动减弱或消失，主动脉搏动正常，肺纹理正常或减少，左心衰时出现肺淤血。

五、消化系统 X 线检查

由于消化系统的器官缺乏天然对比，普通检查不能显示各消化器官，必须借助人工对比，才能显示其形态及解剖关系等。因此，造影检查是胃肠道 X 线检查最常用的方法。

（一）正常胃肠道的 X 线钡剂造影表现

1. 食管　口服钡剂后正位见食管位于中线偏左，轮廓光整，管壁柔软，食管充盈时宽度为 2～3cm。

食管的黏膜皱襞影为数条纵行纤细且相互平行的条纹影，经过贲门与胃小弯的黏膜皱襞相连续。

2. 胃的位置和形状　胃的形状常分为牛角形胃、鱼钩型胃、长型胃及瀑布胃。正常胃底部的黏膜皱襞粗而弯曲呈不规则网状；胃体部黏膜皱襞为纵行条纹影，胃小弯平行整齐，向大弯处逐渐变粗为横行或斜行而呈锯齿状；胃窦部黏膜皱襞为胃体小弯侧黏膜皱襞的延续，可斜行或与胃小弯平行。

3. 十二指肠　分为球部、降部、水平部和升部。球部呈轮廓光滑整齐的等腰三角形或圆锥形，黏膜皱襞呈纵行条纹，降部以下黏膜皱襞呈羽毛状影。

4. 空肠与回肠　空、回肠之间无明显分界。空肠主要位于左上、中腹部，黏膜皱襞较密集，呈环状条纹或羽毛状影。回肠位于右中、下腹和盆腔，黏膜皱襞少而浅。

5. 结肠　充盈时可见大致对称的结肠袋，降结肠以下黏膜皱襞稀少，以纵行为主。

（二）基本病变的 X 线钡剂造影表现

1. 龛影（niche sign）　指消化道管壁局限性溃疡形成的凹陷为钡剂充盈，在切线位投照时呈局限性突出于轮廓之外的钡斑影像。

2. 充盈缺损（filling defect）　指钡剂充盈时胃轮廓由于来自胃壁的肿块向腔内突出而造成局部钡剂不能充盈。

（三）常见疾病的 X 线表现

1. 食管静脉曲张　是门脉高压的重要并发症。X 线钡剂造影表现为食管中、下段黏膜皱襞增宽、迂曲，呈蚯蚓状或串珠状充盈缺损，管壁边缘不规则呈锯齿状，管壁柔软且伸缩自如。

2. 食管癌　早期食管癌有黏膜增粗、紊乱，小充盈缺损，钡剂通过缓慢。中晚期黏膜皱襞破坏、中断或消失，代之以癌肿表面杂乱不规则的影像。管腔狭窄，钡餐通过受阻，其上方食管扩张；腔内出现形状不规则、大小不等充盈缺损，可见轮廓不规则且长径与食管的纵轴一致的龛影。

3. 胃、十二指肠溃疡

（1）胃溃疡　其直接征象是龛影，多见于小弯侧，切线位呈边缘光整、密度均匀的乳头状、锥状或其他形状，底部平整或稍不平。其口部有一圈由黏膜水肿所致的透明带，为良性溃疡的特征。轴位像观察龛影呈白色钡点或钡斑，周围黏膜皱襞呈星芒状向龛影口部集中。

（2）十二指肠溃疡　90% 位于球部，直接征象为龛影。由于十二指肠球部腔小壁薄，发生溃疡后容易变形，表现为"山"字形、花瓣形或管状等，此时龛影常不易显示。间接 X 线征象有激惹现象（表现为钡剂不在球部停留，迅速通过）、幽门痉挛、胃分泌增多和胃张力及蠕动方面改变等。

4. 胃癌　可以发生在胃的任何部位，但以胃窦部和胃小弯最为常见。中晚期 X 线造影表现为局部扁平的充盈缺损，形状不规则；胃腔狭窄、胃壁僵硬；龛影边缘不整，位于胃腔轮廓内，多呈半月形；黏膜皱襞破坏、中断、消失。

5. 结肠癌　好发于直肠和乙状结肠。X 线造影表现为充盈缺损，大小不等结节样。肠管不规则狭窄，可偏于一侧或形成环状狭窄。龛影形状不规则，边缘有尖角，周围常有不同程度充盈缺损，管壁僵硬，蠕动消失或结肠袋消失。

六、泌尿系统 X 线检查

泌尿系统由肾、输尿管、膀胱和尿道组成，均属于软组织密度，X 线检查多需造影才能显示。

（一）正常泌尿系统的 X 线表现

1. 肾　腹部平片上，于脊柱两旁可显示肾脏轮廓，密度均匀，边缘光滑。长为 12～13cm，宽为5～6cm，其上缘约在第 12 胸椎，下缘位于第 3 腰椎下缘水平。左肾略高于右肾。

2. 输尿管 全长约 25cm，上接肾盂，下连膀胱。有 3 个生理狭窄，即肾盂输尿管连接处、越过骨盆边缘处和进入膀胱处。

3. 膀胱 膀胱的正常容量为 350～500ml，充盈满意的膀胱呈圆形或卵圆形，横置于耻骨联合上方，其下缘多与耻骨上缘相平。造影时密度均匀，轮廓光整。

（二）常见疾病的 X 线表现

1. 泌尿系统结石 可发生于肾至尿道的任何部位。不同成分组成的结石其密度、含钙量和形态也不相同。X 线平片检查时，能够显影的尿路结石称为阳性结石，约占 90%；不能显影的结石称为阴性结石。前者含钙质，密度高，平片即可显影；后者平片不能显影，需要行尿路造影或 CT 检查进行确诊。

（1）肾结石 在泌尿系统结石中居首位，多数为阳性结石，单个或多个。平片显示肾区内圆形、卵圆形、鹿角状或桑葚状密度增高阴影，结石的密度均匀一致，分层或浓淡相同。

（2）输尿管结石 多由肾结石下移而来，且易停留在生理狭窄处。X 线平片阳性结石呈圆形或卵圆形致密影，边缘多毛糙不整。结石上方输尿管及肾盂肾盏有不同程度扩张积水。

（3）膀胱结石 多为阳性结石，可原发于膀胱或由上尿道结石下降而成。表现为耻骨联合上方圆形、横置卵圆形致密影，边缘光滑或毛糙，密度均匀、不均或分层。

2. 泌尿系统肿瘤

（1）肾癌 腹部平片可见肾影增大，呈分叶状或局限性隆凸。X 线造影可见由于肿瘤的压迫，使肾盏伸长、狭窄、变形或闭塞，肾盏也可互相分离与移位，造成"手握球"样改变。肿瘤的侵蚀和压迫，可使肾盏边缘不整齐或出现充盈缺损（图 9 - 9）。目前肾癌的影像学诊断主要依靠超声和 CT 检查。

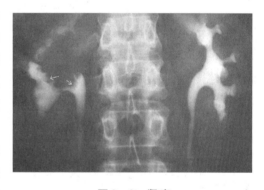

图 9 - 9 肾癌

（2）膀胱癌 易发生在 40 岁以上男性。多为乳头状癌，好发于膀胱三角区和两侧壁，可单发或多发。膀胱造影显示自膀胱壁向腔内凸出的大小不同的结节状或菜花样充盈缺损。

七、骨与关节系统 X 线检查

骨与关节的疾病种类繁多而复杂，X 线能反映这些疾病的部位及某些病理变化，应用相当普遍。

（一）正常骨的 X 线表现

骨在人体组织结构中密度最高，X 线片上呈高密度影。软骨未钙化时，X 线上不显影。骨质按其结构分为密质骨和松质骨两种。密质骨 X 线片为均匀高密度影，松质骨 X 线片为密度低于密质骨的网状致密影。

1. 长骨 小儿长骨分为骨干、干骺端、骨骺和骺板四部分，主要特点是有骺软骨，且未完全骨化（图 9 - 10）。成人长骨的外形与小儿长骨相似，但骨骺与干骺端愈合，骨骺线消失，骨发育完全，只有骨干和骨端两部分。骨端有一薄层壳状骨板为骨性关节面，表面光整。其外方覆盖一层软骨，即关节软骨，X 线片上不显影。

2. 四肢关节 包括骨端、关节软骨、关节腔和关节囊。后三者不能显示，骨端的骨性关节面由密质骨构成，边缘光滑整齐。骨端的骨性关节面间呈半透明间隙，称为关节间隙。

3. 脊柱 由脊椎和其间的椎间盘组成。正位片上，椎体呈长方形，从上而下依次增大，主要由松质骨构成，周围为一层均匀致密的骨皮质，边缘光整。椎间盘位于相邻椎体之间，为软组织密度，呈宽度均匀的横行带状透明影。椎体后缘与椎弓围成椎管，脊髓由此通过，在椎体后方呈纵行的半透明区。相邻椎弓、椎体、关节突及椎间盘构成椎间孔，呈类圆形半透明影（图 9 – 11）。在侧位片上成人脊柱有四个弯曲，即颈椎前突、胸椎后突、腰椎前突、骶骨及尾骨明显后突。

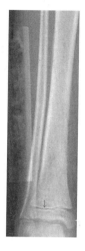

图 9 – 10　小儿长骨

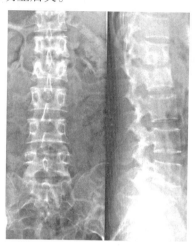

图 9 – 11　腰椎正侧位片

（二）基本病变的 X 线表现

1. 骨质疏松　指一定单位体积内正常钙化的骨组织减少，即骨组织的有机成分和钙盐含量都减少，但两者比例正常。X 线主要表现为骨密度降低。在长骨见松质骨中骨小梁变细、减少，间隙增宽，骨髓腔增宽，骨皮质出现分层和变薄现象。多见于老年人、代谢或内分泌障碍、骨折后、感染和恶性肿瘤等。

2. 骨质软化　指一定单位体积内骨组织有机成分正常，而矿物质含量减少。X 线主要表现为骨密度降低，与骨质疏松不同的是骨小梁和骨皮质边缘粗糙、模糊。多见于维生素 D 缺乏性佝偻病和骨质软化症。

3. 骨质破坏　指局部正常骨组织被病理组织所代替，形成局部骨组织缺失。X 线表现为片状或斑片状局限性密度降低区，边界可清楚光整、模糊或毛糙。

4. 骨质增生硬化　指一定单位体积内骨量增多。X 线表现为骨质密度增高，骨小梁增粗、密集，骨皮质增厚、致密，骨髓腔变窄或消失，或骨骼粗大、变形。可见于慢性炎症、外伤、骨折、骨肿瘤、甲状旁腺功能低下等。

5. 骨膜增生　又称骨膜反应，系因骨膜受炎症、外伤、肿瘤等病理因素刺激，骨膜内层成骨细胞活动增加引起的骨质增生。X 线表现为一段长短不一与骨皮质平行的细线状致密影，由于新生骨小梁排列形式不同而呈线状、层状、针状、花边状、放射状、葱皮样。

（三）常见疾病的 X 线表现

1. 骨关节外伤

（1）长骨骨折　指骨的完整性和连续性中断。X 线上呈局部不规则的透明线，称骨折线（图 9 – 12），于骨皮质显示清楚整齐，在松质骨则表现为骨小梁中断、扭曲、错位。严重骨折时骨骼常弯曲变形。嵌入性或压缩性骨折时骨小梁紊乱，甚至因骨密度增高而看不见骨折线。

（2）脊椎骨折　椎体压缩密度增加，正位片常见椎体变扁，侧位片见椎体压缩成前窄后宽楔形（图 9 – 13）。椎体中央可见横行不规则线状致密带，病变处上下椎间隙多正常。严重时常并发脊椎后突移位、错位压迫脊髓，也可伴有棘突或横突等骨折。

（3）关节脱位　外伤性关节脱位多发生在活动范围大、关节囊和周围韧带不坚实、结构不稳定的关节。以肩、肘和髋关节多见。表现为组成关节的两个骨端失去正常的相对位置（图9-14），严重者并发骨折或骨骺分离。

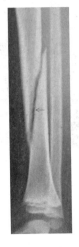　　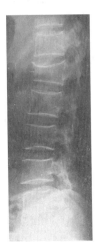　　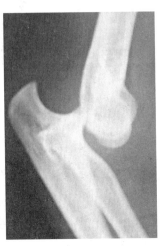

图9-12　胫骨骨折　　　　　　图9-13　腰椎压缩骨折　　　　　　图9-14　肘关节脱位

2. 骨肿瘤

（1）骨软骨瘤　好发于长骨两端，是常见的良性骨肿瘤。X线表现为自长骨骨端一侧向外生长的骨性突起，常背向关节生长，肿瘤以细蒂或广基与母体骨相连，瘤体内为松质骨，外缘为一层薄的骨皮质，顶部覆盖一层软骨，不钙化者不显影。软骨钙化则呈不规则斑片状致密影。

（2）骨巨细胞瘤　好发于四肢长骨，X线表现多为偏心性、膨胀性骨质破坏，边界清楚。骨皮质变薄，可呈一薄层骨壳，其内可见纤细骨嵴，呈大小不等的分房状或皂泡状影。肿瘤周围多无骨膜增生，因骨皮质变薄，易发生病理性骨折。肿瘤破坏区骨壳不完整，于周围软组织中出现肿块影者表示肿块生长活跃，即为恶性骨巨细胞瘤。

（3）骨肉瘤　是最常见的原发性恶性骨肿瘤。多见于青年，男性较多，好发于股骨下端、胫骨上端和肱骨上端。干骺端为好发部位。病变进展迅速。X线表现主要为不规则骨质破坏和增生；骨皮质破坏、不同形式（平行、层状或放射针状等）骨膜增生及 Codman 三角形成；软组织肿块；可见针状肿瘤骨及棉絮状肿瘤新生骨形成。

第二节　CT 检查

PPT

一、概述

CT 是计算机体层成像（computed tomography）的简称。是利用 X 线束对人体选定层面进行扫描取得信息，经计算机处理而获得的重建图像，其密度分辨率明显优于普通 X 线图像，可提高病变的检出率和诊断的准确率。

（一）CT 成像的基本原理

用 X 线束对人体某一部位一定厚度的层面进行扫描，由探测器接收透过该层面的 X 线转变为可见光后，由光电转换器转变为电信号，再经模拟/数字转换器转为数字，输入计算机处理，从而得到该层面各单位容积的 CT 值。扫描所得信息经计算、数字/模拟转换器转换，最终得到该层的 CT 横断图像。

图像可用多幅照相机摄于胶片上，供读片、存档和会诊用。

🌐 **知识链接**

CT 值

CT 值是测定人体某一局部组织或器官密度大小的一种计量单位，通常称亨氏单位（Hounsfield unit，Hu）。CT 值不是一个绝对值，而是以水为标准，其他组织与水比较的相对值。将水的 CT 值定为 0Hu，人体中骨皮质线吸收系数最高，CT 值定为 +1000Hu，气体密度最低，定为 –1000Hu，人体密度不同的各组织 CT 值则居于 –1000Hu 到 +1000Hu 的 2000 分度之间。

（二）CT 设备

CT 设备包括 3 部分：①扫描部分，由 X 线管、探测器和扫描架组成；②计算机系统，将扫描收集到的信息数据进行处理、存储及图像重建；③图像显示和存贮系统，将经计算机处理、重建的图像显示在显示器上或存储于光盘或磁盘中。

（三）CT 图像的特点

CT 图像是断面图像。与 X 线图像一样，密度高的组织为白影，密度低的组织为黑影。CT 有较高的密度分辨率，其 X 线吸收系数的测量精确度可达 0.5%，能分辨密度差异较小的组织，如人体软组织之间的密度差别虽小，但也能形成对比，在良好的解剖图像上显示出病变的图像。CT 图像可将组织对 X 线的吸收换算成 CT 值，说明其密度高低的程度。CT 图像为某一部位多个连续的横断面图像，通过图像后处理技术，还可重建成冠状、矢状或三维图像。

🌐 **知识链接**

窗口技术

窗口技术是数字图像所特有的一种显示技术，它利用一副图像可用不同的灰度差别在监视器上显示这一优势，来分别观察不同组织差别。窗口技术涉及窗位和窗宽两个基本概念。窗宽（window width）是指 CT 图像上 16 个灰阶里所包含的 CT 值范围，窗位（window level）是窗的中心位置。人体内密度不同的组织的 CT 值位于 2000 个分度之间，如果 CT 图像用 2000 个灰阶来表示，图像层次非常丰富，但人眼一般仅能分辨 16 个灰度等级，如将 2000 个分度划分为 16 个灰阶，每个灰阶的 CT 值为 2000/16 = 125Hu，即相邻两组织 CT 值相差 125Hu 时，人眼才能分辨。窗宽所包括的 CT 值范围内的组织，可以用不同的模拟灰阶来表示，CT 值范围以外的组织，则没有灰度差别，无法显示。窗位是以计划观察组织的 CT 值为中心，又称窗中心。同样的窗宽，由于窗位不同，其包含的 CT 值范围不同。

（四）CT 检查技术

1. 平扫　指不用对比增强或造影的普通扫描。CT 检查时一般先做平扫。

2. 增强扫描　是经静脉注入水溶性有机碘对比剂后再行扫描的方法。增强扫描后，血供丰富的器官或病变组织与缺乏血供的组织内碘的浓度形成密度差，可使病变显示得更为清楚。增强扫描使用的碘对比剂包括离子型和非离子型两大类。注射方法有：①静脉团注法，即以 2～4ml/s 的流速注入对比剂 50～100ml，注射完立即扫描。其特点是血管增强效果明显，但消失也快。②快速静脉滴注法，即快速静脉滴注对比剂 100～180ml，滴注 50ml 后开始扫描。其特点是血管内对比剂浓度维持时间较长，但血管增强效果不如团注法。③静脉注射 – 滴注法，是指两种方法同时使用，即先以静脉团注法注入半量对比剂，剩余半量采取快速静脉滴注，边滴注边扫描，血管增强效果有所改善。

3. 造影扫描 是先做器官和组织结构造影，再行扫描的方法。如行腰椎穿刺将非离子型对比剂注入蛛网膜下隙，让患者适当翻转后，行脊髓 CT 扫描，可清楚观察椎管内的解剖结构，有利于脊髓病变和椎管内病变的发现和定位。

二、CT 检查前的准备

1. 扫描前应详细询问病史，复查患者携带的有关影像学资料和实验室检查结果，以供扫描时定位及诊断时参考。

2. 做 CT 检查时患者应更衣、换鞋，防止将灰尘带入机房。

3. 对患者做好耐心的解释工作，以消除其顾虑和紧张情绪。

4. 认真检查并除去检查部位的金属饰物和异物，如发卡、耳环、项链、金属拉链、义齿等，防止产生伪影。

5. 对胸、腹部扫描的患者，要做好呼吸训练；腹部检查前 4 小时禁食，扫描前一周不服用含金属的药物，不做钡剂胃肠造影。

6. 检查时保持体位不动，配合检查进行平静呼吸、屏气。喉部扫描时嘱患者不做吞咽动作；眼部扫描时嘱患者双眼保持不动；儿童或不合作的患者，采取镇静措施后方可进行。

7. 需做增强扫描的患者，扫描前 4 小时禁食。预先做碘过敏试验，试验阴性者请患者或其家属在使用碘对比剂合同书上签名。CT 室应准备氧气、吸痰器及抢救药品、器械等。

8. 妊娠妇女、情绪不稳定或急性持续性痉挛者不宜做 CT 检查。危重患者，需在医护人员监护下进行检查。

三、CT 检查的适用范围

1. 中枢神经系统疾病 CT 的诊断价值较高，应用普遍。对颅内肿瘤、脑血管病、颅脑外伤、脑先天性畸形以及椎管内肿瘤、脊柱结核等疾病诊断较为可靠。脑血流灌注成像，对缺血性脑梗死的早期诊断具有一定的优越性；CTA（CT 血管造影）可以获得比较精细和清晰的脑血管三维图像。

2. 头颈部疾病 对眶内占位性病变、早期鼻窦癌、中耳小胆脂瘤、听骨破坏与脱位、耳先天发育异常以及鼻咽癌的早期发现等 CT 检查均有一定价值。

3. 胸部疾病 对肺癌及纵隔肿瘤的诊断很有帮助；肺内间质、实质的病变，胸壁、胸膜、膈的病变均可清楚地显示；尤其是对平片较难显示的部位，如与心、大血管重叠病变部位的显示更具有优越性。

4. 心脏大血管疾病 主要用于心包病变的诊断、观察冠状动脉和心瓣膜钙化、大血管壁钙化及动脉瘤改变等。

5. 腹部及盆腔疾病 CT 检查主要用于肝、胆、胰、腹膜腔、腹膜后间隙以及泌尿生殖系统疾病的诊断，尤其是占位性病变、炎症性和外伤性病变等。也可观察胃肠病变向腔外侵犯或远处转移等。

6. 骨与关节疾病 多数情况可通过简便、经济的常规 X 线检查确诊，因此使用 CT 检查相对较少。

四、中枢神经系统 CT 检查

（一）正常 CT 表现

1. 脑 CT 横断面图像 ①脑桥层面：可见脑组织结构垂体、第四脑室。本层面重点观察垂体和后颅凹结构。②中脑层面：可见鞍上池呈六角星或五角星形低密度区，增强 CT 扫描尚可见脑底动脉环在池内的分布情形。鞍上池后方、环池和四叠体池包绕部分即为中脑。③丘脑层面：除显示内囊、基底节和丘脑区外，同时观察第三脑室后部松果体区（图 9 - 15）。

2. 脊髓横断面图像 常规要了解 3 个标准层面图像特征，即通过椎弓根、椎间孔和椎间盘的扫描层面。①椎弓根层面：由椎体、椎弓根、椎弓板和棘突围成一完整的骨环称为椎管。正常椎管前后径为 16 ~ 17mm，下限为 11.5mm；横径为 20 ~ 24mm，下限为 16mm。②椎间孔层面：可见椎间孔呈裂隙状位于椎管前外侧，脊神经根呈圆形或卵圆形，硬膜囊内含脊髓，二者平扫常不能区分。颈髓的前后径为 5 ~ 7mm，横径为 7 ~ 9mm。③椎间盘层面：椎间盘呈软组织密度影，其后方可见脊髓小关节及其关节面。

（二）常见疾病的 CT 表现

1. 脑外伤 CT 可直接显示血肿和脑挫裂伤，明确其部位、范围。CT 检查安全迅速，已成为脑外伤首选的检查方法。

（1）颅内血肿 在急性期表现为均匀的高密度灶；亚急性期多为高或混杂密度或等密度区；慢性期血肿为混杂、等或低密度区。CT 除能确定其位置、大小及范围外，还可明确有无并发其他的脑损伤。①急性硬膜外血肿：表现为颅骨内板下方局限性梭形、均匀高密度区，与脑表面界限清楚（图 9 - 16），常有轻度占位表现。②急性硬膜下血肿：表现为颅骨内板下方新月形、范围广泛的均匀高密度区，占位效应明显，脑室、中线结构向对侧移位。③急性脑内血肿：表现为脑内圆形或不规则形均匀高密度区，轮廓清楚，周围有脑水肿。如血液破入脑室或蛛网膜下隙，则积血处呈高密度影。

（2）脑挫裂伤 表现为大片低密度的脑水肿区中有多发高密度小出血灶，边界清楚，同侧脑室常受压变窄和移位。单纯脑挫伤只表现为低密度的脑水肿，边界清楚。

2. 脑梗死 缺血性脑梗死脑血管闭塞后 24 小时内，CT 可无阳性发现。24 小时以后则出现低的或混杂密度区，同时累及髓质和皮质，多为楔形或不规则形，边缘不清。常

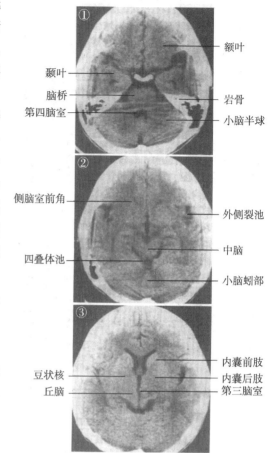

图 9 - 15 脑 CT 横断面图像

①额叶 颞叶 脑桥 第四脑室 岩骨 小脑半球

②侧脑室前角 外侧裂池 中脑 四叠体池 小脑蚓部

③豆状核 丘脑 内囊前肢 内囊后肢 第三脑室

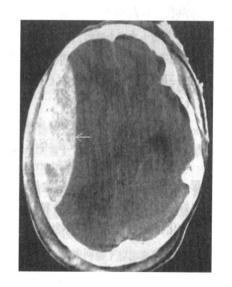

图 9 - 16 急性硬膜外血肿

有脑水肿和占位表现，1 ~ 2 周后边缘变清楚，2 ~ 3 周后病灶变成等密度，4 ~ 6 周则变为边缘清楚、近似脑脊液密度的囊腔（图 9 - 17）。出血性脑梗死表现为大片低密度区内出现点片状高密度影；腔隙性脑梗死表现为直径小于 1.5cm 的边缘清楚的低密度灶。

3. 脑出血 CT 可反映血肿形成、吸收和囊变的演变过程。血肿好发于基底节区和丘脑。新鲜血肿

为边缘清楚、密度均匀的高密度区（图9-18）。2~3天后血肿周围出现水肿带，约1周后，血肿从周边开始吸收，高密度灶向心性缩小，边缘不清，周围低密度带增宽。约于4周后则变成低密度灶。2个月后则成为近似于脑脊液密度的边缘整齐的低密度囊腔。

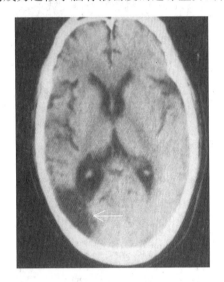

图9-17　缺血性脑梗死

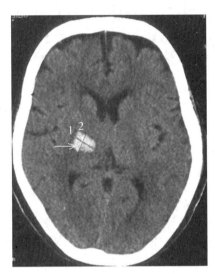

图9-18　脑出血

4. 脑脓肿　CT不仅能确定脓肿的有无及其位置、大小和数目等，还可引导进行手术引流，并观察脓肿的演变。病变多发生在灰白质交界处，早期表现为边缘不清的低密度区及占位征象。脓肿形成后，则呈边缘密度高、中心密度低的病灶，周围有广泛水肿。增强扫描可见脓肿壁呈薄的均匀一致的环形增强影，为脓肿壁上毛细血管充血和血脑屏障破坏所致。脓肿由急性转为慢性的过程中，脓肿壁越来越清楚，周围水肿带变窄，最后完全消失。

5. 脑肿瘤　常见脑肿瘤多有典型的CT表现，CT可确定有无肿瘤，可根据瘤体和瘤周的表现进行定位和定性诊断。常见脑瘤有脑膜瘤、星形细胞瘤、垂体瘤、听神经瘤以及转移瘤等。

（1）脑膜瘤　平扫多表现为等密度或高密度病灶，边界清楚，密度均匀，球形或分叶状，且与颅骨、小脑镰或小脑幕相连，病灶有增强，可有钙化。

（2）星形细胞瘤　按肿瘤分化程度分为四级。Ⅰ级肿瘤多见低密度病灶，边缘清晰，占位效应轻，增强扫描见病变无或轻度强化；Ⅱ~Ⅳ级肿瘤多呈高、低或混杂密度，可有斑点状钙化和瘤内出血，肿瘤形态不规则，分界不清，瘤周水肿明显，占位效应明显。增强扫描多呈不规则环形壁结节强化，有的呈不均匀强化。

（3）转移瘤　多在灰白质交界处，呈低、高或混杂密度病灶，多伴有明显水肿。增强检查，可出现环状强化或均匀强化。多发性病灶对诊断意义较大。

6. 脊柱和脊髓疾病　①椎间盘膨出：CT表现为椎间盘边缘匀称而弥漫膨隆并超出椎体骨板（图9-19），椎体边缘常见于骨质增生，有时可见椎间盘内含气体（真空现象）。②椎间盘突出：CT表现为突出于椎管或椎间孔内的软组织块影，与椎间盘相连或游离于椎管内（图9-20）；硬膜囊受压变形；硬膜外脂肪层变薄或消失；脊神经根增粗或消失；椎间盘性变性显示或变扁变形，向周围膨出或出现气体。

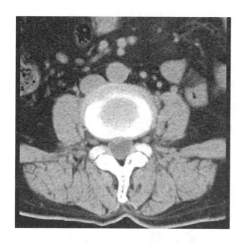

图 9 - 19　椎间盘膨出

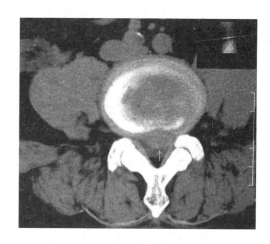

图 9 - 20　椎间盘突出

五、呼吸系统 CT 检查

对胸部疾病的诊断，CT 检查日益显示出其优越性。CT 对平片检查较难显示的部分，如同心脏、大血管重叠病变部位的显示，更具有优越性。对胸膜、膈、胸壁病变，也可清楚显示。还可以显示冠状动脉和心瓣膜的钙化、大血管壁的钙化等。并可通过采用增强扫描以明确纵隔和肺门有无肿块或淋巴结增大，支气管有无狭窄或阻塞，对纵隔肿瘤、淋巴结结核、中心型肺癌等诊断，均很有帮助。肺内间质、实质性病变也可以得到较好的显示。

（一）正常 CT 表现

由于构成胸部的组织复杂，包括低密度的含气肺组织、脂肪组织，中等密度的肌肉组织及高密度的骨组织，因而其 CT 值范围宽广。在 CT 图像上胸壁、肺组织及纵隔有较大的密度差别。在一副图像上不可能清楚显示肺野又同时清楚显示纵隔内结构。因此在观察胸部 CT 时至少需要采用两种不同的窗宽和窗位，以便分别观察肺野与纵隔。一种是肺窗，其窗位为 - 400 ~ - 700Hu，窗宽为 1000 ~ 1500Hu，适于观察肺实质；另一种是纵隔窗，其窗位为 30 ~ 60Hu，窗宽为 300 ~ 500Hu，适于观察纵隔内的结构。

1. 纵隔窗　①胸腔入口平面，包括两肺尖及上纵隔。在胸椎前方气管居中线，气管与胸椎间略偏左为食管断面。②胸骨柄平面，该平面相当主动脉弓上水平。气管前方较粗的血管断面为无名动脉，气管左侧为左颈总动脉，其外后方为左锁骨下动脉。③主动脉弓平面，主动脉弓自气管前方沿气管左壁斜向左后方走行。气管的右前方、主动脉的右侧为上腔静脉。气管左后方、主动脉弓右侧为食管。④主肺动脉窗平面，升主动脉在气管的右前方，其右侧为上腔静脉，气管的左后方为降主动脉。奇静脉弓自椎体前方向右绕气管右侧壁向前走行汇入上腔静脉。⑤气管分叉平面，在此平面可见隆突与左、右主支气管。肺动脉干位于左主支气管的左前方，两侧肺动脉呈人字形分叉。⑥左心房平面，在此平面可见脊椎左前方为降主动脉，降主动脉前方为左心房。左心房前方为主动脉根部，其右侧为右心房，其左前方为右心室及流出道（图 9 - 21）。

2. 肺窗　两肺野内可以看到由中心向外围走行的肺纹理，由粗渐细（图 9 - 22）。①气管分叉平面，在此平面可见气管分为两侧主支气管。②右上叶支气管平面，右肺门可见右主支气管、右上叶支气管及其分出的前方段支气管。左肺门可见尖后段支气管的断面。③中间支气管平面，右肺门可见较粗的支气管断面为中间支气管。左肺门可见左主支气管及左上叶支气管。④中叶支气管口平面，在此平面常可见中叶支气管与下叶支气管在同一平面。与中叶支气管口相对可见自下叶支气管向后方分出的背段支气管。⑤心室平面，为肺门下部，在两侧可见形态相似的下肺静脉，在下肺静脉外侧可见 2~3 个较细的基底段支气管的断面。伴随支气管的血管断面为肺段动脉。

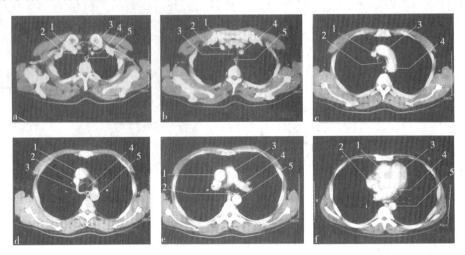

图 9-21　正常胸部 CT 纵隔窗

a. 胸腔入口平面：1. 右锁骨下动脉；2. 气管；3. 颈总动脉；4. 左锁骨下动脉；5. 食管

b. 胸骨柄平面：1. 无名动脉；2. 右头臂静脉；3. 气管；4. 左锁骨下动脉；5. 食管

c. 主动脉弓平面：1. 上腔静脉；2. 气管；3. 主动脉弓；4. 食管

d. 主动脉窗平面：1. 升主动脉；2. 上腔静脉；3. 奇静脉；4. 气管；5. 降主动脉

e. 气管分叉平面：1 升主动脉；2. 食管；3. 主动脉；4. 左主支气管；5. 降主动脉

f. 左心房平面：1. 右心室；2. 右心房；3. 左心室；4. 左心房；5. 降主动脉

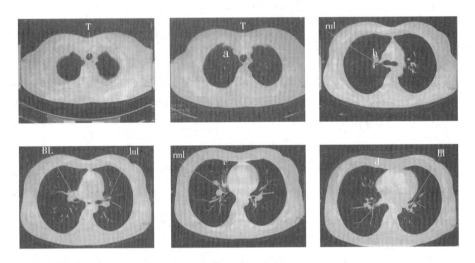

图 9-22　正常胸部 CT 肺窗

（二）常见疾病表现

1. 肺癌

（1）中央型肺癌　①支气管改变：支气管管腔受压或腔内肿瘤生长而变窄，闭塞或移位。支气管壁增厚、管腔狭窄或闭锁。②肺门肿块：表现为分叶状或边缘不规则的肿块，常同时伴有阻塞性肺炎或肺不张。③侵犯纵隔结构：中央型肺癌常直接侵犯纵隔结构，特别是受侵犯的血管可表现为受压移位、管腔变窄或闭塞、管壁不规则等改变。④纵隔肺门淋巴结转移：增强扫描可明确显示肺门、纵隔淋巴结增大的部位、大小及数量。

（2）周围型肺癌　CT 扫描，特别是高分辨率 CT 扫描能提供较 X 线胸片更清晰的图像，有利于显示结节或肿块的边缘、形态、内部结构特点及密度变化等,从而可更明确诊断。如不规则的分叶、细短毛刺和偏心性厚壁空洞等（图 9-23）,更易见到胸膜凹陷征。直径 3cm 以下的肺癌,肿块内可见小圆形及管状低密度影的空泡征或支气管充气征。增强扫描时,肿块呈一过性较明显强化,更有助于肺癌的诊断。另外,增强 CT 对发现肺门、纵隔淋巴结转移更敏感。

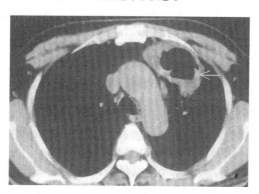

图 9-23　周围型肺癌

2. 支气管扩张症　CT 表现:①柱状性支气管扩张时,当支气管水平走行与 CT 层面平行时可表现为"轨道征";当支气管和 CT 层面呈垂直走行时可表现为"戒指征"。②囊状形支气管扩张时,支气管远端呈囊状膨大,成簇的囊状扩张可形成葡萄串状阴影,合并感染时囊内可出现液平及囊壁增厚。③曲张型支气管扩张时,可表现支气管径呈粗细不均的囊柱状改变,壁不规则,可呈念珠状。④当扩张的支气管腔内充满黏液栓时,表现为柱状或结节状高密度阴影,呈"指状征"改变。

六、肝、胆、脾、胰 CT 检查

（一）正常 CT 表现

1. 肝脏　呈密度均匀的实质性软组织影,CT 值为 50~60Hu,高于脾、胰、肾等脏器。肝门内静脉和肝静脉显示为低密度的管道状或圆形影。肝内动脉分支和正常胆管分支细小,通常平扫和增强都不能见到。

2. 胆囊　位于胆囊窝内,横径为 4cm,囊内含胆汁,其密度低于邻近肝组织,为 5~30Hu。形状呈卵圆形、圆形,边界清楚。正常肝内、外胆管不显影,扩张时才显示。扩张的胆管表现为从肝门向肝内延伸的树枝状低密度影。

3. 脾脏　呈新月状,密度均匀,CT 值低于肝脏,与胰腺近似。大小不超过 5 个肋单元（一个肋骨或肋间隙称为一个肋单元）。

4. 胰腺　CT 可显示胰腺的轮廓、密度、形状和大小。正常胰腺密度均匀,CT 值为 40~50Hu,略低于周围脏器。胰腺形似一卧蚕状,分为头、体和尾三部分。前后径:头部约为 3cm、体部约为 2.5cm、尾部约为 2cm。

（二）常见疾病的 CT 表现

1. 肝硬化　常表现为肝密度不均匀。早期肝增大,晚期肝缩小。肝轮廓凹凸不平呈结节状。肝各叶大小比例失常,常是尾叶与左叶较大而右叶较小。肝门和肝裂增宽。脾增大是诊断肝硬化的重要根据,其外缘前后径超过 5 个肋单元。门脉高压时可见脾门附近出现粗大、迂曲血管影像。病情进展者或伴有腹腔积液,表现为肝轮廓外的新月形水样低密度区。

2. 原发性肝癌　CT 平扫多呈低密度病灶,肿瘤可以是单个或多个结节,也可呈巨块状（图 9-24）。肿瘤边界多不清,少数边界清楚并有包膜。多期增强扫描时,由于肝癌由动脉供血且供血丰富而迅速，动脉期病灶呈明显斑片状、结节状强化；门脉期，正常肝实质强化，肿瘤呈相对低密度；平衡期，肿瘤密度持续减低；整体强化过程呈"快进快出"表现，与肝海绵状血管瘤完全不同。间接征象包括：门静脉内瘤栓，表现为门静脉增粗，密度不均，增强后可见腔内充盈缺损影或门静脉不增强；附近或远处淋巴结增大（转移），腹腔积液或其他脏器转移。

3. 肝囊肿 单纯肝脓肿平扫可见肝内圆形或类圆形、边缘光滑、密度均匀、水样密度的病灶，囊壁薄。增强扫描，无强化（图9-25）。

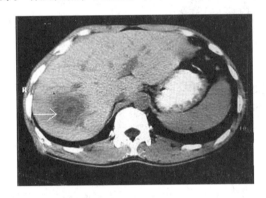

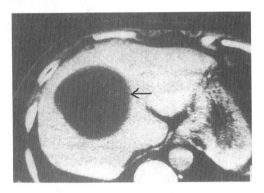

图9-24 肝癌 　　　　　　　　　　　　　　　　图9-25 肝囊肿

4. 胰腺癌 常见的CT表现为胰腺局部或弥漫型增大，边缘不规则，其密度常与胰腺的密度相等，肿块坏死或液化可形成低密度区。增强扫描癌肿多不强化或略强化，而正常胰实质强化明显，从而显示肿瘤呈低密度区。胰头癌常有不同程度的胰管扩张，侵犯或压迫胆总管时，肝内外胆管和胆囊扩张。如主胰管和胆总管同时扩张，则显示"双管征"，此征是胰头癌的重要征象之一。

七、泌尿系统CT检查

（一）正常CT表现

1. 肾脏 在横断面CT图像上，呈边缘清楚、轮廓光滑的圆形或椭圆形软组织影。肾门部内陷，有肾动、静脉和输尿管进出。平扫时，肾实质密度均一，不能分辨皮质与髓质。增强扫描，肾实质密度增高。肾盂与肾盏平扫时为水样密度，增强扫描密度明显增高。

2. 输尿管 平扫呈点状影，增强扫描密度高。

3. 膀胱 CT检查膀胱，需适当充盈，以区分膀胱壁与内腔。膀胱居盆腔前部，大小形状因充盈程度和层面而不同。CT上膀胱壁呈软组织密度，厚度均匀。

（二）常见疾病的CT表现

1. 肾癌 CT是肾癌的主要检查方法。平扫可见密度略低于或等于肾实质的肿块（图9-26），有时为略高密度。肿瘤边缘光滑或不整，与肾实质分界不清，可突出于肾外。肿瘤内部坏死或囊变为低密度区，钙化与出血则为高密度区。增强扫描，大多数肿瘤呈快进快出的强化表现。

2. 膀胱癌 可见由膀胱壁突入膀胱腔内的结节状或菜花状软组织肿块，肿瘤的壁内浸润，表现为局部不规则增厚。增强扫描见癌肿明显强化，邻近组织的浸润和淋巴结转移。

3. 肾囊肿与多囊肾 单纯肾囊肿平扫可见肾包膜内圆形或类圆形、边缘光滑、密度均匀、水样密度的病灶，囊壁薄，与正常肾实质分界清楚（图9-27）。增强扫描，无强化。多囊肾平扫可见两肾增大，呈分叶状外形，内有多个囊肿，大小不等，壁薄。

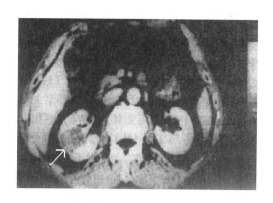

图 9-26　肾癌

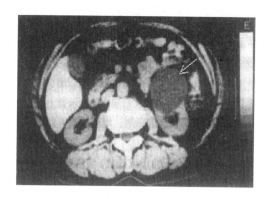

图 9-27　肾囊肿

4. 泌尿系结石

（1）肾结石　CT 表现为圆形、卵圆形、桑椹状、鹿角状高密度影。对于肾盂肾盏内的高密度结石，CT 不仅能发现较小的结石，并能显示平片不能显影的阴性结石。

（2）输尿管结石　CT 平扫表现为输尿管走行区内约米粒大小的致密影，结石以上输尿管和肾盂扩张。

（3）膀胱结石　CT 表现为点状或块状高密度影，阳性结石的 CT 值在 100Hu 以上。

第三节　MRI 检查

PPT

一、概述

磁共振成像（magnetic resonance imaging，MRI）是利用人体组织中氢原子核在磁场内共振所产生的信号，经计算机重建成像的一种检查技术。MRI 的检查范围基本覆盖了全身各系统，成为医学影像学的重要组成部分。

（一）MRI 成像的基本原理

磁性原子核（如氢质子）均具有自旋及磁矩的物理特性。氢在人体内含量最高，用它进行 MRI 成像效果最好，现 MRI 主要应用氢质子成像。原子核自旋很像一个微小的磁棒沿自己的纵轴旋转，就相当于正电荷在环形线圈中流动，同样也会出现一个磁场，此即核磁。但使其处于一个均匀的强磁场中，氢质子自旋轴就会趋于平行或反平行于这个磁场方向，并且以一种特定方式绕磁场方向旋转。在这种状态下，用特定的射频脉冲，被激发的氢原子核把吸收的能量释放出来并恢复到激发前的状态，这一恢复过程称为弛豫过程（relaxation process）。这些被释放出的，并进行了三维空间编码的射频信号被体外线圈接收，经计算机处理后重建成图像。恢复到平衡状态所需的时间称为弛豫时间（relaxation time）。弛豫时间有两种：纵向弛豫时间（T_1）和横向弛豫时间（T_2）。人体不同器官的正常组织与病理组织的 T_1、T_2 值是相对固定的，而且它们之间有一定的差别。MRI 的作用之一实际上就是利用这种差别来鉴别组织器官和诊断疾病，这种组织间弛豫时间的差别是磁共振成像的基础。

（二）MRI 图像的特点

MRI 图像是模拟灰度的黑白影像，反映的是 MR 信号强度的不同或弛豫时间 T_1 与 T_2 的长短。MRI 若主要反映组织间 T_1 特征参数时，为 T_1 加权像（T_1 weighted imaging，T_1WI），有利于观察解剖结构。如主要反映组织间 T_2 特征参数时，则为 T_2 加权像（T_2 weighted imaging，T_2WI），显示病变组织较好。如主要反映组织间质子密度的差别，则为质子密度加权像（proton density weighted imaging，PdWI）。MRI 可进行任意方向的成像。

（三）MRI 检查技术

1. 普通扫描 也称 MRI 平扫，即血管内不注入对比剂的一般扫描，适用于绝大多数患者。普通扫描可获得 T_1WI、T_2WI、PdWI 图像等，对观察解剖结构、发现病变、全面了解病变情况有很重要的意义。

2. 增强扫描 即静脉内注入对比剂后的扫描。增强扫描是在普通扫描发现病变或疑似病变后，选用的检查方法。临床常用顺磁性 MRI 对比剂 Gd – DTPA。

二、MRI 检查前的准备

1. 检查时应携带相关检查资料，尤其是相关检查部位的 X 线、CT、MRI 等影像检查资料，供 MRI 检查时参考。

2. MRI 设备具有强磁场，如装有心脏起搏器、大血管手术后留有铁磁性金属夹、体内有金属或磁性物植入的患者和早期妊娠的患者不能进行检查，以免发生意外。

3. 腹部 MRI 检查前 4 小时禁食禁水。

4. 对于进行 MRCP（磁共振胰胆管造影）的患者需在检查前一天晚 10 点后禁水禁食。

5. 患者勿穿戴任何有金属的内衣，检查头、颈部的患者应在检查前日洗头，勿擦头油。

6. 磁共振检查时间较长，且患者所处环境幽暗、噪声较大；嘱其有思想准备，不要急躁，在医师指导下保持体位不动，耐心配合，以免影响图像质量。

7. 有意识障碍、昏迷、精神症状等不能有效配合检查的患者，除非经相关专业临床医师同意，否则不能进行 MRI 检查。

8. 不能配合的儿童患者须采取镇静措施。

9. 盆腔检查需保留尿液，充盈膀胱。宫内节育器有可能对 MRI 检查产生影响，必要时须将其取出后再行检查。

三、MRI 检查在临床的应用

1. MRI 在中枢神经系统包括脑和脊髓的应用价值最高，尤其是对颅颈交界部位病变的显示明显优于其他成像技术。三维成像和流空效应使病变定位、定性诊断更为准确，并可观察病变与血管的关系。对脑干、幕下区、枕骨大孔区、脊髓与椎间盘的显示明显优于 CT。对脑脱髓鞘疾病（如多发性硬化）、脑梗死、脑与脊髓肿瘤、血肿、脊髓先天性异常与脊髓空洞症的诊断有较高价值。

2. MRI 可显示心脏大血管的内腔与心壁和血管壁的结构，有利于心脏和大血管病变的诊断。对脑血管病变（如脑动脉瘤、动静脉畸形）、心脏大血管疾病等在无创伤情况下即可完成检查，诊断价值优于 CT。还可用于观察纵隔肿瘤及其与血管之间的解剖关系、肺门肿块以及纵隔淋巴结的转移情况。

3. MRI 对肝、肾、膀胱、前列腺和子宫等疾病的诊断有较高的价值。

4. MRI 在显示关节内病变及软组织病变有优势。

5. MRI 在显示骨骼、肺和胃肠道器官有局限性。

四、中枢神经系统常见疾病 MRI 表现

1. 脑出血 急性出血在 T_1WI 和 T_2WI 上多为等信号，不易与血肿周围组织区别。亚急性血肿呈高信号，慢性血肿 T_1WI 呈低信号、T_2WI 呈高信号。

2. 脑梗死 MRI 对脑梗死灶发现早、敏感性高。可较早显示，一般在发病 1 小时可见脑回肿胀，脑沟变窄。DWI 检查可更早地检出脑缺血灶，表现为高信号。脑梗死在 T_1WI 呈低信号、T_2WI 上为高信号（图 9-28）。

3. 脑挫裂伤 早期 T_1WI 上呈片状低信号，T_2WI 上呈片状高信号，病灶信号可不均匀（病灶内出血与水肿混杂），有占位效应；晚期软化灶表现为 T_1WI 低信号、T_2WI 高信号，由于含铁血黄素的沉积，表现为 T_2WI 高信号病灶内散在的低信号，伴局部脑室扩大、脑沟增宽。

4. 脑肿瘤

（1）星形细胞瘤 T_1WI 上呈稍低或混杂信号，T_2WI 上呈均匀或不均匀高信号，恶性度愈高，T_1WI 和 T_2WI 值愈长。

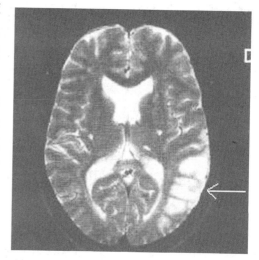

图 9-28 脑梗死 T_2WI

（2）脑膜瘤 T_1WI 上呈等或稍高信号，T_2WI 上呈等或高信号，增强扫描呈显著均一性强化，邻近脑膜增厚并强化成为"脑膜尾征"，具有一定的特征。

（3）听神经瘤 MRI 增强检查可诊断内耳道内 0.3cm 的小肿瘤。

（4）垂体瘤 T_1WI 上呈稍低信号，T_2WI 上呈等或高信号，有明显均匀或不均匀强化。

五、心脏及大血管常见疾病的 MRI 表现

1. 风湿性心脏病 SE 序列可见左心房增大，左心房内缓慢的血流高信号；主肺动脉扩张，右心室壁肥厚，右心室腔扩大。MRI 电影可显示血流通过狭窄及关闭不全的瓣口后形成的低信号涡流。

2. 先天性心脏病

（1）房间隔缺损 在垂直于室间隔的长轴位上，可直接显示房间隔信号缺失；还可以显示房间隔缺损产生的继发性改变，如右心房和右心室增大、肺动脉扩张等。

（2）室间隔缺损 横断面 T_1WI 可直接显示室间隔信号的不连续或缺失；MRI 电影可显示左、右心室间的分流以及心室收缩期动脉腔内异常的高信号血流，常有利于发现小的缺损。

（3）法洛四联症 可显示主动脉和肺动脉的排列关系、各房室大小和厚度改变，还可显示室间隔缺损的位置、大小及主动脉骑跨的程度。

3. 主动脉瘤 可从不同体位显示主动脉瘤的形态、大小、类型、范围、瘤壁情况，附壁血栓以及瘤体与主动脉分支、周围组织结构的关系等形态和血流动态变化。

六、腹部与盆腔常见疾病的 MRI 表现

1. 原发性肝癌 T_1WI 上表现为稍低或等信号，其中的坏死囊变区呈低信号，出血或脂肪变性表现为高信号。T_2WI 上呈高信号。增强扫描呈均匀或不均匀强化。

2. 肝转移瘤 T_1WI 多显示肝内均匀的稍低信号灶，边缘清楚。T_2WI 多表现为稍高信号灶，肿瘤中央坏死区信号强度更高，称之为"靶征"或"牛眼征"。

3. 肝囊肿 T_1WI 上显示为囊肿边缘光滑锐利的圆形低信号区，信号强度均匀。T_2WI 上囊肿为高信号区，囊肿出血时，T_1WI 和 T_2WI 均呈高信号。增强扫描无强化。

4. 肝脓肿 T_1WI 上脓腔表现为均匀或不均匀的低信号，脓肿壁的信号强度高于脓腔而低于肝实质，表现为较厚的环状高信号带，即"晕环征"。T_2WI 上脓腔表现为高信号，脓肿壁表现为较低信号，而外

周水肿则表现为明显高信号。增强扫描脓肿壁呈环形强化，多房脓肿的间隔也可增强。

5. 胰腺癌 胰腺局部肿大，轮廓不规则。T_1WI 上信号一般稍低于正常胰腺，坏死区信号更低。T_2WI 上信号稍高且不均匀，坏死区显示为更高信号。

6. 肾癌 多数肾癌在 T_1WI 上呈低信号，T_2WI 上呈高信号或混杂信号，周边常见低信号（癌肿假性包膜形成）。

7. 子宫肌瘤 T_1WI 上表现为均匀中等信号，坏死区为低信号。T_2WI 上信号高于子宫肌层，易于识别，坏死区为高信号。瘤内钙化呈低信号。增强扫描，肌瘤常为不均一强化。

七、骨与关节常见疾病的 MRI 表现

1. 关节损伤 能清晰地显示骨挫伤、软组织及脊髓的损伤。骨折在 T_1WI 上表现为线样低信号，与骨髓的高信号形成明显的对比，T_2WI 上为高信号。可以直接显示韧带、肌腱及关节软骨的损伤，韧带不完全撕裂在 T_2WI 上表现为低信号中出现散在的高信号，其外形可以增粗，边缘不规则，完全中断则可见到断端。

2. 股骨头缺血坏死 MRI 检查是早期股骨头缺血坏死最敏感的方法，能直接多方位确定位置和范围。表现为股骨头前上部边缘的异常条带影，T_1WI 上为低信号，T_2WI 上亦为低信号或两条内外并行的高低信号，称为"双线征"，是较特异的诊断征象。

3. 椎间盘突出症 能清晰地显示脊髓、脑脊液、硬脊膜等组织。T_1WI 轴位像上突出的髓核在椎间盘后方呈中等信号，基底部可宽广或局限。在 T_2WI 上椎间盘呈中等稍低信号，由于脑脊液是高信号，能更准确显示硬脊膜和神经根鞘的受压及椎间孔内脂肪的移位。还可进行矢状位扫描，如果椎间盘向后突出，可直接显示硬脊膜受压情况。

4. 退行性骨关节病 MRI 是唯一能够直接清晰显示关节软骨的影像学方法。早期软骨肿胀，T_2WI 上表现为高信号；以后软骨内出现小囊、表面糜烂和小溃疡；晚期局部纤维化，T_2WI 上表现为低信号，软骨变薄，甚至剥落。

第四节 超声检查

PPT

一、概述

超声检查（ultrasonic examination）是指运用超声波的物理特性和人体器官组织声学性质上的差异，对人体组织的物理特征、形态结构与功能状态作出判断而进行疾病诊断的一种非创伤性检查方法。超声检查具有操作简便、可多次重复、能及时获得结论、无特殊禁忌证及无放射性损伤等优点，在现代医学影像诊断中占有重要地位。

（一）超声成像的基本原理

超声波传播途中所经过的不同组织的声学信息，被探头接收并经过主机处理，在显示器上以不同的形式显示为波形或图像。

1. 声像图的形成 一般超声设备均有换能器（探头）、信号处理系统（主机）和显示器。探头发射一定频率的超声波，穿透人体多层界面组织进行传播，在每一层界面上均可发生不同程度的反射回波。这种不同的反射与衰减是构成超声图像的基础。将接收到的回声，根据回声强弱，用明暗不同的光点依次显示在显示屏上，则可显出人体的断面超声图像，称为声像图。声像图是层面图像，改变探头位置可得任意方位的声像图，并可观察活动器官的运动情况。声像图是以明（白）暗（黑）之间不同的灰度

来反映回声的有无和强弱，无回声则为暗区（黑影），强回声则为亮区（白影）。

2. 人体组织的声学分型

（1）无回声 是超声波经过的区域没有反射，成为无回声的暗区（黑影）。①液性暗区：均质的液体形成液性暗区，如血液、胆汁、尿液和羊水等。②衰减暗区：由于肿瘤对超声的吸收，造成声能明显衰减而没有回声，出现衰减暗区。③实质暗区：均质的实质可出现无回声暗区。肾实质、脾等正常组织和肾癌及透明性变等病变组织可表现为实质暗区。

（2）低回声 实质器官如肝脏、脾脏，内部回声为分布均匀的点状回声，在发生急性炎症，出现渗出时，其声阻抗比正常组织小、透声增高，而出现低回声区（灰影）。

（3）强回声 分为较强回声、强回声和极强回声。①较强回声：实质器官内组织致密或血管增多的肿瘤，呈密集的光点或光团（灰白影），如癌、肌瘤及血管瘤等。②强回声：介质内部结构致密，引起强反射。例如骨质、结石、钙化可出现带状或块状强回声区（白影），由于透声差、下方声能衰减，而出现无回声暗区，即声影。③极强回声：含气器官如肺、充气的胃肠，因与邻近软组织的声阻抗差别极大，声能几乎全部被反射回来，不能透射，而出现极强的光带。

（二）超声的检查方法

以波幅变化反映反射回声强弱者，称为幅度调制型，即 A 型超声；以灰度不同的明暗光点反映反射回声强弱者，称为辉度调制型，即 B 型超声；以单声束取样获得活动界面超声，再予以时间以慢扫描方式将某一取样线上的活动界面展开获得"距离 - 时间"的曲线，称为 M 型超声；利用多普勒效应对心脏血管内血流方向、速度及状态以频谱的形式或以一定声调的信号显示，称为 D 型超声。临床上可分为频谱型多普勒和彩色多普勒血流显像（color Doppler flow imaging，CDFI）。CDFI 系对血流多普勒信号进行彩色编码，血流方向朝向探头的用红色表示，血流方向背离探头的用蓝色表示，湍流方向复杂，以绿色或多彩表示。CDFI 不仅能清楚地显示心脏大血管的形态结构，而且能直观形象地显示血流的方向、速度、性质、分布范围、有无反流及异常分流等，在心血管疾病检查方法中具有重要的临床应用价值。

A 型超声仪现在临床上已很少应用。目前一台彩色多普勒显像仪已包括了 B 型超声显像、M 型超声显像、频谱多普勒显示和彩色多普勒血流显像。很多彩色多普勒显像仪还具有三维超声显像、彩色多普勒能量图、组织多普勒成像技术等新功能。

二、超声检查前的准备

1. 常规准备 超声检查前应就检查的必要性、安全性和检查步骤对患者做必要的解释和说明，以缓解其紧张心理，配合检查。

2. 肝脏、胆囊、胆道及胰腺常规检查 通常需空腹进行，要求检查前 1 天晚餐后禁食；必要时饮水 400～500ml，使胃充盈作为透声窗，以使胃后方的胰腺及腹部血管等结构充分显示。

3. 胃部检查 检查前需饮水及服胃造影剂，以显示胃黏膜及胃腔。

4. 腹部检查 检查前两日内应避免行胃肠钡剂造影和胆系造影，因钡剂可能干扰超声检查。

5. 早孕、妇科、膀胱及前列腺的检查 患者于检查前 2 小时饮水 400～500ml 以充盈膀胱。

6. 心脏、大血管、外周血管、浅表器官、组织和颅脑检查 一般无需做特殊准备。

7. 婴幼儿检查 不合作者，可予水合氯醛灌肠，待安静入睡后再进行检查。

8. 超声引导下穿刺准备 ①疑有出血者，术前检测血小板计数、凝血酶原时间及活动度。②禁食 8～12 小时。③向患者说明与检查有关的并发症，征得患者或其亲属知情、签字后方可进行。

三、超声检查在临床的应用

超声检查作为一种方便、经济且无创的检查方法，具有实时、准确等优点，不仅能够观察脏器的解剖结构和形态，而且能检测其功能和血流状态，因此超声诊断已广泛应用于临床，成为许多脏器、软组织器官病变的首选影像学检查方法。

临床应用的主要目的有：①检测实质性脏器的大小、形态及物理特性。②检测囊性器官的大小、形状、走向及某些功能状态。③检测心脏、大血管及外周血管的结构、功能与血流动力学状态。④鉴定脏器内占位性病变的物理特性，部分可鉴别良、恶性。⑤检测积液的存在与否，并对积液量作出初步估计。⑥随访经药物或手术治疗后各种病变的动态变化。⑦引导穿刺、抽吸引流、活检或导管置入、X线造影及注药治疗等操作，进行辅助诊断及超声介入治疗。

四、心脏与大血管的超声检查

（一）正常声像图

心是由心外膜、心肌和心内膜 3 层结构形成。心壁显示为中低回声光带，呈节律性运动，心腔内血液显示为无回声。心脏超声检查先从二维超声心动图（B型超声）开始，常用声窗有胸骨旁、心尖部、剑突下和胸骨上窝，实时显示心脏不同断面（图9-29），成像形象、直观，且具有多种检测功能。在实时成像基础上，启动M型超声心动图，显示主动脉瓣、主动脉壁、二尖瓣前、后叶，左心室体部前、后径，室间隔和左心室后壁的运动变化和测量有关数据。应用多普勒频移可检测心血管内血流动力学信息（血流速度、压力、方向、流动状态）。多普勒超声心动图是心血管超声检查的重要组成部分，对大多数心脏疾病能作出明确诊断。

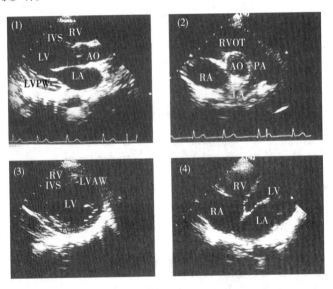

图 9 - 29　正常二维超声心动图

（1）左心室长轴切面；（2）心脏短轴切面；（3）二尖瓣短轴切面；（4）四腔心切面

（二）常见病声像图

1. 二尖瓣狭窄　表现为二尖瓣瓣叶增厚、回声增强；瓣口变小，开放受限；二尖瓣前后叶呈同相运动；左心房、右心室增大。彩色多普勒显示舒张期经二尖瓣口血流呈五彩镶嵌，似喷泉状。

2. 二尖瓣关闭不全　可见瓣叶增厚、反射增强，收缩期瓣口对合欠佳，间接征象是左心房、左心室扩大。彩色多普勒超声检查：收缩期可见蓝色为主的多彩血流束从二尖瓣口反流至左心房内。根据反流深度及反流束与左心房面积比值，可粗略地分为轻、中、重反流。

3. 房间隔缺损　可显示房间隔回声带连续中断；右心房、右心室扩大右心室流出道增宽。彩色多普勒超声检查可见红色为主的血流束自左心房穿过房间隔回声中断处进入右心房（图9-30）。

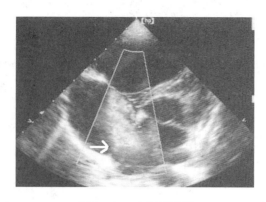

图 9 - 30 房间隔缺损

4. 心包积液 少量心包积液时在心包腔可探及液性暗区，大量心包积液时心脏可出现"摇摆征"，即整个心脏在液囊中前后或左右摇摆。超声心动图对心包积液的诊断准确率极高。

五、肝、胆、胰、脾的超声检查

（一）正常声像图

1. 肝、脾 正常肝脏切面轮廓清晰，被膜光滑，呈细线样回声。肝实质呈均匀一致弥漫分布的细点状中低水平回声。肝内显示的管道结构主要为门静脉和肝静脉及其分支，前者管壁较厚，回声较强；后者管壁薄，回声弱，汇流至下腔静脉。在左侧 9 ~ 11 肋或腋后线区可见脾脏，呈弯月形态，实质回声均匀且低于肝脏，包膜光滑整齐。

2. 胆道系统 空腹状态下正常胆囊切面呈梨形、长茄形或椭圆形，轮廓清晰，壁薄光滑，厚度为0.2 ~ 0.3 cm。囊内均匀无回声，后方声增强。胆总管内径为 0.6 ~ 0.8 cm。左、右肝管常可显示。

3. 胰腺 正常胰腺轮廓整齐、光滑，其实质呈细小、均匀的点状回声。主胰管横贯于胰腺中部，呈细管状无回声区。

（二）常见病声像图

1. 肝硬化 声像图表现为：①肝脏形态失常、体积缩小，被膜不光滑，典型者呈齿状。②肝实质回声不均匀增强。③肝静脉变细，迂曲，走向不清。④门脉高压征象：门脉主干内径大于 1.4 cm，脾静脉扩张，脐静脉再通，脾肿大且厚度大于 4 cm，腹腔内可形成不规则液性无回声暗区。⑤胆囊壁增厚呈双边影。

2. 肝癌 表现为肝实质内单发或多发肿块，回声复杂，可为不均匀高、等、低或混合回声，周围多伴有低回声晕。继发性肝癌的声像图特征：多在肝内出现多发的、大小及图形特征相似的强回声或低回声结节。

3. 肝海绵状血管瘤 肿瘤多表现为均匀高回声肿块，境界清楚；少数呈均匀低回声，周边有点、条状高回声；较大肿瘤可表现不均匀回声。

4. 脂肪肝 肝弥漫性增大，边缘变钝。实质回声密集、增强，深部回声减弱。肝内管腔显示模糊或不显示。

5. 胆囊炎 ①急性胆囊炎表现为胆囊增大，胆囊壁增厚而粗糙，呈强回声。②慢性胆囊炎时胆囊肿大或萎缩，囊壁增厚、钙化，边缘毛糙，回声增强。

6. 胆囊结石 超声诊断准确率达 95% 以上。典型胆囊结石的声像图为：①胆囊腔内有一个或数个强回声团。②在强光团后方伴有声影（图 9 - 31），其宽度与结石大小一致；③改变体位时强光团依重力方向移动。

此外，胆囊充满结石时，正常胆囊的无回声区消失，仅在胆囊区探及半月形或弧形强回声带，后伴较宽声影。泥沙样结石表现为在胆囊后壁沉积的强回声带，变动体位可见沉积带移动。胆囊壁内胆固醇结晶表现为胆囊壁内可见 2 ~ 3mm 大小的强回声斑点，后有慧尾状强回声。

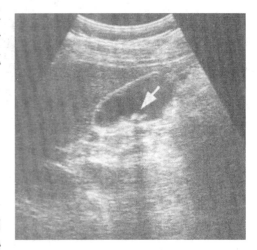

图 9 - 31　胆囊结石

六、肾脏、膀胱、前列腺的超声检查

（一）正常声像图

1. 肾　肾的轮廓清晰、被膜光滑，长 10 ~ 12cm，宽5 ~ 6cm，厚 3 ~ 5cm，呈带状强回声。外周肾实质呈低回声，间有少许散在点状回声；中央部为肾盂、肾盏、肾内血管及脂肪构成的肾窦区，呈不规则的高回声区，其宽度因人而异，一般占肾宽度的 1/2 ~ 2/3。

2. 膀胱　充盈时，横切面呈圆形、椭圆形或四方形，纵切面略呈三角形。膀胱壁呈强回声带，显示清晰，有良好的连续性。膀胱内尿液为无回声区。

3. 前列腺　可经腹壁、直肠或会阴部探查。经腹壁探查时，横切面呈左右对称而圆钝的三角形或栗子形。包膜整齐而明亮，实质呈均匀低回声。其上下径为 3cm，前后径为 2cm，左右径为 4cm。

（二）常见病声像图

1. 肾结石　肾窦区内出现一个或多个点状或团块状强回声，直径大于 0.3cm 的结石后方可伴有声影。结石嵌顿可致肾积水。超声检查可发现 X 线平片检查阴性的结石，弥补了 X 线检查的不足。

2. 肾积水　超声极易诊断，表现为肾窦强回声分离扩张，其内出现前后径超过 1.5cm 的长条形、椭圆形无回声区，呈饱满感，多个液腔互相通连。轻度肾积水，肾外形及肾实质无改变；中度肾积水，肾盂、肾盏扩张并与扩张输尿管相通形成手套状或烟斗状无回声区；重度肾积水，肾窦区被巨大无回声区所代替，肾实质受压变薄，肾体积明显增大。

3. 膀胱结石　膀胱无回声区内出现单个或多个点状或团块状强回声光团，其后伴有声影。强回声团可随体位改变而移动。

4. 前列腺增生症　前列腺各径线均增大，以前后径增大更为重要，严重者可突入膀胱腔内。前列腺断面呈圆形或接近球形，大多数外形规整，左右对称。内外腺比例异常，由正常时的 1 : 1 变为 (2.5 ~ 7) : 1。多数患者在前列腺内出现单个或多个中低回声的增生结节。本病常与前列腺结石并存，部分病例可伴发残余尿增多或尿潴留。

七、子宫、卵巢的超声检查

超声检查对妇产科疾病的诊断有较高的应用价值。可了解子宫、附件的大小、形态及有无发育异常；诊断子宫、附件病变，确定节育环的位置；早期妊娠诊断；监测胎儿发育情况，有无畸形，羊水、胎盘情况等；并可在超声引导下进行诊断性穿刺和治疗。

（一）正常声像图

膀胱适当充盈，纵切面子宫一般呈倒梨形，横切面呈椭圆形，轮廓清晰，被膜光滑，子宫肌层呈均匀低回声区，中央可见呈强回声表现的宫腔内膜线。成年妇女正常子宫长径为 5.5 ~ 7.5cm，前后径为 3 ~ 4cm，横径为 4 ~ 5cm。正常卵巢大小约 4cm × 3cm × 1cm，切面呈圆形或椭圆形，呈低回声，其内可见多个卵泡的无回声区，其大小随月经周期而变化。输卵管一般不易显示。

（二）常见病声像图

子宫肌瘤是妇科常见良性肿瘤，其声像图表现主要与肌瘤的位置、大小和有无继发改变等因素有关。主要表现有：①子宫增大或出现局限性隆起，致子宫切面形态失常。②肌瘤结节一般呈圆形低回声或等回声区或分布不均的强回声，等回声结节周围可见低回声晕。③黏膜下肌瘤或肌壁间肌瘤可推压宫腔，使宫腔内膜回声线移位或变形。④浆膜下肌瘤可使膀胱产生压迹与变形。

（三）正常妊娠子宫的诊断

1. 早孕　超声诊断早孕的依据是在宫腔内（或其他部位）发现妊娠囊。一般在妊娠第 5 周时即可显示，第 6 周时妊娠囊的检出率达 100%，声像图表现为圆形或椭圆形光环，其内呈无回声；第 7 周妊娠囊内可见胚芽回声；第 8 周可发现原始心管搏动。

2. 中晚期妊娠　超声诊断超声检查多系要求明确妊娠有无异常或评定胎儿生长发育情况与孕龄估计或做胎儿生理评分，以便采取相应措施。

八、其他

1. 眼　眼球位置表浅，结构精细，高频超声检查可对内膜（视网膜、脉络膜）性病变、眼内或眶内肿瘤性病变及眼外伤等多种疾病进行诊断。

2. 甲状腺与乳腺　高频超声可探查病灶并判断物理特性，初步鉴别病灶的良、恶性。

第五节　核医学检查

PPT

一、概述

核医学是应用放射性核素及其标记的化合物进行疾病诊断与治疗的医学学科。诊断核医学包括以脏器显像和功能测定为主要内容的体内诊断法和以体外放射分析为主要内容的体外诊断法，通常所讲放射性核素显像即为诊断核医学。治疗核医学是利用放射性核素发射的核射线对病变进行高度集中照射治疗。

（一）核医学显像原理

将放射性核素及其标记物引入体内进行脏器或病变显像的方法称为放射性核素显像。用于显像的放射性核素或其标记化合物称为显像剂或示踪剂。放射性核素或标记化合物进入体内后，根据其理化与生物学性质，参与体内代谢活动，动态分布于脏器或组织，并呈现特征性消长过程，利用 γ 相机、SPECT 或 PET 等放射性核素显像仪器在体外接收放射性核素衰变过程中发射出的 γ 射线后，采用适当的数学模型或公式，对数据进行定量分析，即可显示脏器或组织的位置、大小、形态及其功能变化。因此，放射性核素显像为一种功能显像的方法。

（二）核医学仪器

核医学显像仪器是指用于探测和记录引入体内的放射性核素发射出的射线的种类、能量、活度、随时间变化的规律、空间分布，经计算机处理等一系列过程，从而得到脏器图像的仪器。

1. 单光子发射计算机断层仪　单光子发射计算机断层仪（single emission computed tomography,

SPECT）主要以注入人体的发射单光子放射性核素为探测对象。图像采集时，仪器的探头通过可旋转的机架围绕患者做长轴旋转，每隔一定角度采集一帧平面图像，获取的多个平面图像通过计算机处理重建成三维断层图像（横断面、冠状面及矢状面）。SPECT 显像可以克服平面显像对器官、组织重叠所致的小病灶的掩盖，提高对深部病灶的分辨率和定位的准确性。

2. 正电子发射计算机断层仪 正电子发射计算机断层仪（positron emission computed tomography，PET）主要以发射正电子的放射性核素（^{11}C、^{13}N、^{15}O、^{18}F）及其标记物为探测对象。这些核素衰变后产生的正电子在体内与组织相互作用后，产生一对能量相等、方向相反的 γ 光子。用符合线路在相反方向同时测定两个 γ 光子而成像。经计算机处理出三维断层图像。

（三）辐射生物效应和卫生防护

放射性核素与传统的放射性检查一样，对患者和工作人员存在一定的电离辐射影响。在实际应用中应遵循实践正当性、防护最优化及个人剂量和危险限值的放射防护原则，使照射实践中利多于弊。

防护措施主要如下。①时间：尽量缩短接触时间。②距离：尽量远离放射源。③设置屏蔽：在人体与放射源之间设置屏蔽，使射线逐步衰减和被吸收是一种安全而有效的措施。

二、核医学检查前的准备

（一）常规准备

1. 检查者说明该项检查的目的及其临床意义，以取得患者理解和配合。同时解释该核素检查的必要性、优点和安全性，消除患者对核素检查的畏惧心理。在检查治疗完成后应当注重嘱咐受检者采取相关放射防护和处理排泄物的措施，避免亲属受到不必要的辐射或放射性的污染。

2. 检查糖尿病患者前需测血糖，注射胰岛素。

3. 检查腹、盆腔部位前要先清洁肠道、排空膀胱。

4. 疼痛或烦躁者检查前需使用止痛剂或镇静剂。

5. 在注射药物前应禁食 6 小时，注射药物前、后要保持安静。注射药物后卧床休息，不走动、少说话。显像中保持平卧约 1 小时，不能移动。全身骨骼显像患者在静脉注射后 1 小时宜适量饮水。

（二）脑血流灌注显像准备

1. 器官封闭 注射显像剂前 1 小时口服过氯酸钾 400mg，抑制脉络丛分泌，减少对脑灌注图像的干扰。服用显像剂后饮水 200ml 加以稀释，以减少药物腐蚀性等不良反应。

2. 视听封闭 令患者安静、闭目带黑色眼罩和耳塞 5 分钟后，注射显像剂，并继续封闭 5 分钟，保持周围环境安静，以减少声音、光线等对脑血流灌注和功能的影响。

3. 保持体位不变和安静 对于检查时不能保持体位不变或保持安静的患者或患儿，需应用镇静剂。

4. 相对禁忌证 脑压升高性疾病是介入试验的相对禁忌证。

（三）心肌灌注显像准备

1. 检查前 2 日停服 β 受体阻滞剂及血管扩张剂药物。

2. 检查前空腹 4 小时以上。

3. ^{99m}Tc – MIBI 显像时带脂餐。

（四）甲状腺吸碘率测定准备

1. 停用影响甲状腺摄碘的食物和药物（表 9 – 1）。

表 9-1 影响甲状腺摄碘率测定的食物和药品及停用时间

	主要含碘食物和药品	对摄碘率的影响	停用时间
含碘食物	海带、紫菜、海蜇、海鱼虾	抑制	2~4 周
含碘药品	复方碘溶液、碘化钾、碘酊、含碘片等，中药如昆布、海藻、川贝、香附、木通、夏枯草、常山、丹参、连翘、黄药子等 维生素 U 碘造影剂	抑制 抑制 抑制	2~8 周 3 月以上 1 年以上
含溴药品	三溴片、溴丙胺太林等	抑制	2~8 周
其他药品	抗甲状腺药物（硫脲类、他巴唑、甲亢平等）、甲状腺素、过氯酸盐、激素（肾上腺类固醇、ACTH、避孕药等）、长期服用抗结核药物（PAS 和异烟肼）	抑制	2~4 周
其他因素	抗甲状腺药物停药后反跳、治疗后数月内甲状腺增生、甲状腺功能反跳	增加	2~4 周

2. 检查当日空腹，保证^{131}I 的充分吸收。

（五）全身骨显像准备

1. 注射骨显像剂后半小时饮水 1500ml，促进显像剂的排出，避免放射性膀胱炎的产生。

2. 显像前排空尿液，注意不要污染衣裤及皮肤，以免造成假阳性结果；若发现污染，及时更换衣裤和擦洗皮肤。

3. 尿袋、引流袋需尽量排空、置于体侧。

4. 显像前去除患者戴有的金属物品（如腰带、钥匙、项链、首饰、硬币、含金属成分的胸罩等），以防影响检查结果的判断，不能去除的需记录金属物品性质、位置，供分析影像时参考。

三、核医学检查在各系统的应用

（一）神经系统

1. **脑血流灌注显像**　主要用于脑血管疾病早期诊断、血流灌注和功能受损范围的评价；癫痫致痫灶的定位诊断；Alzheimer 病和多发性脑梗死痴呆的诊断与鉴别诊断；锥体外系和共济失调疾病的诊断与鉴别诊断；偏头痛的定位诊断与疗效评价等。

2. **脑葡萄糖代谢显像**　正常脑葡萄糖代谢影像与脑血流灌注影像相似。局部放射性异常增高或降低区皆为糖代谢异常。脑葡萄糖代谢显像主要用于脑瘤的诊断与鉴别诊断、疗效随访及预后判断；癫痫灶定位；Alzheimer 病的早期诊断与预后判断；脑缺血性疾病的定位诊断及疗效随访；锥体外系疾病及共济失调疾病的诊断；精神障碍性疾病的诊断及疗效随访等。

（二）心血管系统

1. **放射性核素心功能显像**　静脉注射不能渗透至血管外的放射性标记大分子物质后，用 γ 相机在心前区采集动态和静态影像，即为心血池显像。通过分析计算核素通过心脏的时间和数量，即可获得反映左右心室功能和各项血流动力学的参数，包括心动周期的时间、放射性曲线、心室容积曲线、收缩期及舒张期的一些心功能参数及观察室壁运动情况等。核素心功能显像主要应用于冠心病心肌缺血的诊断及心功能评价；心脏疾病治疗前后心功能的判断；室壁瘤的诊断与鉴别诊断；束支传导异常及预激综合征的辅助诊断；心肌病、心肌炎及瓣膜疾病的辅助诊断和心功能评价。

2. **心肌血流灌注**　静息状态下，一般仅左心室显影，右心室及心房心肌较薄，血流量相对较低，故显影不清，负荷试验后可轻度显影。正常心肌灌注显像左心室显影，右心室显影不明显。左心室各壁放射性分布均匀，心尖部心肌较薄，分布略稀疏，室间隔膜部因是纤维组织，呈稀疏缺损区，其余各心肌壁分布均匀（图9-32，书后附彩图）。异常灌注图像表现为同一心肌节段在两个不同方向的断面上连续出现2个或2个以上层面的放射性分布稀疏或缺损区。

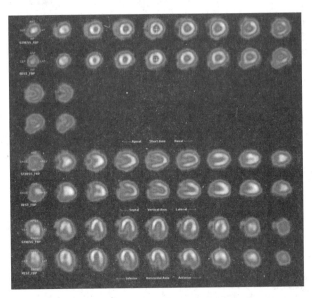

图9-32　正常心肌血流灌注图像

心肌灌注显像主要应用于冠心病的早期诊断、危险程度及预后评估；评价心肌细胞活力；评价心肌缺血患者动脉搭桥术、PTCA疗效；评价急性心肌梗死患者溶栓或PTCA疗效；心肌病和心肌炎的辅助诊断等。

3. 心肌葡萄糖代谢显像　糖负荷或空腹状态下静脉注射^{18}F-FDG后用PET或多功能SPECT可进行心肌糖代谢显像。正常糖负荷时的心肌代谢显像图像与心肌血流灌注图像相似。而空腹状态下表现为心肌仅有少量放射性分布。异常图像包括灌注-代谢不匹配，即心肌灌注显像呈现稀疏、缺损区，而代谢显像显示相应节段^{18}F-FDG摄取正常或相对增加，标志着心肌缺血但心肌细胞仍然存活（图9-33，书后附彩图）；灌注-代谢匹配，即心肌灌注显像呈现稀疏、缺损区，代谢显像显示相应节段^{18}F-FDG摄取呈一致性稀疏或缺损，标志着心肌细胞无活性（图9-34，书后附彩图）。主要用于冠心病心肌活性测定。

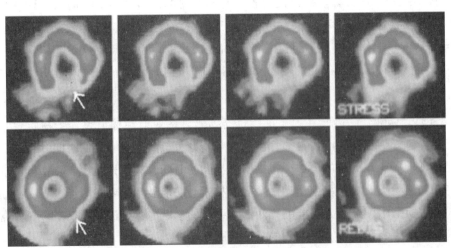

图9-33　血流灌注与心肌代谢不匹配

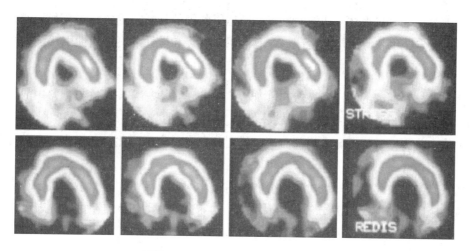

图 9 – 34　血流灌注与心肌代谢匹配

（三）内分泌系统

1. 甲状腺摄¹³¹I 功能　甲状腺具有选择性摄取和浓聚碘的能力，其摄取的速度和数量以及碘在甲状腺的停留时间取决于甲状腺的功能状态。空腹口服碘的放射性核素^{131}I 溶液后，应用甲状腺功能测定仪在颈部测定甲状腺内的放射性并计算摄^{131}I 率，可评价甲状腺的功能状态。

甲状腺摄^{131}I 功能主要用于甲状腺功能亢进症^{131}I 治疗患者^{131}I 用量的计算，亚急性甲状腺炎的诊断，甲状腺功能亢进症、甲状腺功能减退症、地方性甲状腺肿等疾病的诊断。

2. 甲状腺显像　将放射性核素^{131}I 引入人体后，可在有功能的甲状腺组织内聚集。锝与碘属于同一族元素，有相似的化学性质，故甲状腺细胞可摄取锝而显影；但其不能参与甲状腺激素的有机合成。用核医学显像装置在体外可获得反映甲状腺大小、位置、形态和放射性分布的图像。

甲状腺显像图上的显像剂分布，可以反映结节的功能状态。根据甲状腺结节摄取显像剂的情况，可将结节分为四种类型，即"热结节""温结节""冷结节""凉结节"（图 9 – 35，书后附彩图）。若病变区域放射性分布高于周围正常甲状腺组织，称为"热结节"，提示高功能腺瘤。若病变区域放射性分布与周围正常甲状腺组织相似，称为"温结节"，多见于甲状腺腺瘤、结节性甲状腺肿等，温结节中甲状腺癌的发生率为 3% ~ 8%；若病变区域放射性分布低于周围正常甲状腺组织，称为"冷（或凉）结节"，多见于甲状腺腺瘤、甲状腺囊肿、甲状腺癌、结节性甲状腺肿等，单个冷结节甲状腺癌的发生率约为 20%。

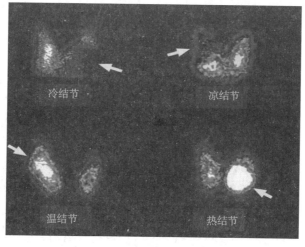

图 9 – 35　四种类型的甲状腺结节

甲状腺显像主要用于甲状腺结节功能的判定、异位甲状腺的诊断、甲状腺癌转移灶的探测、颈部肿块与甲状腺关系的确定、甲状腺质量的估计、亚急性甲状腺炎和慢性淋巴细胞性甲状腺炎的辅助诊断。

（四）骨骼系统

静脉注射放射性核素标记的特定骨显像剂（如^{99m}Tc标记的磷酸盐），通过与骨骼中的无机成分进行离子交换、化学吸附以及与骨组织中的有机成分相结合，从而使骨骼显影。当某些骨骼部位发生病变时，如炎症、肿瘤、骨折等，均可导致局部血流、代谢和成骨过程的变化，在相应的骨骼显像上表现出放射性分布异常。

正常影像成人全身骨骼显影清晰，放射性分布左右基本对称。颅骨、锁骨、肩峰、胸锁关节、腕关节、髂翼、股骨粗隆、膝关节、踝关节等呈对称性显示，胸骨显示清晰，各肋骨清晰可辨。后位影像上，椎体清晰显示。若骨显像图像上出现放射性分布不均匀和不对称，与邻近或对侧相应正常骨骼部位比较呈现局部或弥漫性放射性异常增高或降低区，即为异常骨显像。

临床上骨显像用于早期诊断肿瘤骨转移、确定骨转移范围、指导治疗方案的选择及疗效监测。由于骨显像较X线摄片或CT早3个月至1年发现病灶，因而成为诊断肿瘤骨转移的首选方法。最常见的影像学特征为全身多处放射性异常浓聚。骨显像还可用于探测不明原因骨痛是否由肿瘤骨转移引起；进行原发性骨肿瘤的诊断。

（五）肿瘤

1. ^{18}F - FDG（^{18}F - 氟化脱氧葡萄糖）**PET 肿瘤显像**　^{18}F - FDG 作为葡萄糖类似物是临床上应用最多的肿瘤代谢显像剂。绝大多数肿瘤细胞具有葡萄糖高代谢特点，因而摄取与滞留^{18}F - FDG 增加。肿瘤细胞摄取 FDG 的程度与肿瘤的恶性程度呈正相关。

正常情况下，脑部、肾脏、输尿管和膀胱、心肌、肝脾可正常显影，胃肠道、肌肉内有一定放射性分布。代谢旺盛的恶性肿瘤常呈现放射性异常浓聚。^{18}F - FDG PET 肿瘤显像主要用于肿瘤的诊断与鉴别诊断；恶性肿瘤的分期；肿瘤治疗后残存、复发灶与纤维瘢痕组织的鉴别诊断；恶性肿瘤放射治疗或化学治疗后疗效的监测；恶性肿瘤患者预后判断。主要应用范围为肺癌、脑肿瘤、结直肠癌、淋巴瘤、黑色素瘤、乳腺癌、头颈部肿瘤及软组织骨骼肿瘤等。

2. 其他显像　^{67}Ga、^{99m}Tc - MIBI、^{201}Tl 等示踪剂可在肿瘤组织中积聚，也可用于肿瘤显像。在肿瘤的诊断与鉴别诊断、分期及疗效随访中具有一定的应用价值。

目标检测

答案解析

一、单选题

1. 常用的 X 线检查方法不包括（　　）

　　A. 透视　　　　　　　　B. 磁共振成像　　　　　　C. 软 X 线摄影

　　D. 造影检查　　　　　　E. 摄片

2. 孕妇需避免 X 线检查，是因为 X 线具有（　　）

　　A. 生物效应　　　　　　B. 荧光效应　　　　　　　C. 穿透性

　　D. 感光效应　　　　　　E. 光化学作用

3. 胸部正位片，右肺全肺野可见均匀高密度阴影，右侧肋间隙变窄，纵隔右移，最符合的疾病是（　　）

    A. 渗出性胸膜炎   B. 大叶性肺炎   C. 右肺不张

    D. 右肺梗塞   E. 右胸腔积液

4. 支气管肺炎易发生于（   ）

    A. 两肺上叶   B. 两肺下叶   C. 右肺中叶

    D. 两肺尖   E. 左肺舌叶

5. 磁共振成像检查的绝对禁忌证是（   ）

    A. 原因不明的昏迷者   B. 头痛、呕吐剧烈者   C. 怀疑纵隔病变者

    D. 装有人工起搏器者   E. 有腹部包块者

二、简答题

1. 简述碘过敏反应的处理。

2. 简述腹部超声检查前的准备。

书网融合……

      本章小结   微课   题库

第十章　护理诊断与思维

📖 **学习目标**

知识要求：

1. 掌握　护理诊断的定义；形成护理诊断的 3 个步骤；护理诊断的思维步骤。

2. 熟悉　护理诊断的科学内涵；常用健康评估资料的分类方法；书写护理诊断时的注意事项。

3. 了解　护理诊断与医疗诊断的区别；护理诊断思维方法的意义。

技能要求：

1. 熟练掌握护理诊断的 4 个组成部分、陈述方式、排序方法等技能。

2. 学会应用护理诊断的思维方法，提出正确的护理诊断。

素质要求：

1. 具备诊断性思维能力。

2. 灵活而恰当地运用相关的思维方法进行资料的分析和评判，并在分析与评判过程中系统考虑患者身体、心理、社会等方面问题。

第一节　护理诊断的步骤 📱微课

PPT

⇒ **案例引导**

案例　患者，男，76 岁。于 2 月出现右侧胸痛，3 月至医院就诊，行肺穿刺活检示中分化腺癌，于 3 日后行化疗，共 4 周期，末次化疗为 8 月底。为进一步治疗收入院。入院诊断：右侧肺癌中分化腺癌左肺转移肋骨转移化疗后。查体：神清，精神可，自主体位，查体合作，视物模糊，乏力，双下肢肿胀明显，偶有咳嗽，咳少量白痰，无血痰，时有右胸背疼痛，可忍受。有时口干，腰酸，无喘憋。小便正常，大便稀，1 次/日。食纳可，夜眠安。

讨论　该患者目前主要的护理诊断是什么？如何形成这些护理诊断？

护理诊断（nursing diagnosis）是护士针对护理对象（包括个体、家庭、社区、群体等）的现存或潜在的健康问题或生命过程的反应所作出的临床判断。"护理诊断"一词是 1951 年由美国的麦克马纳斯（Mc‑Manus）首先提出来的。1973 年美国护士协会正式将护理诊断纳入护理程序。1995 年，我国卫生部护理中心召开全国第一次护理诊断研讨会，建议在我国医院中使用被北美护理诊断协会（North American Nursing Diagnosis Association，NANDA）认可的护理诊断名称。NANDA 致力于护理诊断的确定、修订、发展和分类工作。

护理诊断是护理程序的第二步，在运用护理程序的过程中护理诊断是一个难点，同时也是护理程序的关键，起着承上启下的作用。护理诊断的确立是对健康评估所获得的资料进行整理、分析、综合、推理、判断，最终得出符合逻辑的结论的过程。只有正确实施护理诊断的操作过程，严格按照护理诊断的步骤及要求进行调查研究和分析判断，才能作出准确的护理诊断。这一过程一般包括3个步骤：收集资料；整理、分析和综合资料，形成假设；作出正确的护理诊断。

一、收集资料

收集资料是进行护理诊断实践过程的第一步，也是人们对护理问题的感性认识阶段。应根据不同患者、不同阶段的护理需求收集资料，切忌盲目地采集不相关的资料。收集资料是作出护理诊断的基础，判断任何事物都不能凭空臆想，同样提出护理诊断也不能凭借想象，要实事求是，以收集到的资料为基础，以主、客观资料为依据。护理人员收集到的资料是否全面、正确，将直接影响护理诊断的准确性，不能以自己的主观感觉随意作出护理诊断。护理人员通过询问以及观察、测量生命体征来完成资料的收集，同时注意收集患者的心理和生理方面的资料，以及环境、不良行为对患者健康的影响。收集资料时应注意以下几点。

（一）掌握患者的基本情况

护士应了解掌握患者的基本情况，如疾病诊断和病情的严重程度、用药情况、精神状态、生活自理情况等，做到心中有数，为主动的护理观察打下基础。

（二）观察患者的反应

护士应主动观察患者的病情变化、药物不良反应、心理状态、对操作的反应等，及时地发现护理问题，这是收集护理评估资料的重要途径，也是确定护理诊断重点方向便捷、有效的方法。

（三）印象判断

印象判断是护士对护理问题的一种思维判断，是护理知识与经验在护士头脑中的直接反应，多用"可能是什么原因引起的"或"可能与什么有关"来表示，如某患者便秘可能与饮食习惯有关。印象判断并不是一种结论性的护理诊断，它只是对护理问题外在表现的一种感性认识，是调查研究方向上的一种推测，比如这个症状到底是什么原因引起的，属于哪一类的护理问题等一系列的问题，印象判断不能给予一个准确的答复，它只是为进一步调查明确方向，避免收集资料的盲目性。

（四）调查收集资料

调查收集资料是护士在印象判断的基础上，根据护理诊断的分类内容进行的一种有目的的护理评估过程。如考虑患者失眠可能是心理因素引起，则从心理护理诊断的角度，系统收集有关诊断的资料。调查收集资料的基本内容一般包括：症状特点、相应体征、辅助检查、病史、治疗史、个人史、社会史等。

护理诊断是护士在掌握详实资料的基础上进行的，收集资料时应特别注意资料来源的客观真实性，尽可能做到调查资料的全面性和系统性。因为只有客观、真实的资料才是判断过程中的可靠资料，也是正确护理诊断的先决条件和基础。

二、整理、分析和综合资料，形成假设

（一）资料的核实

为了保证所收集的资料是真实、准确的，需要对资料进行核实，尤其要注意核实主观资料，澄清含糊的资料。

（二）资料的分类

收集到的健康评估资料涉及各个方面，内容庞杂，需要采用适当的方法进行分类，以便护士顺利地

从中发现问题，并且有助于判断资料是否全面、有无遗漏。常用的分类方法如下。

1. 按 Maslow 的人类基本需要层次论分类　将收集的资料按照 Maslow 的 5 个需要层次进行分类整理，分为生理需要、安全需要、爱与归属的需要、自尊的需要、自我实现的需要。

2. 按 Gordon 的 11 个功能性健康型态分类法分类　功能性健康型态分类法是由 Gordon 提出的一种护理诊断的分类法，把人类对健康问题/生命过程的反应分为 11 个功能性健康型态，不仅可以用来指导资料的收集，还可以用来指导护理诊断的确立、护理计划的制订与实施。当护士用这个分类法做健康评估时，由评估的结果作出护理诊断，然后根据护理诊断制订护理计划及措施。功能性健康型态渗透到护理程序的每一个阶段。将健康评估资料按此种方法分类易于理解，比较实用。

3. 按人类反应型态分类法分类　人类反应型态分类法又称分类法 I，于 1986 年被 NANDA 认可。它是在分析和归纳护理诊断的基础上，概括了 9 个反应型态作为护理诊断分类系统的概念框架。这 9 个反应型态分别为：交换、沟通、关系、价值、选择、移动、感知、认识、感觉。在给这 9 个型态进行标号的过程中，没有现成固定的顺序。这种标号系统是为了能促进分类的计算机化。

4. 按 NANDA 护理诊断分类法 II 分类　NANDA 将所有的护理诊断分为健康促进、营养、排泄、活动/休息、感知/认知、自我感知、角色/关系、性、应对/应激耐受性、生活准则、安全/防御、舒适、成长/发展等 13 个领域。收集的资料也可以按照此种方法进行分类，可以迅速找到问题所在，从某种型态有异常的资料直接导出护理诊断，其优点是显而易见的。此种分类方法虽然好，但临床上将资料按此 13 个领域分类还在逐步完善过程中，没有功能性健康型态分类法成熟。NaNDA 护理诊断表现见二维码。

护理诊断

（三）形成假设

经问诊、体格检查、辅助检查等所得资料进行汇总分析后，将有临床意义的发现按以上分类法进行分类组合，并进一步寻找相关因素或危险因素，形成一个或多个诊断性假设。

三、作出护理诊断

认识的过程是连续性的，并非一次能够完成。初步护理诊断形成后，应将其应用于临床实践以验证正确性。护士在工作中应客观细致地观察病情变化、查找文献、寻找证据并对新出现的情况及检查结果不断进行反思，判断是进一步支持原诊断还是修订原诊断，甚至是否定原诊断。如此不断验证和修订，直至作出最终的护理诊断。值得注意的是，护理对象对健康问题的反应会随其健康状况的变化而改变，因此要不断地重复评估，以维持护理诊断的有效性。

（一）护理诊断的组成

护理诊断由名称、定义、诊断依据和相关因素四部分组成。

1. 名称　护理诊断的名称是对护理对象健康问题的概括性描述。一般常用改变（altered）、受损或损伤（impaired）、增加（increased）、减少或降低（decreased）、无效或低效（ineffective）、缺陷（deficit）、紊乱（disturbed）、功能障碍（dysfunctional）等来表述。护理诊断名称可分为以下几种。

（1）现存的护理诊断　是对个人、家庭、社区目前正在经历的健康状况或生命过程的反应的描述，如"清理呼吸道无效"。现存的护理诊断由名称、定义、诊断依据和相关因素组成。

（2）有危险的护理诊断　是对某些存在的危险因素，若不加以预防处理，护理对象较其他人更容易出现健康问题的临床判断。对于有危险的健康问题，观察和预防是护理干预的重点，如"有皮肤完整性受损的危险：与皮肤长期受压有关"等属于这一类诊断。有危险的护理诊断由名称、定义和危险因素组成。

（3）健康的护理诊断　是对个人、家庭或社区从特定健康水平向更高的健康水平发展所作的临床判断，而个人、家庭或社区具有促进其追求更高层次健康水平的潜能，如"有能力增强的趋势"。健康的护理诊断仅包含名称部分而无相关因素。

2. 定义　护理诊断的定义是对护理诊断名称内涵清晰、正确的描述和解释。NANDA 用定义的方式确定每一个护理诊断的特征，并以此与其他护理诊断相鉴别。如"无能性家庭应对"的定义是：重要人物（家庭成员或其他主要人员）的行为使他（她）自己的能力以及被照顾者必须有效完成适应健康挑战任务的能力受损。"妥协性家庭应对"的定义是：当被照顾者处理和控制健康挑战需要帮助时，通常最主要提供支持的人物（如家庭成员或朋友）所提供的支持、安慰、协助或是不足的、无效的，或是妥协的。可看出两者虽然都是家庭应对无效，但造成的原因不同，前者多是"不为"，后者是"为"，但力度和强度不足。

3. 诊断依据　是作出该护理诊断的判断标准。诊断依据是护理对象被诊断时必须存在的相应症状、体征以及有关的病史资料。NANDA 按诊断依据重要性将其分为主要依据和次要依据。主要依据是指形成某一特定护理诊断时必须出现的症状和体征，为护理诊断成立的必要条件；而次要依据是指在形成护理诊断时，大多数情况下会出现的症状和体征，但不是每个人都一定会有的经历，对形成护理诊断起支持作用，为护理诊断成立的辅助条件。例如护理诊断"体温过高"的主要诊断依据是体温高于正常范围，次要依据是皮肤发红、触之有热感，呼吸频率增快，心动过速，痉挛或惊厥。

4. 相关因素　是指影响个体健康状况，导致健康问题的直接因素、促发因素或危险因素。现存的护理诊断有相关因素，而有危险的护理诊断其相关因素常相同于危险因素（即导致患者对这种危险的易感性增加的因素）。一个护理诊断可以有多个相关因素，明确护理诊断的相关因素对有针对性地制订解决问题的措施十分必要。常见的相关因素可来自于病理生理方面、治疗方面（如药物的不良反应）、心理方面、情境方面等。如"体温过高"这一护理诊断的病理生理因素可能是各种感染性疾病或非感染性致热疾病，治疗因素可能为药物或麻醉影响散热过程，导致体温升高；情境因素可能是在高温环境下暴露时间过长或剧烈运动等。

（二）护理诊断的陈述

护理诊断的陈述包括三个部分：健康问题、症状和体征、相关因素（病因）。进行护理诊断时，先归纳收集到的症状和体征，然后找出健康问题，再写出相关因素。护理诊断主要有三种陈述方式。

1. PSE 公式陈述法　具有 P、S、E 三个部分，多用于陈述现存的护理诊断。

P 问题（problem），即护理诊断的名称。

S 症状和体征（symptoms and signs），也包括实验室检查及其他检查结果。

E 病因（etiology），即相关因素，一般用"与……有关"来陈述。

例如，营养失调：低于机体需要量（P），消瘦（S）：与代谢率增高导致代谢需求大于摄入有关（E）。

2. PE 公式陈述法　只有护理诊断名称和相关因素，而没有临床表现。多用于有危险的护理诊断，因为危险目前尚未发生，因此没有症状和体征，只有 P、E。

例如，有组织完整性受损的危险（P）：与浸润性突眼有关（E）。

便秘（P）：与液体量、食物量和膳食纤维摄入不足有关（E）。

3. 问题（P）陈述法　这种陈述方式用于健康的护理诊断。

（三）合作性问题：潜在并发症

在临床护理工作中，护士常遇到某些无法用 NANDA 制订的护理诊断所涵盖的问题，而这些问题需要护士提供干预或护理措施。针对这一问题，Lynda Juall Carpenito 于 1983 年提出了合作性问题（collaborative problems）的概念。她把需要护士提供护理干预的问题分为两大类，一类是通过护士提供护理措施就可以解决的问题，属于护理诊断；另一类是需要护士提供监测，需运用医疗手段和护理措施共同处理才能解决的问题，属于合作性问题。合作性问题有其固定的陈述方式，即"潜在并发症（potential complication，PC）：……"或简写为"PC：……"。例如"潜在并发症：大咯血"或"PC：大咯血"。

关于合作性问题，需要护士与其他健康保健人员尤其是医师共同处理才能解决，护理工作的重点在于监测，及时发现护理对象并发症的发生和病情变化情况。但并非所有的潜在并发症都属于合作性问题，对于可以通过护理措施预防或处理的并发症，应属于有危险的护理诊断，而对于护士不能通过护理措施预防和独立处理的并发症才是合作性问题。

（四）护理诊断与医疗诊断的区别

医疗诊断，用于确定一个具体疾病或病理状态。医疗诊断是医师使用的名词，是医师在医疗职责范围内对个体病理生理变化的一种临床判断，适用于个体的疾病。护理诊断是护士使用的名词，用于判断个体和人群对现存的、潜在的、健康的、综合的健康问题的反应。如冠心病为医疗诊断，舒适度减弱、分娩痛、恐惧则为护理诊断。医疗诊断的侧重点在于对患者的健康状态及疾病的本质作出判断，而护理诊断则侧重于对患者现存的或潜在的健康问题或疾病的反应作出判断。每个患者的医疗诊断数目较少且在疾病发展过程中相对稳定，护理诊断数目较多，并可随着患者病情发展的不同阶段和不同反应而随时发生变化，护理诊断必须是用护理措施可以解决的。两者的主要区别见表 10-1。

表 10-1　护理诊断与医疗诊断的区别

项目	护理诊断	医疗诊断
决策者	护士	医师
适用对象	个人、家庭、社区	个人
描述内容	描述个体、家庭、社区对健康问题的反应	描述一种疾病
问题状态	现存的或潜在的	多是现存的
职责范围	属于护理职责范围	属于医疗职责范围
适用范围	适用于个体、家庭、社区的健康问题	适用于个体疾病
稳定性	随健康状况变化而改变	确诊后一般不改变

（五）书写护理诊断时的注意事项

护理诊断提出的护理问题要明确、具体，陈述要规范，一项护理诊断只针对一个问题，以在护理评估的基础上收集的资料作为诊断依据。具体来说，书写护理诊断时有以下注意事项。

1. 使用统一的护理诊断名称　应尽量使用 NANDA 认可的护理诊断名称，这样有利于护理人员之间的交流与探讨，有利于与国际接轨，有利于护理教学的规范。如果在现有的 NANDA 认可的护理诊断中确实无法找到与之对应的护理诊断，可以以护理问题的方式提出。

2. 贯彻整体护理观念　患者的护理诊断应包括生理、心理、社会各方面，在考虑患者存在问题时应全面。

3. 明确找出护理诊断的相关因素　相关因素往往是造成问题的直接原因，也是护理计划中制订护理措施的关键。对于相关因素的陈述，应使用"与……有关"的陈述方式。

4. 在护理诊断的陈述中避免临床表现与相关因素混淆　如"营养失调：低于机体需要量"，低于机体需要量是营养失调的表现形式之一，不是相关因素。

5. 避免使用可能引起法律纠纷的语句　如将一个长期卧床患者的护理诊断书写为"皮肤完整性受损：与护士未及时给患者翻身有关""有受伤的危险：与病房照明不足有关"，可能会引起法律纠纷，对护理人员造成伤害。

6. 避免价值判断 如"情绪失控：与脾气暴躁有关""社交孤立：与缺乏道德有关"之类的文字不应使用。

四、护理诊断排序

一般情况下，患者常存在多个护理诊断或合作性问题，在实际工作中，需对这些护理诊断及合作性问题按重要性及紧迫性进行排序，从而确定解决问题的优先顺序。一般将威胁最大的问题放在首位，其他依次排列。护士可根据问题的轻重缓急采取相应护理措施，做到有条不紊。

（一）首优问题

首优问题（high – priority problem）指会直接威胁患者生命，需立即采取行动予以解决的问题。常见的首优问题包括气道、呼吸、心脏或循环的问题以及生命体征异常的问题。如大咯血患者"有窒息的危险"，休克患者"体液不足""心输出量减少"，若不及时处理，将威胁患者生命。紧急情况下可同时存在多个首优问题。

（二）中优问题

中优问题（medium – priority problem）指不直接威胁患者生命，但也能导致患者身体上的不健康或情绪上的变化等问题，需要护士及早采取措施，以免情况进一步恶化。如"活动无耐力""皮肤完整性受损""持续性悲伤"等。

（三）次优问题

次优问题（low – priority problem）指个人在应对发展和生活变化时所遇到的问题。这些问题虽然不如生理需要和安全需要问题迫切，但并非不重要，同样需要护士给予帮助，使问题得到解决，以使患者保持最佳健康状态。

同一患者在不同阶段的护理诊断是不同的，护士需要根据患者的病情变化、预后和转归，及时确立相应的护理诊断，同时还要具备风险防范观念，掌握临床风险事件的基本特征、高危因素和处理程序，针对临床中潜在的危险因素及并发症建立有预见性的护理诊断和有效的护理措施。

第二节 护理诊断的思维方法

PPT

一、概述

确立护理诊断的思维方法，是正确进行护理诊断的关键。护理人员在进行护理诊断时，应从护理的宗旨出发，先了解患者的需要，再结合评估结果间的内在逻辑关系，判断个体有无功能和需要的矛盾，提出护理诊断。护理评估和科学思维是形成护理诊断的两大要素。通过有目的、有计划、系统地收集与护理问题相关的资料，根据这些资料对患者作出护理评估。科学思维包括比较与分类、分析与综合、归纳与演绎、评判性思维。简而言之，从护理评估中发现护理问题，运用科学思维分析问题进而解决问题，这就是护理诊断思维方法的核心思路。

二、科学思维

思维在社会实践的基础上，对感性材料进行分析和综合，通过概念、判断、推理的形式，形成合乎逻辑的理论体系，反映客观事物的本质属性和运动规律。思维过程是一个从具体到抽象，再从抽象到具体的过程，其目的是在思维中再现客观事物的本质，达到对客观事物的具体认识。科学思维是运用于科学认识活动、对感性认识材料进行加工处理的方式与途径的理论体系；科学思维是真理在认识的统一过程中，对各种科学的思维方法的有机整合。在科学认识活动中，科学思维必须遵守三个基本原则：逻辑性原则、方法论原则、历史性原则。

（一）逻辑性原则

逻辑性原则是指遵循逻辑法则，达到归纳和演绎的统一。科学认识是一个从个别到一般，又从一般到个别的反复过程，是归纳和演绎的统一。

1. 归纳思维　是从个别或特殊的事物中概括出事物的共同本质或一般原理的逻辑思维方法，是从个别到一般的推理，其目的在于透过现象认识本质。

2. 演绎思维　与归纳思维相对，演绎思维是从一般到个别的推理。演绎思维是根据一类事物共有的属性、关系、本质来推断该事物中个别事物也具有此属性、关系和本质的逻辑思维方法。

归纳和演绎是辩证统一的，归纳和演绎的客观基础是事物的个性与共性的对立统一。个性中包含共性，通过个性可以认识共性，同时，掌握了共性能更深刻地了解个性。归纳和演绎之间是相互依存、相互渗透的。

（二）方法论原则

方法论原则是掌握方法准则，实行分析与综合的结合。分析与综合是抽象思维的基本方法。

1. 分析思维　是把事物的整体或过程分解为各个要素，分别加以研究的思维方法和思维过程；分析思维方法包括定性分析、定量分析、因果分析和系统分析。

2. 综合思维　是把分解的各个要素结合起来，组成一个整体的思维方法和思维过程，通过对事物各要素从内在联系上加以综合，从而正确认识整个客观对象。

分析与综合是辩证统一的。分析思维与综合思维所关心和强调的角度不同，"认识了部分才能更好地认识整体"和"认识了整体才能更好地认识部分"是同一个原则的两个方面，整个认识过程应该是分析与综合的辩证结合过程。

（三）历史性原则

历史是指事物发展的历史和认识发展的历史，逻辑是指人的思维对客观事物发展规律的概括反应，即历史的东西在理性思维中的再现。历史性原则指符合历史观点，实现逻辑与历史的一致。

三、护理诊断的思维步骤

护理诊断的本质，是对患者的现存的和潜在的功能和需要的不平衡所作的一种专业描述。对于护士来讲，面对一位患者时，首先应运用护理专业思维模式收集、分析、整理资料，将患者所患疾病作为刺激因素来看待，关注个体在遭受疾病刺激后的健康状态，即哪个方面的功能出现了什么样的变化，是否能满足自身各种基本需要，是否能适应变化了的内外环境；如若不能，会表现出何种症状、体征、不适应的行为等（诊断依据）；然后将这些资料进行归类整理。

第二步是具体分析发生了何种功能与需要之间的矛盾，在相应的类别中找到相符合的护理专业性描述，即护理诊断；再根据所学知识和经验进一步收集资料进行分析判断，找出导致出现该问题的可能原因（相关因素），从而正确地提出完整的护理诊断。例如，一位患风湿性心脏瓣膜病的患者主诉经常在日常活动后出现心慌、胸闷，护士观察到患者呼吸急促、下肢水肿明显、神情紧张、表情痛苦、情绪烦躁等。将这些资料按照 NANDA 护理诊断分类法 Ⅱ 分类，属于活动/休息、营养、应对/应激耐受性等范畴的健康问题，然后重点评估患者日常活动后心慌、气促、胸闷，并观察到患者的相应体征，初步认为是活动/休息范畴出现问题，说明患者有心功能不全，不能满足日常活动的需要，处于"活动无耐力"的状态；进一步收集病历资料，得知患者处于心功能Ⅲ级。根据所学专业基础知识进行分析，患者由于疾病导致心脏供血功能下降，不能满足日常活动时机体组织氧及能量的需求，此时可提出护理诊断"活动无耐力：与心肌氧的供需失调有关"。

现以一例烧伤患者为例进行分析，阐述在临床护理实践中如何形成护理诊断。

1. 患者一般资料 患者，男，50岁，公司经理，已婚，育有一子，其子已成家在外居住，患者与妻子同住，经济状况小康。患者的父母10多年前已相继去世，父亲因糖尿病所并发的尿毒症死亡，母亲因脑出血死亡。患者此次住院期间，其子每周都会来探视，给予鼓励或心理支持，家庭互动良好。患者于6月18日下午停车时不慎误踩油门造成车辆失控冲撞工厂机器，因机器扯落的电线爆出火花，造成驾驶座起火，面部、双上肢及腹部二至三度烧伤，紧急入院急诊做基本处理后，即入手术室行伤口清创术并以人工皮覆盖，转入烧伤病房时身上有导尿管、鼻胃管、中心静脉导管留置，双上肢石膏固定。

2. 护理诊断思维方法 主要从以下几方面形成护理诊断（按NANDA护理诊断分类法Ⅱ分类）。

（1）健康促进

住院前：患者平时身体健康，偶尔患有感冒，从未手术或患有其他较严重的疾病，当身体不适时，会自行到医院看病或拿药。

住院后：患者自6月18日因驾车不慎造成严重烧伤，入院后因怀疑有呼吸道灼伤，在手术后气管插管并内套管留置，全身伤口疼痛感明显且活动受到限制。患者曾想扯掉身上的管路，经由护理人员解释气管插管的目的及重要性，患者情绪逐渐缓和。

（2）营养

住院前：患者三餐定时定量，一餐约吃一碗饭，没有特别偏好某种食物，每天喝约半瓶米酒，饮水量一天约2000ml，身高180cm，体重74kg，患者体重在理想体重范围。

住院后：患者放置鼻胃管，手术后暂时禁食，遵医嘱由中心静脉导管给予输液，4天后开始灌食配方饮食900kcal/d。6月27日开始由口进食少量开水，并进食软质饮食，但因一餐进食量只有1/3，鼻胃管灌食仍持续。7月2日拔除鼻胃管后，进食量增加，一餐进食1000~1500g，测体重70kg，患者全身共25%二至三度的烧伤伤口，且有大量渗出液。

（3）活动/休息

住院前：患者常早上到邻近公园慢跑及打太极拳，工作中的事都及时有效处理。睡眠方面，患者一天睡6~8小时，没有午睡习惯，白天不会打瞌睡，晚上10~11点入睡，不需借助药物，睡眠不易中断，可获得充分的休息。

住院后：患者双手因石膏固定不动，且有多处引流管留置，加之烧伤伤口疼痛，进食、沐浴、翻身均需护理人员协助，活动能力降低。睡眠方面，患者入院时因气管内套管留置造成不适难以入睡，显得焦虑，拔管后才渐有睡眠，但易中断；患者还说"全身伤口痛到一整晚都睡不着。"夜班护士发现患者一天平均只睡4~5小时，白天换完药后因感疲累，会睡眠1~2小时。

（4）感知/认知

住院前：患者意识清楚，听觉、嗅觉、味觉、触觉及记忆力、计算能力正常。

住院后：因气管内套管留置，脸部因烧伤造成眼睛肿胀，耳朵则因纱布覆盖影响听力，伤口疼痛时因无法表达而不停扭动身体；当气管内套管拔除后，患者仍显躁动不安。

（5）自我感知

住院前：患者未患此病前最关心自己在单位的工作能力与业绩，觉得自己是一名很负责的员工。

住院后：患者经过一系列的治疗，比较担心右手复健问题，怕不方便做事，对于脸部烧伤所造成的瘢痕并不担心，对自己及未来仍充满希望，并且有许多计划，希望能在两年内做好身体调养恢复，之后再努力实现自己的计划。

（6）角色/关系

住院前：患者的主要社会支持系统是家人及关系较好的邻居、朋友，平时都会与家人或朋友外出旅行或做运动。

住院后：患者受伤后觉得自己活不下去了，如果不是家人及朋友的支持及鼓励，也不会撑到现在。

住院期间与医护人员互动良好，可清楚表达自己的意愿，角色功能及关系互动良好。

（7）应对/应激耐受性

住院前：患者的主要压力源为自己的工作，当工作上的事情不顺利时，会与同事、家人探讨解决的方法，不会逃避问题，会勇于面对。

住院后：患者的主要压力源为因烧伤所带来的生命威胁及环境改变。患者烧伤后身心不适，处于陌生环境失去应有的控制，患者曾说"刚醒来时，还以为自己死了，因为全身不能动也不能说话，连自己在哪里都不知道。"

（8）安全/防御

住院前：患者全身皮肤完整。

住院后：患者全身共25%二至三度的烧伤伤口。

（9）舒适

住院前：患者身体健康，无疼痛。

住院后：患者烧伤伤口经常疼痛，主诉"全身伤口痛到一整晚都睡不着。"另外，患者伤口换药时也感疼痛，不时冒冷汗且面部表情呈现痛苦状，跟护理人员说"每天换药、各种治疗，真是痛得不如死了算了。"

3. 形成护理诊断　根据以上分析，护士可得出以下主要的护理诊断。

（1）体液不足　与烧伤伤口造成皮肤缺损导致细胞外液丢失有关。

（2）躯体移动障碍　与伤口疼痛、身体虚弱、局部活动受治疗限制有关。

（3）睡眠型态紊乱　与气管内套管留置造成不适、伤口疼痛影响休息有关。

（4）言语沟通障碍　与气管内套管留置有关。

（5）焦虑　与烧伤所带来的生命威胁及环境改变有关。

（6）有感染的危险　与烧伤伤口可导致高危险性感染有关。

（7）急性疼痛　与烧伤伤口、换药或清创术治疗有关。

护理人员需要依靠专业知识及临床护理工作经验对护理对象的现存或潜在的健康问题或生命过程的反应作出判断，在护理评估的基础上，提出正确的护理诊断，并根据患者病情分清主次，根据所提出的护理诊断制定计划，实施有效的护理措施。因此，护理人员应努力提高正确作出护理诊断的能力，充分认识护理学的发展，更新护理理念，学习心理、社会、人文科学知识，丰富自身的临床经验，及时发现问题，探究问题的原因，提出准确的护理诊断，发挥护理诊断在护理程序中的作用。

目标检测

答案解析

单选题

1. 护理诊断的显著特点是（　）

　　A. 是对疾病本质的诊断　　　　　　B. 类似于医疗诊断

　　C. 通过护理措施能解决的问题　　　D. 反映患者的病理变化

　　E. 反映患者的病情变化

2. 在护理诊断陈述的 PES 公式中，"P"表示的含义是（　）

　　A. 相关因素　　　　　B. 健康问题　　　　　C. 症状和体征

　　D. 诊断定义　　　　　E. 临床体征

3. 护理诊断常用的科学思维不包括 （ ）

    A. 比较与分类思维　　　　B. 分析与综合思维　　　　C. 抽象思维

    D. 归纳与演绎思维　　　　E. 创新思维

4. 以下不属于护理诊断的是 （ ）

    A. 压力性尿失禁　　　　　B. 活动无耐力　　　　　　C. 皮肤完整性受损

    D. 体温过高　　　　　　　E. 肾结石

5. 关于护理诊断的陈述，错误的是 （ ）

    A. 问题＋原因　　　　　　B. 症状＋原因　　　　　　C. 只写出问题

    D. 问题＋症状＋原因　　　E. 问题＋体征＋原因

6. 下列护理诊断中属于首优问题的是 （ ）

    A. 营养失调：低于机体需要量 （与恶心、呕吐、不思饮食有关）

    B. 睡眠型态紊乱：无法入睡 （与病室亲属过多有关）

    C. 便秘：与进食较少膳食纤维饮食有关

    D. 有清理呼吸道有效的危险：与大量黏稠痰液不易吸出有关

    E. 知识缺乏：缺乏疾病相关知识

7. 护理诊断"营养失调：低于机体需要量，与患者长期慢性失血有关，表现为乏力，皮肤黏膜苍白"，其中"营养失调"属于护理诊断的 （ ）

    A. 问题　　　　　　　　　B. 名称　　　　　　　　　C. 定义

    D. 诊断依据　　　　　　　E. 相关因素

8. 关于某上消化道出血伴柏油样便患者的护理诊断，错误的是 （ ）

    A. 上消化道出血 （与消化性溃疡有关）

    B. 上消化道出血：柏油样便 （与进食不规则所致消化性溃疡有关）

    C. 柏油样便 （与进食不规则所致消化性溃疡有关）

    D. 排便异常：柏油样便 （与进食不规则所致消化性溃疡有关）

    E. 排便异常 （与消化性溃疡有关）

书网融合……

    本章小结　　　　　　　　微课　　　　　　　　题库

第十一章 健康评估书写记录

第一节 健康评估记录的重要性 🅔微课

PPT

➡ **案例引导**

案例 产妇李某在院内于凌晨 2：45 分开始使用静脉缩宫素诱发分娩。然而，直至凌晨 5：15 护士的护理记录单上却未记录患者的临床表现。分娩后，患者出现严重子宫出血。由于出血无法止住，医生为她做全子宫切除术。后来患者向法院起诉并控告医院，述其并发症的发生是由于不当的缩宫素使用和用药后病情监护缺乏造成的。患者由此获得赔偿。

讨论 上述案例反映了什么问题？

健康评估记录是护理文件的一部分，是护理人员将通过问诊、体格检查和实验室及其他辅助检查获得的资料经归纳、分析和整理后形成的书面记录。临床上，健康评估记录既包括患者入院时的首次评估记录，也包括住院期间的护理记录，是护理病历的重要组成部分。健康评估记录既可以对患者的信息进行存档，又可为护理科研和护理教学提供原始资料，直接促进护理学科的发展，同时为医疗保险、医疗纠纷及诉讼提供重要法律依据。

一、指导临床护理实践

健康评估记录是对患者健康状况及其病情变化过程的客观记录，是制订或修订护理计划的重要依据，对评价治疗和护理措施的效果也有十分重要的意义。通过健康评估记录，各班次护士可了解患者存在的健康问题及其病情变化，以及治疗与护理措施的有效性，增强护理人员间的沟通与协作，维持护理的连续性、针对性和完整性，从而确保护理质量。

二、评价临床护理质量

健康评估记录反映医院护理管理和护理质量水平，为医院等级评定、护士考核提供参考资料。通过健康评估记录可了解护理人员为患者提供的护理措施是否适宜，医院护理管理标准及政策的可行性和实用性等。

三、指导护理教学与科研

规范、完整的健康评估记录是指导护理教学和科研实践的重要资料。在护理教学方面，健康评估记录充分体现了理论在实践中的具体应用，是最为真实的教学素材，可用于各种形式的临床护理教学，尤其适合于个案讨论教学或以问题为基础的教学。在护理科研方面，健康评估记录通过总结和分析不同患者的健康问题和护理需要以及护理工作的实效等，对回顾性研究有很大的参考价值。

四、提供法律依据

健康评估记录是护理实施过程的真实记录，是护士护理活动的主要证明文件，具有法律效应。健康评估记录反映护理人员对患者进行护理活动的实际情况，成为保证护理活动中患者和护士合法权益的凭证性文件，是医疗保险理赔、处理和解决医疗纠纷以及鉴定事故性质的重要法律依据。

> **⊕ 知识链接** --
>
> **护理病历的法律效应**
>
> 2002 年国务院颁布施行的《医疗事故处理条例》及 2010 年国家卫生部下发的《病历书写基本规范》，进一步明确了护理病历的法律效应。而健康评估记录作为护理病历的重要组成部分，护理人员应充分认识到其在护理活动过程中的重要性。

PPT

第二节　健康评估记录的要求

健康评估记录是护理病历的重要组成部分，也是涉及医疗保险、医疗纠纷及法律诉讼的重要资料。书写完整而规范的健康评估记录是每个护士必须掌握的一项临床基本功。因此，护理人员有必要明确健康评估记录书写的基本要求。

（一）内容客观真实、全面完整

内容客观真实是健康评估记录的一项重要要求准则，这不仅关系护理病历的整体质量，更能体现护士的品德和作风。健康评估记录必须客观真实地反映护理对象的健康状况、病情变化以及实施护理计划后的结果等。健康评估各项记录须保持完整，不可漏记或丢失。因此，护士应认真仔细、全面系统地收集护理对象的有关资料，依据患者的实际情况变化和治疗进行客观、真实、完整的描述与记录，不掺杂个人的主观意见、臆想和虚构。绝不能以"我认为……""患者主诉正常"等主观臆想代替真实而客观的描述。

（二）用词准确，书写规范

健康评估记录要求所记录的资料准确无误，同时病历书写要用具体确切的语言表述，不能用"大概""估计""也许"等词语；应当使用中文，文字工整，字迹清晰、表达准确，不得随意涂改或粘贴；使用通用的医学词汇和术语表达病情和治疗护理情况，避免使用俗语和地方习语。通用的外文缩写和无正式中文译名的症状、体征、疾病名称等可以用外文书写。书写中度量衡单位一律使用国家统一规定的名称和标准。书写内容力求精练、具有逻辑性，重点突出、条理清晰，不重复记录。

（三）按规定格式及时记录

健康评估记录应按规定格式有效地记录，以随时反映护理对象的健康状况，并进行比较分析，避免健康评估记录与患者病情的客观事实出现偏差。此外，健康评估记录必须及时完成，不得拖延或提早，更不能漏记，以保证记录的时效性。一般新入院患者记录书写应在 24 小时内完成。因抢救急、危患者，未能及时书写病历时，护士应在抢救结束后 6 小时内据实补充记录并加以注明。在抢救危重患者时，护士可将医生的医嘱及时间用专门小本记录下来。电子护理文书使用电脑 PC 端填写，日期使用公历年，时间为北京时间，24 小时制记录，使用阿拉伯数字，文书中使用的计量单位一律采取中华人民共和国法定计量单位。

（四）字迹清晰，签名齐全

健康评估记录书写要求字迹工整，不得采用刮、粘、涂、擦等方式掩盖或去除原来的字迹。如果必须修改，应用同色笔双线划在错字上，再作修改，并签全名和注明时间，要求保持原记录清晰可辨。署名处要求签全名以明确责任，实习期和试用期护士书写的记录，须经合法执业的护士审阅、修改并签名。进修人员应由接收进修的医疗机构根据其胜任本专业工作的实际情况认定后书写。若是实习学生，署名方式是：老师姓名/学生姓名。书写电子护理文书需使用个人用户名。

⊕ **知识链接**

病历中患者签名要求

按照有关规定需要患者书面签名的，应由患者本人签署，患者不具备完全民事能力，或保护性医疗措施不宜向患者说明情况，或因疾病无法签名时，应当由其近亲属签字，没有近亲属的由患者的法定代理人或关系人签字，并及时记录。

PPT

第三节　健康评估记录的内容与格式

一份完整有效的健康评估记录是对有关护理对象的健康状况、护理诊断、护理计划、护理措施、预期目标及效果评价等护理活动动态的系统记录。健康评估记录的书写格式有直接填写式、表格式、混合式三种，临床多采用以表格为主、填写为辅的混合式评估记录表。表格式记录能较准确、全面地反映患者的情况，书写亦较简便、省时，符合临床护理工作节奏快的特点，而患者住院期间的护理记录则多采用填写式。

一、入院评估单

患者入院后首次进行的健康评估记录，其内容包括患者一般资料、护理病史、护理体检及有关的实验室及其他检查结果等，一般要求患者入院后 24 小时内完成。

（一）入院评估单记录书写内容

1. 一般资料包括患者姓名、性别、年龄、入院时间、入院方式及书写记录时间等，既往史（包括疾病、手术、输血等）、过敏史、家族史等。

2. 通过护理体检进行身体、心理、社会状况评估。

3. 其他相关实验室检查及器械检查、护理诊断等。

（二）入院护理评估记录书写格式

临床上多采用以表格为主、填写为辅的混合式方法进行评估记录。这是一种事先印制好的评估表格，可以指导护士全面系统地收集和记录患者的入院资料，避免遗漏。因其记录的方式以在预留的方框内打"√"为主，必要时可加些简单的文字描述，可有效地减少书写的时间和书写负担，使护士有更多的时间为患者提供直接护理。但因其形式固定，在一定程度上限制了使用者的主动性和评判性思维能力的发挥。

　　入院评估单多以护理理论为指导而设计。目前多以戈登（Gordon）的功能性健康型态和生理—心理—社会模式作为理论框架，其他的有如奥瑞姆（Orem）的自理模式、马斯洛（Maslow）的人类基本需要层次论和人类健康反应类型等。

　　表 11 - 1 所示的患者入院评估单格式是参照生理—心理—社会模式设计的，以表格为主、填写为辅。

表 11 - 1　入院评估单

科室：_____　病区：_____　床号：_____　住院号：_____

一般资料

姓名：_____　性别：□男 □女　年龄：____岁　民族：____　籍贯：_____

住址：_____　　联系电话：_____

入院时间：_____　　　入院诊断：_____

入院类型：□门诊 □急诊 □转入（转出科室_____）

入院方式：□步行 □扶行 □轮椅 □平车 □担架 □其他_____

资料来源：□患者 □家属 □其他_____

可靠程度：□可靠 □基本可靠 □不可靠　记录时间：_____

健康史

主诉：_____

现病史：_____

_____

_____

_____

日常生活状况

膳食种类：□普食 □半流质 □流质 □禁食 □鼻饲 □治疗膳食

进食方式：□正常 □鼻饲 □空肠造瘘 □全静脉营养 □其他

食欲：□正常 □增加 □亢进 □下降 □厌食

排尿：□正常 □尿失禁 □尿潴留 □排尿困难 □留置尿管 □其他

排便：□正常 □便秘（1 次/__日；辅助排便：□无 □有） □腹泻（__次/日）
　　　□失禁 □造瘘（能否自理：□能 □否） □其他

睡眠：□正常 □失眠（药物辅助：□有 □无）

吸烟：□无 　□偶吸　大量：__支/日 已抽____年，已戒____年

饮酒：□无 　□偶饮　大量：__两/日 已饮____年，已戒____年

药物依赖：□无 　□有（药名/剂量：_____）

既往史

既往健康状况：□良好 □一般 □较差

既往患病/住院史：□无 □有（描述：_____）

传染病史：□无 □有（描述：_____）

预防接种史：□无 □有（描述：_____）

手术/外伤史：□无 □有（描述：_____）

输血史：□无 □有　血型：_____　Rh 因子：□阴性 □阳性 □不详

过敏史：□无 □食物（描述：_____）□药物（描述：_____）
　　　□其他（描述：_____） □不详

婚姻史：结婚年龄_____　配偶健康状况：□健在 □患病 □已故 □死因_____

生育史：妊娠___次 顺产___胎 流产___胎 早产___胎 死产___胎

月经史：初潮___岁 经期___天 月经周期__天 绝经年龄___岁或末次月经日期____

续表

家族史

父：□健在　□患病　□已故　□死因_____

母：□健在　□患病　□已故　□死因_____

子女：□健在　□患病　□已故　□死因_____

兄弟姐妹：□健在　□患病　□已故　□死因_____

系统回顾

头颅五官	呼吸系统	循环系统	消化系统	泌尿生殖系统
□正常/无异常	□正常/无异常	□正常/无异常	□正常/无异常	□正常/无异常
□视力障碍	□咳嗽	□心悸	□食欲减退	□尿频
□耳聋	□咳痰	□活动后气促	□反酸	□尿急
□耳鸣	□咯血	□心前区疼痛	□嗳气	□尿痛
□眩晕	□呼吸困难	□下肢水肿	□恶心	□排尿困难
□鼻出血	□喘息	□晕厥	□呕吐	□尿量异常
□牙痛	□长期低热	□血压升高	□吞咽困难	□血尿
□牙龈出血	□盗汗	□其他	□腹胀	□尿的颜色改变
□声嘶	□消瘦史		□腹痛	□尿失禁
□其他	□胸痛		□腹泻	□颜面水肿
	□其他		□便秘	□腰痛
			□呕血	□其他
			□黑便	
			□黄疸	
			□其他	

内分泌与代谢系统	造血系统	肌肉骨骼系统	神经系统	精神状态
□正常/无异常	□正常/无异常	□正常/无异常	□正常/无异常	□正常/无异常
□食欲亢进	□乏力	□关节疼痛	□头痛	□情绪改变
□畏寒	□头晕	□关节红肿	□头晕	□焦虑
□怕热	□眼花	□关节畸形	□晕厥	□抑郁
□多汗	□皮肤黏膜苍白	□脊柱畸形	□失眠	□幻觉
□烦渴	□黄疸	□肢体活动障碍	□意识障碍	□妄想
□多尿	□皮肤黏膜出血	□肌无力	□抽搐	□定向力障碍
□双手震颤	□鼻出血	□肌肉萎缩	□瘫痪	□智能改变
□体重改变	□淋巴结肝脾大	□其他	□皮肤感觉异常	□其他
□毛发增多/脱落	□骨痛		□记忆力减退	
□色素沉着	□其他		□语言障碍	
□性功能改变			□其他	
□其他				

心理评估

对自我的看法：□满意　□不满意　□其他_____

情绪：□镇静　□易激动　□焦虑　□恐惧　□悲哀　□其他_____

对疾病认识：□完全　□部分　□不认识　□未被告知

过去 1 年内重要生活事件：□无　□有（_____）

遇到困难最愿向谁倾诉：□父母　□子女　□其他_____

宗教信仰：□无　□佛教　□基督教　□伊斯兰教　□天主教　□其他

社会评估

家庭关系：□和睦　□冷淡　□紧张

婚姻状况：□未婚　□已婚　□离婚　□丧偶　□其他_____

续表

居住情况：□独居 □和家人同住 □和亲友同住 □老人院 □其他＿＿＿＿＿＿＿＿

职业状况：□在岗 □下岗 □务农 □无业 □个体经营 □丧失劳动能力

文化程度：□文盲 □小学 □初中 □高中/中专 □大专 □大学及以上

社会交往情况：□正常 □较少 □回避

医疗费用支付形式：□公费 □医疗保险 □自费 □其他＿＿＿＿＿＿＿＿＿＿＿＿

住院顾虑：□无 □经济负担 □自立能力 □预后 □其他＿＿＿＿＿＿＿＿＿＿＿

体格检查

T：＿＿℃ P：＿＿次/分 R：＿＿次/分 BP：＿＿mmHg 身高：＿＿cm 体重：＿＿kg

全身状态

发育：□正常 □异常（描述：＿＿＿＿＿＿＿＿＿＿＿＿＿＿＿＿＿＿＿）

营养：□良好 □中等 □不良

体型：□正常 □肥胖 □消瘦

面容：□正常 □病容（类型：＿＿＿＿＿＿＿＿＿＿＿＿＿＿＿＿＿）

体位：□主动体位 □被动体位 □强迫体位（类型：＿＿＿＿＿＿＿＿＿＿）

步态：□正常 □异常（类型：＿＿＿＿＿＿＿＿＿＿＿＿＿＿＿）

意识状态：□清楚 □嗜睡 □模糊 □昏睡 □浅昏迷 □深昏迷 □谵妄

跌倒风险：□无 □有（危险度：＿＿＿＿＿＿＿）

语言表达：□清楚 □含糊 □语言困难 □失语

皮肤黏膜

颜色：□正常 □发红 □苍白 □发绀 □黄染 □色素沉着/脱失

温度：□正常 □潮湿 □干燥

弹性：□正常 □减退

水肿：□无 □有（部位/程度：＿＿＿＿＿＿＿＿＿＿＿＿＿＿＿）

完整性：□完整 □皮疹 □皮下出血（部位/范围：＿＿＿＿＿＿＿＿＿＿＿＿＿）
　　　　□压疮（＿＿期，部位/范围：＿＿＿＿＿＿＿＿＿＿＿＿＿＿＿）
　　　　□其他＿＿＿＿＿＿＿＿＿＿＿＿＿＿＿＿＿＿＿＿＿＿＿＿＿＿

淋巴结：□正常 □肿大（部位/大小/数量/质地/活动度：＿＿＿＿＿＿＿＿＿＿）

头面部

眼睑：□正常 □水肿

结膜：□正常 □水肿 □出血

巩膜：□正常 □黄染

瞳孔：□正常 □异常（大小/形状：＿＿＿＿＿） 对光反射：□正常 □迟钝 □消失

口唇：□红润 □发绀 □红肿 □苍白 □疱疹 □歪斜

口腔黏膜：□正常 □充血 □出血点 □糜烂溃疡 □疱疹 □白斑 □其他

牙齿：□完好 □缺齿 □龋齿 □义齿

视力：□正常 □异常（描述：＿＿＿＿＿＿＿＿＿＿＿＿＿＿＿）

听力：□正常 □异常（描述：＿＿＿＿＿＿＿＿＿＿＿＿＿＿＿）

嗅觉：□正常 □异常（描述：＿＿＿＿＿＿＿＿＿＿＿＿＿＿＿）

颈部

颈项强直：□无 □有

颈静脉：□正常 □充盈

气管：□居中 □偏移

肝颈静脉回流征：□阴性 □阳性

胸部

呼吸节律：□规则 □不规则（描述：＿＿＿＿＿＿＿＿＿＿＿＿）

呼吸困难：□无 □轻度 □中度 □重度 □极重度

呼吸音：□正常 □异常（描述：＿＿＿＿＿＿＿＿＿＿＿＿）

啰音：□无 □有（描述：＿＿＿＿＿＿＿＿＿＿＿＿＿＿）

心率：＿＿次/分　　心律：□齐　□不齐（描述：＿＿＿＿＿＿＿＿）

杂音：□无　□有（描述：＿＿＿＿＿＿＿＿＿＿＿）

腹部

外形：□正常　□膨隆　□凹陷　□胃型　□肠型

可触及包块：□无　□有（描述：＿＿＿＿＿＿＿＿＿）

腹肌紧张：□无　□有（描述：＿＿＿＿＿＿＿＿＿）

压痛：□无　□有（描述：＿＿＿＿＿＿＿＿＿＿）

肝大：□无　□有（描述：＿＿＿＿＿＿＿＿＿＿）

脾大：□无　□有（描述：＿＿＿＿＿＿＿＿＿＿）

移动性浊音：□阴性　□阳性

肠鸣音：＿＿次/分　□正常　□亢进　□减弱　□消失

直肠肛门

□未查　□正常　□异常（描述：＿＿＿＿＿＿＿＿＿＿）

外生殖器

□未查　□正常　□异常（描述：＿＿＿＿＿＿＿＿＿）

脊柱四肢

脊柱　外形：□正常　□畸形（描述：＿＿＿＿）　活动：□正常　□受限

四肢　外形：□正常　□畸形（描述：＿＿＿＿）　活动：□正常　□受限

神经系统

疼痛：□无　□有（部位：＿＿＿＿）

疼痛程度：□0分无痛　□1~3分轻微痛　□4~6分比较痛　□7~9分非常痛　□10分剧痛

肌张力：□正常　□增强　□减弱

肢体瘫痪：□无　□有（描述：＿＿＿＿＿＿）　肌力：＿＿级

病理反射：□阴性　□阳性

脑膜刺激征：□无　□有（□颈强直　□Kerning征　□Brudzinski征）专科情况

吸氧：□无　□有（描述：＿＿＿＿＿＿＿＿＿＿＿）

气管切开/插管：□无　□有（描述：＿＿＿＿＿＿＿＿＿＿）

留置导尿：□无　□有（描述：＿＿＿＿＿＿＿＿＿＿）

引流管：□无　□有（描述：＿＿＿＿　引流液（颜色：＿　性质：＿　量：＿）

造瘘：□无　□有（描述：＿＿＿＿＿＿＿＿＿＿）

牵引：□无　□有（描述：＿＿＿＿＿＿＿＿＿＿）

其他：＿＿＿＿＿＿＿＿＿＿＿＿＿＿＿＿

实验室及其他检查

初步护理诊断

护士签名：＿＿＿＿＿＿

＿＿年＿＿月＿＿日

二、护理记录单

护理记录是指护士遵照医嘱和病情对患者在住院期间健康状况变化和护理过程的客观记录。临床上，对病重、病危患者及病情发生变化、需要监护的患者都应有完整的护理记录。内容包括：患者的自觉症状、情绪、心理状态；病情变化，症状体征的改变，各项实验室及其他辅助检查的结果；对护理诊断的修正或补充；治疗与护理反应；患者亲属的反映、希望和意见；记录时间及签名。

护理记录应当根据相应专科的护理特点设计并书写，遵循责任、安全、简化、实用的原则，能保证患者安全和履行护士职责。各医疗机构应当根据专科特点、病情和护理工作的实际需要，适当增加或减少记录项目，合理编制或选择护理记录单格式，确保护理记录客观、及时、完整，并与医疗记录互为补充，突出描述生命体征、出入量、体位、管道护理、病情变化及护理措施等内容。

（一）一般患者护理记录

一般患者护理记录是指护士根据医嘱和病情，对一般患者住院期间护理过程的客观记录。

1. 记录对象　病情发生变化、需要监护的患者，需要观察某项症状、体征或其他特殊情况的患者，如术后患者、一级护理患者病情不稳定者、特殊患者（如新生儿、老年人等）、接受特殊检查或治疗者，也包括病情稳定的一级、二级和三级护理的患者。

2. 记录内容　根据相应专科的护理特点书写，包括患者姓名、科别、住院病历号（或病案号）、床位号、页码、记录日期和时间、病情观察情况、护理措施和效果、护士签名等。根据患者病情决定记录频次，病情变化随时记录。

（1）新入院患者当天要有记录，急诊入院患者当天每班要有记录。急诊入院的患者根据病情至少连续记录 2 天。

（2）一般手术患者手术前要记录术前准备情况；术后当天要记录手术时间、麻醉方式、手术名称、患者返回病房时间、患者情况、生命体征、伤口及引流情况；术后前 3 天至少每日记录 1 次。

（3）特殊检查、特殊治疗、特殊用药、输血等应及时记录。

（4）病情稳定的一级护理患者每周至少记录 2~3 次，病情稳定的二、三级护理患者每周至少记录 1~2 次。

（5）记录后签全名。

3. 格式　见表 11-2。

表 11-2　一般护理记录单

科别：_____　姓名：_____　年龄：_____　性别：_____　床号：_____　住院号：_____　入院日期：_____医疗诊断：_____

日期时间	生命体征					基础护理措施											病情观察、措施及效果	护士签名
	体温（℃）	脉搏（次/分）	呼吸（次/分）	血压（mmHg）	意识	体位	吸痰	雾化吸入	吸氧	鼻饲	口腔护理	膀胱冲洗	会阴冲洗	导尿	各类注射法	AV置管护理		

续表

日期 时间	生命体征					基础护理措施											病情观察、措施及效果	护士签名
	体温（℃）	脉搏（次/分）	呼吸（次/分）	血压（mmHg）	意识	体位	吸痰	雾化吸入	吸氧	鼻饲	口腔护理	膀胱冲洗	会阴冲洗	导尿	各类注射法	AV置管护理		

第　页

注：本表为参考表，医院应结合本院特点设定记录项目。

（二）病重（危）患者护理记录

病重（危）患者护理记录是指护士根据医嘱和病情，对病重（危）患者住院期间护理过程的客观记录。

1. 记录对象 生命体征不稳定，随时可能发生生命危险，医嘱告知"病危"或"病重"的患者。

2. 记录内容 其内容较一般患者护理记录单更为详细。记录应当体现专科护理特点，如 ICU 护理记录单。

（1）首页记录 新入院、危重、抢救、手术、分娩后患者，在首页开始时，应简述病情或者手术情况、经过的处置及效果。

（2）生命体征 直接填写实测值；意识状态应根据患者实际状态，选填清醒、嗜睡、意识模糊、昏睡、浅昏迷、深昏迷或谵妄。

（3）吸氧 单位为升/分（L/min），可根据实际情况在相应栏内填入数值，不需要填写数据单位，并记录吸氧方式，如鼻导管、面罩等。

（4）出入量记录 入量包括输液、输血、鼻饲、口服饮食含水量及饮水量等，如为输液应注明液体加入药物后的总量；出量包括出血量、尿量、呕吐量、大便、各种引流液量、痰量等。需要时，还应记录颜色、形状。

（5）皮肤情况 可用完好、破损、压疮等，后两项应在护理措施栏内记录部位、范围、深度、局部处理及效果。

（6）管路护理 根据患者置管情况填写，如静脉置管、导尿管、引流管等。

（7）空格栏 可记录瞳孔大小（mm）和对光反射（灵敏、迟钝、消失）、中心静脉压（cmH_2O）、血糖（mmol/L）、肢体循环状况等专科观察内容，体现专科护理特点。

（8）病情观察、措施及效果 包括患者的病情变化、药物反应、皮肤、饮食、睡眠、排泄、呕吐、咯血、异常化验结果等方面的异常情况，针对异常情况采取的措施以及处理后患者的效果。

（9）患者接受特殊检查、治疗、用药、手术前后有相应内容记录。

（10）根据患者情况决定记录频次，病情变化随时记录，病情稳定后每班至少记录 1 次。

3. 格式 见表 11 - 3。

表 11 - 3 危重患者护理记录单（卫健委样式）

科室：____ 姓名：____ 年龄：____ 性别：____ 床号：____ 住院号：____ 诊断：____ 入院日期：____

日期／时间	意识	体温（℃）	脉搏 次/分	呼吸 次/分	血压 mmHg	血氧饱和度（%）	吸氧 L/min	入量 名称	入量 ml	出量 名称	出量 ml	出量 颜色性状	皮肤情况	管路情况	病情观察及措施	护士签名

续表

日期 时间	意识	体温 (℃)	脉搏 次/分	呼吸 次/分	血压 mmHg	血氧饱和度 (%)	吸氧 L/min	入量		出量		颜色性状	皮肤情况	管路情况		病情观察及措施	护士签名
								名称	ml	名称	ml						

第　页

注：本表为参考表，医院应根据本院各专科特点设定记录项目。

（三）手术护理记录

手术护理记录是指巡回护士对手术患者术中护理情况及所用器械、敷料的记录，应当在手术结束即时完成。

1. 记录对象 拟行手术的患者，包括择期手术、限期手术及急症手术者。

2. 记录内容 手术护理记录应另页书写，内容包括患者姓名、住院号（病案号）、手术日期、手术名称、输血情况、术中所用各种器械清点核对、巡回护士和器械护士签名等。

（1）记录内容应客观真实，逐项填写。

（2）手术名称原则上按"手术通知单"中的名称记录，但探查术或手术过程中术式有所改变者，则应按照实际实施的手术方式填写。

（3）巡回护士和器械护士在术前、关闭体腔前后需双人清点核对各种器械及敷料等手术用物的数量和完整性，并做好记录。术中追加的物品应及时记录。

（4）清点时，如发现手术用物数量与术前不符，护士应及时要求手术医师共同查找，如手术医师拒绝，护士应记录清楚，并由医师签名。

（5）手术所用的无菌包灭菌指示卡及术中体内植入物的标志，经查验后粘贴于手术护理记录的背面。

（6）巡回护士和器械护士在记录单上签全名。

（7）填写完整、清晰、不涂改、不漏项。

（8）物品的清点要求与记录

1）手术开始前，器械护士和巡回护士需清点、核对手术包中各种器械及敷料的名称、数量，并逐项准确填写。确认手术所用无菌包内器械干燥、洁净、包内化学指示物合格后方使用。

2）手术中需交接班时，器械护士、巡回护士要共同交接手术进展及该台手术所用器械、敷料清点情况，并由巡回护士如实记录，交、接班护士分别签名。

3）关体腔前，器械护士和巡回护士共同清点台上、台下的器械、敷料，确认数量核对无误，告知医师。如发现器械、敷料的数量与术前不相符合时，护士应当及时要求手术医师共同查找，如手术医师拒绝，应报告上级医师处理。

4）记录单中物品的空白项目应右上至左下画一斜线。

5）表格内的清点数目必须用数字清晰填写，不得用打"√"表示；不得采用刮、粘、涂等方法涂改。

6）关体腔后，双人再次共同清点台上、台下的器械、敷料，确认数量核对无误。

7）"备注"栏内记录术中出现的特殊问题及处理情况，需医师签字的项目要请医师确认后签全名。

8）手术清点记录应当在手术结束后及时完成；器械护士、巡回护士在手术清点记录单上签全名，签名要清晰可辨。

9）术毕，巡回护士将手术清点记录单放于患者病历中，一同送回病房，并与病房护士共同交接患者，双方签字。

3. 格式 见表11-4。

表 11－4　手术清点记录（卫健委样式）

科别_____　姓名_____　性别_____　年龄_____　住院病历号_____

手术日期_____年_____月___日　手术名称_____

输血：血型_____　血液成分名称_____　血量_____ml

器械名称	术前清点	术中加数	关体腔前	关体腔后	器械名称	术前清点	术中加数	关体腔前	关体腔后
卵圆钳					髓核钳				
巾钳					咬骨钳				
持针钳					骨刀、凿				
组织钳					拉钩				
大弯止血钳					刮匙				
弯止血钳					脊柱牵拉器				
直血管钳					腹腔牵拉器				
蚊式钳					胸腔牵拉器				
直角钳					有齿镊				
扁桃腺钳					无齿镊				
柯克钳					刀柄				
胃钳					手术剪				
肠钳					吸引头				
取石钳					电烧（头）				
胆石刮					大纱垫				
胆道探子					小纱垫				
肾蒂钳					纱布				
输尿管钳					纱条				
沙式钳					棉片				
持瓣钳					棉签		·		
阻断钳					阻断带				
肺叶钳					花生米钳				
心房钳					缝针				
心耳钳					注射器				
哈巴狗钳					针头				
气管钳					棉球				
剥离子									

手术器械护士签名_____　　巡回护士签名_____

填表说明：

1. 表格内的清点数必须用数字说明，不得用"√"表示。

2. 空格处可以填写其他手术物品。

3. 表格内的清点数目必须清晰，不得采用刮、粘、涂等方法涂改。

本表为参考表，建议医院根据实际需要设定器械名称。

三、护理计划单

护理计划是通过评估患者的健康状况及病情变化，根据护理诊断/合作性问题为患者设计的护理方案，是临床进行护理活动的依据。护理计划单则是对上述护理活动进行全面的书面记录。

（一）护理计划单书写内容

护理计划单书写内容包括确立护理诊断/合作性问题的时间、名称、预期目标、护理措施、效果评价、停止时间和护士签名。

1. 护理诊断　护理人员应对各种评估资料进行综合、归纳作出护理诊断，有相关因素和诊断依据。

2. 优先次序　对于存在多个护理问题情况下，应根据其重要性及紧迫性确定排列的主次顺序。

3. 预期目标　包括长期目标和短期目标，应该是切实可行，通过护理措施可达到的预期结果。

4. 护理措施　制定护理措施时应符合针对性、可行性、安全性、合作性、科学性的原则。

5. 评价　在护理措施实施过程中，护理人员应关注患者及家属对护理效果的反馈，及时作出评价，停止实施已完成的项目；对效果不好的护理措施予以修订。若护理过程中出现新的护理问题，应及时采取相应的措施，满足患者的护理需求。

（二）护理计划单书写格式

护理计划单书写格式见表 11 – 5。

表 11 – 5　护理计划单

科室：_____　床号：_____　姓名：_____　住院号：_____　诊断：_____

日期	序号	护理诊断	预期目标	护理措施	签名	时间	评价	签名

四、健康教育计划表

健康教育贯穿于临床护理工作中，是促进患者健康、提高患者自我保健意识、恢复其最佳健康水平的重要环节。通过向患者及其家属提供相关的疾病知识与护理技能指导，不仅能增强患者自我保健意识，提高其自我护理能力，还能有效发挥家庭等支持系统的作用，共同促进患者早日康复。

医院健康教育（hospital health education）又称临床健康教育（clinical health education）或患者健康教育（patient health education），是以患者为中心，针对到医院接受医疗保健服务的患者及其家属所实施的有目的、有计划、有系统的健康教育活动，其教育目标是针对患者个人的健康状况和疾病特点，通过健康教育实现疾病控制，促进身心康复，提高生活质量。医院健康教育依实施场所不同分为门诊教育、住院教育和家庭随访教育 3 类。本节仅介绍患者住院教育部分。

（一）健康教育计划表书写内容

1. 健康教育内容　患者住院教育是临床护理的重要内容，亦是一种有效、易行的非药物治疗手段，有利于增进护患沟通、理解和合作，是密切护患关系、减少护患纠纷的重要纽带。健康教育内容可涉及恢复和促进患者健康的各方面知识与技能。主要包括：①入院宣教；②疾病的诱发因素、发生与发展过程，可采取的治疗、护理方案；③有关检查目的及其注意事项；④饮食与活动的注意事项；⑤用药指导；⑥疾病预防及康复措施等。国内已将患者及其家属需要了解或掌握的有关疾病知识，编制成标准健康计划，护理人员可参照标准健康教育计划为患者提供健康教育。

2. 健康教育方式　应根据患者的文化层次、认知能力、对有关知识和技能的需求、医院现有条件等具体情况而定。可采用讲解、示范、视频、提供书面或试听材料等方式进行 1 次或多次教育。

（二）健康教育计划表书写格式

针对不同护理单元，健康计划的详细内容有相应的标准版本，以供经验不足的护理人员使用；不同科室所采取的健康教育计划表应根据本科室疾病特点而有所侧重。为简化程序、便于操作、保证健康教育效果，实际工作中护理人员可参照标准健康教育计划为患者提供健康教育（表11-6、表11-7）。

表 11-6　内科健康教育计划表

科室：_____　床号：_____　姓名：_____　住院号：_____　诊断：_____

教育内容		日期	教育对象		效果评价			护士签名
			患者	家属	未掌握	部分掌握	完全掌握	
入院教育	责任医师、护士							
	病室环境、设施							
	医院规章制度							
	标本留取方法							
	其他							
疾病指导	有利于疾病康复的心理指导							
	本疾病常见病因和诱因							
	本疾病症状特点							
	预防本疾病发展的相关措施							
	活动及功能锻炼							
	饮食禁忌							
	其他							
检查指导	本疾病常规检查目的及注意事项							
	项目1 _____							
	项目2 _____							
	其他							
用药指导	所服药物的名称及用法							
	服药时的注意事项							
	静脉用药说明							
	特殊药物注意事项							
	其他							
出院指导	预防本疾病的自我保健知识							
	膳食营养							
	休息与活动							
	用药知识							
	随诊与复查的注意事项							
	其他							

患者签名：_____　　　家属签名：_____　　　护士签名：_____

表 11-7　外科健康教育计划表

科室：_____　床号：_____　姓名：_____　住院号：_____　诊断：_____

教育内容		日期	教育对象		效果评价			护士签名
			患者	家属	未掌握	部分掌握	完全掌握	
入院教育	责任医师、护士							
	病室环境、设施							
	医院规章制度							
	标本留取方法							
	其他							
术前指导	利于疾病康复的心理指导							
	特殊检查目的及注意事项 项目 1 _____ 项目 2 _____							
	术前训练： 有效咳嗽、咳痰 床上使用便器							
	术前准备： 肠道、皮肤							
	其他							
术后指导	卧位选择目的及配合							
	进食时间及种类							
	床上、下床活动的目的、时间及注意事项							
	各类导管的目的及注意事项							
术后指导	伤口管理方法							
	特殊治疗目的及注意事项							
	其他							
出院指导	预防本疾病的自我保健知识							
	膳食营养							
	休息与活动							
	用药知识							
	带管出院的注意事项							
	随诊与复查注意事项							
	其他							

患者签名：　　　　　　　　　家属签名：　　　　　　　　护士签名：

五、电子护理记录

随着医疗水平和信息技术的快速发展，"计算机管理系统普遍应用于医院"已成为医院现代化管理的基础。电子记录是通过电脑硬件和特殊的软件来收集、处理、分类、储存、打印、显示患者医疗活动信息的一个系统。电子护理记录不仅是一种电子化形式的文件记录，而且是处理护理信息的一种新的方法，利用电子设备保存、管理、传输和重现患者的医疗记录，有利于病历中信息在不同平台的交流和共享。目前医疗信息软件在临床亦逐步投入使用，传统的病历归档正逐渐被网络管理所取代。

（一）电子护理记录的优势

一个设计完备的电子记录系统具有下列优点。

1. 字迹清晰　传统的手工书写护理记录虽然有统一的书写格式和规范，但书写的随意性很大，电子护理记录克服了字迹不清、潦草、涂改、纸张零乱等弊端，打印出来的护理记录整洁、格式规范。出现错字、漏字、漏记、格式错误时，均可及时在计算机上修改或补充，避免了手工书写时的涂、刮、重抄等现象。

2. 提高护理工作效率　手写护理记录是完全由临床护士用笔书写完成的，记录零散、重复内容较多，不便于查阅；转抄时容易出现错误，甚至需重新抄写，无形中增加了护理工作量。电子护理记录模板的应用，可通过计算机的复制、粘贴等功能，大大缩短护理记录的时间，且避免以往手工书写时易错、涂改、重抄的弊端，提高了护理工作效率。

3. 有利于护理管理　护理文件数量大、挤占空间、查询整理费时，实行电子记录可使大量患者的基本信息实现一次性输入，供全院共享，避免重复劳动和大量手工作业。此外，通过网络直接查看各个病区的护理病历书写情况，护理管理者可不到病房，即可实现对各个病区的检查和指导。

4. 有助于护理研究　通过电子系统查阅患者的临床资料，能较全面系统了解患者的临床资料，为开展护理研究提供方便。如输入相应病种可统计其患者的住院人数，查询相关的检查及治疗情况。

（二）电子护理记录的注意事项

电子护理记录运用时需注意以下几点。

1. 书写完护理记录离开电脑台时应及时关闭窗口，避免患者信息意外地或有意地被泄露给没有授权的人员。

2. 复制、粘贴后应及时检查所书写的记录，避免写错、漏写的现象。避免因机械地拷贝模板的惰性行为，从而导致同病种千篇一律，不能体现个体差异，造成不正确的临床判断。

3. 由于电子护理记录在出院时才打印，打印后应及时签名。

综上所述，电子护理记录系统具有较明显的经济和社会效益，但医院需要投入较大的人力物力推行实施，并不断完善电子记录的质控标准。另外，医护人员应加强信息安全与保密意识，增强法制观念，从而促进护理记录的规范化，提高护理病历的质量，最大限度地提高工作效率和管理效益。

答案解析

目标检测

单选题

1. 与健康评估记录重要性无关的一项是（　　）

　　A. 法律上的证明文件　　　　　B. 临床工作的原始记录文件

　　C. 提供护理研究的原始资料　　D. 反映医院的医疗和护理质量

　　E. 患者流动情况的依据

2. 不符合健康评估记录的基本要求的一项是（　　）

　　A. 描述内容要用规范的医学词汇

　　B. 可用修改液掩盖错字

　　C. 未能及时书写的，需在抢救结束6小时内据实补记

D. 应当使用蓝黑笔书写

E. 上级护士修改时在错字上更正，签全名并注明修改日期

3. 入院患者护理评估单最晚完成的时间是患者入院后（ ）

A. 4 小时内　　B. 8 小时内　　C. 12 小时内　　D. 24 小时内　　E. 48 小时内

4. 因抢救急、危患者，未能及时书写病历时，护士应在抢救结束后（ ）内据实补充记录并加以注明

A. 10 小时　　B. 8 小时　　C. 7 小时　　D. 6 小时　　E. 5 小时

5. （ ）不属于健康评估记录的书写原则

A. 客观、真实、准确、完整、及时、不重复

B. 重点记录患者病情发展变化和医疗护理全过程

C. 强调"实时记录"

D. 护理记录就是护理交接班记录

E. 体现护理行为的科学性、规范性

书网融合⋯⋯

本章小结　　　　　微课　　　　　题库

参考文献

[1] 葛均波，徐永健，王辰．诊断学．9 版．北京：人民卫生出版社，2018.

[2] 何方田．临床心电图详解与诊断．杭州：浙江大学出版社，2019.

[3] 胡梦云，鲁才红，胡德英，等．以护士为主导的网络心理疏导专线建设与实践．护理学杂志，2021，36（15）：70－73.

[4] 李小寒，尚少梅．基础护理学．6 版．北京：人民卫生出版社，2017.

[5] 李小平，师彬彬，吴志国，等．临床心理评估中的治疗性评估．中国心理卫生杂志，2021，35（02）：102－107.

[6] 卢喜烈．18 导联动态心电图学．福州：福建科学技术出版社，2019.

[7] 孙华，孔荣华，田原，等．住院肿瘤患者跌倒伤害影响因素分析．中华肿瘤防治杂志，2019，26（05）：341－344.

[8] 孙玉梅，张立力，张彩虹．健康评估．5 版．北京：人民卫生出版社，2021.

[9] 王雪梅．核医学．北京：中国医药科技出版社，2016.

[10] 王玉秀．心理护士岗位的设立及实践．中华护理杂志，2019，54（01）：88－90.

[11] 吴春虎．诊断学速记．3 版．北京：中国医药科技出版社，2020.

[12] 邢健，刘挨师．医学影像学．北京：中国医药科技出版社，2016.

[13] 易艳芝，Houser SH，石兰萍，等．住院病人跌倒风险因素预测分析．护理研究，2019，33（09）：1593－1596.

[14] 于广会，肖成明．医学影像诊断学．北京：中国医药科技出版社，2020.

[15] Le May S, Ballard A, Khadra C, et al. Comparison of the psychometric properties of 3 pain scales used in the pediatric emergency department：Visual Analogue Scale, Faces Pain Scale－Revised, and Colour Analogue Scale. Pain. 2018, 159（8）：1508－1517.

[16] Holmlund TB, Foltz PW, Cohen AS, et al. Moving psychological assessment out of the controlled laboratory setting：Practical challenges. Psychol Assess. 2019, 31（3）：292－303.

[17] IlknurN, Busra A, Hulya S, et al. Static and dynamic postural characteristics in patients with chronic obstructive pulmonary disease：the relationship with dyspnea and pulmonary functions. Heart & lung, 2022, 54：27－33.

[18] Ingbar DH. Cardiogenic pulmonary edema：mechanisms and treatment－an intensivist's view. Curr Opin Crit Care. 2019, 25（4）：371－378.

彩　图

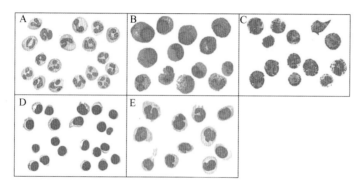

图 7 - 2　白细胞分类

A. 中性粒细胞；B. 嗜酸性粒细胞；C. 嗜碱性粒细胞；D. 淋巴细胞；E. 单核细胞

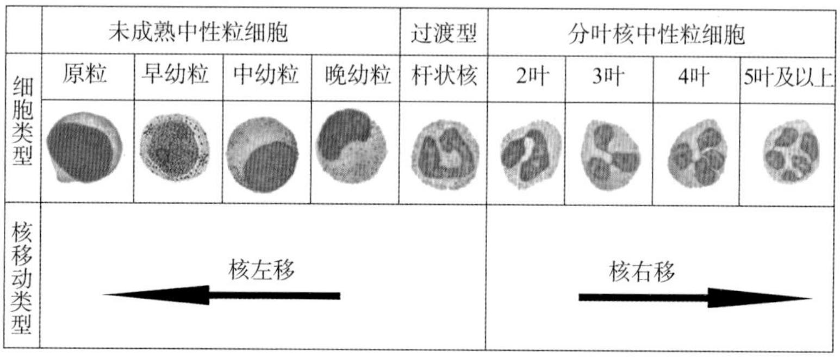

细胞类型	未成熟中性粒细胞				过渡型	分叶核中性粒细胞			
	原粒	早幼粒	中幼粒	晚幼粒	杆状核	2叶	3叶	4叶	5叶及以上
核移动类型	核左移					核右移			

图 7 - 3　中性粒细胞核象变化

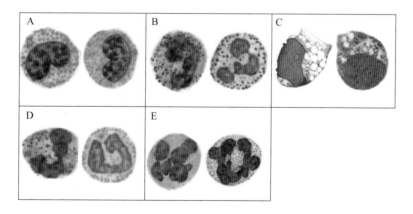

图 7 - 4　中性粒细胞毒性变化

A. Pelger hüet 畸形；B. 中毒颗粒；C. 空泡变性；D. 杜勒小体；E. 中性粒细胞分叶过多

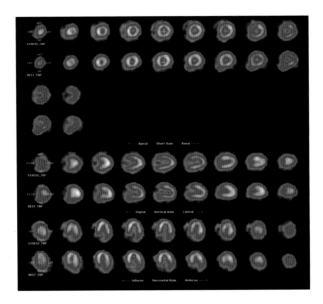

图 9 - 32　正常心肌血流灌注图像

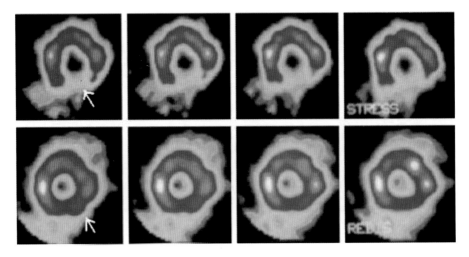

图 9 - 33　血流灌注与心肌代谢不匹配

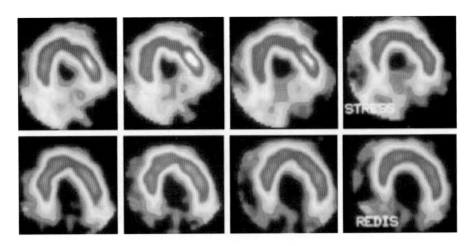

图 9 - 34　血流灌注与心肌代谢匹配

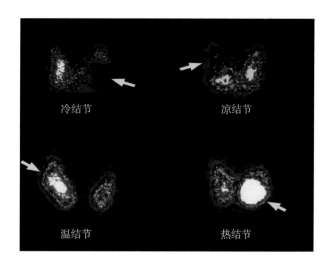

冷结节　　　　凉结节

温结节　　　　热结节

图 9 − 35　四种类型的甲状腺结节